AF864369

Hartman

Guía Básica

para el Cuidado por Asistentes de Enfermería

por Hartman Publishing, Inc.
con Jetta Fuzy, RN, MS

CUARTA EDICIÓN

hartmanonline.com

Hartman

Reconocimientos

Editora Ejecutiva
Susan Alvare Hedman

Traductora
María del Roble Mantecón

Revisión del Texto en Español
Gina Patricia Saenz, MD, BS, MEd, Instructor de CNA

Diseñadora
Kirsten Browne

Ilustrador de Portada
Jo Tronc

Producción
Thad Castillo

Fotografías
Matt Pence, Pat Berrett, Art Clifton y Dick Ruddy

Revisión del Texto
Kristin Calderon, Kristin Cartwright, Melanie Futrell y Eliza Martin

Ventas/Mercadotecnia
Deborah Rinker, Kendra Robertson, Erika Walker y Belinda Midyette

Servicio al Cliente
Fran Desmond, Thomas Noble, Angela Storey, Eliza Martin y Chris Whitlock

Coordinador de Bodega
Chris Midyette

Información de Derechos de Autor (Copyright)

1313 Iron Ave SW
Albuquerque, NM 87102
(505) 291-1274
Página de Internet: hartmanonline.com
Correo electrónico: orders@hartmanonline.com
Twitter: @HartmanPub

ISBN 978-1-60425-053-4

IMPRESO EN USA

Aviso para los lectores

Agradecimiento Especial

Un agradecimiento especial le mandamos a nuestros maravillosos y conocedores críticos, los cuales mencionamos a continuación en orden alfabético:

Theresa J. DeBon, RN, BS
Tulsa, OK

Ruth Hardke, RN
Stow, OH

Charles Illian, RN, BSN, Especialista en Prevención de Infecciones
Orlando, FL

Marie Johnston, RN
Harrisburg, PA

Sally Lyle, RN, BSN
Rock Hill, SC

Wendy Pickard-Tanios, RN, BS, ONC
Round Rock, TX

Christine A. Smith, RN, MSN
Poquoson, VA

Estamos muy agradecidos con las diferentes compañías que nos compartieron sus informativas fotografías con nosotros:

- Briggs Corporation
- Detecto
- Dreamstime
- Exergen Corporation
- Harrisburg Area Community College
- Dr. James Heilman
- Hollister Incorporated
- Invacare Corporation
- Medline Industries
- National Pressure Ulcer Advisory Panel
- North Coast Medical, Inc.
- Nova Medical Products
- RG Medical Diagnostics of Wixom, MI
- Starkey Hearing Technologies
- Vancare, Inc.
- Welch Allyn

Uso gramatical del género

Este libro de texto utiliza los pronombres masculinos y femeninos de manera intercambiable para denotar a los integrantes del equipo de cuidado de la salud y a los residentes.

Contenido

Objetivo de Aprendizaje | *Página*

6 Técnicas para el Cuidado Personal

7 Técnicas Básicas de Enfermería

8 Nutrición e Hidratación

Objetivo de Aprendizaje | *Página*

9 Cuidado de Rehabilitación y Restauración

10 El Cuidado de Uno Mismo

Procedimientos

Cómo usar un libro de texto de Hartman

¡Entender la manera en que este libro está organizado y cuáles son las características especiales le ayudará a utilizar este recurso al máximo!

Le hemos asignado a cada capítulo su propia etiqueta. Cada una contiene el número del capítulo y el título en la parte lateral de cada página.

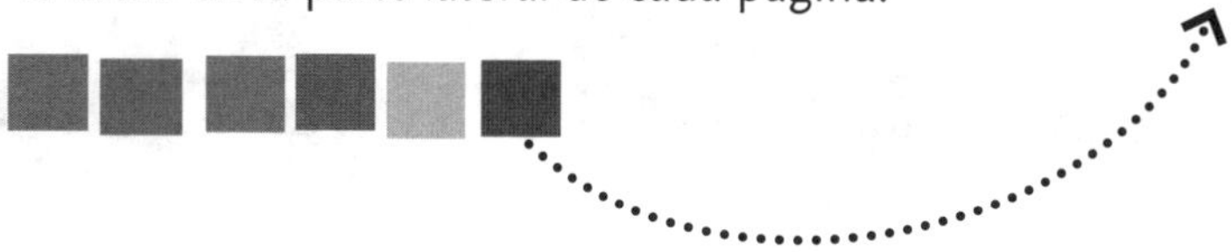

1. Mencionar ejemplos de comportamiento ético y legal

Todo lo que se incluye en este libro, en el libro de actividades para el estudiante y en el material de enseñanza para el instructor está organizado alrededor de objetivos de aprendizaje. Un objetivo de aprendizaje es una pieza muy específica de conocimiento o una habilidad muy específica. Después de leer el texto, si puede hacer lo que dice el objetivo de aprendizaje, entonces usted ha obtenido los conocimientos máximos acerca del material.

patógenos transmitidos por la sangre

El texto incluye términos clave con letras resaltadas seguido por su definición. También se incluyen en el glosario en la parte final de este libro.

Tender una cama ocupada

Todos los procedimientos para el cuidado están resaltados con una barra negra para referencia fácil.

Guía de Procedimiento: Prevenir Caídas

Las Guías de Procedimiento y las Observaciones y Reportes son enfatizados de esta manera para referencia fácil.

Derechos de los Residentes

El Ab… nfermedad de Alzheimer

Estos recuadros presentan información importante sobre la manera de apoyar y promover los Derechos de los Residentes.

Pasos iniciales y finales en los procedimientos del cuidado

Para la mayoría de los procedimientos del cuidado se deben realizar los pasos que se presentan a continuación. Entender la importancia de estos pasos le ayudará a recordar que los debe realizar cada vez que brinde el cuidado.

Pasos Iniciales	
Identifíquese por su nombre. Identifique al residente por su nombre.	La habitación de un residente es su hogar. Los residentes tienen el derecho de privacidad. Antes de realizar cualquier procedimiento, toque la puerta y espere permiso para entrar a la habitación. Antes de entrar a la habitación, identifíquese por su nombre y mencione el puesto que usted desempeña. Los residentes tienen el derecho de saber quién está brindando su cuidado. Identifique al residente y salúdelo; esto muestra cortesía y respeto. También establece la identificación correcta; lo cual previene que el cuidado se brinde a la persona equivocada.
Lávese las manos.	El lavado de manos provee control de infecciones. Nada lucha mejor contra las infecciones en las instituciones que realizar el lavado de manos apropiado y consistente. El lavado de manos quizás se tenga que realizar más de una sola vez durante un mismo procedimiento. Practique las precauciones estándares con cada residente.
Explique el procedimiento al residente. Hable de manera clara, lenta y directa. Mantenga contacto cara a cara cuando sea posible.	Los residentes tienen el derecho de saber exactamente qué cuidado se va a brindar. Esto promueve el entendimiento, la cooperación y la independencia. Los residentes pueden hacer más cosas por sí mismos si saben lo que se necesita hacer.
Brinde privacidad al residente con cortinas, biombos o puertas.	Hacer esto mantiene los derechos de los residentes de privacidad y dignidad. Brindar privacidad en una institución no es simplemente una cortesía, es un derecho legal.
Ajuste la cama a un nivel seguro para trabajar, usualmente a la altura de la cintura. Ponga el freno a las llantas de la cama.	Poner el freno en las llantas de la cama es una medida de seguridad importante. Asegura que la cama no se mueva mientras que usted brinda el cuidado. Elevar la cama le ayuda a recordar el uso apropiado de la mecánica corporal, lo cual previene que usted y los residentes se lesionen.

Pasos Finales

Regrese la cama al nivel más bajo. Remueva las medidas de privacidad.	Bajar la cama brinda seguridad al residente. Remueva las medidas adicionales de privacidad que se agregaron durante el procedimiento, incluyendo cualquier cosa que usted haya colocado sobre y alrededor de los residentes, así como cortinas de privacidad.
Coloque el botón de llamadas al alcance del residente.	Un botón de llamadas permite que los residentes se comuniquen con el personal, cuando sea necesario. Siempre se debe colocar al alcance del residente. Usted debe responder a las llamadas de inmediato.
Lávese las manos.	El lavado de manos es la cosa más importante que usted puede hacer para prevenir la propagación de infecciones.
Reporte a la enfermera cualquier cambio en el residente. Documente el procedimiento utilizando la guía de procedimientos de la institución.	Usualmente, usted será la persona que pase más tiempo con el residente, por lo tanto se encuentra en la mejor posición para anotar cualquier cambio en la condición de un residente. Cada vez que usted brinde cuidado, observe las capacidades físicas y mentales del residente, así como la condición de su cuerpo. Por ejemplo, un cambio en la habilidad de un residente para vestirse por sí mismo puede ser una señal de un problema mayor. Después de que haya terminado de brindar el cuidado, documente el procedimiento utilizando la guía de procedimientos de la institución. No documente el cuidado antes de haberlo brindado. Si usted no documenta el cuidado, legalmente no pasó.

Adicionalmente a los pasos iniciales y a los pasos finales antes mencionados, recuerde seguir la guía de procedimientos para la prevención de infecciones. Incluso si un procedimiento que se presente en este libro no le pide a usted que utilice guantes o cualquier otro equipo PPE, puede haber situaciones donde sea apropiado utilizarlo.

Unos cuantos procedimientos en este libro mencionan la colocación de barandales en la cama; sin embargo, la mayoría de las referencias a los barandales laterales se ha omitido debido a la disminución de su uso por riesgos a lesiones. Siga las reglas de la institución sobre los barandales laterales de las camas.

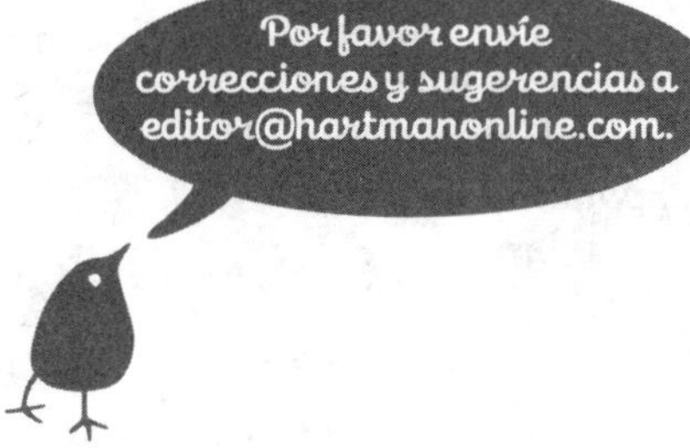
Por favor envíe correcciones y sugerencias a editor@hartmanonline.com.

1

La Asistente de Enfermería en el Cuidado a Largo Plazo

1. Comparar el cuidado a largo plazo con otras instituciones del cuidado de la salud

Bienvenidos al mundo del cuidado de la salud. El cuidado de la salud se brinda en muchas instituciones. Las asistentes de enfermería trabajan en muchas de estas instituciones. En cada una se realizarán tareas similares; sin embargo, cada institución también, a su vez, es única.

Este libro de texto se enfocará en el cuidado a largo plazo. El **cuidado a largo plazo** (**LTC por sus siglas en inglés**) se brinda en las instituciones de cuidado a largo plazo (LTCF por sus siglas en inglés) para las personas que necesitan cuidado especializado las 24 horas del día. El **cuidado especializado** es el cuidado médicamente necesario y que es brindado por un terapeuta o una enfermera especializada. Este cuidado está disponible las 24 horas del día, es ordenado por un doctor y requiere un plan de tratamiento. Este tipo de cuidado se brinda a las personas que necesitan un alto nivel de cuidados debido a sus condiciones continuas. Anteriormente, se utilizaba el término de *casas de reposo (asilos)* para referirse a estas instituciones. Ahora se les conoce como *instituciones de cuidado a largo plazo, instituciones de enfermería especializada, centros de rehabilitación o instituciones de cuidado extendido.*

Las personas que viven en instituciones de cuidado a largo plazo pueden estar discapacitadas y frecuentemente son personas ancianas; sin embargo, en algunas ocasiones, adultos más jóvenes también requieren de cuidado a largo plazo. Estas personas pueden ser enviadas de hospitales o de otras instituciones de cuidado para la salud. La **duración de la estancia** (el número de días que una persona se queda en una institución de cuidado para la salud) puede ser corta, de unos cuantos días o unos meses, hasta por más de seis meses. Algunas de estas personas tendrán una **enfermedad terminal**; lo que significa que la enfermedad eventualmente causará la muerte. Otras personas pueden recuperarse y regresar a sus hogares, a vivir en otras instituciones de cuidado o a vivir en otro entorno.

La mayoría de las personas que viven en instituciones de cuidado a largo plazo tienen condiciones crónicas. **Crónico** significa que las condiciones que padecen duran largo tiempo, incluso toda la vida. Las condiciones crónicas incluyen discapacidades físicas, enfermedad del corazón y demencia (los capítulos 4 y 5 presentan más información sobre estas enfermedades y padecimientos). Las personas que viven en estas instituciones usualmente se les llaman *residentes* porque dicha institución es donde ellos viven o residen. Ese lugar será su hogar durante su estancia.

Las personas que necesitan cuidado a largo plazo tendrán diferentes **diagnósticos**, o condiciones médicas, determinadas por un doctor. Las etapas de las enfermedades o de los padecimientos determinan qué tan enfermas están las personas y qué tanto cuidado necesitarán. El trabajo de las asistentes de enfermería también podrá variar. Esto es debido a que cada persona tiene diferentes síntomas, habilidades y necesidades.

Otros tipos de instituciones del cuidado de la salud incluyen:

El **cuidado de la salud en el hogar** se brinda en la casa, o en el hogar, de la persona (Fig. 1-1). Este tipo de cuidado generalmente también se brinda a personas que son mayores y que padecen de una enfermedad crónica, pero que pueden y que desean quedarse en su casa. El cuidado en el hogar también puede ser necesario cuando una persona se encuentra débil después de una estancia reciente en el hospital. El cuidado en el hogar incluye muchos de los servicios que se ofrecen en otras instituciones.

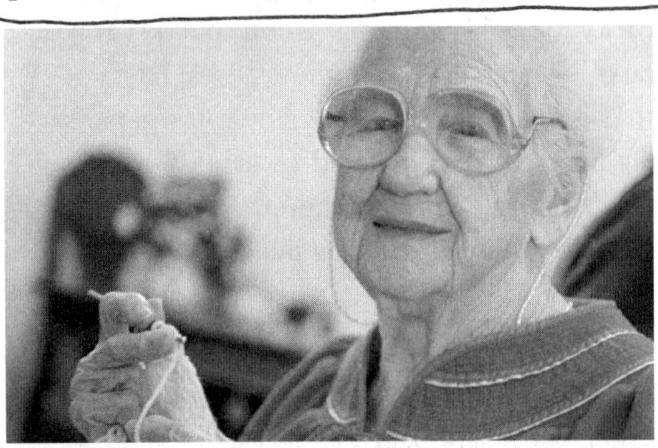

Fig. 1-1. *El cuidado en el hogar se realiza en el hogar de la persona.*

Las **instituciones con servicios de asistencia** son residencias para personas que necesitan un poco de ayuda con el cuidado diario, como bañarse, comer y vestirse. También se les puede brindar ayuda con el medicamento. Las personas que viven en este tipo de instituciones no necesitan cuidado especializado las 24 horas del día. Las instituciones con servicios de asistencia permiten que las personas tengan una vida más independiente dentro de un ambiente parecido al del hogar. Una institución con servicios de asistencia puede ser parte de una institución de cuidado a largo plazo o puede encontrarse sola.

El **cuidado diurno para adultos** se brinda para personas que necesitan un poco de ayuda y supervisión durante ciertas horas del día, pero que no viven en la institución donde se brinda el cuidado. Generalmente, el cuidado diurno para adultos se brinda para las personas que no tienen enfermedades o discapacidades serias. Los centros de cuidado diurno para adultos también pueden brindar un descanso para los cónyuges, familiares y amigos.

El **cuidado agudo** es el cuidado especializado que se brinda las 24 horas del día en hospitales y en centros de cirugías ambulatorias. Este cuidado es para las personas que requieren cuidado inmediato a corto plazo por lesiones o enfermedades (Fig. 1-2). Las personas también son admitidas por estancias cortas debido a una cirugía.

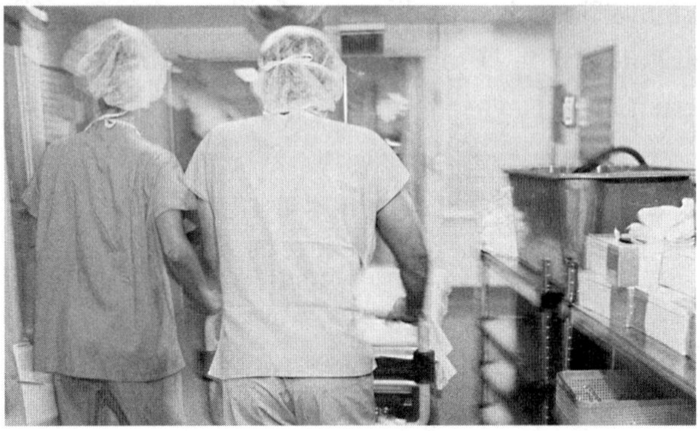

Fig. 1-2. *El cuidado agudo se brinda en hospitales para lesiones o enfermedades que requieren cuidado inmediato.*

El **cuidado subagudo** es el cuidado que se brinda en un hospital o en una institución de cuidado a largo plazo. Se brinda a personas que necesitan menos cuidado que el que se necesita para una enfermedad aguda (aparición repentina, de corto plazo); pero que requiere más cuidado que el de una enfermedad crónica (de largo plazo). El tratamiento usualmente termina cuando la condición se ha estabilizado o después de cumplir con el tiempo establecido para el tratamiento. El costo es usualmente menor que el de un hospital, pero mayor que el de una institución de cuidado a largo plazo.

El **cuidado ambulatorio** usualmente se brinda por períodos de menos de 24 horas. Este cuidado se brinda a las personas que han tenido tratamientos o cirugías y que requieren cuidado especializado a corto plazo.

La **rehabilitación** es el cuidado que se brinda por parte de especialistas. Los fisioterapeutas, los terapeutas ocupacionales y los terapeutas del lenguaje restablecen o mejoran la función después de que se ha presentado una enfermedad o una lesión. El capítulo 9 presenta más información sobre la rehabilitación.

El **cuidado de hospicio** se brinda en instituciones o en el hogar para las personas que tienen aproximadamente seis meses o menos de vida. Los trabajadores del cuidado de hospicio brindan comodidad y cuidado, tanto físico como emocional, y también apoyan a las familias. El capítulo 3 presenta más información sobre el cuidado de hospicio.

2. Describir una institución típica de cuidado a largo plazo

Las instituciones de cuidado a largo plazo (LTCF por sus siglas en inglés) son negocios que brindan cuidado de enfermería especializado durante las 24 horas del día. Estas instituciones pueden ofrecer servicios de asistencia, cuidado para demencia o cuidado subagudo. Algunas instituciones ofrecen cuidado especializado. Otras instituciones ofrecen cuidado para todo tipo de residentes. Una institución típica de cuidado a largo plazo ofrece cuidado personal para todos los residentes y cuidado enfocado para residentes con necesidades especiales. El cuidado personal incluye ayuda para bañarse, cuidado de la piel, cuidado de las uñas y del cabello, así como asistencia para caminar, comer, vestirse, trasladarse e ir al baño. A todas estas tareas del cuidado diario personal se les llaman **actividades de la vida diaria o ADL (por sus siglas en inglés)**. Otros servicios comunes que se ofrecen en estas instituciones incluyen:

- Terapia física, ocupacional y del lenguaje
- Cuidado para las heridas
- Cuidado de diferentes tipos de tubos, como catéteres (tubos delgados que son introducidos en el cuerpo para drenar o inyectar fluidos)
- Terapia de nutrición
- Manejo de enfermedades crónicas, como enfermedad de Alzheimer, AIDS (SIDA, a lo que en este libro se le hará referencia como AIDS por sus siglas en inglés), diabetes, enfermedad pulmonar obstructiva crónica (COPD por sus siglas en inglés), cáncer e insuficiencia cardiaca congestiva (CHF por sus siglas en inglés)

Cuando se ofrece el cuidado especializado en las instituciones de cuidado a largo plazo, los empleados deben recibir entrenamiento especial. Los residentes con necesidades similares pueden ser colocados en la misma unidad. Las organizaciones sin fines de lucro y las empresas con fines de lucro pueden ser dueñas de las instituciones de cuidado a largo plazo.

Derechos de los Residentes

Cambio Cultural y Cuidado Dirigido a la Persona

Algunas instituciones de cuidado a largo plazo están adoptando modelos más nuevos de cuidado. Estos modelos promueven ambientes significativos con acercamiento individualizado al brindar el cuidado. **Cambio cultural** es un término que se le da al proceso de transformar los servicios para los ancianos de manera que estén basados en los valores y en las costumbres de la persona que recibe el cuidado. El cambio cultural involucra respetar tanto a los ancianos como a aquellas personas que trabajan con ellos. Los valores principales son promover la toma de decisiones, la dignidad, el respeto, la auto-determinación y el vivir con un propósito. Para honrar el cambio cultural, las instituciones de cuidado quizás tengan que cambiar las prácticas de la organización, el ambiente físico y las relaciones. El **cuidado dirigido a la persona** enfatiza la individualidad de la persona que necesita el cuidado y busca construir una comunidad reconociendo y desarrollando las capacidades de cada persona. Promover la dignidad y brindar un ambiente de cuidado es clave. La página de Internet de "*Pioneer Network*" (Red Pionera, en inglés): pioneernetwork.net y la página de Internet de "*The Eden Alternativa*" (La Alternativa de Edén, en inglés): edenalt.org, tienen más información sobre este tema.

3. Explicar Medicare y Medicaid

Los Centros para los Servicios de Medicare y Medicaid (CMS por sus siglas en inglés) son una agencia federal que forma parte del Departamento de Salud y Servicios Humanos de Estados Unidos (Fig. 1-3). CMS tiene dos programas nacionales para el cuidado de la salud, que son el Medicare y el Medicaid. Ambos programas ayudan a pagar el cuidado de la salud y los seguros médicos de millones de estadounidenses. CMS también tiene muchas otras responsabilidades.

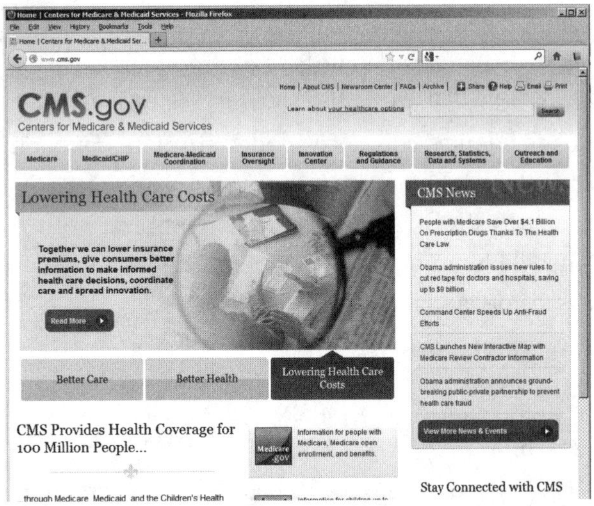

Fig. 1-3. El sitio de Internet del CMS es cms.hhs.gov

Medicare es un programa federal de seguro médico establecido en 1965 para las personas que tienen 65 años o más. También cubre a las personas de cualquier edad que tengan insuficiencia renal permanente o ciertas discapacidades. Medicare tiene cuatro divisiones. La parte A ayuda a pagar el cuidado en un hospital o en una institución de servicio de enfermería especializado o el cuidado que se necesita de parte de una agencia de cuidado de la salud en el hogar o un hospicio. La parte B ayuda a pagar los servicios del doctor, otros servicios médicos y el equipo médico. La parte C permite que las empresas privadas de seguros médicos brinden beneficios de Medicare. La parte D ayuda a pagar el medicamento recetado para el tratamiento. Medicare únicamente pagará el cuidado que considere médicamente necesario.

Medicaid es un programa de asistencia médica para personas que tienen ingresos bajos, así como para personas que tienen discapacidades. Los fondos de este programa vienen tanto del gobierno federal como de cada estado del país. La elegibilidad y la cobertura varían de un estado a otro y se determina por el ingreso o el sueldo de la persona, así como por circunstancias especiales. Las personas deben calificar para obtener los beneficios de este programa.

Los programas de Medicare y Medicaid pagan una cantidad fija a las instituciones de cuidado a largo plazo por los servicios brindados. Esta cantidad se basa en las necesidades del residente al momento de ser admitido y durante su estancia en la institución

4. Describir el papel del asistente de enfermería

Los asistentes de enfermería pueden tener muchos títulos diferentes. Algunos ejemplos son *ayudante de enfermería, ayudante de enfermería certificado, técnico del cuidado del paciente y asistente de enfermería certificado.* El título varía dependiendo de los requerimientos del estado. Este libro de texto utilizará el término de asistente de enfermería.

Las asistentes de enfermería (NA por sus siglas en inglés) realizan las tareas de enfermería que les han sido asignadas, como tomar la temperatura de un residente. Los asistentes de enfermería también brindan cuidado personal como bañar a los residentes y ayudarles con el cuidado del cabello. Promover la independencia y el cuidado propio son otras tareas muy importantes que realizan las asistentes de enfermería. Otras obligaciones de las asistentes de enfermería incluyen:

- Ayudar a los residentes con las necesidades para ir al baño
- Ayudar a los residentes a trasladarse de manera segura

- Mantener limpias y ordenadas las áreas donde viven los residentes
- Ayudar a los residentes a comer (Fig. 1-4)
- Cuidar los materiales y el equipo
- Ayudar a los residentes a vestirse
- Tender las camas
- Dar masajes en la espalda
- Ayudar a los residentes con el cuidado bucal

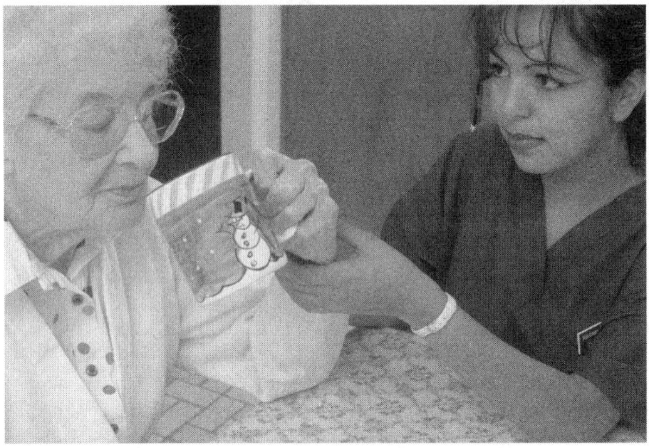

Fig. 1-4. *Ayudar a los residentes a comer y a tomar líquidos es una parte importante del trabajo de una NA.*

Las asistentes de enfermería no tienen permitido insertar o remover tubos, cambiar gasas estériles, dar alimento por tubo, ni dar medicamento (las enfermeras son responsables de dar el medicamento.)

Los asistentes de enfermería pasan más tiempo con los residentes que cualquier otro integrante del equipo de cuidado. Ellos actúan como los "ojos y oídos" del equipo. Observar cambios en la condición de un residente y reportarlos es una tarea muy importante de los NA. El cuidado de los residentes puede ser revisado o actualizado conforme cambien las condiciones. Otra tarea del NA es escribir información importante sobre el residente (Fig. 1-5). A esto se le llama **documentar en el expediente**.

Las asistentes de enfermería son parte de un equipo de profesionistas de la salud. Este equipo incluye doctores, enfermeras, trabajadores sociales, terapeutas, nutriólogos y especialistas. El residente y la familia del residente también son parte del equipo. Todos, incluyendo el residente, trabajan muy de cerca para cumplir con las metas, las cuales incluyen ayudar a los residentes a recuperarse de enfermedades y a que realicen todo lo que puedan por sí mismos.

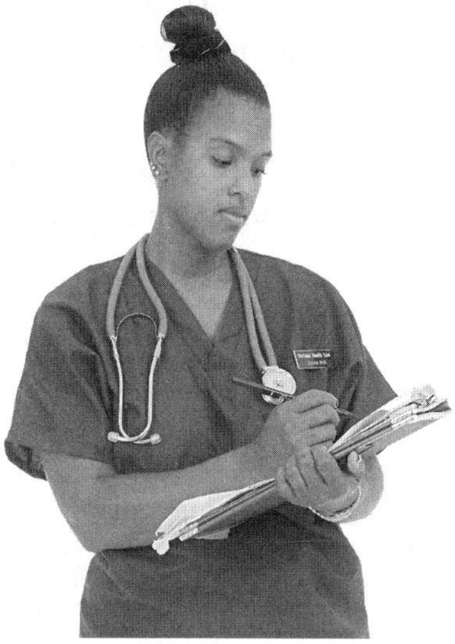

Fig. 1-5. *Observar cuidadosamente y reportar de manera precisa son algunas de las tareas más importantes que una NA tendrá.*

Derechos de los Residentes

Responsabilidad sobre los Residentes

Todos los residentes son responsabilidad de cada una de las asistentes de enfermería. Una NA recibirá asignaciones de trabajo para realizar tareas, para realizar el cuidado y otras actividades para ciertos residentes. Si una NA observa a un residente que necesita ayuda, aunque no se encuentre en su hoja de asignaciones, debe brindar el cuidado necesario.

5. Describir el equipo de cuidado y la cadena de mando

Los residentes tendrán diferentes necesidades y problemas. Los profesionistas del cuidado de la salud con diferentes tipos de educación y experiencia ayudarán con el cuidado de los residentes. A este grupo se le conoce como el *equipo de cuidado*. Los integrantes del equipo de cuidado incluyen a los siguientes profesionistas:

Asistente de Enfermería (NA por sus siglas en inglés) o Asistente de Enfermería Certificado (CNA por sus siglas en inglés): El asistente de enfermería (NA) realiza las tareas asignadas, como tomar los signos vitales. El NA también brinda o ayuda con el cuidado personal como bañar a los residentes y ayudarles a ir al baño. Los asistentes de enfermería deben recibir por lo menos 75 horas de entrenamiento; en muchos estados del país, el entrenamiento excede las 100 horas.

Enfermera Certificada (RN por sus siglas en inglés): En una institución de cuidado a largo plazo, una enfermera certificada coordina, administra y brinda cuidado de enfermería especializado. Esto incluye brindar tratamientos especiales y dar el medicamento recetado por un doctor. Una RN también asigna tareas y supervisa el cuidado diario de los residentes realizado por las asistentes de enfermería. Una enfermera certificada es una profesionista con licencia que se ha graduado de un programa de enfermería con duración de dos a cuatro años. Las RN tienen diplomas o títulos de universidad. Deben de haber pasado un examen para obtener su licencia. Las enfermeras certificadas pueden tener otros títulos académicos o educación adicional en áreas especializadas.

Licenciada en Enfermería Práctica (LPN por sus siglas en inglés) o Licenciada en Enfermería Vocacional (LVN por sus siglas en inglés): Una licenciada en enfermería práctica o una licenciada en enfermería vocacional brinda medicamento y tratamientos. Las LPN también pueden supervisar el cuidado diario que brindan las asistentes de enfermería a los residentes. Una LPN/LVN es una profesionista con licencia que ha terminado de uno a dos años de educación y ha pasado un examen para obtener su licencia.

Médico o Doctor (MD [Médico] o DO [Doctor de Medicina Osteopática] por sus siglas en inglés): El trabajo de un doctor es diagnosticar una enfermedad o discapacidad y prescribir un tratamiento (Fig. 1-6). Los doctores se gradúan después de haber asistido a la escuela de medicina durante cuatro años, lo cual realizan después de haber recibido el título de una licenciatura. Muchos doctores también asisten a programas de entrenamiento especializado después de haberse graduado de la escuela de medicina.

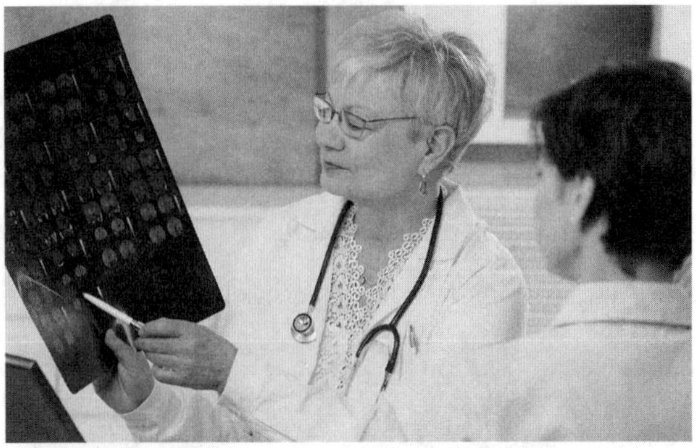

Fig. 1-6. *Los doctores diagnostican enfermedades y prescriben tratamientos.*

Fisioterapeuta (PT o DPT por sus siglas en inglés): Un fisioterapeuta evalúa una persona y desarrolla un plan de tratamiento. Las metas son incrementar el movimiento, mejorar la circulación de la sangre, promover la curación, aminorar el dolor, prevenir discapacidades y recuperar o mantener la movilidad (Fig. 1-7). Un PT brinda terapia en forma de calor, frío, masajes, ultrasonidos, estimulación eléctrica y ejercicios a los músculos, huesos y articulaciones. Los programas de educación de terapia física se ofrecen principalmente al nivel universitario de doctorado (doctor de terapia física o DPT). Para ingresar a estos programas usualmente se requiere tener una licenciatura. Los programas de doctorado usualmente duran tres años. Los PT deben pasar un examen nacional y estatal para obtener su licencia antes de poder trabajar.

Terapeuta Ocupacional (OT por sus siglas en inglés): Un terapeuta ocupacional ayuda a que los residentes se adapten a sus discapacidades. Un OT puede ayudar a entrenar a los residentes para que realicen actividades de la vida diaria (ADL por sus siglas en inglés). Con frecuencia, esto involucra el uso de equipo llamado **aparatos de asistencia** o **aparatos de adaptación**. El OT evalúa las necesidades del residente y planea un programa para el tratamiento. Los terapeutas ocupacionales deben tener, por lo menos, una maestría. Los OT deben pasar un examen de certificación nacional y la mayoría deben tener licencia estatal.

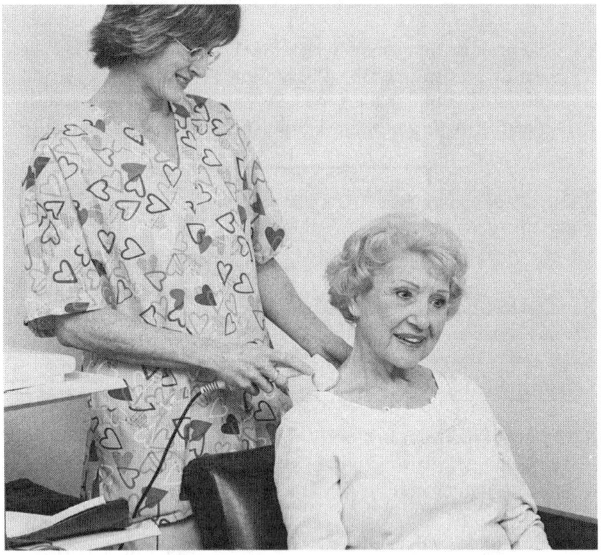

Fig. 1-7. Un fisioterapeuta ayudará a disminuir el dolor y restablecer habilidades específicas.

Patólogo del Habla y Lenguaje (SLP por sus siglas en inglés): Un patólogo del habla y lenguaje, o terapeuta del lenguaje, identifica problemas de comunicación, se enfoca en los factores necesarios para la recuperación y desarrolla un plan de cuidado para cumplir con las metas de recuperación. Un SLP enseña ejercicios para ayudar al residente a mejorar o superar los problemas del lenguaje. Un SLP también evalúa la habilidad de la persona para deglutir la comida y tomar líquidos. Los patólogos del habla y lenguaje deben tener una maestría en patología del habla y lenguaje. La mayoría de los estados del país requieren que los SLP tengan licencia o certificación para trabajar.

Dietista Certificado (RDT por sus siglas en inglés): Un dietista certificado, o nutriólogo, desarrolla dietas para residentes con necesidades especiales. Las dietas especiales pueden mejorar la salud y ayudar a controlar enfermedades. Los RDT pueden supervisar la preparación y el servicio de los alimentos, así como educar a las personas sobre hábitos alimenticios saludables. Los dietistas certificados deben haber terminado una licenciatura y también pueden haber terminado algún nivel de postgrado. La mayoría de los estados del país requieren que los RDT tengan licencia o certificación.

Trabajador Social Médico (MSW por sus siglas en inglés): Un trabajador social médico determina las necesidades de los residentes y les ayuda a recibir servicios de apoyo como consejería o asistencia financiera. También puede ayudar a que los residentes obtengan ropa y artículos personales, si la familia no está involucrada o si no lo visitan con frecuencia. Un trabajador social médico puede hacer citas y pedir transportación. Generalmente, los MSW tienen una maestría en trabajo social.

Director de Actividades: El director de actividades planea las actividades de los residentes para ayudarles a socializar y a mantenerse activos. Estas actividades tienen como objetivo mejorar y mantener el bienestar de los residentes, así como prevenir más complicaciones debido a la enfermedad o discapacidad que tengan. Un director de actividades puede tener una licenciatura, una carrera técnica o sólo experiencia en dicho trabajo. Un director de actividades puede ser llamado *terapeuta recreacional*, dependiendo en la educación y la experiencia que tenga.

Residente y su Familia: El residente es un integrante importante del equipo de cuidado. El residente tiene el derecho de tomar decisiones sobre su propio cuidado, ayuda a planear su cuidado y toma sus propias decisiones. Los familiares del residente también pueden estar involucrados en estas decisiones. La familia es un gran recurso para obtener información ya que conocen las preferencias personales del residente, su historial, dieta, rituales y rutinas.

Derechos de los Residentes

El Residente como Integrante del Equipo de Cuidado

Todos los miembros del equipo de cuidado deben enfocarse en el residente. El equipo gira alrededor del residente, de su condición, de su tratamiento y progreso. Sin el residente, no hay equipo de cuidado.

Una asistente de enfermería realiza las instrucciones que le brinda una enfermera, quien actúa siguiendo las instrucciones del doctor o de algún otro integrante del equipo de cuidado. A esto se le llama **cadena de mando**, la cual describe la línea de autoridad y ayuda a asegurarse que los residentes reciban el cuidado apropiado para su salud. La cadena de mando también protege a los empleados y a su empleador de alguna responsabilidad legal. La **responsabilidad legal** es un término legal que indica que una persona puede ser responsable por lastimar a alguien más. Por ejemplo, imagine que algo que hace una NA por un residente lo lesiona; sin embargo, lo que la NA hizo estaba incluido en el plan de cuidado y lo realizó de acuerdo con las reglas y los procedimientos establecidos. En ese caso, ella tal vez no sea responsable por lastimar al residente; sin embargo, si una NA realiza algo que no se encontraba en el plan de cuidado y lesiona al residente, ella puede ser considerada responsable. Es por esto que es importante que el equipo siga las instrucciones del plan de cuidado y que la institución tenga una cadena de mando (Fig. 1-8).

Los asistentes de enfermería deben entender lo que sí pueden y lo que no pueden hacer. Esto es para que ellos no lastimen a los residentes o para que no se involucren, ni involucren al empleador, en una demanda legal. Algunos estados del país certifican que un asistente de enfermería está calificado para trabajar; sin embargo, los asistentes de enfermería no son proveedores del cuidado de salud con licencia. Todas las tareas que realizan en su trabajo son asignadas por un profesionista en el cuidado de la salud certificado (con licencia). Los NA trabajan bajo la autoridad de la licencia de otra persona. Es por esto que estos profesionistas mostrarán mucho interés en lo que los NA hacen y en la manera en lo que lo hacen.

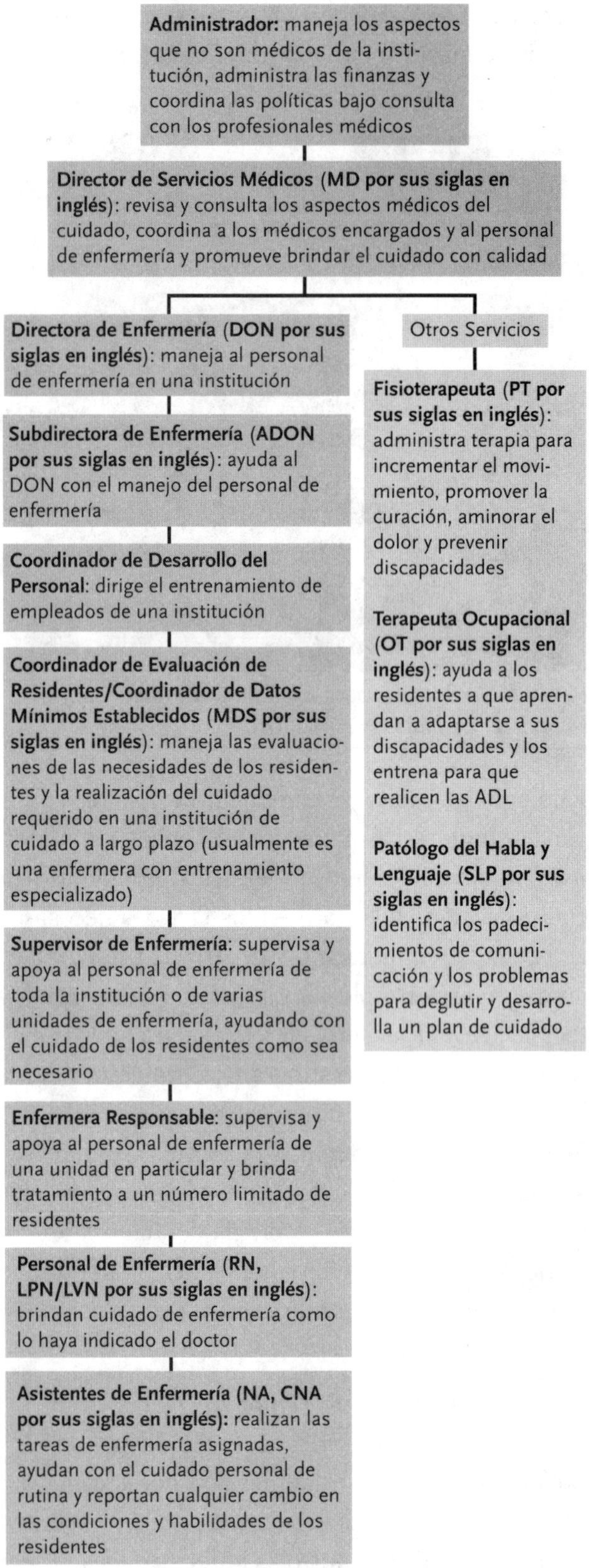

***Fig. 1-8.** La cadena de mando describe la línea de autoridad y ayuda a asegurar que el residente reciba el cuidado apropiado.*

Cada estado del país otorga el derecho de realizar varios trabajos en el cuidado de la salud por medio de licencias. Algunos ejemplos incluyen licencia para trabajar en el área de enfermería, medicina o terapia física. Cada uno de los integrantes del equipo de cuidado trabaja bajo sus propias **obligaciones de la práctica**. Estas obligaciones definen las tareas que los proveedores del cuidado de la salud tienen permitido realizar y la manera en que se deben de realizan correctamente. Las leyes y normas sobre lo que las NA pueden y no pueden hacer varían en cada estado del país. Es importante que las NA conozcan las tareas que son consideradas fuera de las obligaciones de la práctica y que no las realicen.

El **plan de cuidado** del residente es un plan individualizado para cada residente. Se desarrolla para cumplir con las metas del cuidado. Una enfermera desarrolla el plan de cuidado. El residente también participa en la planeación. El plan de cuidado establece las tareas que el equipo de cuidado, incluyendo las NA, debe realizar. Este plan incluye la frecuencia en que se deben realizar dichas tareas y la manera en que deben realizarse.

El plan de cuidado es una guía para ayudar a que el residente esté tan sano como sea posible. Es de suma importancia que las NA realicen observaciones y las reporten a la enfermera. Hasta las observaciones más simples pueden ser muy importantes. La información que reúnen las NA y los cambios que ellas observan ayudan a determinar la manera en que el plan de cuidado puede necesitar cambiar. Debido a que las NA pasan mucho tiempo con los residentes, es posible que tengan información valiosa que pueda ayudar en la planeación del cuidado.

6. Definir reglas, procedimientos y profesionalismo

Todas las instituciones tienen manuales con sus reglas y procedimientos. Una regla (o **política**) es un curso de acciones que se debe seguir cada vez que se presente cierta situación; por ejemplo, una regla muy básica es que la información sobre el cuidado de la salud debe permanecer confidencial. Un **procedimiento** es un método o una manera de hacer algo; por ejemplo, una institución tendrá un procedimiento para reportar información sobre los residentes. El procedimiento explica cuál es la hoja que se debe llenar, cuándo y qué tan frecuente, así como a quién se le debe entregar. Los empleados nuevos recibirán instrucciones sobre dónde encontrará la lista de las reglas (políticas) y los procedimientos establecidos que todo el personal debe seguir. Algunas de las reglas comunes de las instituciones de cuidado a largo plazo incluyen las siguientes:

- Toda la información de los residentes debe permanecer de manera confidencial. Esto no es sólo una regla de la institución, sino también es una ley. Más adelante, en este capítulo, usted obtendrá mayor información sobre la confidencialidad, incluyendo la Ley de Portabilidad y Responsabilidad de Seguro Médico (HIPAA por sus siglas en inglés).
- Siempre se debe seguir el plan de cuidado. **Las actividades que no se encuentran en el plan de trabajo o que no hayan sido autorizadas por una enfermera no se deben realizar**.
- Las asistentes de enfermería no deben realizar tareas que no se estén incluidas en la descripción de trabajo.
- Las asistentes de enfermería deben reportar a un enfermero los eventos o cambios importantes que observen en los residentes.
- Los problemas personales no se deben discutir con el residente ni con la familia del residente.
- Las asistentes de enfermería no deben aceptar dinero o regalos de los residentes ni de sus familias.
- Las asistentes de enfermería deben presentarse a tiempo al trabajo y deben ser confiables.

Los empleadores tendrán reglas y procedimientos para cada situación de cuidado que se presente. Los procedimientos escritos pueden parecer largos y complicados, pero cada paso es importante. Las NA deben familiarizarse y seguir las reglas y los procedimientos de la institución.

Profesional significa que está relacionado con el trabajo o con un empleo. Lo opuesto a profesional es **personal** y esto se refiere a la vida afuera del trabajo, como la familia, los amigos y el hogar. El **profesionalismo** es comportarse de manera apropiada en el trabajo, incluyendo vestirse apropiadamente y hablar bien. También incluye presentarse a tiempo a trabajar, realizar las tareas y reportarse con la enfermera. Para una NA, profesionalismo significa seguir el plan de cuidado, realizar observaciones cuidadosas y realizar los reportes de manera precisa. Seguir las reglas y los procedimientos es una parte importante del profesionalismo. Los residentes, los compañeros de trabajo y los supervisores respetan a los empleados que se comportan de una manera profesional. El profesionalismo ayuda a mantener el trabajo y puede ayudar a ganar ascensos y aumentos de sueldo.

Una relación profesional con los residentes incluye:

- Mantener una actitud positiva
- Realizar únicamente las tareas asignadas que se encuentran en el plan de cuidado y para las cuales la NA ha sido entrenada a realizar
- Mantener la información de todos los residentes de manera confidencial
- Ser amable y estar alegre todo el tiempo (Fig. 1-9)
- No discutir problemas personales
- No utilizar teléfonos celulares personales en las habitaciones de los residentes ni en cualquier área del cuidado de residentes
- No utilizar malas palabras, aunque un residente las utilice
- Escuchar al residente
- Llamar a un residente Señor, Señora o Señorita y el apellido o por el nombre que él o ella prefiera. Los términos como *querido, cariño, corazón,* etc., son irrespetuosos y no se deben usar
- Nunca dar o aceptar regalos
- Siempre explicar el cuidado antes de realizarlo
- Seguir las prácticas, como el lavado de manos, para proteger a los proveedores de cuidado y a los residentes

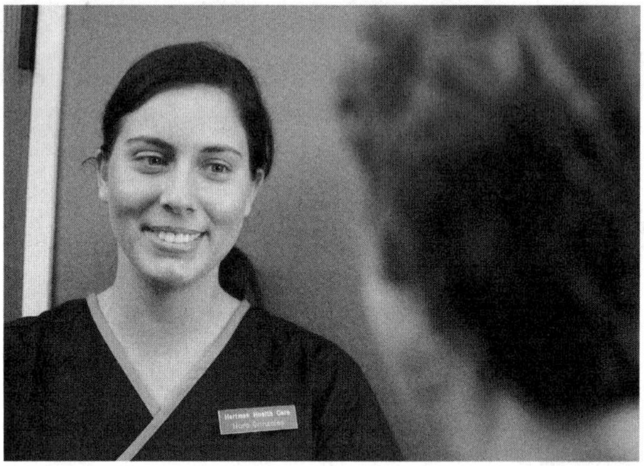

Fig. 1-9. *Ser amable y alegre es algo que se espera de las asistentes de enfermería.*

Una relación profesional con empleadores incluye:

- Realizar tareas de manera eficiente
- Siempre seguir todas las reglas y procedimientos
- Siempre documentar y reportar correcta y cuidadosamente
- Reportar los problemas con los residentes o con las tareas
- Reportar cualquier cosa que no le permita a una NA a realizar sus tareas
- Realizar preguntas cuando la NA no sepa o no entienda algo
- Tomar instrucciones o críticas sin disgustarse

- Mantenerse limpio, bien vestido y arreglado
- Siempre llegar a tiempo
- Informar al empleador si la NA no puede presentarse a trabajar
- Seguir la cadena de mando
- Participar en los programas de educación
- Ser un modelo de conducta positivo para la institución

Las asistentes de enfermería deben

- **Ser compasionadas**: **Ser compasivo** es ser afectuoso, preocuparse por la otra persona, empático y comprensivo. Demostrar **empatía** significa identificarse con los sentimientos de los demás. Las personas que son compasivas entienden los problemas de los demás y se preocupan por ellos. Las personas compasivas también son comprensivas. Mostrar **simpatía** significa compartir los sentimientos y las dificultades de los demás.
- **Ser honestas**: Una persona honesta dice la verdad y se puede confiar en ella. Los residentes necesitan sentir que pueden confiar en aquellas personas que los cuidan. El equipo de cuidado depende de la honestidad al realizar la planeación del cuidado. Los empleadores cuentan con registros verdaderos sobre el cuidado y las observaciones.
- **Tener tacto**: Tener **tacto** significa mostrar sensibilidad y tener sentido de lo que es apropiado al tratar con otras personas.
- **Ser conscientes**: Las personas que son **conscientes** siempre tratan de hacer su mejor esfuerzo. Son guiadas por un sentido del bien y el mal. Están alerta, son observadores, precisos y responsables. Brindar cuidado consciente significa realizar reportes y observaciones precisas, seguir el plan de cuidado y tomar responsabilidad por las acciones (Fig. 1-10).

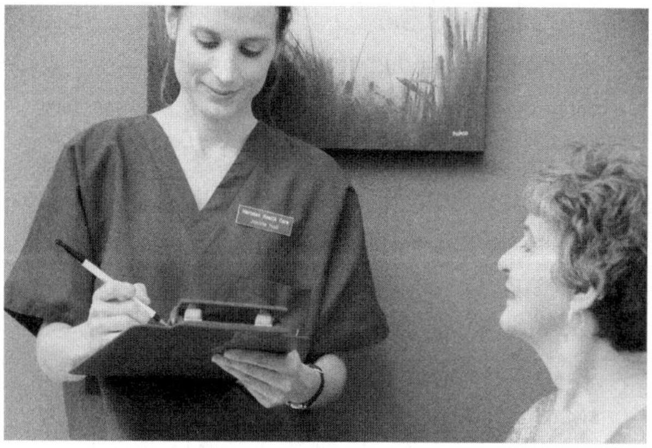

Fig. 1-10. *Las asistentes de enfermería deben ser conscientes sobre documentar las observaciones.*

- **Ser confiables**: Las NA deben ser capaces de realizar y cumplir con sus obligaciones. Deben llegar a tiempo al trabajo, deben realizar sus tareas hábilmente, deben evitar faltar mucho al trabajo y deben ayudar a sus compañeros de trabajo cuando necesiten ayuda.
- **Tener paciencia**: Las personas que tienen paciencia no pierden su temperamento de manera fácil. No se irritan o se quejan cuando las cosas son difíciles de realizar. Los residentes usualmente son personas ancianas y pueden estar enfermas o tener dolor; pueden tardarse mucho tiempo en realizar las cosas y se pueden enojar. Las asistentes de enfermería deben tener paciencia, no deben apresurar a los residentes ni actuar de manera molesta.
- **Ser respetuosas**: Ser respetuoso significa valorar la individualidad de las demás personas, incluyendo su edad, religión, cultura, sentimientos, costumbres y creencias. Las personas que son respetuosas tratan a los demás de manera cortés y amable.
- **No tener prejuicios**: Las NA trabajan con personas de muchas procedencias culturales diferentes. Deben brindar a cada residente el mismo cuidado de calidad sin importar su edad, género, orientación sexual, religión, raza, origen étnico o condición.

- **Ser tolerante**: Ser tolerante significa respetar las creencias y las costumbres de los demás sin juzgarlos. Es posible que las NA no les guste o no estén de acuerdo con las cosas que los residentes o sus familiares hacen o han hecho; sin embargo, su trabajo es el de brindar cuidado a cada residente como fue asignado, no el de juzgar. Las NA deben dejar a un lado sus opiniones y ver a cada residente como una persona individual que necesita su cuidado.

7. Mencionar ejemplos de comportamiento ético y legal y explicar los Derechos de los Residentes

La **ética** y las leyes guían el comportamiento. La ética es el conocimiento sobre el bien y el mal. Una persona ética tiene un sentido del deber hacia los demás y siempre trata de hacer lo que está bien. Las **leyes** son reglas establecidas por el gobierno para ayudar a las personas a que vivan juntos en armonía y garantizar el orden y la seguridad. La ética y las leyes son muy importantes en el cuidado de la salud, pues protegen a las personas que reciben dicho cuidado y guían a las personas que lo brindan. Las NA y todos los integrantes del equipo de cuidado deben ser guiados por un código de ética y deben conocer las leyes que aplican para su trabajo.

Guía de Procedimientos: Comportamiento Legal y Ético

G Sea honesto en todo momento.

G Proteja la privacidad y confidencialidad de los residentes. No hable sobre sus casos, más que con otros integrantes del equipo de cuidado.

G Mantenga la información de los empleados de manera confidencial.

G Reporte el abuso o las sospechas de abuso de residentes. Ayude a que los residentes reporten el abuso si desean realizar una queja sobre el abuso.

G Siga el plan de cuidado y las tareas asignadas. Si usted se equivoca, repórtelo de inmediato.

G No realice ninguna tarea que esté fuera de sus obligaciones de la práctica.

G Reporte todas las observaciones e incidentes de los residentes a la enfermera.

G Documente de manera precisa y oportuna.

G Siga las reglas de seguridad y control de infecciones (ver el capítulo 2).

G No acepte regalos o propinas (Fig. 1-11).

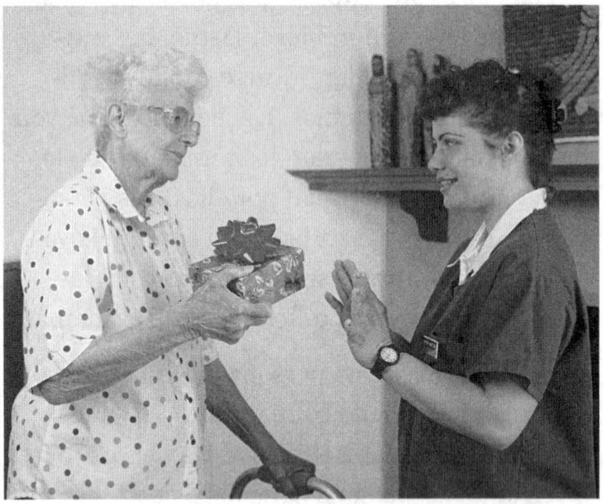

Fig. 1-11. Las asistentes de enfermería no deben aceptar dinero o regalos porque no es profesional y puede crear conflictos.

G No se involucre de manera personal o sexual con los residentes, con sus familiares o amigos.

Debido a los reportes de abuso y maltrato en las instituciones de cuidado a largo plazo, el gobierno de Estados Unidos aprobó la **Ley de Ómnibus de Reconciliación Presupuestaria** (**OBRA por sus siglas en inglés**) en 1987; la cual ha sido actualizada en varias ocasiones. OBRA requiere que el Programa de Evaluación de Habilidades y Entrenamiento para las Asistentes de Enfermería (NATCEP por sus siglas en inglés) establezca estándares mínimos para el entrenamiento de las asistentes de enfermería. Las NA deben realizar al menos 75 horas de entrenamiento que incluya temas como comunicación, prevención de infecciones, procedimientos de seguridad y emergencia y la manera de promover la independencia y los derechos legales de los residentes. El entrenamiento también debe incluir habilidades específicas de enfermería, como tomar signos vitales. Las NA también deben saber cómo responder ante las necesidades de servicios sociales y de salud mental, necesidades de rehabilitación y la manera de cuidar residentes que tengan impedimento cognitivo.

La ley OBRA requiere que las NA pasen un examen de aptitudes (programa de evaluación) antes de que puedan ser contratadas. Deben asistir a clases regulares de educación en el servicio (un mínimo de 12 horas al año) para mantener sus habilidades actualizadas.

OBRA también requiere que los estados del país mantengan un registro estatal con una lista actualizada de los asistentes de enfermería. Adicionalmente, OBRA establece los estándares que los instructores deben cumplir para poder entrenar asistentes de enfermería. OBRA establece lineamientos sobre los requerimientos mínimos del personal y especifica los servicios mínimos que las instituciones de cuidado a largo plazo deben brindar.

Otra parte importante de OBRA son los requerimientos de evaluación del residente. OBRA requiere que se realicen evaluaciones completas a cada residente. Las formas de evaluación son las mismas para cada institución.

OBRA realizó cambios importantes en el proceso de encuestas. Las encuestas son inspecciones que ayudan a asegurarse que las instituciones de cuidado a largo plazo sigan los reglamentos federales y estatales. Las encuestas se realizan periódicamente por parte de la agencia estatal que brinda las licencias a las instituciones. Las encuestas pueden realizarse con mayor frecuencia si una institución ha sido citada por problemas. **Citar** significa que se encontró un problema durante una encuesta. Las inspecciones pueden realizarse con menor frecuencia si la institución tiene un buen historial. Los equipos de inspección incluyen una variedad de profesionistas del cuidado de la salud entrenados. Los resultados de las encuestas se encuentran disponibles para el público y están desplegados en la institución.

OBRA también identifica derechos importantes para residentes en instituciones de cuidado a largo plazo. Los **Derechos de los Residentes** se relacionan con la manera en que los residentes deben ser tratados mientras que viven en una institución. Dichos derechos forman un código ético de conducta para los trabajadores del cuidado de la salud. Las instituciones brindan a los residentes una lista con estos derechos y revisan cada uno de los derechos con ellos. Las NA deben familiarizarse con estos derechos legales. Los Derechos de los Residentes están bien detallados e incluyen los siguientes:

Calidad de vida: Los residentes tienen el derecho a recibir el mejor cuidado disponible. La dignidad, la toma de decisiones y la independencia son partes importantes de la calidad de vida.

Servicios y actividades para mantener un alto nivel de bienestar: Los residentes deben recibir el cuidado correcto. Las instituciones deben desarrollar planes de cuidado para los residentes y el cuidado que se brinda debe mantenerlos tan saludables como sea posible. La salud de los residentes no debe deteriorarse como resultado directo del cuidado que se brinda en la institución.

El derecho de estar completamente informado sobre sus derechos y servicios: Los residentes deben saber qué servicios se encuentran disponibles y se les debe informar sobre los costos de cada servicio. Los residentes deben recibir una copia por escrito de sus derechos legales, junto con las reglas de la institución. Los derechos legales se deben explicar en un lenguaje que ellos puedan entender. Los residentes deben tener la información de contacto de las agencias estatales relacionadas con la calidad del cuidado, como el programa del defensor del pueblo (*"ombusdmen"* en inglés). Los resultados de las encuestas se deben compartir con los residentes cuando lo soliciten. Los residentes tienen el derecho de ser notificados con anticipación sobre cualquier cambio de habitación o compañero de cuarto. Tienen el derecho de comunicarse con alguien que hable su idioma. Tienen el derecho de recibir ayuda para cualquier impedimento sensorial, como la ceguera.

El derecho de participar en su propio cuidado: Los residentes tienen el derecho de participar en la planeación de su propio tratamiento, de su cuidado y al ser dados de alta. Los residentes tienen el derecho de rechazar medicamento, tratamiento, cuidado y restricciones. Tienen el derecho de ser informados sobre los cambios en su condición y de revisar su expediente médico. El consentimiento informado es un concepto que es parte de participar en el cuidado de uno mismo. Una persona tiene el derecho legal y ético de dirigir lo que pasa en su cuerpo. Los doctores también tienen el deber ético de involucrar a la persona en el cuidado de su salud. El **consentimiento informado** es el proceso en el cual una persona, con la ayuda de un doctor, toma decisiones informadas sobre el cuidado de su salud.

El derecho de tomar decisiones independientes: Los residentes pueden tomar decisiones sobre sus doctores, su cuidado y sus tratamientos; pueden tomar decisiones personales, como la ropa que quieren vestir y la manera en que quieren pasar el tiempo. Ellos pueden participar en las actividades de la comunidad, tanto dentro como afuera de la institución de cuidado. Tienen el derecho de que se acomoden, de manera razonable, sus necesidades y preferencias.

Los derechos de privacidad y confidencialidad: Los residentes tienen el derecho de privacidad cuando se les brinda el cuidado. Su información médica, personal y financiera no se puede compartir con ninguna persona, más que con el equipo de cuidado. Los residentes tienen el derecho de comunicarse de manera privada y sin restricciones con cualquier persona (Fig. 1-12).

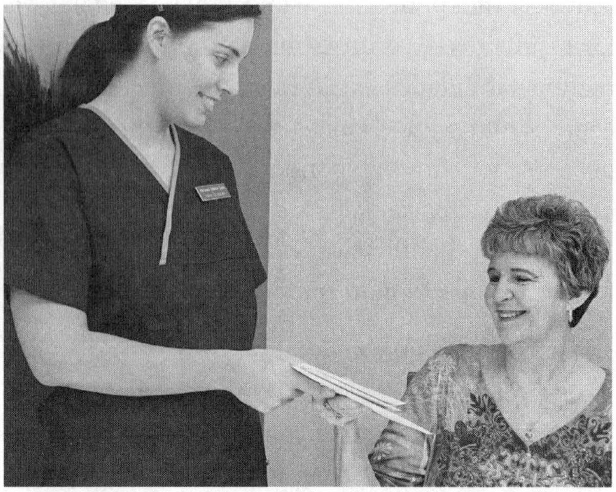

Fig. 1-12. *Los residentes tienen el derecho de comunicarse de manera privada con cualquier persona; así como el derecho de enviar y recibir cartas que no hayan sido abiertas.*

Los derechos de dignidad, respeto y libertad: Los residentes deben ser respetados y tratados con dignidad por sus proveedores de cuidado. Los residentes no pueden ser abusados, maltratados o ser víctimas de negligencia de ninguna manera.

El derecho a la seguridad de sus pertenencias: Las pertenencias personales de los residentes deben estar seguras en todo momento; ninguna persona las puede tomar o utilizar sin permiso del residente. Los residentes tienen el derecho de manejar sus propias finanzas o de escoger a alguien que lo haga por ellos. Los residentes pueden pedir a la institución de cuidado que maneje su dinero. Si la institución maneja los asuntos financieros de los residentes, ellos deben tener acceso a sus cuentas y registros financieros. Deben recibir estados de cuenta trimestrales, entre otras cosas.

Los residentes tienen el derecho de presentar quejas sobre abuso, negligencia, o malversación de sus propiedades con la agencia estatal encargada de las encuestas y certificaciones, si la institución está manejando los asuntos financieros. También tienen el derecho de no recibir cobros por servicios que están cubiertos por Medicaid o Medicare.

Derechos durante traslados y al ser dados de alta: Los cambios de lugares deben realizarse de manera segura y con el conocimiento y consentimiento del residente. Los residentes tienen el derecho de quedarse en una institución, a menos que necesiten ser trasladados a otro lugar o dados de alta. También tienen el derecho de apelar una transferencia o a ser dados de alta.

El derecho de quejarse: Los residentes tienen el derecho de quejarse sin tener miedo a recibir castigo. Las instituciones deben trabajar de manera rápida para tratar de resolver las quejas.

El derecho de recibir visitas: Los residentes tienen el derecho de recibir visitas de doctores, familiares, amigos, integrantes del clero, defensores del pueblo, representantes legales o cualquier otra persona.

El derecho de servicios sociales: La institución debe brindar a los residentes acceso a servicios sociales. Esto incluye consejería, ayuda para resolver problemas con otras personas y ayudar a contactar profesionistas legales y financieros.

Guía de Procedimientos: Proteger los Derechos de los Residentes

- **G** Nunca abuse de un residente de manera física, emocional, verbal o sexual. Observe y reporte de inmediato cualquier signo de abuso o negligencia.
- **G** Llame al residente por el nombre que él o ella prefiera.
- **G** Involucre a los residentes en la planeación. Permita que los residentes tomen todas las decisiones que sea posible sobre cuándo, dónde y cómo se realiza el cuidado.
- **G** Siempre explique el procedimiento a un residente antes de realizarlo.
- **G** No deje al descubierto de manera innecesaria a un residente mientras que le brinda el cuidado.
- **G** Respete el derecho del residente de rechazar el cuidado. Los residentes tienen el derecho legal de rehusarse a recibir tratamiento y cuidado; sin embargo, repórtelo a la enfermera de inmediato.
- **G** Informe a la enfermera si un residente tiene preguntas, preocupaciones o quejas sobre el tratamiento o las metas del cuidado.
- **G** Sea sincero cuando documente el cuidado.
- **G** No diga chismes o hable sobre los residentes. Mantenga toda la información de los residentes de manera confidencial.
- **G** Toque la puerta y pida permiso antes de entrar a la habitación del residente (Fig. 1-13).

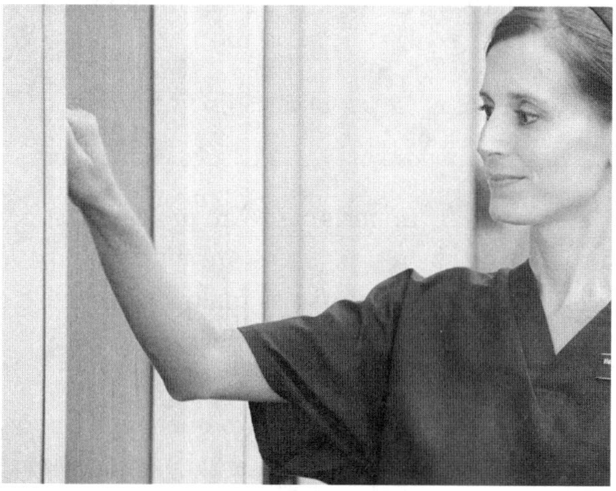

Fig. 1-13. *Para respetar la privacidad, las NA siempre deben tocar la puerta antes de entrar a la habitación del residente, incluso si la puerta está abierta.*

- **G** No acepte regalos o dinero de los residentes.
- **G** No abra la correspondencia de un residente, ni registre sus pertenencias.
- **G** Respete las pertenencias personales del residente y manéjelas con cuidado.
- **G** Reporte sus observaciones sobre la condición o el cuidado de un residente.
- **G** Ayude a resolver conflictos reportándolos a la enfermera.

Derechos de los Residentes

Mantener los Límites

En las relaciones profesionales se deben establecer límites, los cuales determinan hasta dónde llega la relación. Las asistentes de enfermería se guían por el código de ética y por las leyes que establecen los límites de sus relaciones con los residentes. Estos límites ayudan a mantener una relación sana entre el residente y el empleado. Al trabajar tan cerca de los residentes, es posible que sea más difícil respetar los límites de las relaciones profesionales. Los residentes pueden sentir que las NA son sus amigos. Si el empleado y el residente se involucran de manera personal entre ellos, es más difícil hacer cumplir los reglamentos. El residente puede esperar que la NA rompa las reglas porque piensa que son amigos. La unión emocional con los residentes no es profesional y puede debilitar el juicio de la NA. Las NA deben ser amigables, amables y atentas con los residentes; pero deben comportarse de manera profesional y mantenerse dentro de los límites establecidos. Las reglas de la institución y las instrucciones del plan de cuidado siempre se deben seguir. Dichas reglas e instrucciones han sido establecidas para la protección de todos.

Una parte muy importante sobre proteger los derechos de sus residentes es prevenir el abuso y la negligencia. El **abuso** es maltrato intencional que causa lesiones o dolor físico, mental o emocional a alguna persona. **Ser negligente** es no brindar el cuidado necesario que tenga como resultado una lesión física, mental o emocional a una persona. Existen muchas formas de abuso, incluyendo las siguientes:

Abuso físico

- El **abuso físico** es cualquier trato, ya sea intencional o no, que dañe el cuerpo de una persona. Esto incluye bofetadas, moretones, cortadas, quemaduras, restricciones físicas, empujones o agresiones e incluso trato brusco de los residentes.
- El **abuso psicológico** es dañar emocionalmente a una persona al realizar amenazas, asustar, humillar, intimidar, aislar, insultar o tratar a la persona como un niño. También incluye el abuso verbal. El **abuso verbal** es el uso de palabras escritas o habladas, dibujos o gestos que amenacen, avergüencen o insulten a una persona.
- El **abuso sexual** es forzar a una persona a realizar o participar en actos sexuales en contra de su voluntad. Esto incluye tocamientos no deseados y exponer las partes privadas a otra persona. Esto también incluye compartir material pornográfico.
- El **abuso financiero** es el uso inapropiado o ilegal del dinero de una persona, de sus pertenencias, propiedades u otros bienes.
- La **agresión** es amenazar de dañar una persona, teniendo como resultado que la persona se sienta con miedo de que será lastimada. Decirle a un residente que le dará una bofetada si no deja de gritar es un ejemplo de agresión.
- La **agresión física** es tocar intencionalmente a una persona sin su permiso. Un ejemplo es una NA que golpea o empuja a un residente; esto también es considerado abuso físico. El forzar a un residente a comer también es otro ejemplo de agresión física.
- La **violencia doméstica** es el abuso realizado por cónyuges, parejas íntimas o familiares. La violencia puede ser física, sexual o emocional y la víctima puede ser una mujer o un hombre de cualquier edad o un niño.
- La **privación ilegal de la libertad** es la restricción ilegal de una persona que afecta su libertad de movimiento. Tanto las amenazas de ser físicamente privado de la libertad como el hecho de privar físicamente a alguien de su libertad son tipos de privación ilegal. No permitir que el residente salga del edificio también es considerado privación ilegal de la libertad.
- El **aislamiento involuntario** es separar a una persona de los demás en contra de su voluntad; por ejemplo, una NA encierra a un residente en su habitación.
- La **violencia en el lugar de trabajo** es el abuso de empleados por parte de los residentes, visitantes o de otros empleados. Puede

ser violencia verbal, física o sexual, incluyendo tocamientos inapropiados y discusiones sobre temas sexuales.

- El **acoso sexual** es cualquier comportamiento o acercamiento sexual no deseado que crea un ambiente de trabajo ofensivo, hostil o intimidante. Las peticiones de favores sexuales, tocamientos no deseados y de otros actos de naturaleza sexual son ejemplos de acoso sexual.
- El **abuso de sustancias** es el uso de drogas o medicamentos legales o ilegales, de cigarros o alcohol de manera que se daña a uno mismo o a los demás. Para la NA, el abuso de sustancias puede causar prácticas inseguras que pueden tener como resultado negligencia, descuido y abuso. También puede ocasionar la pérdida de la certificación de la NA.

La negligencia se puede clasificar en dos categorías: negligencia activa y negligencia pasiva. La **negligencia activa** es no brindar intencionalmente el cuidado necesario, teniendo como resultado lastimar a una persona. La **negligencia pasiva** es no brindar involuntariamente el cuidado necesario, teniendo como resultado lastimar a una persona de manera física mental o emocional. El proveedor de cuidado quizás no sabía cómo brindar el cuidado apropiadamente al residente o quizás no entendió las necesidades del residente.

Negligencia significa tomar acciones, no hacer nada o no brindar el cuidado apropiado a un residente teniendo como resultado una lesión no intencionada. Un ejemplo de negligencia es que una NA olvide poner el freno en la silla de ruedas de un residente antes de trasladarlo, por lo que el residente se cae y se lesiona. La **negligencia médica** ocurre cuando una persona se lesiona debido a una conducta profesional indebida a través de negligencia, descuido o falta de habilidades para realizar el cuidado.

Las asistentes de enfermería nunca deben abusar de los residentes de ninguna manera. También deben tratar de proteger a los residentes de otras personas que abusan de ellos. Si alguna vez una NA observa o tiene sospechas de que algún proveedor del cuidado, familiar o residente está abusando de otro residente, debe reportarlo de inmediato a la enfermera a cargo. **Reportar el abuso no es una opción — es la ley.**

Observaciones y Reportes: Abuso y Negligencia

Las siguientes lesiones son consideradas sospechosas y deben ser reportadas:

- O/R Envenenamiento o lesión traumática
- O/R Marcas de dientes ocasionadas por mordeduras
- O/R Marcas ocasionadas por correas o hebillas de cinturón
- O/R Chipotes, contusiones y moretones
- O/R Cicatrices
- O/R Fracturas, dislocación de huesos
- O/R Quemaduras con formas inusuales o en lugares inusuales, quemaduras de cigarro
- O/R Quemaduras por líquido caliente
- O/R Rasguños y heridas punzantes
- O/R Cuero cabelludo sensible o falta de cabello en ciertas partes
- O/R Hinchazón de la cara, dientes quebrados o descarga nasal
- O/R Moretones, sangrado o descarga del área vaginal

Los siguientes signos podrían indicar abuso:

- O/R Gritar obscenidades
- O/R Miedo, aprehensión o miedo de estar solo
- O/R Poco autocontrol

- Dolor constante
- Amenazas de lastimar a los demás
- Alejamiento de los demás o apatía (Fig. 1-14)

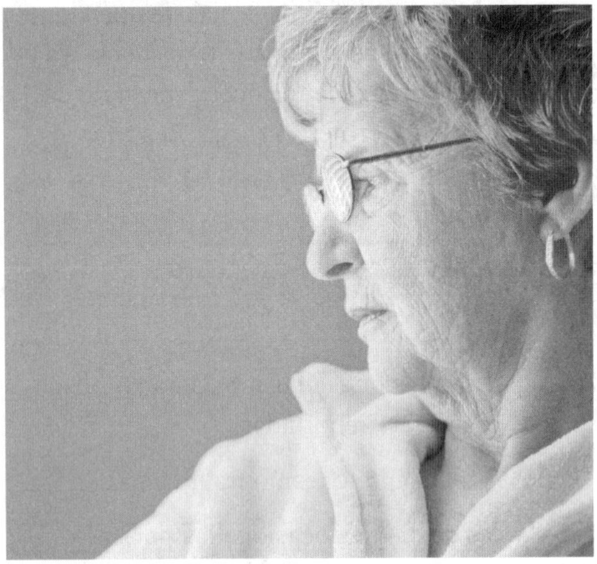

***Fig. 1-14.** El alejamiento de los demás es un cambio importante que se debe reportar.*

- Abuso de alcohol o drogas
- Agitación o ansiedad, signos de estrés
- Baja autoestima
- Cambios en el estado de ánimo, confusión, desorientación
- No se le permite al residente tener conversaciones privadas, o el familiar/proveedor de cuidado siempre está presente en todas las conversaciones
- Reportes de cuidado dudoso por parte del residente o de su familia

Los siguientes signos podrían indicar negligencia:

- Úlceras por presión
- Cuerpo mal aseado
- Piojos corporales
- Llamadas de ayuda no atendidas
- Ropa de cama sucia o ropa interior no cambiada
- Ropa que no está bien puesta
- Necesidades no atendidas relacionadas con aparatos de audición, anteojos, etc.
- Pérdida de peso, poco apetito
- Alimentos no ingeridos
- Deshidratación
- Agua fresca o bebidas que no se ofrecen con regularidad
- Reportes del residente o de la familia de no recibir el medicamento prescrito

Las asistentes de enfermería están en una excelente posición para observar y reportar abuso o negligencia. Las NA tienen la responsabilidad legal y ética de observar signos de abuso y reportar los casos sospechosos a la persona apropiada. Las NA deben seguir la cadena de mando cuando reporten abuso. Si no se toman las acciones necesarias, las NA deben continuar reportando el abuso hacia el siguiente nivel de la cadena de mando hasta que se tomen acciones en el caso. Si no se toman las acciones necesarias al nivel de la institución, puede llamar a la línea gratuita de la agencia estatal para reportar abuso, donde la llamada es anónima. Si la NA observa una situación de vida o muerte, debe llevar al residente a un lugar seguro, de ser posible, y buscar ayuda de inmediato o pedirle a alguien que busque ayuda. El residente nunca debe quedarse solo.

Si se tienen sospechas de abuso o se observa abuso, la NA debe brindar a la enfermera toda la información que sea posible. Si los residentes quieren realizar una queja sobre abuso, las NA deben ayudarles de todas las maneras posibles, incluyendo informar a los residentes sobre el proceso y sus derechos. Las NA nunca deben tomar represalias (castigos) contra residentes que se quejen de abuso. Si una NA observa a alguien que está siendo cruel o abusivo hacia un residente que ha realizado una queja, debe reportarlo.

Un defensor del pueblo (*"ombudsman"* en inglés) también puede ayudar a los residentes. Un **defensor del pueblo** es asignado por ley como el abogado legal para residentes (página de Internet: ltcombudsman.org). La Ley de Estadounidenses de la Tercera Edad (OAA por sus siglas en inglés) es una ley federal que requiere que todos los estados del país tengan un programa de defensa para el pueblo. El defensor del pueblo visita las instituciones, escucha a los residentes y decide qué acción se debe tomar si existen problemas. Los defensores del pueblo pueden ayudar a resolver conflictos y tomar acuerdos sobre disputas en relación con la salud del residente, su seguridad, bienestar y derechos. El defensor del pueblo reunirá información y tratará de resolver el problema en representación del residente y puede sugerir maneras de resolver el problema. Los defensores del pueblo brindan una presencia continua en las instituciones de cuidado a largo plazo. Ellos monitorean el cuidado y las condiciones del cuidado (Fig. 1-15).

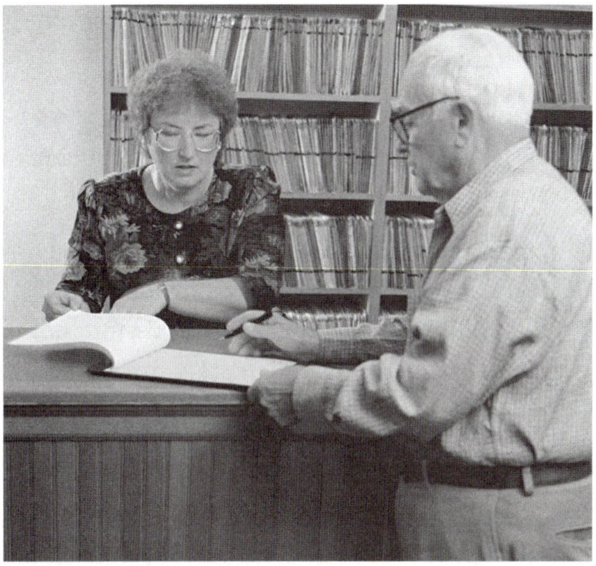

Fig. 1-15. *Un defensor del pueblo es un defensor o abogado legal de los residentes. Él o ella pueden trabajar con otras agencias para resolver quejas.*

Derechos de los Residentes

El Consejo de Residentes

El Consejo de Residentes es un grupo de residentes que se reúnen con regularidad para discutir asuntos relacionados con la institución de cuidado. Este consejo brinda voz a los residentes dentro de las operaciones de la institución. Los temas de discusión pueden incluir los reglamentos de la institución, así como las decisiones sobre actividades, preocupaciones y problemas. El Consejo de Residentes ofrece a los residentes una oportunidad de brindar sugerencias para mejorar la calidad del cuidado. Los ejecutivos del consejo son elegidos por los residentes. Los integrantes de las familias de los residentes son invitados a asistir a las reuniones en rrespresentación de o con los residentes. El personal de la institución puede participar en este proceso cuando los integrantes del consejo los inviten.

Respetar la **confidencialidad** significa mantener las cosas que son privadas de manera privada. Las asistentes de enfermería conocerán información confidencial (privada) sobre sus residentes, incluyendo asuntos sobre salud, finanzas y relaciones del residente. Ética y legalmente, deben proteger esta información. Las NA no deben compartir información sobre los residentes con nadie, excepto con los integrantes del equipo de cuidado del residente.

El Congreso aprobó la **Ley de Portabilidad y Responsabilidad de Seguro Médico** (**HIPAA por sus siglas en inglés**) (página de Internet: hhs.gov/ocr/privacy) en 1996. Esta ley ha sido revisada y modificada en varias ocasiones. Una de las razones por las que esta ley fue aprobada es para ayudar a mantener la información médica de manera segura y privada. Todas las organizaciones del cuidado de la salud deben tomar precauciones especiales para proteger la información médica. Los empleados pueden ser multados y/o encarcelados si no siguen las reglas para proteger la privacidad del paciente.

Bajo la ley HIPAA, la información sobre la salud de una persona debe mantenerse de manera privada. A esto se le llama **información de salud protegida** (**PHI por sus siglas en inglés**). Algunos ejemplos de PHI incluyen el nombre del paciente, dirección, número telefónico, número de seguro social, dirección de correo electrónico y número de expediente médico. Solamente aquellas personas que deben tener información para el cuidado o para procesar los registros deben conocer la información privada de una persona y deben protegerla. Ninguna otra persona debe conocerla o utilizarla y debe mantenerse de manera confidencial.

HIPAA aplica para todos los proveedores del cuidado de la salud, incluyendo doctores, enfermeras, asistentes de enfermería y todos los otros integrantes del equipo de cuidado. Las NA no pueden brindar ninguna información sobre el residente a ninguna persona que no se encuentre directamente involucrado en el cuidado del residente, a menos de que el residente brinde un consentimiento oficial o a menos de que la ley así lo requiera; por ejemplo, si un vecino le pregunta a una NA cómo está el residente, ella debe contestar: "Lo siento, pero no puedo compartir esa información; es confidencial". Ésta es la respuesta correcta que le puede dar a cualquier persona que no tiene una razón legal para tener información sobre el residente.

Guía de Procedimientos: Proteger la Privacidad

- G Asegúrese que usted se encuentre en un área privada cuando escuche o lea sus mensajes.
- G Infórmese quién es la persona con la que usted está hablando en el teléfono. Si no está seguro de quién es, pida el nombre y el número telefónico y regrese la llamada después de haber obtenido autorización para dar información.
- G No hable sobre los residentes en lugares públicos (Fig. 1-16). Las áreas públicas incluyen elevadores, supermercados, salas de estancia, salas de espera, estacionamientos, escuelas, restaurantes, etc.
- G Utilice salas confidenciales para dar los reportes a otros integrantes del equipo de cuidado.
- G Si usted se encuentra a algún familiar del residente o a algún antiguo residente en un lugar público, tenga cuidado cuando lo salude; puede ser que la persona no quiera que los demás sepan sobre la situación de su familiar o que esa persona fue un residente.

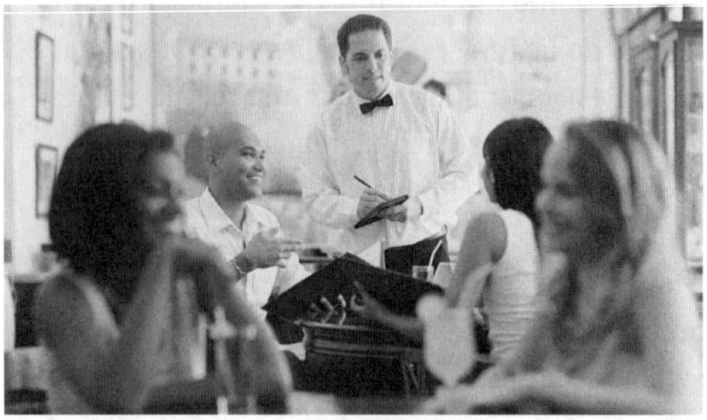

Fig. 1-16. *Las NA no deben discutir ninguna información de los residentes en lugares públicos.*

- G No traiga familiares o amigos de usted a la institución para que conozcan a los residentes.
- G Asegúrese de que nadie pueda ver información sobre la salud o información personal en la pantalla de su computadora mientras trabaja. Sálgase del sistema cuando termine de trabajar en la computadora.
- G No envíe información confidencial en correos electrónicos. Usted nunca sabe quién tiene acceso a sus mensajes.
- G No tome fotografías de los residentes. No comparta información de los residentes o fotografías en los sitios sociales de Internet como Facebook, Twitter, Instagram o Pinterest.
- G Asegúrese que los números de fax sean los correctos antes de enviar la información. Utilice una hoja de portada con un comunicado de confidencialidad.
- G No deje documentos donde otras personas puedan verlos.
- G Almacene, archive o destruya los documentos de acuerdo con las políticas de la institución. Si usted encuentra documentos con información de un residente, entrégueselos a la enfermera.

Todos los trabajadores del cuidado de la salud deben seguir las normas de la ley HIPAA sin importar dónde se encuentren o lo que estén haciendo. Existen multas importantes para las personas que infrinjan estas reglas, incluyendo:

- Multas desde $100 dólares hasta $1.5 millones de dólares
- Sentencia en prisión hasta por diez años

Mantener la confidencialidad es una obligación legal y ética. Es una parte de respetar a los residentes y sus derechos. Hablar sobre los asuntos personales o el cuidado del residente con cualquier persona que no sea integrante del equipo de cuidado infringe la ley.

8. Explicar los aspectos legales del expediente médico del residente

El expediente médico del residente es un documento legal. Lo que está escrito en el expediente, es considerado en la corte como lo que en realidad pasó. En general, si algo no se encuentra en el expediente de un residente, legalmente no sucedió. No documentar el cuidado que usted brinda puede ocasionar serios problemas legales a las NA y a los empleadores. También podría lastimar a los residentes. Las NA deben recordar que si no lo documenta, entonces no se realizó. La documentación cuidadosa del expediente es importante por las siguientes razones:

- Es la única manera de garantizar una comunicación clara y completa entre todos los integrantes del equipo de cuidado.
- La documentación es un registro legal del tratamiento de cada residente. Los expedientes médicos se pueden utilizar en la corte como evidencia legal.
- La documentación ayuda a proteger a las asistentes de enfermería y sus empleadores de alguna responsabilidad legal comprobando lo que hicieron cuando brindaron el cuidado a los residentes.
- La documentación brinda un registro actualizado del estatus y del cuidado de cada residente.

Guía de Procedimientos: Documentación Cuidadosa

G Documente el cuidado inmediatamente después haberlo brindado. Esto ayuda a recordar detalles más fácilmente. **No registre el cuidado antes realizarlo.**

G Piense lo que quiere decir antes de escribirlo; sea tan breve y claro como sea posible.

G Escriba hechos, no opiniones.

G Utilice tinta negra cuando tome notas a mano. Escriba de la manera más ordenada posible.

G Si usted se equivoca, marque una línea sobre el texto equivocado y escriba la información correcta. Escriba sus iniciales y la fecha (Fig. 1-17). Nunca borre algo que haya escrito, ni utilice corrector líquido. Las notas que se realizan en una computadora tienen registrado la hora; solamente se pueden cambiar escribiendo otra nota.

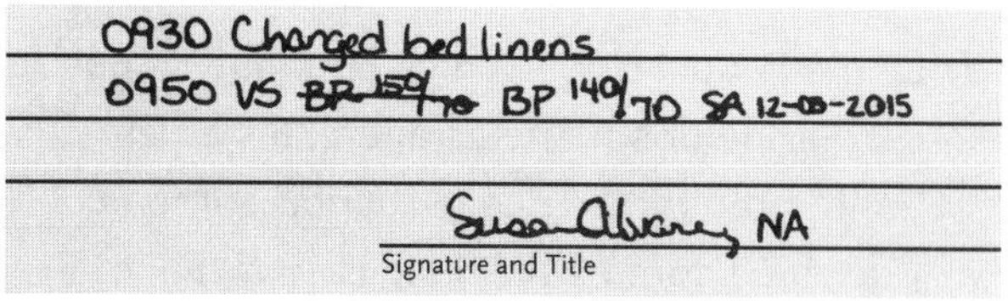

Fig. 1-17. *Un ejemplo de cómo corregir un error.*

G Firme con su nombre completo y título (por ejemplo, Sara Martinez, CNA). Escriba la fecha correcta.

G Documente como se indica en el plan de cuidado. Algunas instituciones tienen una hoja con un listado para documentar el cuidado. A esta hoja también se le conoce como hoja de ADL (actividades de la vida diaria) u hoja de flujo.

G Tal vez sea necesario que documente sus actividades utilizando el reloj de 24 horas, o tiempo militar (Fig. 1-18). El tiempo regular utiliza números del 1 al 12 para mostrar cada una de las 24 horas del día. En tiempo militar, las horas se enumeran de 00 a 23 o 24. La media noche se expresa como 0000 (aunque también se puede escribir como 2400), la 1:00 am es 0100, la 1:00 pm es 1300 y así sucesivamente.

Para cambiar horas regulares entre la 1:00 pm a las 11:59 pm a tiempo militar, agregue 12 horas al tiempo regular; por ejemplo, para cambiar las 4:00 pm a tiempo militar, sume 4+12. El tiempo se expresa como 1600 (dieciséis) horas. Para cambiar de tiempo militar a tiempo regular, reste 12. Por ejemplo, para cambiar 2200 horas a tiempo regular, reste 22 - 12; la respuesta es 10:00 p.m.

Tanto el horario regular como el militar consideran los minutos y segundos de la misma manera. Los minutos y segundos no cambian cuando se convierte el tiempo regular a tiempo militar; por ejemplo, para cambiar las 4:22 p.m. a horario militar, sume 4 + 12. Los minutos no cambian. El tiempo se expresa como 1622 horas (dieciséis horas con veintidós minutos).

La medianoche es la única hora que se puede escribir de dos maneras diferentes en el horario militar. Se puede escribir como 0000 y también como 2400. Este caso sigue la regla de sumarle 12 al horario regular. Siga la regla de la institución sobre la manera en que se debe escribir la media noche.

G Algunas instituciones utilizan computadoras para documentar la información. Las computadoras registran y almacenan información que puede ser revisada cuando se necesite. Ésta es una manera más rápida y más exacta que escribir la información a mano. Si la institución utiliza computadoras para documentar el cuidado, usted recibirá capacitación para usarlas. Las normas de privacidad de la ley HIPAA aplican al uso de la computadora. Asegúrese que ninguna persona pueda ver información privada y protegida de salud en la pantalla de la computadora. La información confidencial no se debe compartir con nadie, más que con el equipo de cuidado.

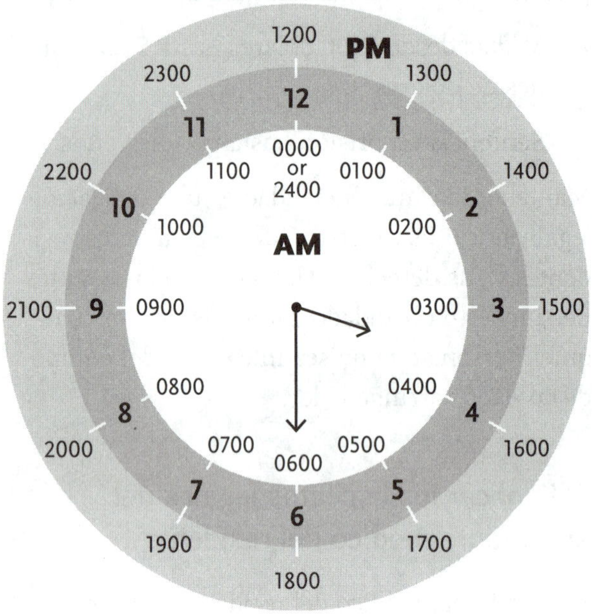

Fig. 1-18. Divisiones en el reloj de 24 horas.

9. Explicar la Hoja de Serie de Datos Mínimos (MDS)

En 1990, el gobierno federal desarrolló un sistema de evaluación de residentes, el cual es revisado periódicamente. A este sistema se le llama **Serie de Datos Mínimos** (**MDS por sus siglas en inglés**). La hoja MDS es una forma detallada con lineamientos para evaluar a los residentes; también incluye lo que se debe hacer si se identifican problemas con el residente. Los empleados deben llenar una hoja MDS para cada residente, dentro de los primeros 14 días después de haber sido admitido. Posteriormente, deben llenar una nueva cada año. Además, la hoja MDS de cada residente debe ser revisada cada tres meses. Se debe llenar una hoja MDS nueva cuando se presente un cambio considerable en la condición del residente. Las NA contribuyen información a la hoja MDS reportando cambios en los residentes de manera oportuna y documentando de manera precisa. Hacer esto significa que la NA puede llenar una hoja MDS cuando sea necesario.

10. Explicar los reportes de incidentes

Un **incidente** es un accidente, un problema o un evento inesperado durante la realización del cuidado. Es algo que no es parte de la rutina normal. Un error en el cuidado, como brindar la bandeja de alimentos equivocada a un residente, es un incidente. Un residente que se cae o que se lastima es otro tipo de incidente. Las acusaciones presentadas por parte de los residentes contra empleados y las lesiones de empleados son otro tipo de incidentes. Los reglamentos estatales y federales requieren que los incidentes sean registrados en un reporte de incidentes. Un reporte de incidentes (o también conocido como reporte de eventos u ocurrencias) es un reporte que documenta el incidente y la respuesta que se brindó. La información en un reporte de incidentes es confidencial. Los reportes de incidentes deben realizarse cuando cualquiera de las siguientes situaciones ocurra:

- Un residente se cae (todas las caídas se deben reportar, incluso si el residente dice que está bien)
- Una NA o un residente rompe o daña algo
- Una NA se equivoca en el cuidado
- Un residente o un familiar solicita que se realice algo que se encuentra fuera de las obligaciones de la práctica de la NA
- Un residente o un familiar realiza algún comentario o acercamiento sexual
- Cualquier cosa que haga sentir a una NA incómoda, amenazada o insegura
- Una NA se lesiona en el trabajo
- Una NA está expuesta a sangre o fluidos corporales

Reportar y documentar incidentes se realiza para proteger a todas las personas involucradas. Esto incluye al residente, al empleador y a la asistente de enfermería. Las NA deben reportar de inmediato a la enfermera a cargo cualquier incidente, incluyendo las lesiones relacionadas con el trabajo. Cuando documenten incidentes, las NA deben llenar el reporte tan pronto como sea posible y entregárselo a la enfermera a cargo. Esto es importante para que no se olviden los detalles.

Si un residente se cae y el NA no vio lo que pasó, no debe escribir: "el Sr. G se cayó"; sino debe escribir: "encontré al Sr. G en el piso", o "el Sr. G dice que se cayó". Las NA deben escribir descripciones breves y precisas sobre los eventos como ocurrieron. Las NA no deben culpar a nadie ni sugerir responsabilidad dentro del reporte. Los reportes de incidentes ayudan a demostrar las áreas donde se pueden realizar cambios para evitar que se repita el mismo incidente.

Guía de Procedimientos: Reportes de Incidentes

- **G** Diga lo que pasó. Mencione la hora y la condición física y mental de la persona.
- **G** Mencione cómo toleró la persona el incidente (su reacción).
- **G** Mencione los hechos; no brinde opiniones.
- **G** No escriba nada sobre el incidente en el expediente médico.
- **G** Describa la acción que se tomó para brindar el cuidado.

2

Las Bases Fundamentales del Cuidado del Residente

1. Entender la importancia de la comunicación verbal y escrita

La comunicación efectiva es una parte muy importante del trabajo que realiza una asistente de enfermería. Las NA deben comunicarse con supervisores, con el equipo de cuidado, con residentes y con sus familiares. La salud de un residente depende de qué tan bien las NA comuniquen sus observaciones y preocupaciones a la enfermera.

Comunicación es el proceso de intercambiar información con los demás. Es un proceso que incluye enviar y recibir mensajes. Las personas se comunican por medio de signos y símbolos, tales como palabras, dibujos y retratos; también se comunican por medio de su comportamiento.

La **comunicación verbal** utiliza palabras habladas o escritas; los reportes orales son un ejemplo de comunicación verbal. La **comunicación no verbal** es comunicarse sin utilizar palabras; por ejemplo, una persona que encoge los hombros. La comunicación no verbal también incluye la manera en que una persona dice algo. El lenguaje corporal es otra forma de comunicación no verbal. Los movimientos, las expresiones faciales y la postura pueden expresar diferentes actitudes o emociones (Fig. 2-1).

Los Derechos de los Residentes

Diferentes Idiomas

Cuando las NA brinden cuidado a los residentes, deben hablar el idioma que ellos puedan entender o buscar un intérprete (alguien que hable el idioma del residente). Las tarjetas con dibujos o los gestos pueden ayudar con la comunicación. Las NA no deben hablar otro idioma cuando hablen con otros empleados enfrente de los residentes.

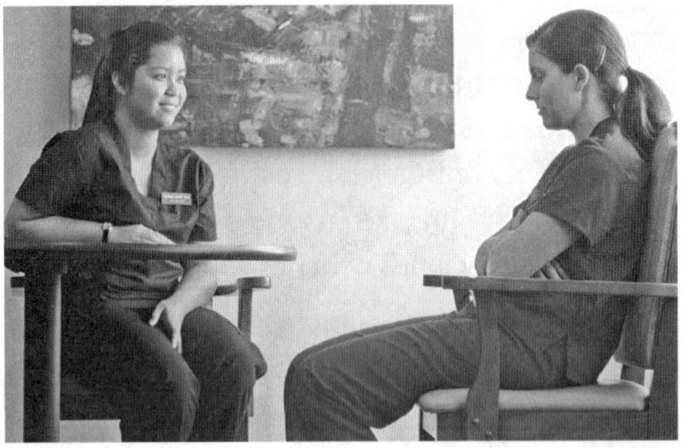

Fig. 2-1. *El lenguaje corporal envía mensajes así como lo hacen las palabras. ¿Cuál de estas personas parece estar más interesada en la conversación, la persona de la derecha que está viendo hacia abajo con sus brazos cruzados o la persona a la izquierda que está bien sentada y sonriendo?*

Los asistentes de enfermería deben ser capaces de realizar reportes breves y precisos, tanto orales como escritos, para los residentes y el personal. Las observaciones cuidadosas se utilizan para hacer estos reportes y son importantes para la salud y el bienestar de todos los residentes. Los signos y síntomas que deben ser reportados serán mencionados en este libro. Algunas de las observaciones necesitarán ser reportadas de inmediato a la enfermera. Decidir qué se debe reportar de inmediato, requiere del uso de pensamientos críticos. Cualquier cosa que ponga en peligro a los residentes debe ser reportado de inmediato, incluyendo:

- Caídas
- Dolor en el pecho
- Dolor fuerte de cabeza
- Problemas con la respiración
- Presión sanguínea, respiración o pulso anormal
- Cambio en el estatus mental
- Pérdida de la movilidad o debilidad repentina
- Fiebre alta
- Pérdida del conocimiento
- Cambio en el nivel del conocimiento
- Sangrado
- Cambio en la condición del residente
- Moretones, heridas u otros signos de posible abuso

Cuando las NA realicen los reportes deben recordar que toda la información de los residentes es confidencial. La información sólo se debe de compartir con el equipo de cuidado.

Cuando los residentes reporten síntomas, eventos o sentimientos, los NA deben pedirles que repitan lo que dijeron y pedirles más información. Los NA deben realizar preguntas abiertas que puedan ser contestadas con algo más que un simple "sí" o "no". Por ejemplo, una NA no debe preguntar: "¿Durmió usted bien anoche?", sino preguntar: "¿Me podría decir cómo pasó la noche y cómo durmió?". Esto motivará al residente a mencionar hechos y detalles.

Comunicación Apropiada

Cuando las NA se comuniquen con residentes deben recordar estos consejos:

- Siempre salude al residente utilizando el nombre que él o ella prefiera
- Identifíquese con el residente
- Enfóquese en el tema apropiado para la conversación
- Colóquese frente al residente mientras que habla y evite mirar hacia otro lado
- Platique con el residente, no con otros empleados, mientras que brinde el cuidado
- Escuche y responda cuando el residente hable
- Elogie al residente y sonría con frecuencia
- Anime al residente a interactuar con usted y con los demás
- Sea cortés
- Informe al residente cuando usted vaya a salir de la habitación

Derechos de los Residentes

Nombres

Las NA deben llamar a los residentes por el nombre que ellos prefieran. No se deben dirigir a los residentes utilizando su primer nombre a menos que ellos le hayan dicho que está bien hacer eso. Los términos como *cariño*, *corazón* o *querido* son irrespetuosos y no se deben utilizar.

Cuando se realice algún reporte, se debe recaudar la información correcta antes de documentarla. Lo más útil para la enfermera y para el equipo de cuidado son los hechos, no las opiniones. Hay dos tipos de información real que se necesitan al realizar reportes. La **información objetiva** se basa en lo que la persona ve, escucha, toca o huele; esta información se obtiene utilizando los sentidos. A esto también se le llaman *signos*. La **información subjetiva** es algo que una persona no puede observar o no observó. Esta información se basa en algo que el residente reportó que puede ser cierto o no. A esto también se le llama *síntomas*. Un ejemplo de información objetiva es el siguiente: "El Sr. Hartman está sosteniendo su cabeza y frotándose la sien". Un ejemplo de un reporte subjetivo de la misma situación puede ser: "El Sr. Hartman dice que le duele la cabeza". La enfermera necesita información real para tomar decisiones sobre el cuidado y el tratamiento. Tanto los reportes objetivos como los subjetivos son importantes.

En cualquier reporte, lo que se observa (signos) y lo que el residente reporta (síntomas) deben ser anotados de manera clara. "La Sra. Scott reporta dolor en el hombro izquierdo" es un ejemplo de un reporte claro. No se espera que las NA realicen diagnósticos en base a los signos y síntomas que observen; sin embargo, sus observaciones pueden alertar al personal sobre posibles problemas que se pueden presentar. Para realizar un reporte preciso, las NA deben realizar observaciones certeras; necesitarán utilizar todos los sentidos que sea posible para reunir la información (Fig. 2-2).

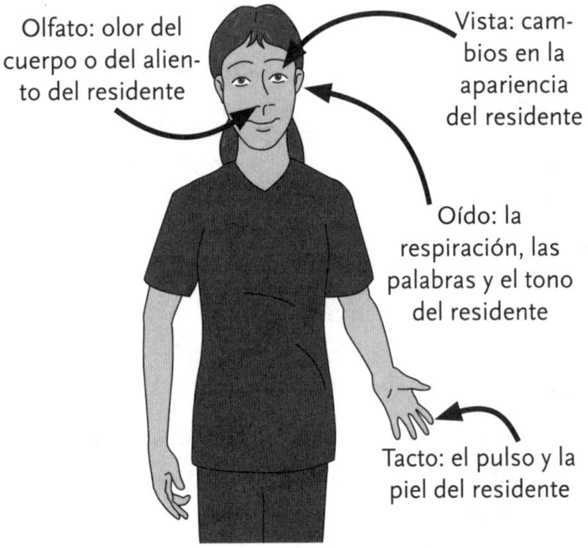

Fig. 2-2. *Reportar las observaciones significa utilizar más de un sentido.*

Vista. Las NA deben buscar cambios en la apariencia del residente, incluyendo sarpullido, enrojecimiento, palidez, hinchazón, desecho, debilidad, ojos hundidos, así como cambios en la postura o en la manera de andar (caminar).

Oído. La NA debe escuchar lo que el residente dice sobre su condición, su familia o sus necesidades. ¿Está hablando claramente el residente y tiene sentido lo que dice? ¿Muestra emociones como enojo, frustración o tristeza? ¿Está respirando de manera normal? ¿Resolla, se sofoca o tose? ¿Se encuentra el área lo suficientemente tranquila para que el residente descanse como lo necesita?

Tacto. ¿Se siente la piel del residente caliente, fría, húmeda o seca? ¿Tiene el pulso regular?

Olfato. ¿Nota olor en el cuerpo del residente? Los olores pueden sugerir aseo corporal inadecuado, infecciones o incontinencia. La **incontinencia** es la incapacidad de controlar la vejiga o los intestinos. El olor del aliento podría sugerir el uso de alcohol, tabaco, indigestión o mala higiene bucal.

Para brindar reportes orales, la NA debe escribir notas para que no olvide ningún detalle importante. Después de brindar un reporte oral, la NA debe documentar cuándo, por qué, sobre qué y a quién le brindó el reporte oral.

Algunas veces la enfermera u otro integrante del equipo de cuidado brindarán a la NA un reporte oral breve sobre los residentes. La NA debe escuchar con atención y tomar notas (Fig. 2-3). Debe preguntar sobre cualquier cosa que no entienda y al final del reporte la NA puede repetir lo que le dijeron para asegurarse que haya entendido.

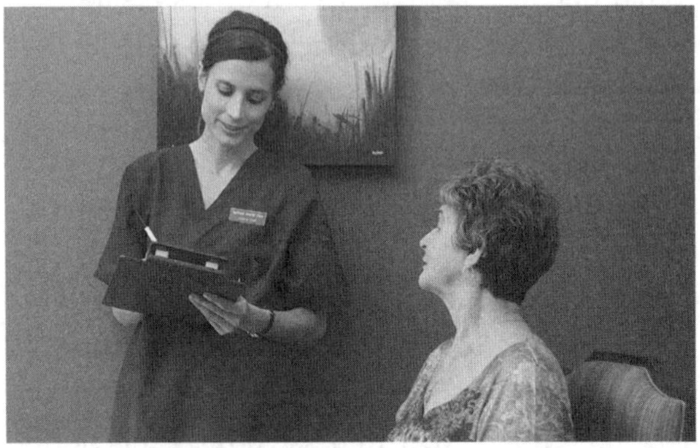

Fig. 2-3. *Tomar notas ayuda a que las asistentes de enfermería recuerden los hechos y realicen reportes de manera precisa.*

Las NA aprenderán durante su capacitación términos médicos para ciertas condiciones. Los términos médicos se forman utilizando raíces, prefijos y sufijos de palabras. Una raíz es la parte de una palabra que contiene su significado básico. El prefijo es la parte de la palabra que se coloca antes de la raíz para ayudar a formar una nueva palabra. El sufijo es la parte de la palabra que se añade al final de una raíz para ayudar a formar una nueva palabra. Los prefijos y sufijos son llamados *afijos* porque están adjuntos a una raíz. A continuación se presentan algunos ejemplos:

- La raíz *derm* o *derma* significa piel. El sufijo *itis* significa inflamación. Dermatitis es una inflamación de la piel.
- El prefijo *bradi* significa lento. La raíz *cardia* significa corazón. Bradicardia es el pulso o ritmo cardiaco lento.
- El sufijo *patía* significa enfermedad. La raíz *neuro* significa que está relacionado con los nervios o con el sistema nervioso. Neuropatía es una enfermedad de los nervios o una enfermedad del sistema nervioso.

Cuando las NA hablen con los residentes y sus familiares deben utilizar términos sencillos que no sean médicos porque tal vez ellos no los entiendan. Sin embargo, cuando hablen con el equipo de cuidado, utilizar términos médicos ayudará a las NA a brindar información más completa.

Las abreviaturas son otra manera de comunicarse más eficientemente con el equipo; por ejemplo, la abreviatura *prn* significa *por razón necesaria*. Las NA deben aprenderse las abreviaturas médicas estándar que se utilizan en la institución donde trabajen. Pueden utilizarlas para reportar información de manera corta y precisa. Es posible que las NA puedan necesitar aprenderse estas abreviaturas para poder leer las asignaciones o los planes de cuidado. Al final de este libro se incluye una lista breve de abreviaturas médicas; sin embargo, pueden haber otros términos que la institución utilice en particular, por lo que las NA deben seguir las políticas de la institución.

Comunicación Telefónica

Tal vez las asistentes de enfermería tengan que contestar el teléfono en la institución donde trabajen. A continuación se presenta una guía de procedimientos que deben seguir:

Guía de Procedimientos: Contestar el Teléfono de la Institución

- G Siempre identifique el nombre de la institución, su nombre y su puesto. Sea amable y profesional.
- G Si usted necesita encontrar a la persona con la que desean hablar, coloque la llamada en espera después de confirmar con la persona si está bien ponerlo en espera.
- G Si la persona tiene que dejar un mensaje, escríbalo y repita el mensaje para asegurarse que tenga el mensaje correcto. Pida que le deletreen los nombres propios. No pida más información de la que se necesita para regresar la llamada: nombre, mensaje breve y número de teléfono es suficiente. No brinde información sobre empleados o residentes.
- G Agradezca a la persona por haber llamado y despídase.

Botón de Llamadas

Las instituciones de cuidado a largo plazo deben tener sistemas de llamadas, las cuales con frecuencia se llaman *botones de llamadas*, para que los residentes puedan pedir ayuda cuando la necesiten. Se encuentran en las habitaciones de los residentes y en los baños. Algunos tienen cordones para que los residentes los jalen y otros tienen botones para presionar. La señal usualmente es una luz afuera de la habitación y un sonido que se pueda escuchar en la estación de enfermeras. Ésta es la forma principal en la que un residente puede pedir ayuda. Las NA siempre deben responder de inmediato cuando vean la luz o escuchen el sonido. Ellas deben responder incluso si el residente que necesita ayuda no se encuentra en su hoja de asignaciones. Todos los residentes son la responsabilidad de cada NA. Ellas deben responder las llamadas de asistencia de manera amable y respetuosa. Siempre deben checar antes de salir de la habitación que el botón de llamadas se encuentre al alcance del residente y que sepa cómo usarlo.

2. Describir las barreras de comunicación

La comunicación puede ser bloqueada o interrumpida de muchas maneras (Fig. 2-4). A continuación se presentan algunas barreras de comunicación y algunas maneras en que las asistentes de enfermería pueden evitarlas:

El residente no escucha lo que la NA dice, no escucha correctamente o no entiende. La NA debe colocarse enfrente del residente y hablar de manera lenta y clara. No debe gritar, susurrar o hablar entre dientes. La NA debe hablar con voz baja y utilizando un tono agradable. Si el residente utiliza un aparato auditivo, debe revisar que esté prendido y que esté funcionando.

Es difícil entender al residente. El NA debe tener paciencia y tomar tiempo para escuchar. Puede pedirle al residente que repita o explique el mensaje. El residente debe decir el mensaje utilizando sus propias palabras para asegurarse que haya entendido.

El NA, el residente u otras personas utilizan palabras que no se entienden. Un NA no debe utilizar términos médicos con los residentes o sus familiares. Debe utilizar palabras cotidianas y sencillas y preguntar lo que significa una palabra si no está seguro.

EL NA utiliza modismos o groserías. La NA debe evitar usar modismos. Esto no es profesional y puede ser que el residente no entienda. Tampoco debe decir groserías, aunque el residente lo haga.

El NA usa clichés. Los **clichés** son frases que se utilizan de manera repetitiva y que en realidad no dicen nada; por ejemplo, la frase: "todo estará bien", es un cliché. En lugar de utilizar un cliché, el NA debe escuchar lo que realmente está diciendo el residente y responder con un mensaje significativo.

El NA responde con un "¿Por qué?". La NA debe evitar preguntar "¿Por qué?" cuando un residente hable. Este tipo de preguntas ocasiona que las personas se sientan defensivas.

El NA da consejos. El NA no debe ofrecer su opinión ni dar consejos. Brindar consejos médicos no se encuentra dentro de las obligaciones de la práctica de una NA y podría ser peligroso.

El NA hace preguntas que sólo requieren respuestas de sí/no. La NA debe realizar preguntas abiertas que requieran algo más que una respuesta de "sí" o "no". Las preguntas con respuestas de sí y no terminan con una conversación; por ejemplo, si una NA quiere saber qué le gusta

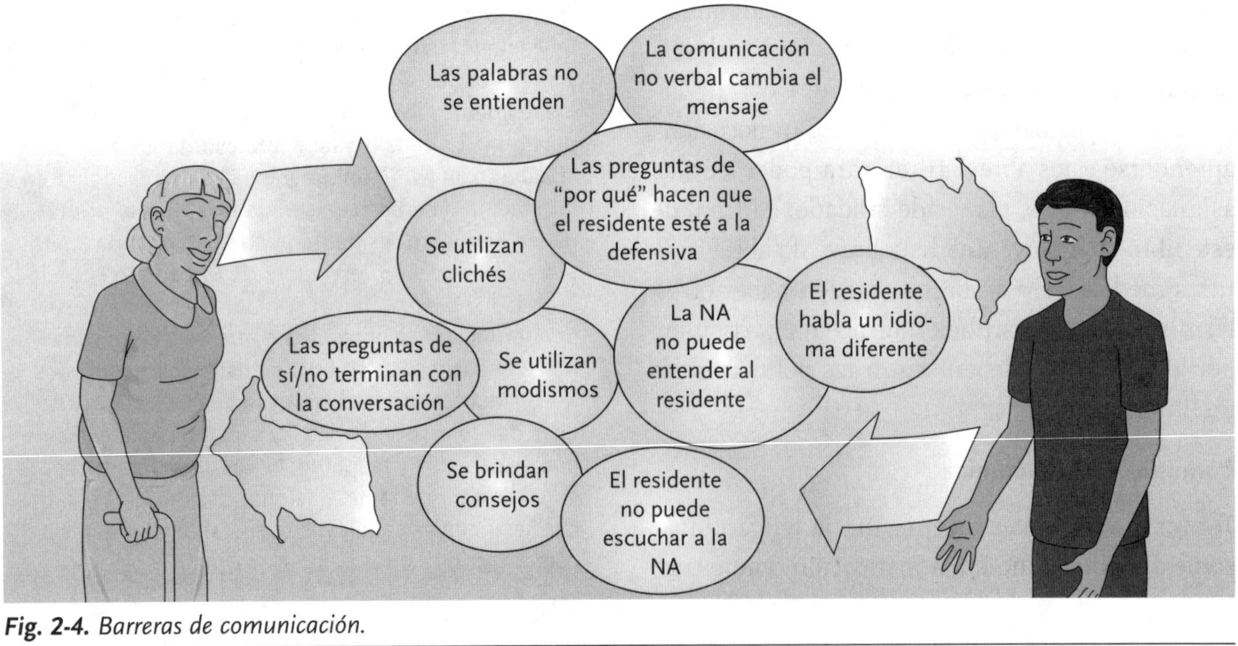

Fig. 2-4. Barreras de comunicación.

comer al residente, no debe preguntar: "¿Le gustan los vegetales?"; sino debe preguntar: "¿Cuáles vegetales le gustan más?".

El residente habla un idioma diferente. Si un residente habla un idioma diferente al que habla el NA, debe hablar despacio y claro. El NA debe mantener los mensajes cortos y sencillos y debe limitar las distracciones. Debe estar atento a palabras que el residente entienda y a signos que indiquen que el residente sólo está fingiendo que entiende. Puede ser necesario utilizar dibujos o gestos para comunicarse. El NA puede pedir ayuda a los familiares del residente o a otros empleados que hablen el idioma del residente. Debe tener paciencia y estar tranquilo.

El NA o el residente utilizan comunicación no verbal. La comunicación no verbal puede cambiar un mensaje. El NA debe poner atención a su lenguaje corporal y a los gestos que hace al hablar. Puede buscar mensajes no verbales de sus residentes y aclararlos con ellos; por ejemplo, "Sr. Feldam, usted dice que se siente bien pero parece que algo le duele. ¿Le puedo ayudar en algo?"

Los mecanismos de defensa pueden ser considerados barreras de comunicación. Los **mecanismos de defensa** son comportamientos inconscientes utilizados para liberar la tensión o sobrellevar el estrés; tratan de bloquear sentimientos amenazantes o incómodos. A continuación se presentan algunos de los mecanismos de defensa más comunes:

- **Negación**: Rechazo completo de los pensamientos o sentimientos – "¡No estoy enojado con usted!".
- **Proyección**: Ver sentimientos en otros que realmente son de uno mismo – "Mi maestra me odia".
- **Desplazamiento**: Transferir un fuerte sentimiento negativo hacia una situación más segura; por ejemplo, un empleado que no está contento en su trabajo no puede gritarle a su jefe por miedo a perder el trabajo, pero más tarde le grita a su esposa.
- **Racionalización**: Realizar excusas para justificar una situación; por ejemplo, después de robar algo dice: "Todos lo hacen."
- **Represión**: Bloquear sentimientos o pensamientos dolorosos de la mente; por ejemplo, olvidar algún abuso sexual.
- **Regresión**: Regresar a un comportamiento anterior, usualmente inmaduro; por ejemplo, hacer berrinche siendo adulto.

La cultura puede afectar la comunicación. Una **cultura** es un sistema de comportamientos aprendidos y practicados por un grupo de personas, los cuales son considerados como una tradición de ese grupo y que son pasados de una generación a otra. Cada cultura puede tener diferentes conocimientos, comportamientos, creencias, valores, actitudes, religiones y costumbres. Cuando una NA se comunica con residentes de culturas diferentes, debe preguntarse a sí misma lo siguiente:

- ¿Qué información necesito para comunicarme con esta persona?
- ¿Esta persona habla español como primer o segundo idioma?
- ¿Hablo el mismo idioma que esta persona o necesito un intérprete?
- ¿Esta persona tiene alguna costumbre cultural sobre ser tocado o sobre gestos a los que necesito adaptarme?

Aprender el comportamiento y las preferencias de cada residente puede ser un gran reto; sin embargo, es una parte importante de la comunicación. Esto es de suma importancia en una sociedad multicultural (una sociedad formada de muchas culturas) como la de Estados Unidos. Las NA deben poner atención a todos los mensajes que envían y reciben. Escuchar y observar con atención ayudará a que las NA entiendan mejor las necesidades y los sentimientos de los residentes.

3. Mencionar la guía de procedimientos para comunicarse con residentes que tienen necesidades especiales

Debido a enfermedades o impedimentos, algunos residentes necesitarán técnicas especiales para ayudarles a comunicarse. Un **impedimento** es la pérdida de función o habilidad; esta pérdida puede ser parcial o total. Las técnicas especiales para las diferentes condiciones se mencionan a continuación. La información sobre la comunicación con residentes que tienen enfermedad de Alzheimer se encuentra en el capítulo 5.

Impedimento Auditivo o Sordera

Existen muchos tipos diferentes de impedimentos auditivos. Las personas que tienen impedimento auditivo o que tienen sordera pueden haber perdido su sentido auditivo de manera gradual o pueden haber nacido con sordera. Las personas que tienen impedimento auditivo pueden utilizar un aparato de audición, pueden saber cómo leer los labios o usar el lenguaje de señas. Las personas con impedimento auditivo también observan con mucha atención las expresiones faciales y el lenguaje corporal de los demás para saber lo que están diciendo. La pérdida del oído puede afectar qué tan bien pueden los residentes expresar sus necesidades.

Guía de Procedimientos: Impedimento Auditivo

G Si la persona tiene un aparato de audición, asegúrese que lo traiga puesto y que esté prendido. Existen muchos tipos de aparatos auditivos (Fig. 2-5). Siga las instrucciones de limpieza del fabricante. En general, el aparato de audición necesita limpiarse todos los días. Límpielo con solución especial o con alcohol utilizando un trapito suave; no lo introduzca en el agua. Maneje el aparato con mucho cuidado y no lo deje caer; siempre guárdelo dentro del estuche cuando no se utilice y apáguelo. Remueva el aparato antes de que el residente tome una ducha, tome un baño en la bañera o cuando se lave el cabello con champú. Algunos aparatos de asistencia aditiva necesitan recargarse cada noche; otros tienen baterías recargables. Siga las instrucciones del plan de cuidado.

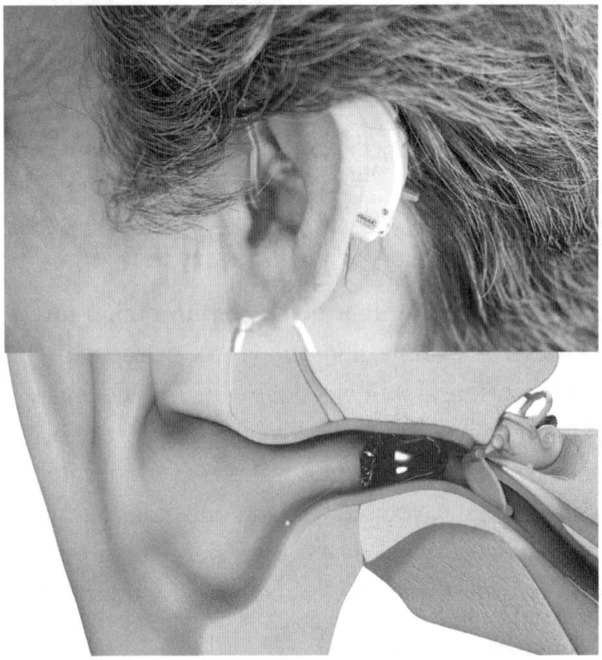

Fig. 2-5. La fotografía superior presenta un tipo de aparato de asistencia auditiva viejo. La fotografía inferior presenta un tipo diferente de aparato auditivo que se utiliza adentro del oído. (LA FOTOGRAFÍA INFERIOR ES PRESENTADA POR CORTESÍA DE "STARKEY HEARING TECHNOLOGIES", STARKEY.COM)

G Disminuya o remueva el ruido de fondo como la televisión, el radio o las conversaciones ruidosas. Cierre las puertas de ser necesario.

G Obtenga la atención de los residentes antes de hablar. No asuste a los residentes acercándoseles por detrás. Camine enfrente de ellos o tóquelos suavemente en el brazo para mostrar que usted está cerca.

G Hable claro y despacio y con buena iluminación. Colóquese directamente frente a la persona (Fig. 2-6). La luz debe estar en su cara, no en la del residente. Pregúntele si puede escuchar lo que usted está diciendo.

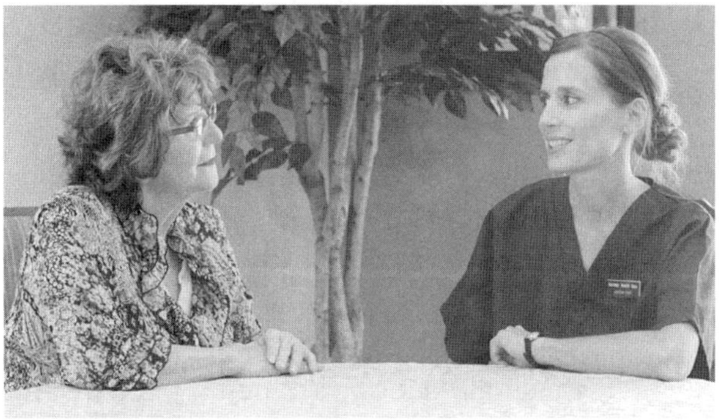

Fig. 2-6. Cuando se comunique con un residente que tenga impedimento auditivo, la asistente de enfermería debe hablar cara a cara en un lugar bien iluminado.

- G No grite ni exagere los movimientos de la boca al hablar.
- G Mantenga el tono de su voz bajo.
- G Es posible que los residentes puedan leer los labios, así que no mastique chicle o coma cuando hable. Mantenga sus manos lejos de su cara cuando hable.
- G Si el residente escucha mejor con un oído, trate de hablar y de pararse de ese lado.
- G Utilice frases cortas y palabras sencillas. Evite los cambios repentinos de tema.
- G Repita lo que usted haya dicho utilizando diferentes palabras, cuando sea necesario. Algunas personas con impedimento auditivo querrán que usted les repita exactamente lo que les dijo porque puede ser que solamente no hayan entendido unas cuantas palabras.
- G Utilice tarjetas con dibujos o una libreta, cuando sea necesario.
- G Los residentes con impedimento auditivo pueden escuchar menos cuando están cansados o enfermos. Esto sucede con todas las personas. Tenga paciencia y sea comprensivo.
- G Algunos residentes con impedimento auditivo pueden tener problemas de lenguaje y puede ser muy difícil entenderles. No pretenda que entiende si no puede. Pídale al residente que repita lo que dijo. Observe los labios, las expresiones faciales y el lenguaje corporal. Después dígale al residente lo que usted piensa que él dijo. También puede pedirle al residente que escriba las palabras.
- G El deterioro auditivo puede ser un aspecto normal del envejecimiento. Sea comprensivo y apóyelos.

Impedimento Visual o Ceguera

El impedimento visual puede afectar a las personas de todas las edades. Puede existir desde el nacimiento o desarrollarse gradualmente; puede ocurrir en un ojo o en ambos y también puede ser el resultado de alguna lesión, enfermedad o por envejecimiento. Algunos tipos de impedimentos visuales ocasionan que las personas usen lentes correctivos; ya sea anteojos o lentes de contacto. Algunas personas necesitan usar anteojos todo el tiempo; mientras que otras sólo los necesitan para leer o para realizar ciertas actividades donde necesitan ver objetos a lo lejos, como manejar.

Guía de Procedimientos: Impedimento Visual

- G Si el residente usa anteojos, asegúrese que estén limpios y que la persona los traiga puestos. Limpie los lentes de vidrio con agua y con un pañuelo desechable suave. Limpie los lentes de plástico con líquido limpiador y un trapito para lentes. Asegúrese que los lentes se encuentren en buena condición y que le queden bien al residente; de lo contrario informe a la enfermera.
- G Los lentes de contacto están hechos de diferentes tipos de plástico. Algunos se pueden usar y tirarse todos los días; otros se usan por períodos más largos. Si el residente puede hacerlo, es mejor que él mismo se encargue del cuidado de sus lentes de contactos.
- G Toque la puerta e identifíquese con el residente en cuanto entre a la habitación. No toque al residente hasta que haya dicho su nombre. Explique porqué está usted ahí y lo

que quiere hacer. Informe al residente cuando vaya a salir de la habitación.

- Asegúrese que la habitación tenga buena iluminación. Colóquese enfrente del residente cuando hable.
- Cuando usted entre a una habitación nueva con el residente, oriéntelo y explique dónde se encuentran las cosas. Describa las cosas que usted ve alrededor suyo. No utilice palabras como "vea", "mire" y "observe".
- Siempre informe al residente sobre lo que usted está haciendo mientras que brinda el cuidado. Mencione instrucciones específicas, tales como: "en su lado derecho" o "enfrente de usted". Hable directamente hacia el residente al que está asistiendo. No hable con otros residentes o empleados.
- Utilice la cara de un reloj imaginario como guía para explicar la posición de los objetos que se encuentran enfrente del residente; por ejemplo: "Hay un sofá a las 7 en punto" (Fig. 2-7).

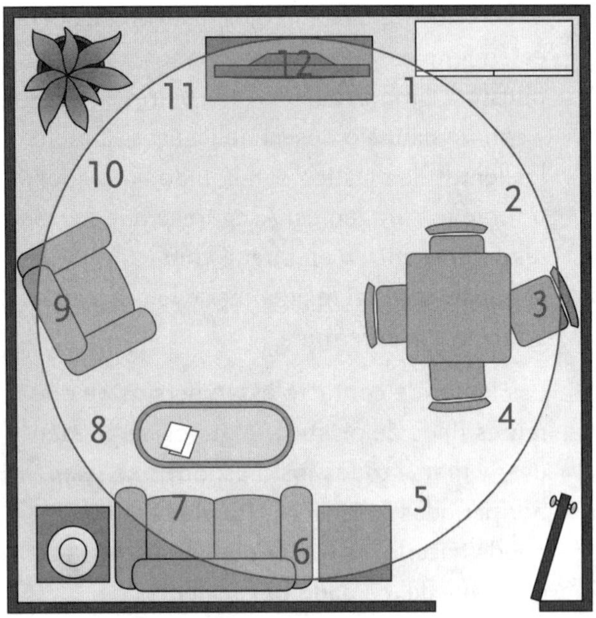

Fig. 2-7. *Utilizar la cara de un reloj imaginario para explicar la posición de los objetos puede ser gran ayuda.*

- No mueva artículos personales o muebles. Acomode todo en el lugar donde lo encontró.
- Informe al residente dónde se encuentra el botón de llamadas. Asegúrese que se encuentre al alcance del residente.
- Deje las puertas completamente abiertas o completamente cerradas, nunca las deje entre abiertas.
- Si el residente necesita guía para acostumbrarse a su alrededor, camine un poco delante de él. Deje que el residente ligeramente toque o tome su brazo.
- Promueva el uso de los otros sentidos, como el oído, el tacto y el olfato. Anime al residente a que sienta y toque las cosas, como la ropa, los muebles o los artículos que están en la habitación.
- Utilice relojes grandes, relojes con campanadas y radios para ayudar a que el residente lleve registro del tiempo.
- Hay libros disponibles que tienen letra grande, libros grabados en cinta (audio libros), libros digitales y libros escritos en Braille; sin embargo, aprender a leer Braille toma mucho tiempo y requiere entrenamiento.
- Si el residente tiene un perro guía, no juegue con él, no lo distraiga, ni lo alimente.

Enfermedad Mental

La **salud mental** es el funcionamiento normal de las habilidades emocionales e intelectuales. Una persona que está mentalmente sana puede

- Llevarse bien con los demás (Fig. 28)
- Adaptarse al cambio
- Cuidarse a sí mismo y a los demás
- Brindar y aceptar amor
- Lidiar con situaciones que ocasionan ansiedad, decepción y frustración
- Tomar responsabilidad por decisiones, sentimientos y acciones
- Controlar y cumplir deseos e impulsos de manera apropiada

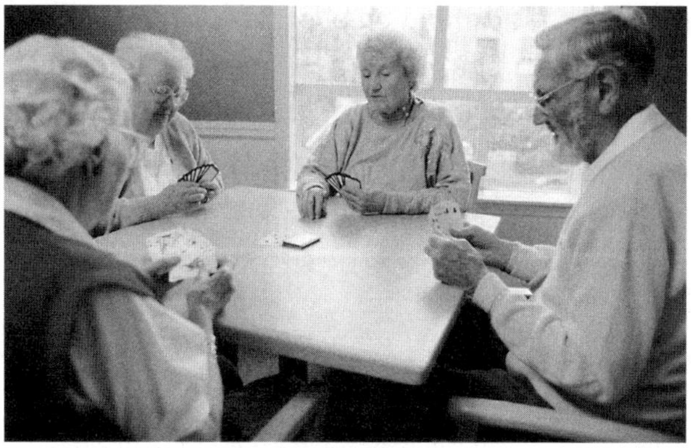

Fig. 2-8. La habilidad de interactuar bien con las demás personas es una característica de salud mental.

Mientras que esto involucra emociones y funciones mentales, las **enfermedades mentales** realmente son una enfermedad. Producen signos y síntomas y afectan la habilidad del cuerpo de funcionar. Responden al tratamiento y al cuidado apropiado. La enfermedad mental interrumpe la habilidad de una persona de funcionar a un nivel normal con la familia, en el hogar o en la comunidad. Con frecuencia, causa comportamientos inapropiados. Algunos signos y síntomas de la enfermedad mental son confusión, desorientación, agitación y ansiedad.

Las personas que tienen enfermedad mental simplemente no pueden escoger estar bien. Las personas mentalmente sanas casi siempre pueden controlar sus emociones y acciones. Las personas mentalmente enfermas tal vez no tengan este control.

Los diferentes tipos de enfermedad mental afectan en qué tan bien se comunican los residentes. Las asistentes de enfermería deben tratar a cada residente como una persona individual y determinar su acercamiento basándose en cada situación.

Guía de Procedimientos: Comunicación y Enfermedad Mental

- G No hable con los adultos como si fueran niños.
- G Utilice frases claras y sencillas y un tono normal de voz.
- G Asegúrese que lo que usted dice y la manera en la que habla demuestren respeto y preocupación.
- G Siéntese o párese a una distancia normal del residente. Ponga atención a su lenguaje corporal.
- G Sea honesto y directo, como lo haría con cualquier otro residente.
- G Evite discusiones.
- G Mantenga contacto visual y escuche con atención (Fig. 2-9).

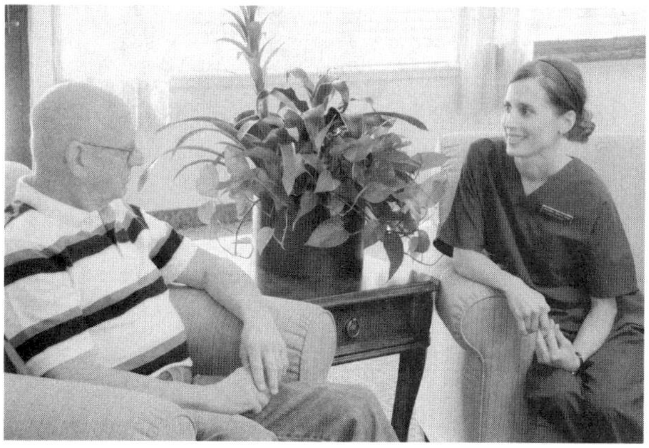

Fig. 2-9. Las asistentes de enfermería deben mantener contacto visual y sentarse a una distancia normal cuando se comunican con residentes mentalmente enfermos.

El objetivo de aprendizaje 9 del capítulo 3 tiene más información sobre enfermedad mental.

Comportamiento Combativo

Los residentes pueden mostrar comportamiento **combativo**, lo que significa un comportamiento violento u hostil. Dicho comportamiento puede incluir golpear, empujar, patear o realizar ataques verbales. Puede ser el resultado de que la enfermedad esté afectando el cerebro. También puede ser debido a frustración o simplemente puede ser parte de la personalidad de alguien. En general, el comportamiento combativo no es una reacción ante el proveedor de cuidado y no se debe tomar como algo personal. Las NA siempre deben reportar y documentar el comportamiento combativo. Incluso si no les molesta este comportamiento, el equipo de cuidado necesita ser notificado sobre la situación.

Guía de Procedimientos: Comportamiento Combativo

- **G** Bloquee los golpes físicos o quítese del camino, pero nunca regrese los golpes (Fig. 2-10). No importa qué tanto lo lastime un residente o qué tan enojado o asustado se sienta usted, nunca golpee o amenace a un residente.

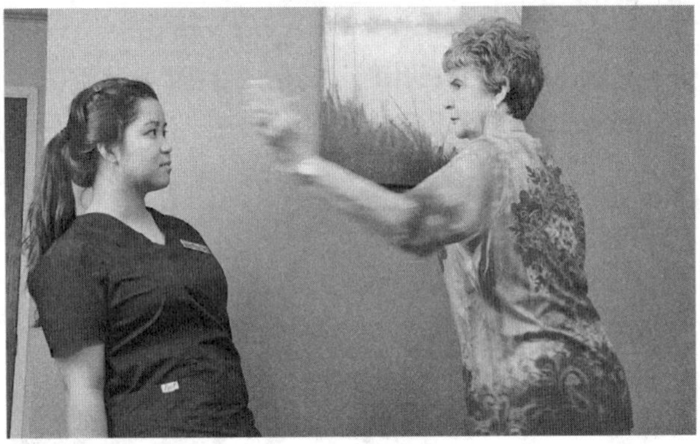

Fig. 2-10. Cuando las asistentes de enfermería traten residentes con comportamiento combativo deben quitarse del camino, pero nunca regresar los golpes.

- **G** Permita que el residente se tranquilice antes de interactuar de nuevo con él.
- **G** Asegúrese de que el residente se encuentre en un lugar seguro y bríndele su propio espacio. Cuando sea posible, párese a una distancia de al menos la longitud de un brazo.
- **G** Manténgase tranquilo y baje su tono de voz.
- **G** Sea flexible y tenga paciencia.
- **G** Manténgase neutral. No responda a los ataques verbales. No discuta ni acuse al residente de mal comportamiento. Si usted debe responder, diga algo como "Entiendo que está enojado y frustrado. ¿Qué puedo hacer para mejorar las cosas?".
- **G** No utilice gestos que puedan asustar o exaltar al residente.
- **G** Brinde seguridad y apoyo.
- **G** Considere qué fue lo que provocó al residente. En algunas ocasiones, cosas tan sencillas como un cambio en el proveedor de cuidado o en la rutina puede ser muy molesto para el residente. Pida ayuda para llevar al residente a un lugar más tranquilo, de ser necesario.
- **G** Reporte el comportamiento inapropiado a la enfermera.

Enojo

El enojo es una emoción natural que tiene muchas causas, incluyendo enfermedad, miedo, dolor, soledad y pérdida de independencia. El enojo puede ser tan sólo parte de la personalidad de alguien. Algunas personas se enojan más fácilmente que otras.

Las personas expresan su enojo de diferentes maneras. Algunas pueden gritar, levantar la voz, amenazar, lanzar cosas o deambular de un lado a otro. Otras personas expresan su enojo alejándose de los demás, quedándose callados o enfadándose. Siempre reporte el comportamiento de enojo a la enfermera.

Guía de Procedimientos: Comportamiento de Enojo

- **G** Manténgase tranquilo. No discuta ni responda los ataques verbales.
- **G** Comprenda al residente y trate de entender cómo se siente.
- **G** Trate de determinar qué fue lo que causó el enojo del residente. El silencio puede ayudar a que el residente explique la causa. Escuche con atención mientras que el residente habla.
- **G** Trate al residente con dignidad y respeto. Explique lo que usted va a hacer y cuándo lo va a hacer.
- **G** Responda las llamadas de asistencia oportunamente.
- **G** Manténgase a una distancia segura si el residente presenta un comportamiento combativo.

Comportamiento Inapropiado

El comportamiento inapropiado de un residente incluye tratar de establecer una relación personal, en lugar de una profesional. Algunos ejemplos de este comportamiento incluyen hacer preguntas personales, pedir visitas durante el tiempo personal, pedir o hacer favores, brindar propinas o regalos y pedir dinero prestado o prestar dinero.

El comportamiento inapropiado también incluye hacer comentarios y acercamientos sexuales a empleados o a otros residentes. Los acercamientos sexuales incluyen cualquier comportamiento, comentario o palabra relacionada con el sexo que incomoden a la persona a quien se dirige.

El comportamiento inapropiado puede incluir que los residentes se quiten la ropa o se toquen a sí mismos en público. Este comportamiento puede ser causado por enfermedades, demencia, confusión o por algún medicamento. Si una NA se encuentra con alguna situación vergonzosa, debe mantener un comportamiento profesional. No debe reaccionar de manera exagerada, pues esto puede reforzar el comportamiento inapropiado del residente. Tratar de distraer al residente puede ayudar. Si no funciona, debe llevar al residente a un área privada. El enfermero debe ser notificado.

Los residentes confundidos pueden tener problemas que imitan un comportamiento sexual inapropiado. Pueden tener algún sarpullido incómodo, tal vez la ropa les queda muy apretada, tengan mucho calor o comezón o quizás necesitan ir al baño. Las NA necesitan observar si se presentan estos problemas. Cuando los residentes actúen de manera inapropiada, las NA deben reportar el comportamiento, aunque consideren que el comportamiento era inofensivo.

Derechos de los Residentes

Comunicación con los Residentes

Las interacciones de las asistentes de enfermería con los residentes son importantes. La salud física y psicológica de los residentes puede depender, en gran parte, a la manera en que las NA se comunican. Esto es especialmente cierto para residentes que tienen discapacidad cognitiva, que están solos, indefensos o aburridos. Las NA deben ser comprensivas y amables con los residentes. Deben escuchar si ellos quieren hablar. El simple hecho de que una persona comprensiva esté presente puede asegurar a los residentes de que no están solos.

4. Identificar maneras de promover la seguridad y de manejar las emergencias que no sean médicas

Seguridad

Todos los empleados, incluyendo los asistentes de enfermería, son responsables de la seguridad en una institución. Es muy importante tratar de evitar accidentes *antes* de que ocurran. La prevención es la clave de la seguridad. Mientras los NA realizan su trabajo, deben revisar si encuentran algún peligro de seguridad. Deben reportar de manera oportuna las condiciones inseguras a su supervisor. Antes de salir de la habitación de un residente, un NA debe realizar una revisión final y preguntarse a sí mismo lo siguiente:

- ¿Se encuentra el botón de llamadas al alcance del residente?
- ¿Está el cuarto ordenado? ¿Se encuentran los artículos del residente en su lugar apropiado?
- ¿Se encuentran los muebles en el mismo lugar donde usted los encontró? ¿Se encuentra la cama en la posición más baja?
- ¿Tiene el residente espacio libre para caminar en la habitación y para ir al baño?

Principios de la Mecánica Corporal

Las torceduras o las lesiones en la espalda son un problema serio para las asistentes de enfermería. Utilizar una mecánica corporal adecuada es un paso importante para prevenir las torceduras y las lesiones en la espalda. La **mecánica corporal** es la manera en la que las partes del cuerpo trabajan en conjunto cuando una persona se mueve. Utilizar la mecánica corporal apropiada ayuda a ahorrar energía y a prevenir lesiones.

Alineación. Cuando usted se encuentra parado, sentado o acostado, el cuerpo debe tener buena alineación y buena postura. Esto significa que ambos lados del cuerpo sean imágenes iguales con las partes del cuerpo alineadas de manera natural. La **postura** es la manera en que una persona sostiene y acomoda su cuerpo. Una persona puede mantener una alineación corporal correcta cuando levanta o carga un objeto manteniéndolo cerca de su cuerpo (Fig. 2-11). Los pies y el cuerpo deben apuntar hacia la dirección a dónde se va a mover y debe evitar girar la cintura.

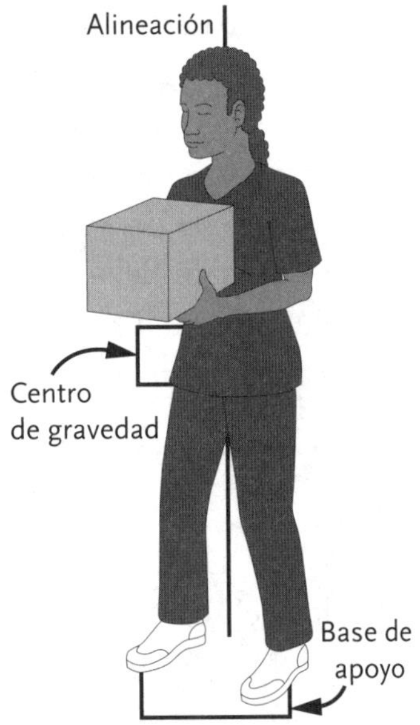

Fig. 2-11. *Es importante tener una alineación corporal apropiada al pararse o sentarse.*

Base de apoyo. La base de apoyo es la base fundamental que sostiene un objeto. Los pies son la base de apoyo del cuerpo. Mientras más ancha sea la base de apoyo del cuerpo, la persona estará más estable. El pararse con las piernas separadas brinda una mejor base de apoyo. Esto es más estable que pararse con los pies juntos.

Centro de gravedad. El centro de gravedad en el cuerpo es el punto donde se concentra la mayor parte del peso. Este punto dependerá de la posición del cuerpo. Cuando una persona está parada, el peso se centra en la pelvis. Un centro de gravedad bajo brinda una base más estable de apoyo. Doblar las rodillas cuando levanta un objeto, baja la pelvis y, por lo tanto, baja el centro de gravedad de la persona. Esto brinda mayor estabilidad y reduce las posibilidades de que se caiga o se lastime los músculos que están en función.

Guía de Procedimientos: Utilizar Mecánica Corporal Apropiada

G Evalúe la situación primero. Deje libre el camino y remueva cualquier obstáculo.

G Utilice los dos brazos y las dos manos para levantar, empujar o cargar objetos.

G Cuando levante un objeto pesado del piso, separe sus piernas a la altura de sus hombros. Doble las rodillas y utilice los músculos largos de los muslos, de los brazos superiores y de los hombros para levantar el objeto. Levante su cuerpo y el objeto al mismo tiempo (Fig. 2-12).

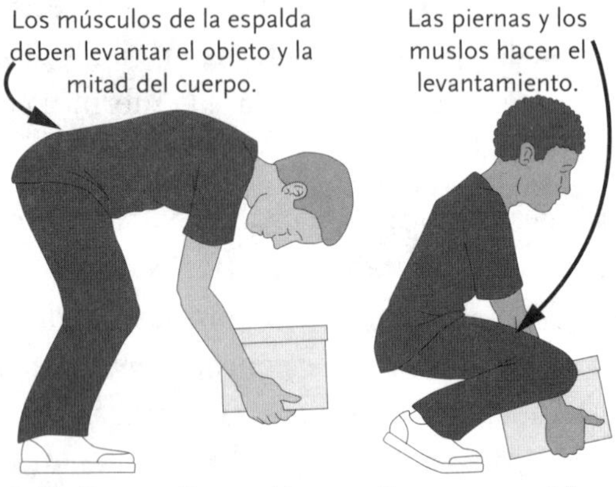

Fig. 2-12. *En esta ilustración, ¿cuál persona está levantando el objeto correctamente?*

G Sostenga los objetos cerca de usted cuando los levante o cargue. Esto mantiene el objeto más cerca de su centro de gravedad y de la base de apoyo.

G Empuje los objetos y el equipo en lugar de cargarlos.

- Evite doblarse y estirarse siempre que sea posible. Mueva o coloque los muebles de tal manera que usted no tenga que doblarse o estirarse.
- Si usted está arreglando la cama, ajuste la altura de la cama hasta que llegue a un nivel seguro para trabajar, usualmente a la altura de la cintura. Evite doblar la cintura.
- Cuando una tarea requiere doblarse, utilice una buena postura. Doble sus rodillas para bajar su cuerpo, en lugar de doblarse por la cintura. Esto utiliza los músculos grandes de sus piernas y muslos en lugar de utilizar los músculos pequeños de su espalda.
- No gire su cintura cuando vaya a levantar o mover un objeto. En lugar de eso, gire todo su cuerpo. Gire sus pies en lugar de girar la cintura. Sus pies deben apuntar hacia la dirección donde se encuentra el objeto que va a levantar o mover.
- Pida ayuda para levantar o ayudar residentes, cuando sea posible.
- Hable con los residentes antes de moverlos. Avíseles lo que usted va a hacer para que ellos puedan ayudar, de ser posible. Póngase de acuerdo en una señal de inicio, como contar hasta tres. Levante o muévase a la cuenta de tres para que todos se muevan al mismo tiempo.
- Para ayudar a un residente a sentarse, pararse o caminar, coloque sus pies a una distancia de 12 pulgadas o a lo ancho de los hombros. Coloque un pie enfrente del otro y doble sus rodillas. La parte superior de su cuerpo debe mantenerse derecha y en alineación. Haga esto cada vez que usted tenga que apoyar el peso de un residente.
- Nunca trate de atrapar a un residente que se está cayendo. Si el residente se cae, ayúdele a acomodarse en el piso. Si usted trata de revertir la caída en progreso, puede lastimarse a usted mismo y/o al residente.
- Reporte a la enfermera cualquier tarea que considere que no puede realizar de manera segura. Nunca trate de levantar un objeto o a un residente si usted considera que no puede hacerlo.

Prevención de Accidentes

Caída

Una caída es cualquier descenso repentino e incontrolado de un nivel más alto hacia un nivel más bajo, que tenga o no como resultado una lesión. La mayoría de los accidentes que ocurren en una institución son caídas, las cuales pueden ser causadas por un ambiente inseguro, por la pérdida de habilidades, por enfermedades y por medicamentos. Los problemas que causan las caídas van desde moretones menores hasta fracturas y lesiones que ponen en peligro la vida. Una **fractura** es un hueso quebrado. Las caídas son especialmente comunes entre los ancianos. Con frecuencia, las personas mayores se lesionan seriamente con las caídas porque sus huesos son más frágiles. Las NA deben estar muy alerta del riesgo de las caídas. Todas las caídas se deben reportar al supervisor.

Estos factores aumentan el riesgo de caídas:

- Desorden
- Tapetes mal acomodados
- Cordones eléctricos expuestos
- Pisos húmedos o resbalosos
- Escaleras o pisos irregulares
- Mala iluminación
- Botones de llamadas que no se encuentran al alcance o llamadas que no son atendidas de manera oportuna

Las condiciones personales que incrementan el riesgo de caídas incluyen medicamentos, pérdida de la visión, problemas con el equilibrio o con la manera de caminar, debilidad, parálisis y desorientación. **Desorientación** significa tener confusión sobre la persona, el lugar o el tiempo.

Guía de Procedimientos: Prevenir Caídas

- G Mantenga todos los pasillos o espacios para caminar libres de desorden, basura, tapetes mal acomodados y cordones.
- G Utilice tapetes con soporte anti-derrapante.
- G Pida a los residentes que usen zapatos fuertes y anti-derrapantes. Asegúrese que las cintas de los zapatos estén amarradas.
- G Los residentes deben evitar usar ropa que les quede muy larga o que arrastre en el piso.
- G Mantenga los artículos de uso frecuente cerca de los residentes, incluyendo el botón de llamadas.
- G Atienda todas las llamadas de inmediato.
- G Limpie de inmediato los derrames en el piso.
- G Reporte de inmediato los barandales de mano que estén sueltos.
- G Si se utilizan las alarmas de cama o las alarmas del cuerpo, revise que estén bien colocadas y que estén funcionando.
- G Marque las escaleras o el piso irregular con cinta de color contrastante para indicar peligro.
- G Mejore la luz donde sea necesario.
- G Ponga el freno en las sillas de ruedas y mueva los descansapies antes de ayudar a los residentes a sentarse o levantarse.
- G Ponga el freno en las llantas de la cama antes de ayudar a un residente a acostarse o levantarse o cuando brinde el cuidado.
- G Regrese la cama a la posición más baja cuando haya terminado de realizar el cuidado.
- G Pida ayuda cuando mueva residentes y no asuma que usted puede hacerlo solo. Mantenga cerca del alcance de los residentes sus aparatos de asistencia para caminar como bastones o andadores.
- G Ofrezca visitas al baño con frecuencia. Responda de inmediato las solicitudes de ayuda. Piense cómo se sentiría usted si tuviera que esperar ayuda para ir al baño.
- G Deje los muebles en el mismo lugar donde estaban.
- G Infórmese cuáles residentes están en riesgo de sufrir caídas. Ponga mucha atención para que usted les pueda ayudar con frecuencia.
- G Si una residente comienza a caerse, colóquese en una buena posición para apoyarla. Nunca trate de atrapar a un residente que se cae. Utilice su cuerpo para deslizarlo hacia el piso. Si usted trata de revertir una caída, puede lastimarse a usted mismo y/o al residente.
- G Cuando un residente se caiga, se debe reportar el incidente con la enfermera. Siempre llene un reporte de incidentes incluso si el residente dice que se siente bien.

Quemaduras/Escaldaduras

Las quemaduras pueden ser causadas por calor seco (por ejemplo, plancha caliente, estufa, aparatos electrodomésticos), por calor húmedo (por ejemplo, líquidos o agua caliente, vapor) o por químicos (por ejemplo, lejía, ácidos). Los niños pequeños, los adultos mayores o las personas con pérdida de la sensación (debido a una parálisis o por diabetes) se encuentran en mayor riesgo de sufrir quemaduras. Las **escaldaduras**, o quemaduras por líquido, son quemaduras ocasionadas por líquidos calientes. En cinco segundos o menos puede ocurrir una quemadura seria cuando la temperatura del líquido es de 140°F. El café, el té y otras bebidas calientes usualmente se sirven a una temperatura de 160°F a 180°F. Estas temperaturas pueden causar, casi al instante, quemaduras que requieren cirugía. La prevención de quemaduras es muy importante.

Guía de Procedimientos: Prevenir Quemaduras y Escaldaduras

- Siempre revise la temperatura del agua con un termómetro para el baño o con su muñeca antes de utilizarla.
- Reporte de inmediato los cordones eléctricos rotos o los electrodomésticos que no parezcan seguros y no los utilice. Remuévalos de la habitación.
- Informe a los residentes que va a servir o que va a dejar a un lado un líquido caliente.
- Sirva bebidas calientes lejos de los residentes.
- Mantenga las bebidas y los líquidos calientes lejos de las orillas de las mesas. Coloque una tapa en el recipiente.
- Asegúrese que los residentes estén sentados antes de servirles bebidas calientes.
- Si se utilizan calentadores de platos, monitoréelos con cuidado.

Identificación del Residente

Los residentes siempre deben ser identificados antes de que se brinde el cuidado o de que se sirvan los alimentos. El no identificarlos puede ocasionar problemas serios, incluso la muerte. Las instituciones tienen diferentes métodos de identificación. Algunas instituciones tienen fotografías para identificar residentes. Otras tienen letreros en la puerta afuera de la habitación del residente (Fig. 2-13). Las NA deben identificar a cada residente antes de comenzar cualquier procedimiento o antes de brindar cualquier cuidado. Siempre deben identificar a los residentes antes de colocar las bandejas de alimentos o de ayudar con la alimentación. Deben revisar la tarjeta de la dieta y compararla con la identificación del residente para asegurarse que sean iguales. El residente debe ser llamado por su nombre.

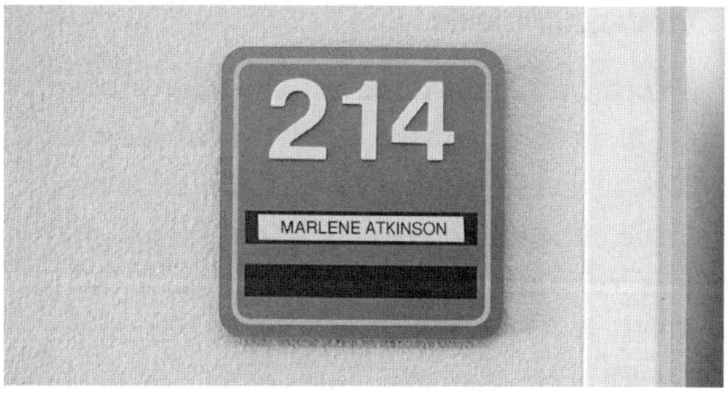

Fig. 2-13. *El nombre del residente puede estar desplegado afuera de la habitación para identificar quien está viviendo en dicha habitación. Antes de brindar algún cuidado, las asistentes de enfermería siempre deben identificar a los residentes.*

Asfixia

La asfixia puede ocurrir al comer, tomar líquidos o tomar medicamentos. Las personas que están débiles, enfermas o inconscientes pueden asfixiarse con su propia saliva. La lengua de una persona también se puede inflamar y obstruir la vía respiratoria. Para prevenir la asfixia, los residentes deben comer estando sentados tan rectos como sea posible. Los residentes con problemas para deglutir pueden tener una dieta especial de líquidos espesos con la consistencia de almíbar, miel o pudín. Los líquidos espesos son más fáciles de deglutir. El capítulo 8 presenta más información sobre líquidos espesos.

Envenenamiento

Las instituciones tienen muchas sustancias dañinas que no deben ser ingeridas, como limpiadores, pinturas, medicinas, artículos de limpieza y pegamentos. Estos productos deben ser almacenados o guardados bajo llave, lejos del alcance de residentes confundidos o que tienen visión limitada. No deje productos de limpieza en las habitaciones de los residentes. Los residentes con demencia pueden esconder alimentos y dejar que se echen a perder en armarios, cajones u otros lugares. Las NA deben investigar cualquier olor que perciban. El número del Centro de Control de Envenenamiento debe estar desplegado cerca de todos los teléfonos.

Cortadas/Abrasiones

Las cortadas o abrasiones usualmente ocurren en el baño de una institución. Una **abrasión** es una lesión que quita la superficie de la piel. Guarde cualquier objeto punzante, incluyendo tijeras, cortaúñas o rastrillos, después de haberlo usado. Las NA deben tener cuidado cuando levanten o acomoden residentes en la cama, sillas de ruedas y sillas. Cuando trasladen residentes en silla de ruedas, las NA deben empujar la silla de ruedas hacia el frente; nunca se deben jalar desde atrás. Cuando utilicen elevadores, las sillas de ruedas deben voltearse hacia el frente antes de entrar al elevador para que el residente esté viendo hacia el frente.

Hoja de Datos de Seguridad (SDS)

La **Administración de la Salud y Seguridad Ocupacional** (**OSHA por sus siglas en inglés**) (página de Internet: osha.gov) es una agencia del gobierno federal que define las reglas para proteger a los empleados de los peligros en el trabajo. La OSHA requiere que todos los químicos peligrosos tengan una *hoja de datos de seguridad* (SDS por sus siglas en inglés) (antes conocida como *hoja de datos de seguridad del producto* o MSDS por sus siglas en inglés). Esta hoja detalla los ingredientes químicos del producto, sus peligros químicos, los procedimientos para el manejo seguro del producto, para su almacenamiento y para desechar el producto. También debe incluir información sobre las acciones que se deben seguir en caso de emergencia. Algunas instituciones utilizan un número telefónico gratuito para tener acceso a la información de las hojas SDS, las cuales deben estar accesibles para todos los empleados en el lugar de trabajo. Información importante sobre las hojas SDS incluye:

- Los empleadores deben tener una hoja SDS para cada químico utilizado.
- Los empleadores deben brindar acceso fácil a las hojas SDS.
- Las NA deben saber dónde se guardan las hojas SDS y cómo leerlas. Deben pedir ayuda si no saben cómo hacerlo.

La lista de los químicos peligrosos que deben tener una hoja SDS será actualizada conforme se compren nuevos productos químicos.

Incendio

Todas las instituciones tienen un plan de seguridad contra incendios y todos los empleados necesitan conocer dicho plan. La guía de procedimientos relacionada con los incendios y los planes de evacuación serán explicados a todos los empleados. Las rutas de evacuación están desplegadas en las instituciones. Las NA deben leerlas y revisarlas con frecuencia. Deben asistir a los programas de capacitación sobre incendios y desastres cuando los ofrezca la institución. Una respuesta rápida, calmada y segura por parte del personal, salva vidas.

Guía de Procedimientos: Reducir Peligros de Incendio y Responder a los Incendios

G Algunas instituciones no permiten fumar, mientras que otras instituciones sí lo permiten. Si los residentes fuman, asegúrese que lo hagan en el área designada para fumar. Asegúrese que los cigarros sean apagados. Vacíe los ceniceros con frecuencia. Antes de vaciar los ceniceros, asegúrese que no tengan cenizas o cerillos calientes. Delantales resistentes a quemaduras para los fumadores pueden estar disponibles. Estos delantales ayudan a proteger a la persona de quemaduras causadas por cenizas calientes y cigarrillos encendidos si se caen. Si los residentes utilizan estos delantales cuando fumen, asegúrese que los tirantes y las hebillas estén bien amarradas y que el delantal cubra todo el torso y el regazo. Nunca deje a un fumador desatendido.

- Reporte de inmediato los cables eléctricos dañados o deshilachados, así como cualquier equipo eléctrico que necesite ser reparado.
- Las alarmas contra incendio y las salidas de emergencia no deben estar bloqueadas. De ser así, repórtelo a la enfermera.
- Cada institución tendrá un extinguidor para incendios (Fig. 2-14). El acrónimo de PASS (palabra en inglés que significa pasar) le ayudará a entender la manera de usarlo:

P Jale el pasador.

A Apunte a la base del fuego cuando rocíe.

S Presione la manivela.

S Rocíe de un lado al otro la base del fuego.

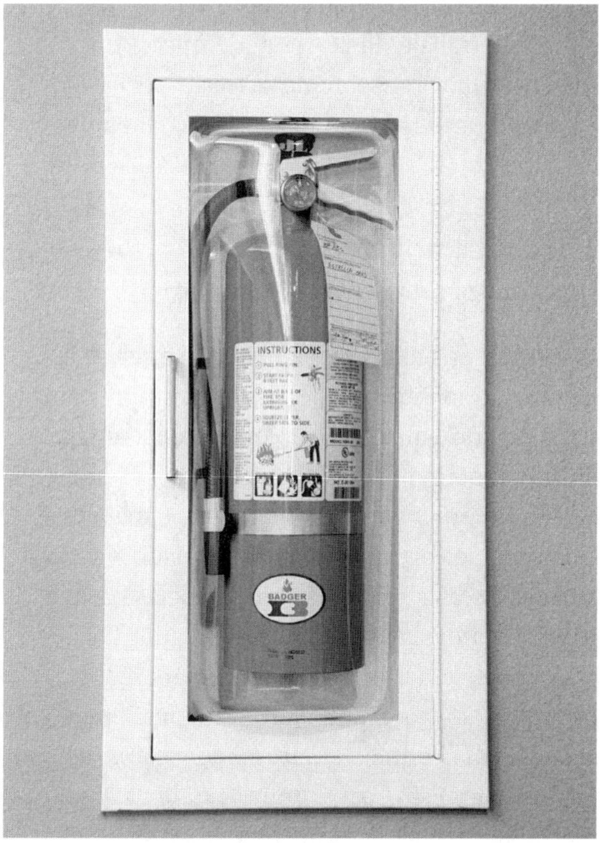

Fig. 2-14. *Las asistentes de enfermería deben saber dónde se almacenan los extinguidores de incendios y cómo utilizarlos.*

- En caso de incendio, el acrónimo RACE (palabra en inglés que significa carrera) es una buena regla a seguir:

R Remueva a los residentes del peligro.

A Active la alarma o llame al 911.

C Contenga el fuego, de ser posible.

E Extinga el fuego o el departamento de bomberos lo extinguirá.

Siga estos procedimientos para ayudar a los residentes a salir del edificio de una manera segura:

- Conozca el plan de evacuación de su institución en caso de incendio.
- Mantenga la calma.
- Siga las instrucciones del departamento de bomberos.
- Conozca cuáles residentes requieren de asistencia individual o de aparatos de asistencia. Los residentes inmóviles pueden ser trasladados de varias maneras. Si tienen silla de ruedas, ayúdeles a sentarse en ella. Usted también puede utilizar otros transportadores con ruedas como carritos, sillas de baño, camillas o camas. Una sábana puede ser utilizada como camilla y hasta puede ser utilizada para jalar a una persona por el piso colocándola arriba de la sábana.
- Los residentes que pueden caminar también necesitarán ayuda para salir del edificio. Es posible que aquellos residentes que tienen problemas de audición o sordera no escuchen las advertencias y las instrucciones. El personal necesitará decirles directamente lo que tienen que hacer mientras que los lleva hacia una salida segura. Las personas con problemas de la vista deben alejarse del paso de sillas de ruedas, carritos, etc. y necesitan ayuda para salir del edificio. Los residentes confundidos y desorientados también necesitarán guía.
- Remueva cualquier cosa que bloquee una ventana o una puerta que pueda ser utilizada como salida de emergencia.
- No utilice los elevadores.

- Manténgase en la parte inferior de una habitación para escapar del fuego.
- Si una puerta está cerrada, revise si está pasando calor antes de abrirla. Si la puerta o la cerradura se siente caliente, quédese en la habitación si no hay una salida segura. Cierre el marco de la puerta (utilice ropa o toallas húmedas) para prevenir que el humo entre a la habitación. Quédese en la habitación hasta que la ayuda llegue.
- Utilice la técnica para seguridad de incendios de *detenerse, tirarse al piso y rodar* para apagar fuego en la ropa o en el cabello. Deje de correr y quédese quieto. Tírese al piso, acostándose de ser posible. Ruede en el piso para tratar de extinguir las llamas.
- Utilice una cubierta húmeda sobre la cara y la nariz para reducir la inhalación de humo.
- Después de salir del edificio, aléjese de ahí.

Procedimientos para Desastres

Los desastres pueden incluir incendios, inundaciones, terremotos, huracanes, tornados o clima severo. Los peligros causados por los hombres, como los actos de terrorismo o amenazas de bombas, también pueden considerarse como desastres.

Las asistentes de enfermería necesitan ser hábiles y profesionales cuando ocurra un desastre. Las instituciones tienen planes para desastres y las NA recibirán entrenamiento sobre estos planes. Las instituciones ofrecen entrenamientos anuales y simulacros para desastres. Las NA deben tomar ventaja de estas sesiones y poner mucha atención a las instrucciones.

Durante los desastres, una enfermera o el administrador darán instrucciones. Las NA deben escuchar atentamente y seguir las instrucciones. Las instituciones pueden confiar en los grupos estatales o locales de ayuda, así como en la Cruz Roja Americana para asumir responsabilidades por los enfermos y por las personas discapacitadas. La siguiente guía de procedimientos aplica para cualquier situación de desastre:

- Mantenga la calma.
- Conozca la ubicación de todas las salidas y escaleras.
- Conozca dónde se encuentran las alarmas contra incendio y los extinguidores.
- Conozca la acción apropiada que debe seguir en cualquier situación.
- Utilice el internet para mantenerse informado o mantenga la televisión o la radio sintonizada en una estación local para obtener la información de último momento.

Adicionalmente, será requerido que las NA conozcan los lineamientos específicos para el área en la que trabaje. El material del instructor tiene más información sobre desastres específicos y guías de procedimientos de respuesta ante desastres.

5. Demostrar la manera de reconocer y de responder ante emergencias médicas

Las emergencias médicas pueden ser el resultado de accidentes o enfermedades imprevistas. Esta sección habla sobre lo que se debe de hacer en una emergencia médica. Los ataques al corazón, las embolias, las emergencias diabéticas, la asfixia, los accidentes automovilísticos y las heridas de bala son todas emergencias médicas. Las caídas, quemaduras y cortadas también pueden ser emergencias. En una emergencia, las personas que respondan a la situación deben mantener la calma, actuar rápido y comunicarse claramente. Estos pasos muestran la manera correcta de responder ante emergencias:

Evalúe la situación. La persona que responde a la emergencia debe tratar de averiguar lo que ha sucedido. Debe asegurarse de que no se encuentre en peligro y fijarse qué hora es.

Evalúe la víctima. La persona que responde a la emergencia debe preguntarle a la persona lesionada o enferma qué fue lo que pasó. Si la persona no puede responder, puede estar inconsciente. Estar **consciente** significa estar mentalmente alerta y tener conocimiento de su alrededor, de las sensaciones y de los pensamientos. Dar a la persona una palmadita suave y preguntarle si se encuentra bien ayuda a determinar si está consciente. La persona atendiendo la emergencia debe hablar fuerte y utilizar el nombre de la persona, si lo conoce. Si no hay respuesta, debe asumir que la persona está inconsciente. Esta situación es una emergencia. Debe pedir ayuda de inmediato o mandar a alguien a pedir ayuda.

Si una persona está consciente y puede hablar, entonces está respirando y tiene pulso. Quien atiende la emergencia debe hablar con la persona afectada sobre lo que pasó. Debe pedir permiso para tocarla, (cualquier persona que no puede dar consentimiento para tratamiento, como un niño que no tiene a su padre o madre cerca o una persona inconsciente o seriamente lesionada, puede ser tratado con *consentimiento implícito.* Esto significa que si la persona fuera capaz de hablar o si su padre o madre estuviera presente, ellos hubieran dado consentimiento). Se debe revisar si la persona presenta cualquiera de lo siguiente:

- Sangrado severo
- Cambios en el conocimiento
- Respiración irregular
- Sensibilidad en la piel o color inusual
- Partes del cuerpo inflamadas
- Brazaletes de alerta médica
- Cualquier cosa que la persona diga que le duele

Si cualquiera de estos casos se presenta, es posible que se necesite ayuda médica profesional. Una asistente de enfermería siembre debe pedir ayuda, debe llamar a la enfermera antes de hacer cualquier otra cosa.

Si la persona lesionada o enferma se encuentra consciente, puede estar asustada. La persona atendiendo la emergencia debe escuchar a la persona afectada y decirle lo que están haciendo para ayudarla. Una respuesta tranquila y confiable le ayudará a que se tranquilice.

La NA necesitará documentar la emergencia y llenar un reporte de incidentes cuando la situación de emergencia haya terminado. Es importante incluir todos los detalles posibles y reportar únicamente los hechos.

Los **primeros auxilios** son el cuidado de emergencia que se brinda de inmediato a una persona lesionada. La **resucitación cardiopulmonar** (CPR por sus siglas en inglés) se refiere a los procedimientos médicos utilizados cuando el corazón o los pulmones de una persona han dejado de funcionar. El CPR se utiliza hasta que llega la ayuda médica.

Es necesario tomar acciones rápidas. El procedimiento de CPR debe iniciarse inmediatamente para prevenir o reducir daño cerebral, el cual puede ocurrir de cuatro a seis minutos después de que el corazón deja de latir y de que los pulmones dejan de respirar. La persona puede morir en 10 minutos.

Sólo las personas que han recibido entrenamiento apropiado deben realizar CPR. Los empleadores frecuentemente programan entrenamiento de CPR para las NA. De lo contrario, la NA puede contactar a la Asociación Americana del Corazón (página de Internet: heart.org) o a la Cruz Roja (página de Internet: redcross.org) para obtener más información sobre este entrenamiento. El CPR es una técnica importante de aprender. **Si una persona no ha sido entrenada en CPR, no debe intentar realizarlo.**

Los asistentes de enfermería deben conocer las reglas de la institución sobre si pueden iniciar el CPR, si han sido entrenados para hacerlo. Algunos empleadores no permiten que las NA inicien el CPR sin la dirección de la enfermera.

Asfixia

Cuando algo está bloqueando el tubo por donde entra el aire a los pulmones, la persona tiene una **vía respiratoria obstruida**. Cuando las personas se están asfixiando, usualmente ponen sus manos en su garganta (Fig. 2-15). Siempre y cuando el residente pueda hablar, toser o respirar, la NA debe motivar al residente que tosa tan fuerte como sea posible para expulsar el objeto. La NA debe quedarse con el residente hasta que deje de asfixiarse o hasta que ya no pueda hablar, respirar o toser.

Si un residente ya no puede hablar, respirar o toser, la NA debe pedir ayuda de inmediato. Puede usar el botón de llamadas o el cordón para emergencias. La víctima de asfixia no se debe quedar sola.

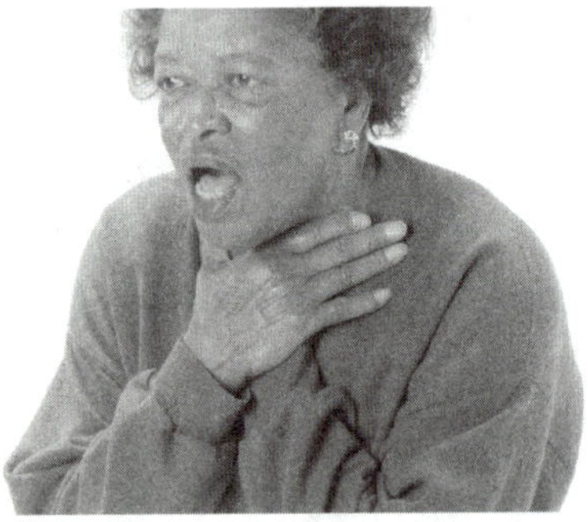

Fig. 2-15. *Las personas que se están asfixiando usualmente ponen sus manos en su garganta.*

Las **presiones abdominales** son un método para intentar remover un objeto de la vía respiratoria de una persona que se está asfixiando. Estas presiones sirven para remover el bloqueo hacia arriba y hacia afuera de la garganta. La NA debe asegurarse que la persona necesite ayuda antes de brindar presiones abdominales. La persona debe mostrar signos de tener una vía respiratoria severamente obstruida. Estos signos incluyen poco intercambio de aire, un aumento de problemas para respirar, tos silenciosa, piel azulada (**cianótica**) o incapacidad de hablar, de respirar o toser. La NA debe preguntar: "¿Se está usted asfixiando? Yo sé qué es lo que hay que hacer. ¿Le puedo ayudar?". Si el residente inclina la cabeza diciendo "Sí", entonces tiene una obstrucción severa y necesita ayuda de inmediato. La NA debe iniciar con las presiones abdominales. Este procedimiento nunca se debe realizar en una persona que no se esté asfixiando. Las presiones abdominales presentan riesgos de lesiones en las costillas y en órganos internos.

Realizar presiones abdominales en una persona consciente

1. Colóquese detrás de la persona y acomode sus brazos por debajo de los brazos de la persona y alrededor de la cintura.
2. Forme un puño con una mano. Coloque el lado plano del puño con el dedo pulgar contra el abdomen de la persona sobre el ombligo, pero por debajo del esternón.
3. Apriete el puño con su otra mano y empuje ambas manos hacia usted y hacia arriba, rápida y fuertemente (Fig. 2-16).

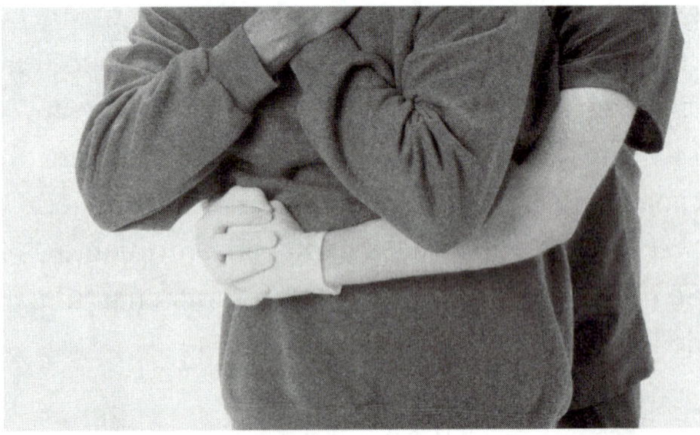

Fig. 2-16. *Cuando brinde presiones abdominales, empuje ambas manos hacia usted y hacia arriba (hacia adentro y hacia arriba), rápida y fuertemente.*

4. Repita hasta que el objeto sea expulsado o hasta que la persona pierda el conocimiento.
5. Reporte y documente el incidente apropiadamente.

Si la residente queda inconsciente mientras se asfixia, ayude a colocarla suavemente en el piso. Debe quedar recostada sobre la espalda con la cara hacia arriba. La NA debe iniciar el procedimiento de CPR para una persona inconsciente, si está entrenada y tiene permitido hacerlo. La NA debe asegurarse que la ayuda venga en camino. La residente puede tener una vía respiratoria completamente bloqueada y necesita ayuda médica de inmediato. La NA debe quedarse con la víctima hasta que llegue la ayuda.

Shock

El **shock** (choque o ataque) ocurre cuando los órganos y los tejidos del cuerpo no reciben el abastecimiento de sangre adecuado. El sangrado, el ataque al corazón, las infecciones severas y un descenso de la presión sanguínea pueden causar que la persona sufra un shock, lo cual puede empeorar cuando la persona está asustada o tiene dolor severo.

El shock es una situación peligrosa que amenaza contra la vida. Los signos incluyen piel pálida o azulada (cianótica), mirada fija, ritmo respiratorio y pulso acelerado, baja presión sanguínea y sed intensa. Una NA siempre debe pedir ayuda si sospecha que un residente se encuentra en shock.

Reaccionar ante un shock

1. Notifique a la enfermera de inmediato. Las victimas de shock siempre deben recibir atención médica tan pronto como sea posible.
2. Si necesita controlar algún sagrado, primero póngase guantes. Este procedimiento se describe más adelante en este capítulo.
3. Acueste a la persona sobre su espalda. Si la persona está vomitando o tiene sangrado por la boca, recuéstela sobre su costado (a menos que sospeche que la persona tenga alguna lesión en el cuello, en la espalda o en la columna vertebral).
4. Revise el pulso y las respiraciones de ser posible (ver el capítulo 7). Inicie el procedimiento de CPR si la persona no tiene respiración y pulso y si usted está entrenado para hacerlo.
5. Mantenga la persona tan tranquila y cómoda como sea posible.
6. Mantenga una temperatura corporal normal. Si el clima está frío, coloque una sábana alrededor de la persona. Si el clima está caliente, brinde sombra.
7. Eleve las piernas de la persona de ocho a 12 pulgadas, a menos que tenga alguna lesión en la cabeza, cuello, espalda, médula espinal o en el abdomen, problemas para respirar o fracturas (Fig. 2-17). Elevar las piernas permite que la sangre fluya de regreso al cerebro (y a otras áreas vitales del cuerpo). Eleve la cabeza y los hombros si tiene una lesión en la cabeza o dificultad para respirar. Nunca eleve una parte del cuerpo que tenga un hueso quebrado o si esto causa dolor.

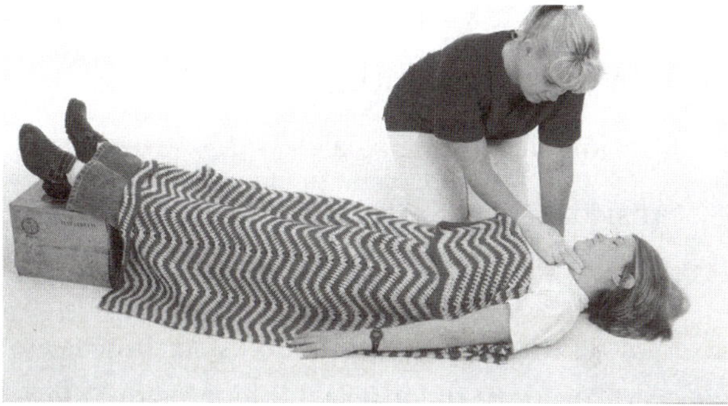

Fig. 2-17. *Si la persona está en shock, eleve las piernas de ocho a doce pulgadas, a menos que tenga alguna lesión en la cabeza, cuello, espalda, médula espinal o en el abdomen, o que tenga problemas para respirar o fracturas.*

8. No brinde a la persona nada de comer o beber.
9. Reporte y documente el incidente apropiadamente.

Infarto al Miocardio o Ataque al Corazón

El infarto al miocardio (MI por sus siglas en inglés), o ataque al corazón, ocurre cuando el músculo del corazón por sí solo no recibe suficiente oxígeno porque los vasos sanguíneos están bloqueados. Un infarto al miocardio es una emergencia que puede tener como resultado daños severos en el corazón o la muerte. A continuación se presentan signos y síntomas de un MI:

- Dolor severo y repentino en el pecho, usualmente en el lado izquierdo o en el centro y por detrás del esternón
- Dolor o malestar en otras áreas del cuerpo, como en uno o en ambos brazos, en la espalda, cuello, mandíbula o en el estómago
- Indigestión o acidez
- Náusea y vómito
- **Disnea**, o dificultad para respirar
- Mareos
- Piel gris o azulada (cianótica) indicando falta de oxígeno
- Transpiración
- Piel húmeda y fría
- Pulso débil e irregular
- Presión sanguínea baja
- Ansiedad y sentimiento de muerte
- Negación de un problema del corazón

El dolor de un ataque al corazón es comúnmente descrito como un dolor aplastante, presionante, estrujante, punzante, penetrante, o "como que alguien está sentado sobre mi pecho". El dolor puede extenderse hacia la parte interna del brazo izquierdo. Una persona también puede sentir dolor en el cuello y/o en la mandíbula. El dolor usualmente no se quita.

Como sucede en los hombres, las mujeres pueden experimentar la presión o el dolor en el pecho; sin embargo, las mujeres pueden sufrir un ataque al corazón sin sentir la presión en el pecho. Es más probable que las mujeres tengan falta de aliento, presión o dolor en la parte inferior del pecho o en la parte superior del abdomen, mareos, desvanecimiento, desmayo, presión en la espalda superior o fatiga extrema. Los síntomas de algunas mujeres parecen ser como los de la gripe y es más probable que ellas nieguen que están teniendo un ataque al corazón.

Las NA deben tomar acciones inmediatas si un residente tiene cualquiera de estos síntomas.

Reaccionar ante un ataque al corazón

1. Notifique a la enfermera de inmediato.
2. Coloque a la persona en una posición cómoda. Pídale que descanse y asegúrele que no la dejará sola.
3. Afloje la ropa alrededor del cuello de la persona (Fig. 2-18).

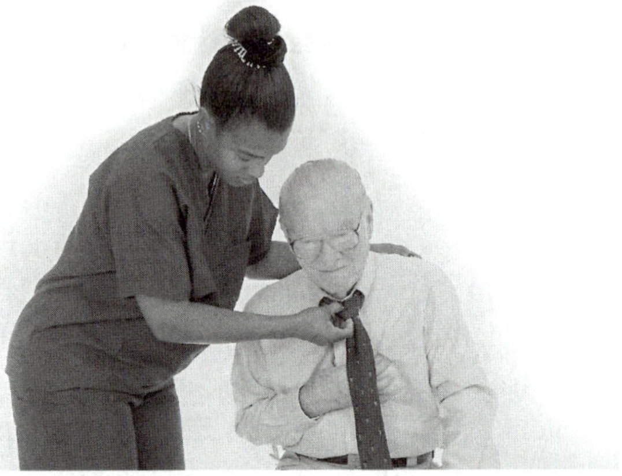

Fig. 2-18. *Afloje la ropa alrededor del cuello de la persona si usted sospecha que está teniendo un MI.*

4. No brinde a la persona líquidos ni alimentos.
5. Monitoree la respiración y el pulso de la persona. Si la persona deja de respirar o no tiene pulso, inicie con el procedimiento de CPR, si está entrenado y si tiene permitido hacerlo.
6. Quédese con la persona hasta que la ayuda llegue.
7. Reporte y documente el incidente apropiadamente.

Algunos estados del país permiten que las asistentes de enfermería ofrezcan medicamento para el corazón, como nitroglicerina, a un residente que está sufriendo un ataque al corazón. Si tienen permitido hacerlo, las NA sólo pueden ofrecer el medicamento, nunca lo pueden colocar en la boca del residente.

Sangrado

El sangrado severo puede ocasionar la muerte rápidamente y debe ser controlado.

Controlar el sangrado

1. Notifique a la enfermera de inmediato.
2. Póngase guantes. Tome su tiempo para hacer esto. Si el residente puede hacerlo, él puede sostener su propia mano descubierta sobre la herida mientras que usted se pone los guantes.
3. Sostenga una almohadilla gruesa y estéril, un trapito, un pañuelo o una toalla limpia sobre la herida.
4. Presione fuerte y directamente sobre la herida que sangra hasta que la ayuda llegue. No disminuya la presión (Fig. 2-19). Coloque almohadillas adicionales sobre la primera almohadilla si la sangre se filtra. No remueva la primera almohadilla.

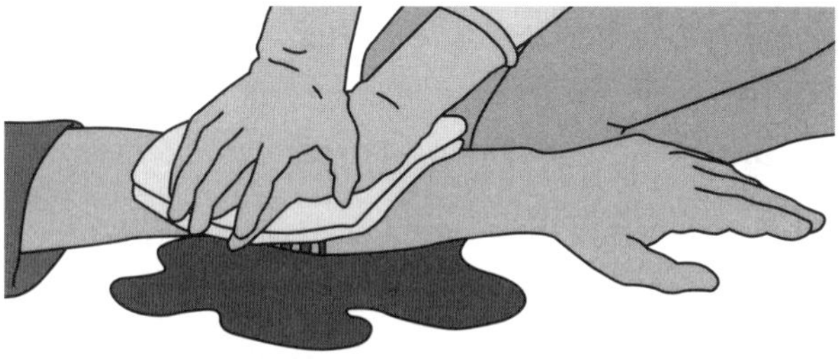

Fig. 2-19. *Presione fuerte y directamente sobre la herida que sangra; no disminuya la presión.*

5. Si es posible, levante la herida a una altura superior a la del nivel del corazón para disminuir el sangrado. Si la herida está en un brazo, pierna, mano o pie y no hay huesos rotos, eleve la extremidad y apoye la parte afectada sobre toallas u otro material absorbente.
6. Cuando el sangrado se encuentre bajo control, sujete bien las vendas para que se sostengan en su lugar. Revise si la persona presenta síntomas de shock (piel pálida, ritmo de respiración y pulso acelerado, baja presión sanguínea y sed extrema). Quédese con la persona hasta que llegue la ayuda.
7. Quítese los guantes y tírelos. Lávese muy bien las manos.
8. Reporte y documente el incidente apropiadamente.

Quemaduras

El cuidado de una quemadura depende de su profundidad, tamaño y ubicación. Las quemaduras pueden requerir ayuda de emergencia.

Tratamiento para quemaduras

Tratamiento para una quemadura menor:

1. Notifique a la enfermera de inmediato. Póngase guantes.
2. Utilice agua fría y limpia para reducir la temperatura de la piel y prevenir una lesión mayor. No use hielo o agua con hielo porque esto dañará aún más la piel. Humedezca una toallita limpia con agua fresca y colóquela sobre la quemadura.
3. Una vez que el dolor haya disminuido, usted puede cubrir el área con una gasa estéril y seca o con una venda limpia.
4. Quítese los guantes y tírelos. Lávese las manos.
5. Nunca utilice ningún tipo de ungüento, pomada o grasa en una quemadura.

Para quemaduras más serias:

1. Aleje a la persona de lo que ocasionó la quemadura. Si la ropa tiene fuego, pídale a la persona que se detenga, se acueste en el piso y ruede o use una sábana o una toalla para apagar las llamas. Protéjase usted de la fuente que ocasionó la quemadura.
2. Notifique a la enfermera de inmediato. Póngase guantes.
3. Revise si la persona está respirando, si tiene pulso o sangrado severo. Si la persona no está respirando y no tiene pulso, inicie el

procedimiento de CPR, si está entrenado y si tiene permitido hacerlo.

4. No utilice ningún tipo de ungüento, agua, pomada o grasa en la quemadura.
5. No trate de jalar ropa de las áreas quemadas. Cubra la quemadura con una gasa gruesa, seca y estéril, un trapito limpio o una sábana blanca limpia. Una compresa fría, insulada y seca se puede colocar por encima del vendaje. Tenga cuidado de no frotar el área afectada.
6. Pida a la persona que se acueste y eleve la parte afectada, si esto no causa más dolor.
7. Espere a que llegue la ayuda médica de emergencia.
8. Quítese los guantes y tírelos. Lávese las manos
9. Reporte y documente el incidente apropiadamente.

Desmayos

Los desmayos ocurren como resultado de una reducción del flujo sanguíneo, ocasionando pérdida del conocimiento. Los desmayos pueden ser el resultado de hambre, miedo, dolor, fatiga, de estar parado por mucho tiempo, mala ventilación, ciertos medicamentos, embarazo o demasiado calor. Los signos y síntomas del desmayo incluyen mareos, náuseas, transpiración, piel pálida, pulso débil, respiraciones profundas y obscurecimiento del campo visual.

Reaccionar ante los desmayos

1. Notifique a la enfermera de inmediato.
2. Pida a la persona que se acueste o se siente antes de que se desmaye.
3. Si la persona se encuentra sentada, ayúdele a que se doble hacia el frente (Fig. 2-20). Pídale que coloque su cabeza entre las rodillas, si puede hacerlo. Si la persona se encuentra acostada sobre su espalda, eleve las piernas.

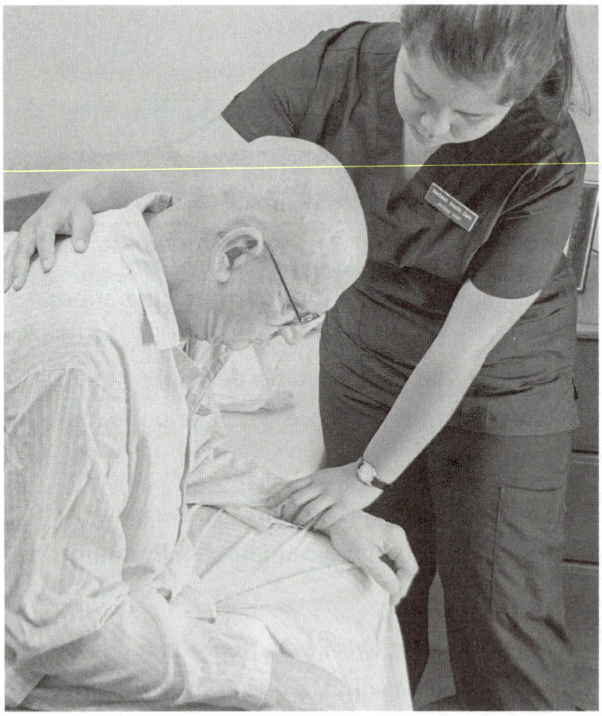

Fig. 2-20. *Pida a la persona que se doble hacia el frente si se encuentra sentada.*

4. Afloje cualquier ropa apretada.
5. Pida a la persona que se mantenga en esta posición por lo menos cinco minutos después de que hayan desparecido los síntomas.
6. Ayude a que la persona se levante lentamente. Continúe observando si presenta síntomas de desmayo. Quédese con la persona hasta que se sienta mejor. Si necesita ayuda, pero no puede dejar sola a la persona, utilice el botón de llamadas.
7. Si una persona se desmaya, bájela al piso o colóquela en una superficie plana. Colóquela acostada sobre la espalda. Eleve sus piernas de ocho a 12 pulgadas. Afloje cualquier ropa apretada. Revise si la persona está respirando. La persona debe recuperarse rápidamente, pero debe permanecer acostada por varios minutos. Reporte el incidente a la enfermera de inmediato.
8. Reporte y documente el incidente apropiadamente. Los desmayos pueden ser un signo de una condición médica más severa.

Reacción a la Insulina y Cetoacidosis Diabética

La reacción a la insulina y la cetoacidosis diabética son problemas de diabetes que pueden poner en riesgo la vida. La **reacción a la insulina**, o hipoglucemia, puede ser el resultado ya sea por tener demasiada insulina o por haber consumido muy poca comida. Esto ocurre cuando se administra insulina y la persona se salta una comida o no se come todos los alimentos requeridos. Incluso cuando se consume una cantidad regular de comida, la actividad física puede absorber rápidamente los alimentos causando que el cuerpo tenga demasiada insulina. El vómito y la diarrea también pueden ocasionar un shock insulínico en personas con diabetes.

Los primeros signos de reacción a la insulina incluyen sentirse débil o raro, tener nerviosismo, mareos y transpiración. Estos signos indican que el residente necesita comida en una forma en la que el cuerpo la pueda absorber rápidamente. Una cucharada de azúcar, un dulce o un vaso pequeño de jugo de naranja se debe consumir de inmediato. Un diabético siempre debe tener una fuente rápida de azúcar a la mano. La enfermera debe ser notificada de inmediato si el residente presenta signos de reacción a la insulina. Otros signos y síntomas incluyen:

- Hambre
- Debilidad
- Pulso rápido
- Dolor de cabeza
- Presión sanguínea baja
- Transpiración
- Piel húmeda y fría
- Confusión
- Temblores
- Nerviosismo
- Visión borrosa
- Entumecimiento de labios y lengua
- Pérdida del conocimiento

La **cetoacidosis diabética** (**DKA por sus siglas en inglés**), o hiperglucemia, es causada por tener muy poca insulina. Esto puede ser el resultado de una diabetes no diagnosticada, de no tener insulina, de no tomar suficiente insulina, de comer demasiado, de no hacer suficiente ejercicio, por infección o por tener estrés físico o emocional. Los signos del inicio de una cetoacidosis diabética, incluyen aumento de sed u orina, dolor abdominal, respiración dificultosa o profunda y aliento dulce o frutal. Notifique a la enfermera de inmediato si el residente presenta signos de DKA. Otros signos y síntomas incluyen los siguientes:

- Hambre
- Dolor de cabeza
- Debilidad
- Pulso débil y rápido
- Presión sanguínea baja
- Piel seca
- Mejillas sonrojadas
- Mareos
- Náusea y vómito
- Falta de aire o un residente que se sofoca y que no puede alcanzar el aliento
- Pérdida del conocimiento

El capítulo 4 tiene más información sobre la diabetes.

Convulsiones

Las convulsiones son contracciones involuntarias y, en ocasiones, violentas de los músculos. Pueden involucrar una parte pequeña del cuerpo o todo el cuerpo. Las convulsiones son causadas por una anormalidad en el cerebro. Pueden ocurrir en niños pequeños que tienen fiebre alta. También pueden presentar convulsiones los niños mayores y las personas adultas que tienen una enfermedad seria, fiebre, que tienen alguna lesión en la cabeza o que sufren de algún padecimiento de convulsiones como lo es la epilepsia.

La meta principal durante una convulsión es asegurarse que el residente se encuentre seguro. Durante una convulsión, una persona puede sacudirse severamente, aventar los brazos y piernas sin control, puede apretar la quijada, babear y no poder deglutir. La mayoría de las convulsiones duran poco tiempo.

Reaccionar ante las convulsiones

1. Observe qué hora es. Póngase guantes.
2. Baje a la persona al piso. Afloje la ropa para ayudar con la respiración. Trate de voltear la cabeza de la persona hacia un lado para reducir el riesgo de asfixia. Tal vez no sea posible hacer esto durante una convulsión violenta.
3. Pida a alguien que llame a la enfermera de inmediato o utilice el botón de llamadas. No deje a la persona sola a menos de que deba hacerlo para pedir asistencia médica.
4. Aleje los muebles para prevenir lesiones. Si tiene una almohada cerca, colóquela debajo de la cabeza de la persona.
5. No trate de controlar a la persona ni trate de detener la convulsión.
6. No introduzca nada entre los dientes de la persona a la fuerza. No coloque sus manos en la boca del residente por ninguna razón. Usted podría ser mordido.
7. No brinde a la persona líquidos ni alimentos
8. Cuando termine la convulsión, anote el tiempo. Suavemente voltee a la persona sobre su costado izquierdo si no sospecha que tenga alguna lesión en la cabeza, cuello o médula espinal. Esto reduce el riesgo de asfixia con vómito o saliva. Si la persona empieza a asfixiarse, pida ayuda de inmediato. Revise si la persona tiene respiración y pulso adecuado. Inicie el procedimiento de CPR si la persona no respira y no tiene pulso y si usted está entrenado y tiene permiso para hacerlo. No realice CPR durante una convulsión.
9. Quítese los guantes y tírelos. Lávese las manos.
10. Reporte y documente el incidente apropiadamente, incluyendo el tiempo que duró la convulsión.

CVA o Embolia

Un **accidente cerebrovascular** (**CVA por sus siglas en inglés**), o embolia, ocurre cuando se bloquea el abastecimiento de sangre a alguna parte del cerebro o cuando un vaso sanguíneo gotea o se rompe dentro del cerebro. La respuesta rápida ante las sospechas de embolia es de suma importancia. Los exámenes y tratamientos necesitan brindarse dentro de un periodo corto de tiempo después de que comenzó la embolia. El tratamiento temprano puede reducir la gravedad de la embolia.

Un **ataque de isquemia transitorio** (**TIA por sus siglas en inglés**) es un signo de advertencia de un CVA. Es el resultado de una falta temporal de oxígeno en el cerebro. Los síntomas pueden durar hasta 24 horas, incluyendo dificultad para hablar, debilidad en un lado del cuerpo, pérdida temporal de la vista y hormigueo o entumecimiento. Estos síntomas no deben ser ignorados, se deben reportar de inmediato a la enfermera.

Los signos de que está ocurriendo una CVA incluyen:

- Debilidad, entumecimiento o parálisis facial, especialmente en un solo lado de la cara
- Debilidad o entumecimiento de brazos o piernas, especialmente en un solo lado
- Habla inaudible o dificultad para hablar
- Uso de palabras inapropiadas
- Incapacidad para entender las palabras orales o escritas

- Enrojecimiento de la cara
- Respiración ruidosa
- Mareos
- Visión borrosa
- Problemas para caminar, pérdida del equilibrio
- Zumbido en los oídos
- Dolor de cabeza severo
- Náusea/vómito
- Convulsiones
- Pérdida del control de la vejiga y de los intestinos
- Parálisis en un lado del cuerpo
- Presión sanguínea elevada
- Pulso bajo
- Pérdida del conocimiento

Además de los síntomas antes mencionados, las mujeres pueden presentar los siguientes síntomas:

- Dolor en la cara, brazos y piernas
- Hipo
- Debilidad
- Dolor en el pecho
- Falta de aliento
- Palpitaciones

El capítulo 4 presenta más información sobre las CVAs.

Vómito

El vómito, o **émesis**, es el hecho de expulsar el contenido del estómago por la boca y/o por la nariz. Esto puede ser un signo de una enfermedad o una lesión seria. Debido a que una NA tal vez no sepa cuándo va a vomitar un residente, quizás no tenga tiempo de explicar lo que va a realizar y de reunir las cosas con anticipación. La NA debe hablar con el residente amablemente para tranquilizarlo mientras que le ayuda a limpiarse. Debe decirle al residente lo que está haciendo para ayudarlo.

Reaccionar ante el vómito

1. Notifique a la enfermera de inmediato.
2. Póngase guantes.
3. Asegúrese que la cabeza se encuentra hacia arriba o hacia un lado. Coloque una vasija para émesis debajo de la barbilla. Remuévala cuando el vómito se haya detenido.
4. Remueva la ropa de cama o la ropa del residente que esté sucia y deje a un lado. Remplace con ropa o sábanas limpias.
5. Si los ingresos y egresos (I&O por sus siglas en inglés) del residente están siendo monitoreados (capítulo 7), mida y anote la cantidad del vómito.
6. Deseche el vómito en el inodoro a menos de que esté rojo, tenga sangre, tenga el aspecto de café molido húmedo o si el vómito incluye medicamento/pastillas. Si observa estos síntomas, muéstrelo a la enfermera antes de desecharlo. Una vez que se deshaga del vómito, lave, seque y almacene la vasija.
7. Quítese los guantes y tírelos.
8. Lávese las manos.
9. Póngase guantes limpios.
10. Tranquilice al residente. Límpiele la cara y la boca (Fig. 2-21). Acomode al residente en una posición cómoda. Ofrezca agua y brinde cuidado bucal. Esto ayuda a quitar el sabor del vómito en la boca.
11. Coloque la ropa de cama sucia en los contenedores apropiados.
12. Quítese los guantes y tírelos.
13. Lávese las manos otra vez.

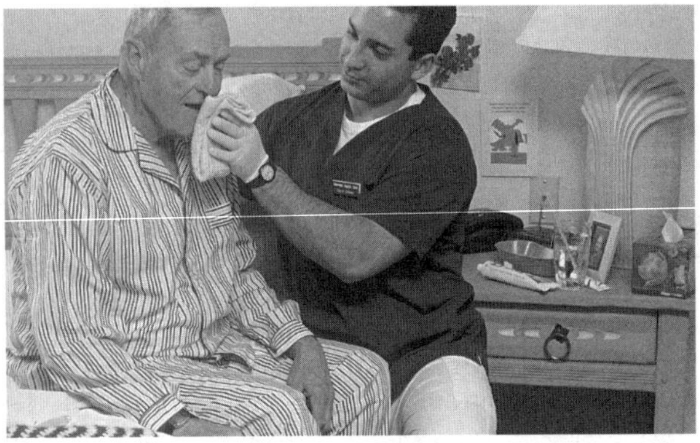

Fig. 2-21. Esté tranquilo y brinde palabras de consuelo cuando ayude a un residente que haya vomitado.

14. Reporte y documente el incidente apropiadamente. Documente la hora, la cantidad, el color, el olor y la consistencia del vómito.

6. Describir y demostrar las prácticas para la prevención de infecciones

El **control de infecciones** es el término que se usa para los métodos utilizados en las instituciones de cuidado para prevenir y controlar la propagación de enfermedades. Ésta es una responsabilidad de todos los integrantes del equipo de cuidado. Los asistentes de enfermería deben conocer y seguir las reglas y los procedimientos para el control de infecciones de la institución donde trabajen. Éstas políticas ayudan a proteger a los empleados, a los residentes y a las demás personas de contraer enfermedades.

Un **microorganismo** (**MO por sus siglas en inglés**) es un organismo o una cosa viviente que es tan pequeño que solamente se puede ver con un microscopio. Un **microbio** es otro nombre que se le da a un microorganismo. Los microorganismos siempre están presentes en el ambiente. Las **infecciones** ocurren cuando microorganismos dañinos, llamados **patógenos**, invaden al cuerpo y se multiplican.

Existen dos tipos principales de infecciones: las infecciones localizadas y las infecciones sistemáticas. Una **infección localizada** está limitada a una parte específica del cuerpo y tiene síntomas locales, lo que significa que está cerca del lugar de la infección; por ejemplo, si una herida se infecta, el área alrededor de la herida se puede poner roja, caliente y dolorosa. Una **infección sistemática** afecta todo el cuerpo, viaja por el flujo sanguíneo y se propaga por todo el cuerpo, causando síntomas generales como fiebre, escalofríos o confusión mental o presión sanguínea más baja de lo normal.

Un tipo de infección que puede ser localizada o sistemática es una infección adquirida en un hospital, antes conocida como infección nosocomial. Una **infección adquirida en un hospital** (**HAI por sus siglas en inglés**) es una infección que se adquiere en una institución que brinda cuidado para la salud mientras que se recibe cuidado médico. Dichas instalaciones incluyen hospitales, instituciones de cuidado a largo plazo y centros de cirugía ambulatoria, entre otros.

Prevenir la propagación de infecciones es importante. Para entender la manera de prevenir una enfermedad, ayuda mucho primero entender cómo se propaga. La **cadena de infección** es una manera de describir cómo se transmiten las enfermedades de un ser viviente a otro (Fig. 2-22). Las definiciones y los ejemplos de cada uno de los seis eslabones en la cadena de infección son:

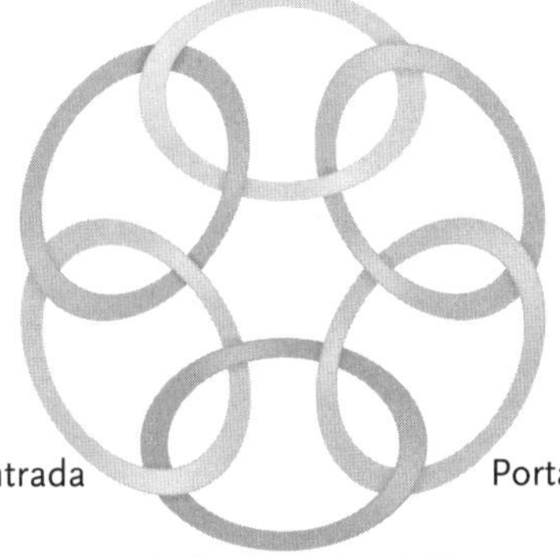

Fig. 2-22. La cadena de infección.

Eslabón 1: El **agente causal** es un microorganismo patogénico que causa una enfermedad. Los agentes causales incluyen bacteria, virus, hongos y parásitos. La flora normal son los microorganismos que viven dentro y en el cuerpo, pero que no causan daño siempre y cuando permanezcan dentro o en dicha área en particular. Cuando entran en una parte diferente del cuerpo, pueden causar una infección.

Eslabón 2: Un **reservorio** es el lugar donde vive y crece el patógeno. Un reservorio puede ser una persona, un animal, una planta, la tierra o una sustancia. Los microorganismos crecen mejor en lugares húmedos, templados y oscuros donde la comida esté presente. Algunos microorganismos necesitan oxígeno para sobrevivir; otros no. Algunos ejemplos de reservorios incluyen los pulmones, la sangre y el intestino grueso.

Eslabón 3: El **portal de salida** es cualquier abertura del cuerpo en una persona infectada que permite que los patógenos salgan (Fig. 2-23). Estos portales incluyen la nariz, la boca, los ojos o una cortada en la piel.

Eslabón 4: El **modo de transmisión** describe la manera en que el patógeno viaja. La transmisión puede ocurrir por el aire, por contacto directo o por contacto indirecto. El **contacto directo** sucede al tocar a una persona infectada o a las secreciones de una persona infectada. El **contacto indirecto** es el resultado de tocar algo que fue contaminado por la persona infectada, como una aguja, una venda o un pañuelo desechable. La ruta principal de transmisión de enfermedades dentro de las instalaciones para el cuidado son las manos de los trabajadores del cuidado de la salud.

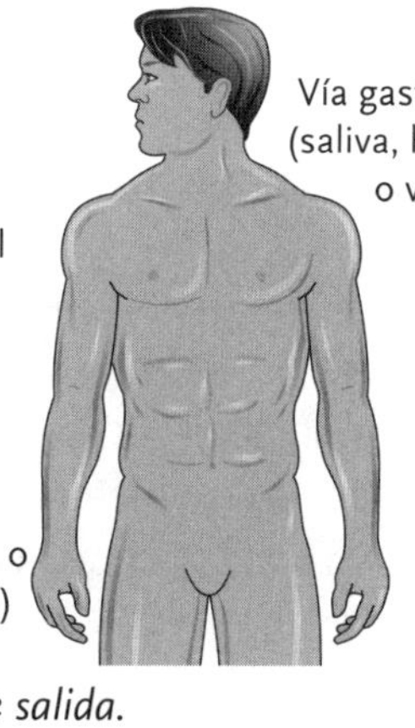

***Fig. 2-23.** Portales de salida.*

Eslabón 5: El **portal de entrada** es cualquier abertura del cuerpo de una persona que no está infectada y que permite que entren los patógenos (Fig. 2-24). Esto incluye la nariz, la boca, los ojos y otras membranas mucosas, cortadas en la piel o la piel agrietada. Las **membranas mucosas** son las membranas que recubren las cavidades del cuerpo que abren hacia la parte externa del cuerpo. Estas incluyen las membranas que recubren la boca, la nariz, los ojos, el recto y los genitales.

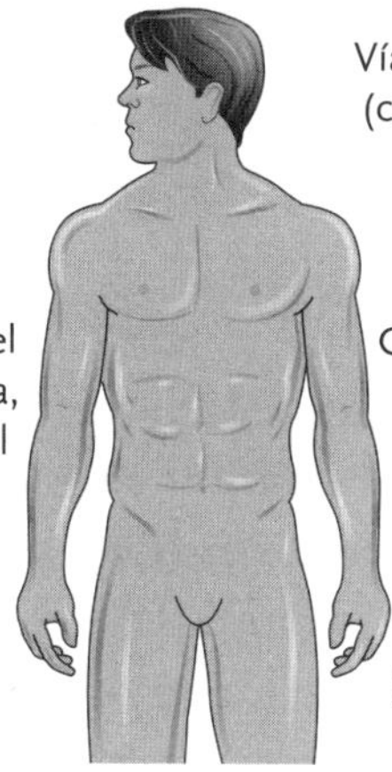

***Fig. 2-24.** Portales de entrada.*

Eslabón 6: Un **huésped susceptible** es una persona que no está infectada que podría enfermarse. Algunos ejemplos son todos los trabajadores del cuidado de la salud y cualquier persona bajo su cuidado que no esté ya infectada con esa enfermedad en particular.

Si uno de estos eslabones en la cadena de infección se rompe, entonces la propagación de la infección se detiene. Las prácticas de prevención de infecciones ayudan a detener que los patógenos viajen (Eslabón 4) y que lleguen a las manos, nariz, ojos, boca, piel, etc., de la persona (Eslabón 5). Las vacunas (Eslabón 6) reducen las posibilidades de que la persona se contagie de enfermedades como la hepatitis B y la influenza.

La **transmisión** (conducto o transferencia) de la mayoría de las enfermedades **infecciosas** puede ser bloqueada siguiendo las prácticas de prevención de infecciones apropiadas, como el lavado de manos. El lavado de manos es la manera más importante de detener la propagación de infecciones. Todos los proveedores del cuidado deben lavarse las manos con frecuencia.

El lavado de manos es una parte de la **asepsia médica**. La asepsia médica se refiere a las medidas utilizadas para reducir y prevenir la propagación de patógenos. La asepsia médica se utiliza en todas las instituciones de cuidado para la salud. La **asepsia quirúrgica**, o técnica estéril, es el estado de estar libre de todos los microorganismos, no sólo de patógenos. La asepsia quirúrgica se utiliza para muchos tipos de procedimientos, como el de cambiar catéteres.

Precauciones estándares y precauciones basadas en la transmisión

Las agencias del gobierno estatal y federal tienen normas y leyes sobre la prevención de infecciones. Los **Centros para la Prevención y el Control de Enfermedades** (**CDC por sus siglas en inglés**) (página de internet: cdc.gov) forman una agencia del gobierno a cargo del Departamento de Salud y de Servicios Humanos (HHS por sus siglas en inglés) (página de Internet: hhs.gov). Esta agencia emite información para proteger la salud de las personas y de la comunidad. Promueve la salud pública, así como la prevención y el control de enfermedades, lesiones y discapacidades por medio de la educación.

En 1996, el CDC recomendó un nuevo sistema de control de infecciones para reducir el riesgo de contraer enfermedades infecciosas en los lugares donde se brinda cuidado para la salud. Este sistema ha sido actualizado varias veces desde entonces. Existen dos niveles de precauciones dentro del sistema de control de infecciones: las precauciones estándares y las precauciones basadas en la transmisión.

Seguir las **precauciones estándares** significa tratar a toda la sangre, a todos los fluidos corporales, a toda la piel no intacta (como abrasiones, espinillas o úlceras abiertas) y a todas las membranas mucosas (recubrimiento de la boca, nariz, ojos, recto o genitales) como si estuvieran infectados. Los fluidos del cuerpo incluyen saliva, **esputo** (la flema que se arroja al toser), orina, heces fecales, semen, secreciones vaginales, pus u otro drenaje de heridas y vómito; sin incluir el sudor.

Las precauciones estándares se deben seguir con cada residente. Esto promueve la seguridad. Una NA no puede saber si los residentes tienen alguna enfermedad contagiosa como tuberculosis, hepatitis o influenza con sólo verlos.

Las precauciones estándares y las precauciones basadas en la transmisión son formas de detener la propagación de infecciones, ya que interrumpen el modo de transmisión. En otras palabras, estas normas no detienen a que una persona infectada expulse patógenos; sin embargo, al seguir estas normas, las NA ayudan a detener que dichos patógenos las infecten a ellas o a las personas bajo su cuidado:

- Las precauciones estándares se deben seguir con cada persona que esté bajo el cuidado de la NA.
- Las precauciones basadas en la transmisión varían en la manera en que una infección es transmitida. Cuando se indican, estas precauciones se utilizan **además de** las precauciones estándares. Este capítulo incluye más adelante información adicional sobre estas precauciones.

Guía de Procedimientos: Precauciones Estándares

G **Lávese las manos** antes de ponerse los guantes. Lávese las manos inmediatamente después de quitarse los guantes. Tenga cuidado de no tocar objetos limpios con los guantes usados.

G **Use guantes** si usted puede entrar en contacto con: sangre, fluidos o secreciones corporales, piel lastimada con abrasiones, acné, cortadas, puntadas, grapas o membranas mucosas. Dichos contactos ocurren cuando se brinda el cuidado bucal, la asistencia para ir al baño, el cuidado perineal, al ayudar con el cómodo de baño o urinal, al brindar cuidado en una ostomía, al limpiar los derrames, al limpiar las bacinicas, los urinales, los cómodos de baño y otros contenedores que hayan tenido fluidos corporales y al desechar los desperdicios.

- **Quítese los guantes** inmediatamente después de haber terminado con un procedimiento.
- **Lave de inmediato todas las superficies de la piel que se hayan contaminado** con fluidos corporales y sangre.
- **Use una bata desechable** que sea resistente a los fluidos corporales si usted puede entrar en contacto con la sangre o fluidos del cuerpo, o cuando exista la posibilidad de salpicado o rociado de sangre o fluidos del cuerpo.
- **Use mascarilla y guantes protectores** si existe la posibilidad de entrar en contacto con sangre o fluidos corporales o cuando exista la posibilidad de salpicado o rociado de sangre o fluidos corporales.
- **Use guantes y tenga precaución cuando maneje hojas de afeitar, agujas y otros objetos filosos.** Los **objetos filosos** son agujas u otros objetos puntiagudos. Deseche estos objetos con cuidado en un contenedor para material biopeligroso que sea resistente a las perforaciones. Los contenedores para material biopeligroso que se utilizan para los objetos puntiagudos están hechos de un material duro y resistente a las fugas. Estos contenedores están claramente etiquetados y advierten sobre el peligro de su contenido (Fig. 2-25).
- **Nunca intente poner una tapa en agujas o inyecciones después de usarlas. Puede encajarse una.** Deséchelas en un contenedor para material biopeligroso especial para objetos filosos.
- **Evite cortadas o heridas** cuando rasure a los residentes.

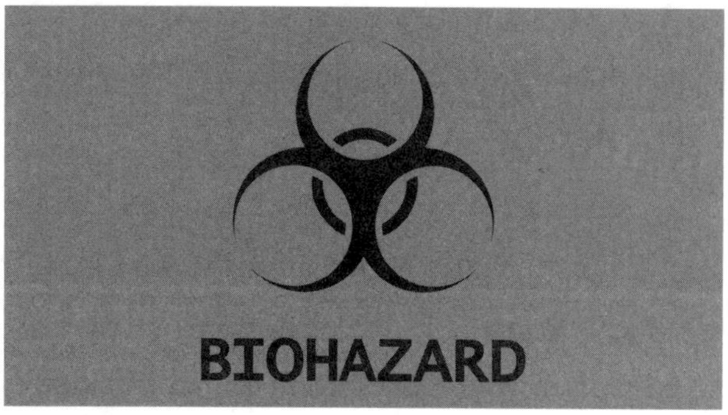

Fig. 2-25. *Esta etiqueta indica que el material es potencialmente infeccioso.*

- **Coloque cuidadosamente en bolsas a todos los materiales contaminados.** Deséchelos de acuerdo con las reglas de la institución.
- **Etiquete claramente los fluidos corporales que están guardados como especímenes** con el nombre del residente, fecha de nacimiento, número de habitación, fecha y una etiqueta indicando que contiene material biopeligroso. Manténgalos en un contenedor con tapa. Colóquelos en una bolsa para transportación de especímenes biopeligrosos, de ser necesario.
- **Deseche los desperdicios contaminados de acuerdo con la política de la institución.** Los desperdicios que contienen sangre o fluidos corporales son considerados desperdicios biopeligrosos. Los desperdicios líquidos usualmente pueden ser desechados por medio del sistema de drenaje regular, siempre y cuando el desperdicio no se salpique, rocíe o disperse al tirarlo. Se debe usar el PPE apropiado, seguido de la eliminación y del lavado de manos apropiado. Siga las instrucciones de la institución.

Las asistentes de enfermería deben practicar las precauciones estándares con todas las personas bajo su cuidado sin importar su estatus de infección. Esto reduce considerablemente el riesgo de transmitir infecciones.

Las asistentes de enfermería utilizan sus manos constantemente mientras trabajan. Los microorganismos están en todo lo que ellas tocan. La manera más común de propagación de infecciones adquiridas en una instalación donde se brinda cuidado para la salud (HAI por sus siglas en inglés) es por las manos de los empleados de la institución. El lavado de manos es la cosa más importante que las NA pueden hacer para prevenir la propagación de enfermedades.

La CDC ha definido la **higiene de las manos** como lavarse las manos con jabón simple o jabón antiséptico y agua, así como utilizar desinfectantes para las manos a base de alcohol (usualmente conocidos como *gel antibacterial para las manos*) incluyendo gel, enjuagues y espumas que no requieren el uso de agua.

Los desinfectantes para las manos con base de han demostrado ser efectivos para reducir las bacterias en la piel; sin embargo, no sustituyen el lavado apropiado de las manos. Cuando las manos estén visiblemente sucias, siempre se deben lavar con jabón antimicrobiano y agua. Un agente **antimicrobiano** destruye, resiste o previene el desarrollo de patógenos. Una vez que las manos ya están limpias, se pueden utilizar los desinfectantes a base de alcohol además del lavado de las manos, siempre que las manos no se encuentren visiblemente sucias. Cuando se utilice un desinfectante con base de alcohol, se deben frotar las manos hasta que el producto se seque por completo. Usar una loción humectante para las manos puede ayudar a prevenir que la piel se reseque y se agriete.

Las NA deben evitar usar anillos mientras trabajan. Los anillos pueden incrementar el riesgo de contaminación. Las uñas de las manos deben estar cortas, lisas y limpias. No se deben usar uñas postizas (artificiales) o extensiones porque albergan bacterias e incrementan el riesgo de contaminación. Las NA deben lavarse las manos en las siguientes situaciones:

- En cuanto lleguen al trabajo
- Siempre que las manos estén visiblemente sucias
- Antes y después de tener contacto con los residentes, así como al atender a otro residente
- Antes de ponerse guantes y después de quitárselos
- Después de tener contacto con cualquier fluido corporal, membrana mucosa, piel no intacta o vendajes
- Después de manejar artículos contaminados
- Después de estar en contacto con los objetos en la habitación de un residente (ambiente del cuidado)
- Antes y después de tocar las bandejas de comida y/o de manejar comida
- Antes y después de darle de comer a los residentes
- Antes de tomar ropa de cama limpia
- Después de tocar basura o desperdicios
- Después de recoger cualquier cosa del piso
- Antes y después de usar el baño
- Después de sonarse la nariz, toser o estornudar en las manos
- Antes y después de comer
- Después de fumar
- Después de tocar áreas de su cuerpo, como la boca, cara, ojos, cabello, oídos o nariz
- Antes y después de ponerse maquillaje
- Después de tener contacto con mascotas y con los artículos de limpieza de las mascotas
- Antes de salir de la institución

Lavado de manos (higiene de las manos)

Equipo: jabón, toallas de papel.

1. Abra la llave del lavabo. Mantenga su ropa seca.
2. Moje las manos y muñecas completamente (Fig. 2-26).

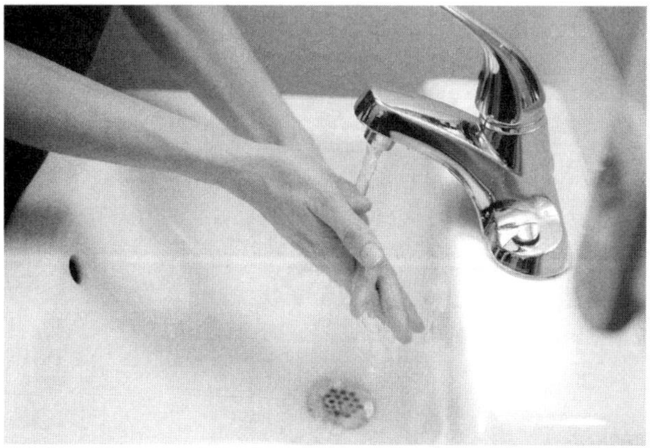

Fig. 2-26. *Sosteniendo los brazos en un ángulo hacia abajo, humedezca las manos y las muñecas completamente.*

3. Aplique jabón en las manos.
4. Sostenga sus manos más abajo que los codos con las yemas de los dedos hacia abajo. Frote las manos juntas con los dedos entre ellos para crear una capa de jabón. Enjabone todas las superficies de las muñecas, manos y dedos utilizando fricción por lo menos 20 segundos (Fig. 2-27).
   Enjabonar las manos y usar fricción liberan los aceites de la piel y permiten que los patógenos sean enjuagados.

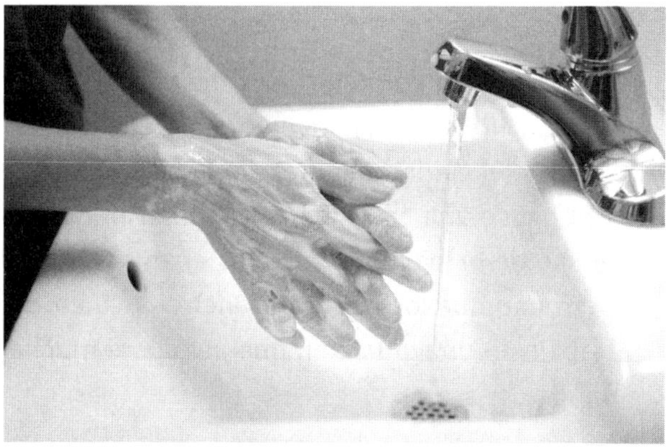

Fig. 2-27. *Usando fricción por lo menos 20 segundos, forme una capa de jabón en todas las superficies de los dedos y de las manos.*

5. Limpie sus uñas frotándolas en la palma de su otra mano.
   La mayoría de los patógenos de las manos se encuentran debajo de las uñas.
6. Sostenga sus manos más abajo que sus codos y las yemas de los dedos hacia abajo. Teniendo cuidado de no tocar el lavabo, enjuague por completo con agua corriente. Enjuague todas las superficies de las muñecas, manos y dedos. Deje correr el agua de sus muñecas hacia las yemas de los dedos. No permita que el agua corra de la parte de su brazo que no ha sido lavado hacia las manos limpias.
   El agua debe correr de la parte más limpia hacia la más sucia. Las muñecas son las más limpias y las yemas de los dedos son las más sucias.
7. Utilice una toalla de papel seca y limpia para secar todas las superficies de sus manos, muñecas y dedos. No pase la toalla por los antebrazos que no fueron lavados y luego limpie sus manos. Tire la toalla en el bote de la basura sin tocar el contenedor. Si sus manos tocan el lavabo o el bote de basura, vuelva a empezar.
8. Utilice una toalla de papel seca y limpia para cerrar la llave del lavabo (Fig. 2-28). Tire la toalla de papel en el bote de la basura. No contamine sus manos tocando la superficie del lavabo o la llave del lavabo.
   Las manos se volverán a contaminar si usted toca las llaves o el lavabo sucio con las manos limpias.

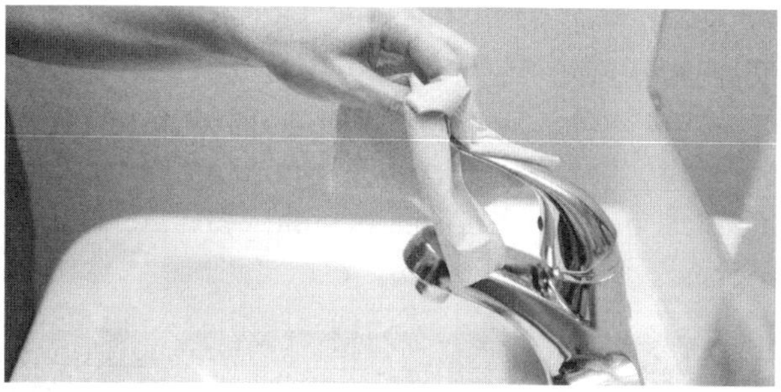

Fig. 2-28. *Utilice una toalla de papel seca y limpia para cerrar la llave del lavabo para que no contamine sus manos.*

Equipo de Protección Personal

El **equipo de protección personal** (**PPE por sus siglas en inglés**) es el equipo que ayuda a proteger a los empleados de enfermedades o lesiones serias que se presentan como resultado de estar en contacto con peligros en el lugar de trabajo. En las instituciones de cuidado para la salud, el PPE ayuda a proteger a las asistentes de enfermería de tener contacto con material potencialmente infeccioso. Los empleadores son responsables de brindar a las NA el PPE apropiado que deben usar.

El equipo de protección personal incluye batas, mascarillas, lentes, protectores faciales y guantes. Las batas protegen la piel y/o la ropa; las mascarillas protegen la boca y nariz; los lentes protegen los ojos; los protectores faciales protegen toda la cara (boca, nariz y ojos) y los guantes protegen las manos. El equipo que los proveedores del cuidado utilizan con mayor frecuencia son los guantes.

El equipo de protección personal se debe utilizar si la NA podría entrar en contacto con fluidos del cuerpo, membranas mucosas o heridas abiertas. Las asistentes de enfermería deben usar, o **ponerse**, batas, mascarilla, lentes y protectores faciales cuando exista la posibilidad de rociado o salpicado de fluidos corporales o sangre.

Las batas limpias y no estériles protegen la piel expuesta. También evitan que la ropa se ensucie. Las batas deben cubrir completamente el torso. Deben quedar cómodamente sobre el cuerpo y tener mangas largas que queden bien ajustadas en la muñeca. Cuando terminen con un procedimiento, las NA deben remover, o **quitarse**, la bata tan pronto como sea posible y lavarse las manos.

Cómo usar (ponerse) y remover (quitarse) la bata

1. Lávese las manos.
2. Abra la bata. Sosténgala frente a usted y permita que la bata se abra. No la sacuda (Fig. 2-29). Con la abertura de la bata hacia atrás, coloque sus brazos adentro de cada manga.
3. Amarre la abertura del cuello.
4. Extendiéndose por atrás, jale la bata hasta que cubra la ropa por completo y amarre la bata por la cintura (Fig. 2-30).

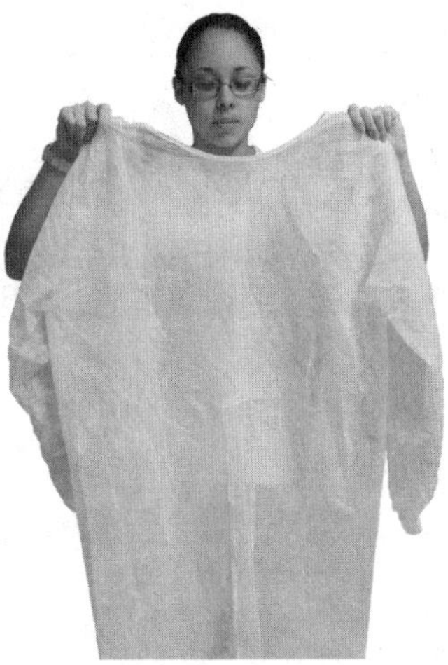

Fig. 2-29. *Permita que la bata se abra sin sacudirla.*

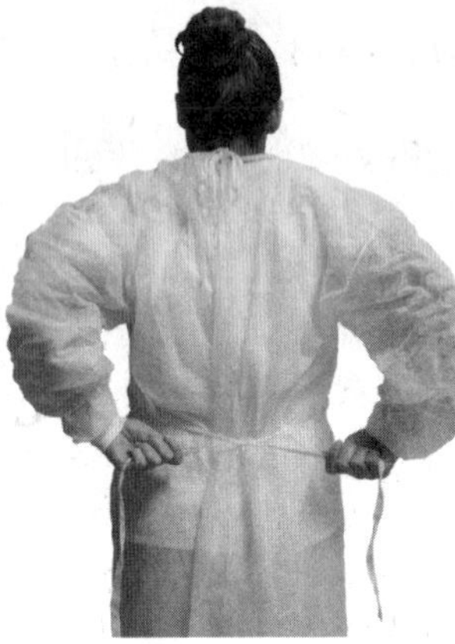

Fig. 2-30. *Extendiéndose por atrás, amarre la bata por la cintura.*

5. Utilice la bata sólo una vez y después quítesela y tírela. Si la bata se moja o ensucia durante el cuidado, quítesela. Revise su ropa y póngase una bata nueva. La OSHA requiere el uso de batas impermeables –batas que no permitan que los líquidos penetren– cuando trabaje en una situación que involucre mucha sangre.
6. Póngase los guantes después de ponerse la bata. Los puños de los guantes deben colocarse sobre los puños de la bata (Fig. 2-31).

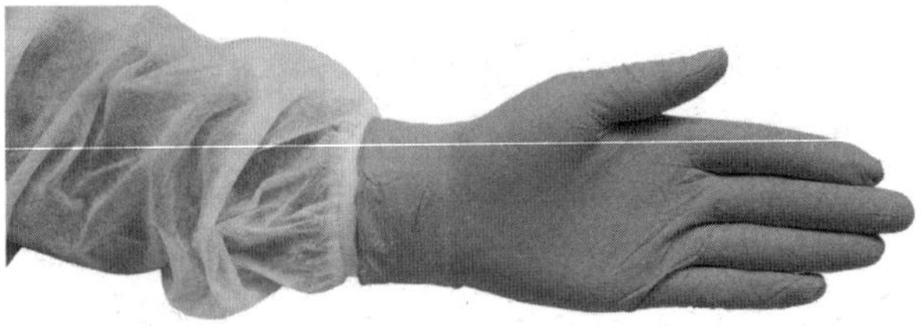

Fig. 2-31. *Los puños de los guantes deben colocarse sobre los puños de la bata.*

7. Cuando se quite una bata, quítese los guantes y tírelos apropiadamente (revise el procedimiento para hacer esto más adelante en este capítulo). Desamarre la bata del cuello y de la cintura. Quítesela sin tocar la parte externa de la bata y enróllela con el lado sucio hacia adentro mientras la aleja de su cuerpo. Tire la bata apropiadamente y lávese las manos.
Enrollar la superficie más sucia hacia adentro, reduce el riesgo de contaminación.

Las mascarillas se deben utilizar al brindar cuidado a residentes con enfermedades respiratorias. También se deben utilizar cuando existe la posibilidad de entrar en contacto con sangre o fluidos corporales. En algunas ocasiones, es necesario utilizar mascarillas especiales (respiradores) para ciertas enfermedades, como tuberculosis (TB). Las mascarillas deben cubrir por completo la nariz y boca para prevenir la penetración de fluidos. Las mascarillas deben quedar bien ajustadas sobre la nariz y boca. Las NA siempre deben cambiar su mascarilla cuando atiendan a otro residente; nunca deben usar la misma mascarilla de un residente a otro. Los lentes protectores brindan protección para los ojos. Se utilizan cuando existe la posibilidad de rociado o salpicado de sangre o fluidos corporales hacia el área de los ojos o hacia los ojos. Los anteojos solos no brindan la protección apropiada. Los lentes protectores deben quedar bien ajustados cubriendo el área alrededor de los ojos o de los anteojos.

Cómo usar (ponerse) la mascarilla y los lentes protectores

1. Lávese las manos.
2. Tome la mascarilla por las cuerdas elásticas o tiras superiores. No toque la mascarilla en la parte donde toca su cara.
3. Jale las tiras elásticas sobre su cabeza o, si la mascarilla tiene tiras, amarre las tiras superiores primero y luego las inferiores. Nunca use una mascarilla que cuelgue únicamente de las tiras inferiores. Las mascarillas siempre deben estar secas; de lo contrario, se deben remplazar.
4. Presione bien la tira metálica que se encuentra en la parte superior de la mascarilla (si acaso tiene) alrededor de su nariz para que quede bien sujetada (Fig. 2-32).

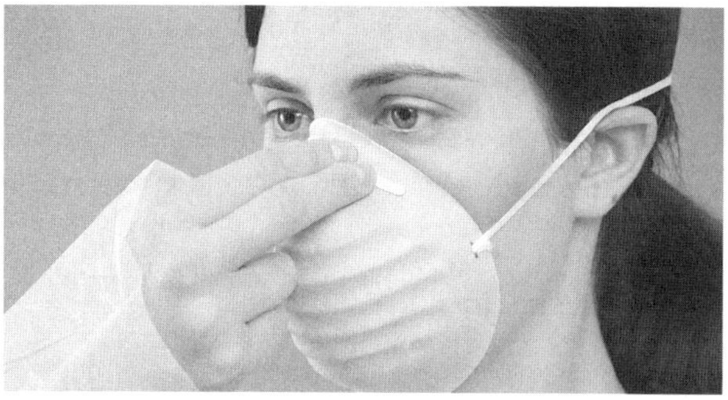

Fig. 2-32. *Ajuste la tira metálica hasta que la mascarilla quede bien sujetada alrededor de su nariz.*

5. Póngase los lentes protectores sobre sus ojos o anteojos. Utilice la banda para sujetarlos bien a su cabeza. Asegúrese que estén bien ajustados.
6. Póngase los guantes después de ponerse la mascarilla y los lentes protectores.

Cuando necesite protección adicional para la piel (si es parte de la política de la institución), se puede utilizar un protector facial como sustituto de la mascarilla o lentes protectores. El protector facial debe cubrir desde la frente hasta debajo de la barbilla y abarca los lados de su cara. La banda ayuda a sujetarlo bien a la cabeza.

Las instituciones tienen políticas (reglas) y procedimientos específicos sobre cuándo utilizar guantes. Las NA deben aprenderse y seguir estas reglas. Siempre deben usar guantes al realizar las siguientes tareas:

- En cualquier situación donde una NA pueda entrar en contacto con sangre o cualquier otro fluido corporal, heridas abiertas o membranas mucosas

- Cuando realice o ayude con el cuidado bucal o con el cuidado de cualquier membrana mucosa
- Cuando realice o ayude con el **cuidado del área perineal** (el cuidado del área de los genitales y el ano)
- Cuando realice cuidado personal en un residente que tiene **piel no intacta** – piel que está afectada por abrasiones, cortadas, sarpullido, acné, espinillas, lesiones, incisiones quirúrgicas o furúnculos
- Cuando ayude con el cuidado personal y la NA tenga úlceras abiertas o cortadas en sus manos
- Cuando rasure a un residente
- Cuando quite ropa de cama, batas, vendas y almohadillas sucias
- Cuando toque superficies o equipo que esté visiblemente contaminado o que pueda estar contaminado

Los guantes limpios no estériles generalmente son adecuados. Pueden ser de vinil, látex o nitrilo; sin embargo, algunas personas son alérgicas al látex. Una NA debe informar al enfermero si es alérgica al látex; de ser así, se le brindarán guantes alternos. También debe informar al enfermero siempre que tenga la piel seca, abierta o agrietada. Las áreas de la piel no intactas se deben cubrir con vendas o gasas antes de ponerse guantes. Los guantes le deben quedar cómodamente ajustados en las manos; no deben quedarle muy flojos ni muy apretados.

Los guantes desechables se usan únicamente una vez. No se pueden lavar ni volver a usar. Los guantes se deben cambiar inmediatamente si se ensucian, se rompen o se dañan. Los guantes también se deben cambiar antes de entrar en contacto con membranas mucosas o piel abierta. Después de quitarse los guantes, la NA debe lavarse las manos antes de volverse a poner guantes nuevos.

Cómo usar (ponerse) los guantes

1. Lávese las manos.
2. Si usted es diestro, deslice un guante en su mano izquierda (haga lo contrario si es zurdo).
3. Usando la mano que tiene guante, deslice la otra mano dentro del segundo guante.
4. Entrelace los dedos para quitar los dobleces y para que se ajusten cómodamente.
5. Revise con cuidado si los guantes tienen rasgaduras, agujeros o manchas. Remplace el guante, de ser necesario.
6. Si utiliza una bata, jale los puños de los guantes para colocarlos encima de las mangas de la bata (Fig. 2-33).

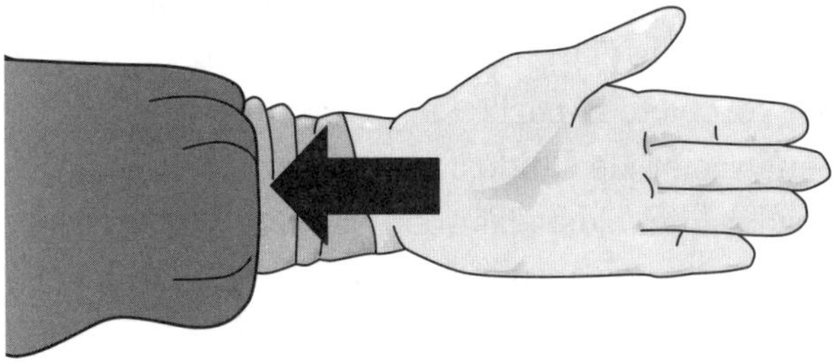

Fig. 2-33. *Ajuste los guantes hasta que estén acomodados encima las mangas de la bata.*

Los guantes se deben quitar inmediatamente después de haberlos usado y antes de cuidar a otro residente. El NA debe lavarse las manos. Los guantes se utilizan para evitar que la piel se contamine. Después de brindar el cuidado, los guantes están contaminados. Si el NA abre una puerta con una mano que tiene guantes, la perilla de la puerta se contamina. Después, cualquier persona que abra la puerta sin guantes estará tocando la superficie contaminada. Antes de tocar superficies o de salir de la habitación del residente, la NA debe quitarse los guantes y lavarse las manos. Después, se debe poner guantes limpios, de ser necesario.

Cómo remover (quitarse) los guantes

1. Toque únicamente la parte exterior de un guante; con una mano que tenga guante, agarre el otro guante en la parte de la palma de la mano y jale para quitárselo (Fig. 2-34).

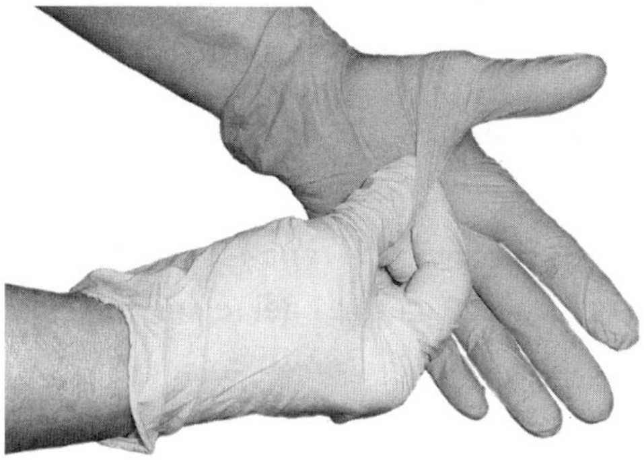

Fig. 2-34. *Agarre el guante en la parte de la palma de la mano y jale para quitárselo.*

2. Con las yemas de los dedos de la mano que tiene el guante puesto, sostenga el guante que se acaba de quitar. Con la mano sin guante, extienda dos dedos por debajo del puño del guante restante a la altura de la muñeca. Tenga cuidado de no tocar ninguna parte externa de los guantes (Fig. 2-35).
   La parte externa del guante está contaminada.

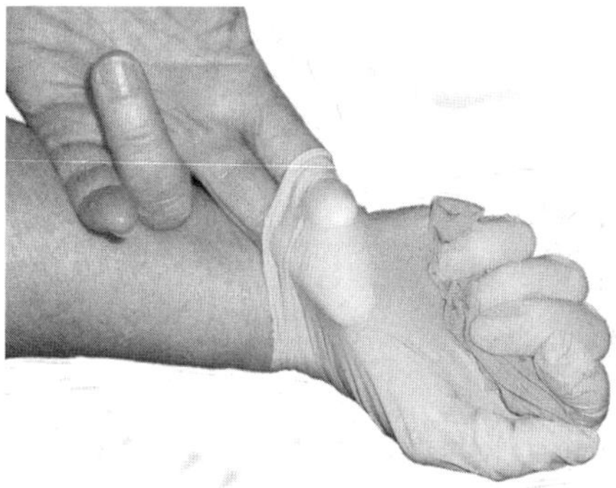

Fig. 2-35. *Agarre la parte interna del guante a la altura de la muñeca, sin tocar ninguna parte externa del guante.*

3. Jale hacia abajo, volteando el guante de adentro hacia afuera y encima del primer guante, mientras que se lo quita.
4. Usted ahora debe estar sosteniendo un guante por su parte interna limpia. El otro guante debe estar de adentro de éste.
5. Tire ambos guantes en el contenedor apropiado sin que usted se contamine.
6. Lávese las manos.

Este es el orden correcto que la NA debe seguir cuando se ponga (use) PPE:

1. Lavarse las manos.
2. Ponerse la bata.
3. Ponerse la mascarilla.
4. Ponerse los lentes o el protector facial.
5. Ponerse los guantes

Este es el orden correcto que la NA debe seguir cuando se quite (remueva) el PPE:

1. Quitarse y tirar los guantes.
2. Quitarse y tirar los lentes o el protector facial.
3. Quitarse y tirar la bata.
4. Quitarse y tirar la mascarilla.
5. Lavarse las manos. El lavado de manos siempre es el paso final después de remover y desechar el PPE.

Manejo del Equipo y de la Ropa de Cama

En el cuidado de la salud, un objeto se considera **limpio** si no ha sido contaminado con patógenos. Un objeto que está **sucio** ha sido contaminado con patógenos. Las instituciones tienen habitaciones o áreas especiales para el equipo, la ropa de cama y los materiales. Existen habitaciones separadas para los artículos que son considerados limpios y para artículos que son considerados sucios o contaminados. Las NA serán informadas sobre dónde se encuentran dichas habitaciones, así como qué tipo de equipo y de artículos se encuentran en cada una de estas habitaciones. Las NA deben realizar el lavado de manos antes de entrar a las habitaciones de artículos limpios y antes de salir de las habitaciones de artículos sucios. Esto ayuda a prevenir la propagación de patógenos.

Guía de Procedimientos: Manejo de Equipo, Ropa y Ropa de Cama

G Maneje todo el equipo de manera que prevenga

- El contacto con la piel/membranas mucosas
- La contaminación de su ropa
- La transferencia de enfermedades a otros residentes o áreas

G No utilice el equipo reusable de nuevo hasta que haya sido apropiadamente reprocesado y esté limpio. La **esterilización** es una medida de limpieza que destruye todos los microorganismos, incluyendo los patógenos. Utiliza vapor bajo presión, vapor seco o químicos o en forma de gas o líquido para esterilizar. Los artículos que necesitan ser esterilizados son los que van directamente hacia el flujo sanguíneo o hacia otras áreas del cuerpo que normalmente son áreas estériles (por ejemplo, instrumentos quirúrgicos). La **desinfección** es un proceso que mata patógenos, pero que no los destruye a todos. Reduce el conteo de patógenos a un nivel que generalmente no es considerado infeccioso. La desinfección se realiza por medio de pasteurización o de químicos germicidas. Algunos ejemplos de artículos que usualmente son desinfectados son tanques de oxígeno reusables, brazaletes montados en la pared para tomar la presión sanguínea y cualquier equipo del cuidado para residentes que sea reusable.

G Deseche de manera apropiada todo el equipo que sea desechable o de un sólo uso. El equipo **desechable** se tira después de usarse una vez. Los rastrillos desechables y los termómetros desechables son algunos ejemplos de equipo desechable.

G Limpie y desinfecte

- Todas las superficies ambientales
- Las camas, barandales de cama y todo el equipo de cama
- Todas las superficies que son tocadas con frecuencia (como las perillas de las puertas y los botones de llamadas)

G Maneje, transporte y procese la ropa de cama y la ropa sucia de manera que evite

- La exposición a membranas mucosas y piel
- La contaminación de ropa (sostenga la ropa de cama y la ropa del residente lejos de su uniforme) (Fig. 2-36)
- Transferencia de enfermedades a otros residentes y a otras áreas (no sacuda la ropa de cama ni la ropa del residente; doble o enrolle la ropa de cama sucia de manera que la parte más sucia se encuentre en la parte de adentro; no coloque la ropa de cama sucia en el piso)

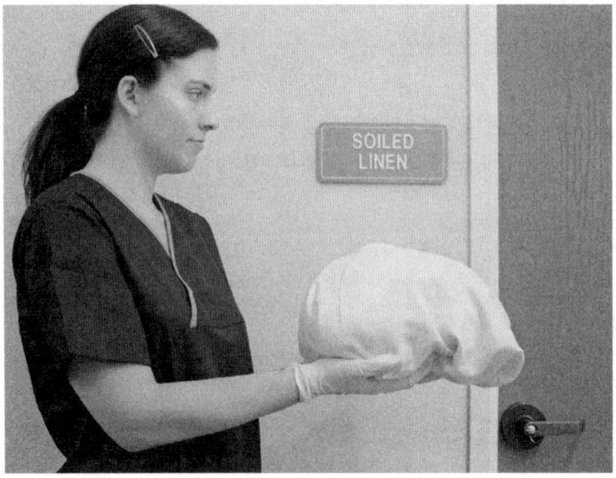

Fig. 2-36. *Sostenga y cargue la ropa de cama sucia lejos de su uniforme.*

G Coloque la ropa de cama sucia en una bolsa en el lugar de origen.

G Clasifique la ropa de cama sucia lejos de las áreas de cuidado del residente.

G Coloque la ropa de cama húmeda en bolsas impermeables.

El capítulo 7 incluye más información sobre artículos de limpieza y equipo de limpieza.

Derrames

Los derrames pueden ser un riesgo de infección serio y pueden poner a los residentes y a los empleados en riesgo de caídas. Las asistentes de enfermería deben limpiar los derrames utilizando el equipo y los productos adecuados.

Guía de Procedimientos: Limpieza de Derrames que Involucran Sangre, Fluidos Corporales o Vidrio

- **G** Póngase guantes antes de comenzar. En algunos casos es mejor utilizar guantes industriales.
- **G** Primero absorba el derrame con el producto que se utilice en la institución; puede ser un polvo absorbente.
- **G** Recoja todo el derrame absorbido y deséchelo en un contenedor designado.
- **G** Aplique el desinfectante apropiado en el área del derrame y permita que se permanezca húmedo por al menos 10 minutos.
- **G** Limpie los derrames de inmediato con la solución de limpieza apropiada.
- **G** No recoja con sus manos ninguna pieza de vidrio roto, sin importar qué tan grande esté. Utilice un recogedor y una escoba u otras herramientas.
- **G** La basura que contenga vidrio quebrado, sangre o fluidos corporales debe ser colocada apropiadamente en bolsas. La basura que contenga sangre o fluidos corporales necesita ser colocada en una bolsa especial para material biopeligroso. Siga las reglas de la institución.

Precauciones basadas en la Transmisión

Estas precauciones se utilizan al brindar cuidado a personas que están infectadas o que se sospecha que están infectadas con alguna enfermedad. A estas precauciones se les conoce como **precauciones basadas en la transmisión**. Cuando así se indica, estas precauciones se utilizan además de las precauciones estándares. Estas precauciones siempre estarán mencionadas en el plan de cuidado y en la hoja de asignaciones. Seguir estas precauciones fomenta la seguridad de la NA y la seguridad de los demás.

Existen tres categorías para las precauciones basadas en la transmisión:

- Precauciones para transmisión por aire
- Precauciones para transmisión por gotas
- Precauciones para transmisión por contacto

La categoría que debe utilizar depende del tipo de enfermedad y de la manera en que se propaga hacia las demás personas. También se pueden utilizar en combinación para enfermedades que tienen múltiples rutas de transmisión.

Las precauciones para transmisión por aire se siguen para enfermedades que pueden ser transmitidas, o propagadas, por el aire después de ser expulsadas (Fig. 2-37). Los patógenos son tan pequeños que se pueden pegar a la humedad en el aire y pueden permanecer flotando por algún tiempo. Para cierto cuidado, puede ser requerido que las NA utilicen máscaras especiales, como las máscaras N-95 o HEPA, para evitar que se infecten. Algunas enfermedades de transmisión aérea incluyen tuberculosis, sarampión y varicela.

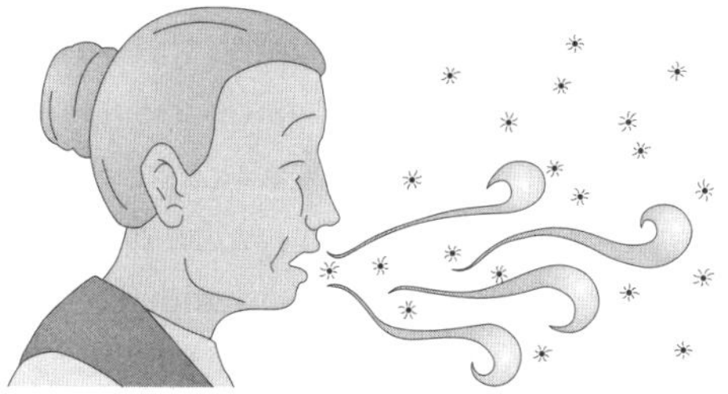

Fig. 2-37. *Las precauciones para transmisión por aire se utilizan para enfermedades que se pueden transmitir por el aire.*

Las precauciones para transmisión por gotas se siguen para las enfermedades que se propagan por gotas suspendidas en el aire. Las gotas usualmente no viajan más de seis pies. Toser, estornudar, hablar, reír o succionar pueden esparcir gotas (Fig. 2-38). Las precauciones para la transmisión por gotas incluyen utilizar una mascarilla facial durante el cuidado y restringir visitas de personas no infectadas. Los residentes deben usar mascarillas cuando se trasladen de una habitación a otra, de ser posible. Las NA deben cubrir su nariz y boca con un pañuelo desechable al estornudar o toser y deben pedirles a los demás que hagan lo mismo. Los pañuelos desechables usados se deben tirar en el contenedor de basura más cercano, no se deben colocar en el bolsillo de la ropa para usarlos después. Si no hay pañuelos desechables disponibles, las NA deben toser o estornudar en la manga superior o en el codo, no en las manos. Deben lavarse las manos inmediatamente después. Un ejemplo de una enfermedad transmitida por gotas son las paperas.

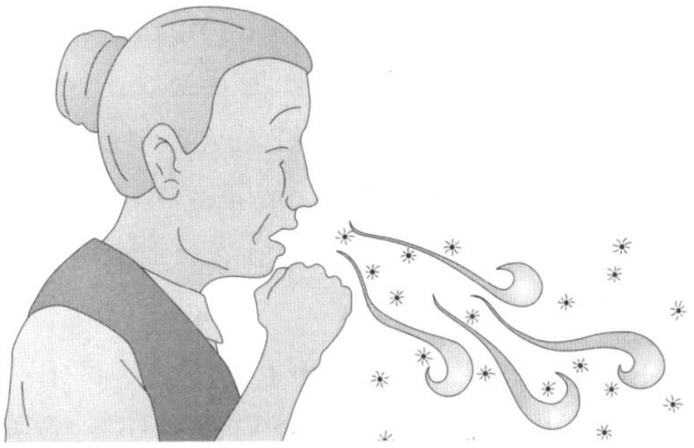

Fig. 2-38. *Las precauciones para transmisión por gotas se siguen cuando los microorganismos que causan la enfermedad no se quedan en el aire.*

Las precauciones para transmisión por contacto se siguen cuando existe riesgo de transmitir o de contraer un microorganismo al tocar un objeto o una persona infectada (Fig. 2-39). La conjuntivitis (ojo rojo) y la infección de la bacteria *Clostridium difficile* son algunos ejemplos de situaciones donde se deben seguir las precauciones para transmisión por contacto. La transmisión puede ocurrir por contacto de piel a piel durante traslados o durante el baño. Las precauciones para transmisión por contacto incluyen usar PPE y aislar al residente. Requieren el lavado de manos con jabón antimicrobiano y no tocar las superficies infectadas con manos sin guantes o superficies no contaminadas con guantes contaminados.

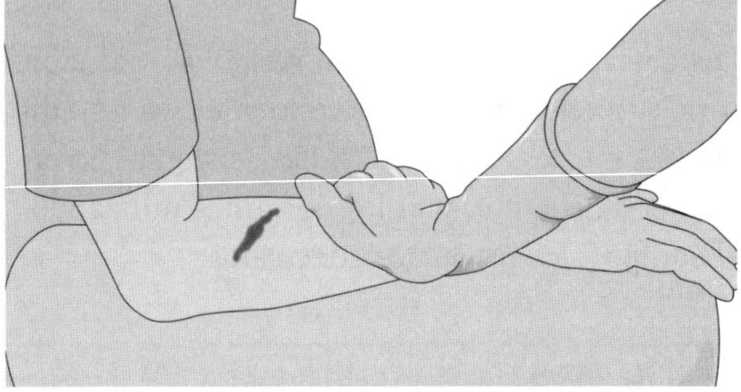

Fig. 2-39. *Las precauciones de transmisión por contacto se siguen cuando la persona se encuentra en riesgo de transmitir un microorganismo al tocar un objeto o una persona infectada.*

El personal comúnmente hace referencia sobre los residentes que necesitan las precauciones basadas en la transmisión como que están en aislamiento. Se debe colocar un letrero en la puerta de la habitación indicando *aislamiento* (*"isolation"* en inglés) o *Precauciones por Contacto* (*"Contact Precautions"* en inglés) y alertar a las personas de que deben hablar con a la enfermera antes de entrar a la habitación.

Guía de Procedimientos: Aislamiento

G Cuando así sea indicado, las precauciones basadas en la transmisión siempre se utilizan **además de** las precauciones estándares.

G A usted le indicarán el PPE apropiado que debe usar para el cuidado de cada residente que se encuentre en aislamiento. Asegúrese de ponerse el PPE de manera apropiada y de quitárselo de manera segura. Quítese el PPE y colóquelo en el contenedor apropiado antes de salir de la habitación del residente. El PPE no se puede usar afuera de la habitación del residente. Realice el lavado de manos después de quitarse equipo PPE y otra vez cuando salga de la habitación del residente. Además del área de lavado de manos dentro de la habitación del residente, puede haber dispensadores montados en la pared con gel desinfectante para manos con base de alcohol dentro de la habitación del residente, cerca de la puerta.

- No comparta equipo entre los residentes. Siempre que sea posible, utilice artículos desechables que se puedan tirar después de su uso. Utilice equipo dedicado (únicamente para usarse con un solo residente) cuando los artículos desechables no sean opción. Cuando utilice artículos desechables, tírelos en la habitación del residente antes de salir. Tenga cuidado de no contaminar equipo reusable colocándolo en los muebles o gabinetes de la habitación del residente. Cuando el residente ya no necesite las precauciones adicionales, deseche apropiadamente el equipo dedicado, de ser requerido. Si el equipo dedicado se va a utilizar con otros residentes, se debe limpiar y desinfectar después de su uso.
- Utilice el PPE apropiado, de ser indicado, cuando sirva alimentos y bebidas. No deje al descubierto alimentos que no hayan sido ingeridos en la habitación del residente. Cuando el residente haya terminado de comer, llévese la bandeja de la comida al área apropiada.
- Siga las precauciones estándares cuando remueva desechos corporales. Utilice guantes cuando toque o maneje los desechos. Utilice batas y lentes protectores cuando así se indique. Los desechos se deben tirar de manera que minimice la posibilidad de rociado o salpicado.
- Si requiere tomar un espécimen de un residente que está en aislamiento, utilice el PPE apropiado. Tome la muestra y colóquela en el contenedor apropiado sin que la parte externa del contenedor entre en contacto con el espécimen. Remueva apropiadamente su PPE y tírelo en la habitación. Realice el lavado de manos antes de salir de la habitación. Entregue el espécimen a la enfermera.
- Los residentes necesitan sentir que los empleados de la institución entienden lo ellos que están viviendo. Escuche lo que los residentes dicen. Tome tiempo para platicar con ellos sobre las cosas que los preocupan. Asegure a los residentes que la enfermedad es la que está en aislamiento, no la persona. Explique porqué se están tomando estos pasos. Informe al enfermero sobre cualquier solicitud que se encuentre fuera de sus obligaciones de la práctica.

Enfermedades Infecciosas Comunes

Los **patógenos transmitidos por la sangre** son microorganismos que se encuentran en la sangre humana que pueden causar infección y enfermedad en los humanos. Los patógenos también se pueden encontrar en fluidos corporales, en heridas que drenan y en membranas mucosas. Las enfermedades que se llevan en la sangre pueden ser transmitidas por sangre infectada que entra al flujo sanguíneo, por semen o secreciones vaginales infectadas que entran en contacto con membranas mucosas. Tener relaciones sexuales con alguien que tiene la enfermedad también puede transmitir una enfermedad que se lleva en la sangre. El contacto sexual incluye tener coito (vaginal y anal), tener contacto de la boca con los genitales o el ano y tener contacto de las manos con el área genital. Utilizar una aguja para inyectar drogas y compartir las agujas también puede transmitir enfermedades que se llevan en la sangre. Adicionalmente, las madres infectadas pueden transmitir estas enfermedades a sus bebés en la matriz o en el momento del parto.

En el cuidado de la salud, el contacto con sangre o con ciertos fluidos corporales infectados es la manera más común de infectarse con una enfermedad transmitida por la sangre. Las infecciones pueden propagarse por medio del contacto con sangre, con fluidos corporales contaminados, con agujas u otros objetos puntiagudos contaminados o con materiales o equipo contaminado. Las precauciones estándares, el lavado de manos, el aislamiento y usar el equipo PPE son métodos para prevenir la transmisión de enfermedades transmitidas por la sangre. La ley requiere que los empleadores ayuden a prevenir la exposición a los patógenos transmitidos por la sangre. Seguir las precauciones estándares y los otros procedimientos ayuda a que los proveedores del cuidado se protejan contra enfermedades que son transmitidas por la sangre.

Las enfermedades principales que son transmitidas por la sangre en los Estados Unidos son el Síndrome de Inmunodeficiencia Adquirida (AIDS por sus siglas en inglés) y la hepatitis de la familia viral. El capítulo 4 presenta más información sobre AIDS.

La **hepatitis** es una inflamación en el hígado causada por ciertos virus y otros factores, como abuso de alcohol, algunos medicamentos y traumatismos. La función del hígado puede ser dañada de manera permanente por la hepatitis y puede ocasionar otras enfermedades crónicas que duran toda la vida. Varios virus diferentes pueden causar hepatitis. Los tipos más comunes de hepatitis son la A, B y C. La hepatitis B y C son enfermedades transmitidas por la sangre que pueden causar la muerte.

La hepatitis B (HBV por sus siglas en inglés) se contagia por contacto sexual, por compartir agujas infectadas y de una de su madre a su bebé durante el parto. También se propaga por estar expuesto en el trabajo por medio de contacto accidental con agujas infectadas, con otros objetos puntiagudos o por rociado de sangre. El HBV es una amenaza para los trabajadores de la salud. Los empleadores deben ofrecer a las NA una vacuna gratis para protegerlas contra la Hepatitis B. La vacuna HBV puede prevenir la hepatitis B. La prevención es la mejor opción cuando se trata de esta enfermedad. Las NA deben ponerse la vacuna cuando se las ofrezcan. La hepatitis C (HCV por sus siglas en inglés) también es transmitida por la sangre o fluidos corporales y posiblemente por contacto sexual. No existe vacuna para la hepatitis C.

Otras infecciones serias incluyen:

Tuberculosis, o **TB**, es una enfermedad del pulmón altamente contagiosa causada por una bacteria que se transporta en gotas mucosas suspendidas en el aire. Cuando una persona infectada con TB habla, tose, respira, canta, ríe o estornuda puede liberar gotas mucosas que llevan la enfermedad. La TB usualmente infecta los pulmones causando tos, dificultad para respirar, fiebre, pérdida de peso y fatiga (Fig. 2-40). Usualmente, la TB puede ser curada tomando todos los medicamentos prescritos; sin embargo, si no recibe tratamiento puede causar la muerte.

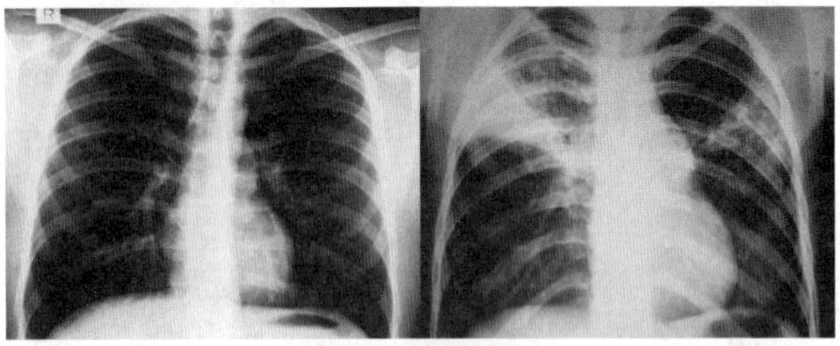

Fig. 2-40. *Una radiografía normal de pulmones se muestra en la fotografía izquierda y una radiografía de pulmones con TB se muestra en la derecha.*

Los síntomas de la TB incluyen tos prolongada, dolor en el pecho, toser sangre o esputo, fatiga, pérdida del apetito, pérdida de peso, escalofríos, fiebre y sudoraciones nocturnas.

Cuando las NA cuiden residentes que tienen TB, deben seguir las precauciones estándares y las precauciones para transmisión por aire. Deben utilizar equipo personal de protección como se indique; así como mascarillas especiales, como la N95, filtro de partículas de aire de alta eficiencia (HEPA por sus siglas en inglés) u otras mascarillas. Las NA deben tener cuidado cuando manejen esputo. Los residentes serán colocados en una habitación especial con aislamiento por infección transmitida por el aire (AIIR por sus siglas en inglés), (también conocida como *habitación de presión negativa o cuarto de aislamiento del bacilo de la Tuberculosis* [AFB por sus siglas en inglés]). La puerta de este tipo de habitación no se debe de abrir o cerrar rápidamente porque jala aire contaminado de la habitación hacia el pasillo. La puerta debe permanecer cerrada tanto como sea posible. Las NA deben seguir los procedimientos de aislamiento, si así se indica. Deben ayudar al residente a recordar que deben tomarse todo el medicamento recetado. El no hacerlo es un factor muy importante para propagar la TB.

El *estafilococo dorado* resistente a la meticilina (**MRSA** por sus siglas en inglés) es una infección resistente a los antibióticos que se adquiere con frecuencia en instituciones del cuidado de la salud. Este tipo de MRSA también es conocida como *HA-MRSA*, que significa MRSA asociada con hospitales por sus siglas en inglés. El *estafilococo dorado* resistente a la meticilina asociado con la comunidad (CA-MRSA por sus siglas en inglés) es un tipo de infección MRSA que ocurre en personas que no han estado en una institución de cuidado de la salud recientemente y que no tienen algún diagnostico anterior de MRSA. Con frecuencia, el CA-MRSA se manifiesta con infecciones de la piel, como forúnculos o espinillas. Este tipo de infección se está volviendo más común.

La bacteria MRSA casi siempre se transmite por contacto físico con personas infectadas. Esto significa que si una persona tiene MRSA en su piel, especialmente en las manos, y toca a alguien más, puede transmitir la bacteria MRSA. La transmisión también ocurre por contacto indirecto al tocar objetos como sábanas o vendajes de heridas contaminadas por una persona que tiene MRSA.

Las NA pueden ayudar a prevenir la infección de MRSA practicando la higiene apropiada. El lavado de manos, usando jabón y agua tibia, es la medida más importante para controlar la propagación de MRSA. Las cortadas y abrasiones se deben mantener limpias y cubiertas con vendajes apropiados (por ejemplo, vendajes adhesivos) hasta que hayan sanado. Se debe evitar el contacto con las heridas de otras personas o con material que está contaminado por heridas.

VRE es un *enterococo* resistente a la vacomicina. El *enterococo* es una bacteria que vive en el tracto digestivo y genital. Normalmente, no causa problemas en las personas sanas. La vacomicina es un antibiótico fuerte utilizado en el tratamiento de infecciones bacterianas. El *esterococo* resistente a la vancomicina es una bacteria que ha desarrollado resistencia a antibióticos como resultado de estar expuesto a la vacomicina. La bacteria VRE se transmite por contacto directo e indirecto.

Las infecciones de VRE usualmente son difíciles de tratar y pueden requerir tomar muchos medicamentos. Las infecciones VRE pueden causar infecciones que amenazan con la vida de aquellas personas que tienen sistemas inmunes débiles -como las personas más jóvenes, los más viejos y los que están muy enfermos. Prevenir el VRE es mucho más fácil que darle tratamiento. Las NA deben lavarse las manos con frecuencia y utilizar el equipo PPE como se indique. Es posible que los artículos tengan que ser desinfectados. Dicha información debe mencionarse en el plan de cuidado.

La infección ***clostridium difficile*** es comúnmente conocida como ***C-diff*, *C. difficile***. Es una bacteria que forma esporas, la cual puede ser parte de la flora intestinal normal. Cuando la flora intestinal normal es alterada, la *C. difficile* puede florecer en el tracto intestinal y producir una toxina que causa diarrea con agua. Los enemas, la inserción del tubo nasogástrico y la cirugía del tracto GI incrementan el riesgo de una persona de desarrollar la infección. El uso excesivo de antibióticos también puede alterar la flora intestinal normal e incrementar el riesgo de desarrollar la bacteria *C. difficile*. Esta bacteria también puede causar colitis, una condición intestinal más seria.

Cuando se libera al ambiente, la bacteria *C. difficile* puede formar esporas que son muy difíciles de matar. Estas esporas pueden ser transportadas en las manos de las personas que tienen contacto directo con residentes infectados o con superficies ambientales (pisos, cómodos de baño, inodoros, etc.) contaminadas con la bacteria *C. difficile*. Tocar un objeto contaminado con *C. difficile* puede transmitir la infección. La gel de manos en base de alcohol no son considerados efectivos contra el C. *difficile*. Se debe utilizar agua y jabón cada vez que se realice la higiene de manos.

El lavado apropiado de las manos con agua y jabón es vital para prevenir la propagación de enfermedades. El manejo apropiado de desperdicios contaminados puede ayudar a prevenir la propagación. Limpiar las superficies con desinfectantes apropiados, como cloro, también puede ayudar. Limitar el uso de antibióticos ayuda a reducir el riesgo de desarrollar la bacteria C. *difficile*.

Responsabilidades del Empleador y del Empleado

Las responsabilidades de los empleadores para la prevención de infecciones incluyen:

- Establecer procedimientos para prevenir infecciones y un plan de control de exposición para proteger a los trabajadores.
- Brindar educación continua en el servicio sobre la prevención de infecciones, incluyendo patógenos transmitidos por aire y por sangre, así como actualizaciones sobre estándares nuevos de seguridad.
- Tener procedimientos escritos que se deben seguir si se expone a una infección, incluyendo tratamiento médico y planes para prevenir una situación similar.
- Brindar equipo de protección personal (PPE por sus siglas en inglés) para que los empleados lo usen y enseñarles cuándo y cómo usarlo de manera apropiada.
- Brindar la vacuna gratis para la hepatitis B para todos los empleados.

Las responsabilidades de los empleados para prevenir infecciones incluyen las siguientes:

- Seguir las precauciones estándares.
- Seguir todas las reglas y los procedimientos de la institución.
- Seguir las asignaciones y los planes de cuidado.
- Utilizar el PPE brindado de la manera indicada o apropiada.
- Tomar ventaja de la vacuna gratis contra la hepatitis B.
- Reportar de inmediato cualquier exposición a infecciones.
- Participar en los programas anuales de educación para la prevención de infecciones.

3

Entendiendo a los Residentes

1. Identificar las necesidades básicas del ser humano

Las personas tienen diferentes genes, apariencias físicas, procedencias culturales, edades, y posiciones sociales o financieras; sin embargo, todos los humanos tienen las mismas necesidades físicas básicas:

- Comida y agua
- Protección y refugio
- Actividad
- Dormir y descansar
- Comodidad, especialmente libertad del dolor

Las personas también tienen **necesidades psicosociales**, las cuales involucran interacción social, emociones, intelecto y espiritualidad. Aunque las necesidades psicosociales no son tan fáciles de definir como las necesidades físicas, las necesidades psicosociales incluyen las siguientes:

- Amor y afecto
- Aceptación de los demás
- Seguridad
- Confianza en sí mismo e independencia en la vida diaria
- Contacto con otras personas (Fig. 3-1)
- Éxito y autoestima

La salud y el bienestar afectan la manera en que las necesidades psicosociales son satisfechas. La frustración y el estrés ocurren cuando las necesidades básicas no son satisfechas. Esto puede tener como consecuencia miedo, ansiedad, enojo, agresión, alejamiento de los demás, indiferencia y depresión. El estrés también puede causar problemas físicos que pueden eventualmente causar alguna enfermedad.

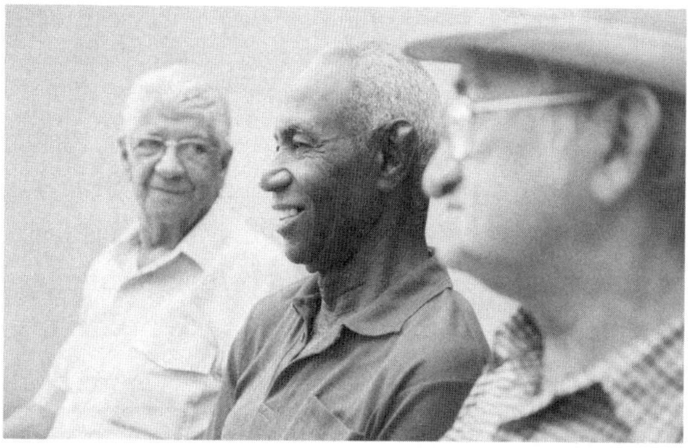

Fig. 3-1. *La interacción con otras personas es una necesidad psicosocial básica. Las asistentes de enfermería pueden animar a los residentes a pasar tiempo con amigos o familiares. El contacto social es importante.*

Abraham Maslow fue un investigador del comportamiento humano. Él escribió sobre las necesidades físicas y psicosociales y las acomodó en orden de importancia. Él pensaba que las necesidades físicas deben satisfacerse antes de poder satisfacer las necesidades psicosociales. Su teoría se llama *La Jerarquía de las Necesidades definida por Maslow* (Fig. 3-2).

Los humanos son seres sexuales y continúan teniendo necesidades sexuales durante toda su vida. Los impulsos sexuales no terminan debido a la edad ni por ser admitidos en una institución de cuidado. La habilidad de tomar parte en actividades sexuales, como el coito y la masturbación, continúan a menos de que se presenten alguna lesión o enfermedad que no lo permita. **Masturbación** significa tocar o frotar los órganos sexuales para brindarse a sí mismo o a otra persona el placer sexual.

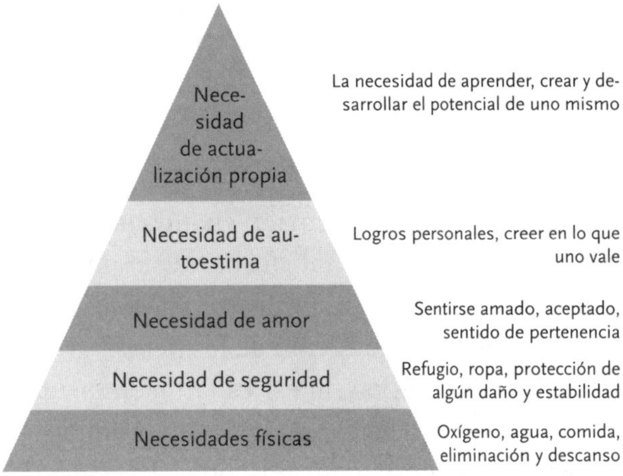

Fig. 3-2. *La Jerarquía de las Necesidades definida por Maslow es un modelo desarrollado por Abraham Maslow para mostrar la manera en que las necesidades físicas y psicológicas son acomodadas en orden de importancia.*

Los residentes tienen el derecho de escoger la manera de expresar su sexualidad. En todas las edades, existe una variedad de comportamientos sexuales. Esto también aplica para los residentes.

Guía de Procedimientos: Respetar las Necesidades Sexuales

- **G** Siempre toque la puerta o anúnciese antes de entrar a la habitación de los residentes. Escuche y espere una respuesta antes de entrar.
- **G** Si usted se encuentra con una situación sexual entre adultos con consentimiento mutuo, brinde privacidad y salga de la habitación.
- **G** Sea abierto y no critique las actitudes sexuales de los residentes.
- **G** Respete la orientación sexual de los residentes. Sin importar cuál sea su opinión personal ni sus creencias religiosas sobre la sexualidad, siempre trate a los residentes con respeto. Recuerde que, primero y principalmente, cada residente es un ser humano. La identidad sexual sólo es una parte de la experiencia del residente.
- **G** Respete los letreros de *No Molestar* ("*Do not disturb*" en inglés). Sea sensible a las necesidades de privacidad.
- **G** No considere la expresión de la sexualidad de los adultos mayores como algo repugnante o tierno. Esa actitud es inapropiada y priva a los residentes de su derecho de dignidad y respeto.

Derechos de los Residentes

Abuso Sexual

Los residentes deben ser protegidos de acercamientos sexuales no deseados. Si una NA observa abuso sexual, debe mover al residente de esa situación y llevarlo a un lugar seguro. La NA debe reportarlo de inmediato al enfermero.

Ayudar a los residentes a satisfacer sus necesidades espirituales puede ayudarles a sobrellevar una enfermedad o discapacidad. La espiritualidad es un área sensible. Las NA no deben ofender a los residentes juzgando o tratando de imponer sus creencias en los residentes.

Guía de Procedimientos: Respetar las Necesidades Espirituales

- **G** Aprenda sobre las religiones o las creencias de los residentes. Escuche con atención lo que los residentes tienen que decir.
- **G** Respete las decisiones de los residentes de participar o de abstenerse a participar en los rituales relacionados con los alimentos.
- **G** Si los residentes son religiosos, promueva la participación en los servicios religiosos.
- **G** Respete todos los artículos religiosos.

- Reporte a la enfermera (o trabajador social) si un residente expresa la necesidad de ver a una persona del clero.
- Permita privacidad para las visitas del clero.
- Si se lo piden, lea en voz alta materiales religiosos. Si usted se siente incómodo haciéndolo, busque a algún empleado que lo pueda hacer.
- Si un residente se lo pide, ayude a encontrar los recursos espirituales disponibles en el área. Busque en Internet información sobre sobre iglesias, sinagogas y otras casas de alabanza. Usted también puede mencionar esta solicitud al enfermero o al trabajador social.
- Usted nunca debe hacer lo siguiente:
    - Tratar de cambiar la religión de alguien
    - Decirle a los residentes que su creencia o religión está equivocada
    - Expresar críticas sobre un grupo religioso
    - Insistir a los residentes a que participen en las actividades religiosas
    - Interferir con las prácticas religiosas

2. Definir el *cuidado completo*

Completo (*"holistic"* en inglés) significa considerar a todo un sistema como una persona completa, en lugar de dividir el sistema en partes. El **cuidado completo** significa cuidar a la persona en todos los aspectos – la mente al igual que el cuerpo. Este es el acercamiento que las NA deben utilizar cuando cuiden a los residentes. Un ejemplo sencillo de brindar cuidado completo es que una NA se tome el tiempo de platicar con los residentes mientras los ayuda a bañarse; ella está satisfaciendo una necesidad física con el baño mientras que al mismo tiempo satisface la necesidad psicosocial de interactuar con los demás.

3. Explicar la importancia de promover la independencia y el cuidado de uno mismo

Cualquier cambio importante en el estilo de vida, como mudarse a vivir una institución de cuidado a largo plazo, requiere de un gran ajuste emocional. Los residentes pueden experimentar miedo, pérdida e incertidumbre junto con deterioro en la salud e independencia. Otras reacciones comunes ante las enfermedades son la negación, el alejamiento de los demás, el enojo y la depresión. Todos estos sentimientos pueden ocasionar que los residentes se comporten de una manera diferente de cómo se comportaban antes. Cada persona se ajusta a las enfermedades y a los cambios en su propia manera y en su propio tiempo. Es importante que las NA brinden apoyo y motiven a los residentes. Las NA deben ser pacientes, comprensivas y empáticas.

Para los residentes, el irse a vivir a una institución de cuidado representa una pérdida enorme de la independencia. Ahora alguien más tiene que hacer lo que ellos habían estado haciendo por sí mismos durante toda su vida. También es difícil para los amigos y familiares de los residentes; por ejemplo, un residente puede haber sido el proveedor principal de su familia o puede haber sido la persona que cocinaba toda la comida para la familia. Otras pérdidas que los residentes pueden estar experimentando incluyen:

- Pérdida del cónyuge, familiares o amigos debido a la muerte
- Pérdida del lugar de trabajo y de amistades por la jubilación
- Pérdida de la habilidad de ir a sus lugares favoritos
- Pérdida de la habilidad de asistir a servicios religiosos o reuniones en sus comunidades de fe
- Pérdida del hogar y de las pertenencias personales (Fig. 3-3)

- Pérdida de la salud y habilidad para cuidarse por sí mismos
- Pérdida de la habilidad de moverse libremente
- Pérdida de mascotas
- Los residentes que sean lesbianas, homosexuales, bisexuales o transgénero (LGBT por sus siglas en inglés) pueden tener miedo a la pérdida de un ambiente cómodo que los acepte.

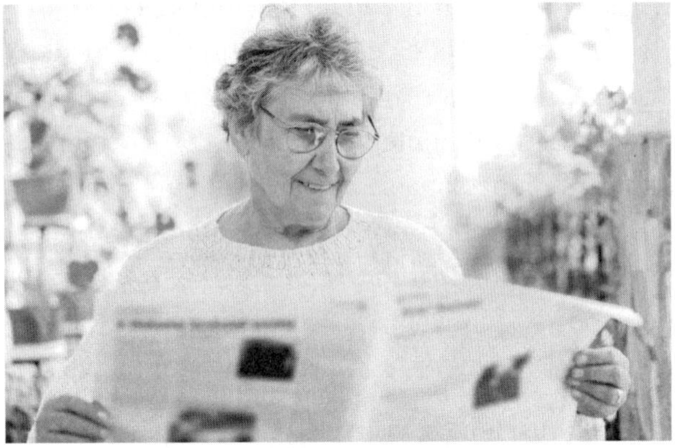

Fig. 3-3. *Las asistentes de enfermería deben entender y comprender el hecho de que muchos residentes tuvieron que dejar sus lugares conocidos.*

Independencia normalmente significa no tener que depender en otros por dinero, cuidado diario de rutina o participación en actividades sociales. Las actividades de la vida diaria (ADL por sus siglas en inglés) son las tareas de cuidado personal que una persona realiza todos los días para cuidarse a sí misma. Las personas dan por hecho que estas actividades se realizan hasta que ya no las pueden hacer. Las ADL incluyen bañarse en la bañera, tomar una ducha, vestirse, brindar cuidado de los dientes y el cabello, ir al baño, comer, tomar líquidos y trasladarse de un lado a otro. Cuando una persona pierde independencia puede presentar los siguientes problemas:

- Una imagen negativa de sí mismo
- Enojo hacia los proveedores de cuidado, hacia los demás y hacia sí mismo
- Sentimientos de impotencia, tristeza y desesperanza
- Sentirse inútil
- Aumento en la dependencia
- Depresión

Para prevenir estos sentimientos, las NA deben motivar a los residentes a que realicen por sí mismos todas las actividades que puedan. Aunque parezca más fácil que la NA las realice por ellos, se les debe permitir que las realicen de manera independiente. Las NA deben promover el cuidado de sí mismo, sin importar qué tanto se tarden los residentes o qué tan mal lo puedan hacer (Fig. 3-4). Las NA deben tener paciencia.

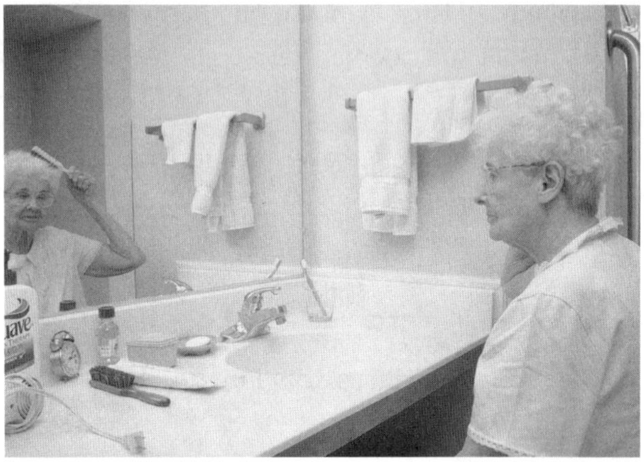

Fig. 3-4. *Aunque las tareas tomen mucho tiempo, se debe animar a los residentes a que hagan todo lo que puedan por sí mismos.*

Permitir a los residentes que tomen sus propias decisiones es otra manera de promover la independencia; por ejemplo, los residentes pueden decidir dónde se quieren sentar mientras que comen, pueden elegir lo que quieren comer y en qué orden. Las NA deben respetar el derecho de los residentes de tomar decisiones.

Derechos de los Residentes

Dignidad e Independencia

Los residentes son adultos; no deben ser tratados como niños. Las NA deben motivarlos a que se brinden cuidado por sí mismos, sin apresurarlos. Los residentes tienen el derecho de tomar sus propias decisiones y de rehusarse a recibir cuidado. Promover la dignidad y la independencia no sólo es parte de proteger sus derechos legales, sino también es la manera apropiada y ética de trabajar.

4. Identificar las formas de adaptar las diferencias culturales

El término de **diversidad cultural** se refiere a diferentes grupos de personas con diferentes antecedentes y experiencias viviendo juntas en el mundo. Las respuestas positivas a la diversidad cultural incluyen aceptación y conocimiento sin prejuicios. Cada cultura puede tener diferentes conocimientos, comportamientos, creencias, valores, actitudes, religiones y costumbres. Las asistentes de enfermería cuidarán residentes con procedencias y tradiciones diferentes a la de ellas. Es importante que las NA respeten y valoren a cada persona como individuo; deben responder ante estas diferencias y a las nuevas experiencias con aceptación.

Existen tantas culturas diferentes que no es posible mencionarlas todas aquí. Una persona puede decir que la cultura Estadounidense es diferente de la cultura Japonesa; sin embargo, dentro de la cultura Estadounidense existen miles de grupos diferentes con sus propias culturas. Los Americanos Japoneses, los Americanos Africanos y los Americanos Nativos son sólo algunos ejemplos. Incluso las personas de cierta región, estado o ciudad pueden tener culturas diferentes (Fig. 3-5). La cultura del Sur no es igual que la cultura de la ciudad de Nueva York.

Las procedencias culturales afectan en qué tan amigables son las personas con los extraños y en qué tan cerca quieren que se paren los demás cuando hablen con ellas. Puede afectar la manera en que se sienten en relación con que las NA realicen el cuidado para ellos o de hablar sobre su salud con ellas. Las NA deben ser comprensivas ante las procedencias culturales de los residentes. Es posible que tengan que ajustar su comportamiento con algunos residentes. Sin importar cuál sea su antecedente cultural, todos los residentes deben ser tratados con respeto y profesionalismo. Las NA también deben esperar que las traten con respeto.

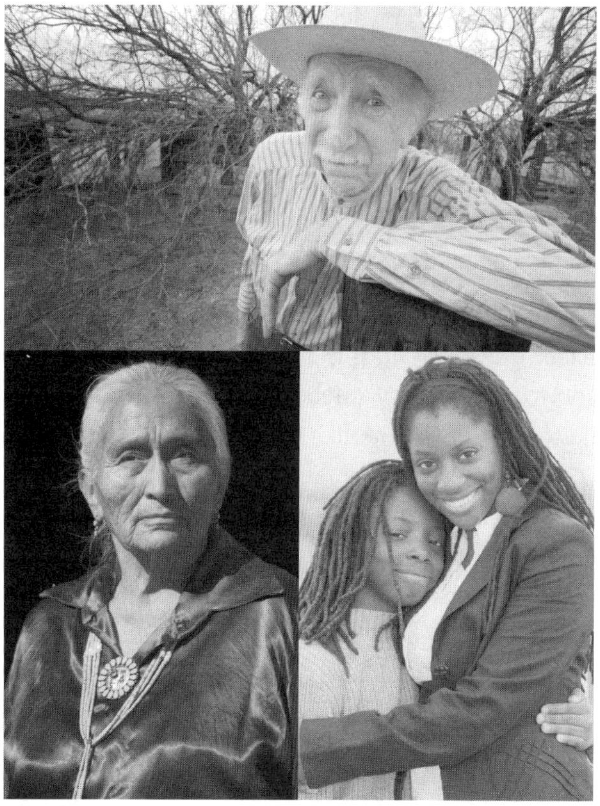

Fig. 3-5. *Existen muchas culturas diferentes en los Estados Unidos.*

El primer idioma de un residente tal vez no sea inglés. Si el residente habla un idioma diferente, quizás sea necesario tener un intérprete. Puede ser de gran ayuda que los empleados aprendan algunas frases comunes en el idioma del residente. Las tarjetas con dibujos o retratos pueden ayudar con la comunicación.

Las diferencias religiosas también afectan la manera en que las personas se comportan. La religión puede ser muy importante en la vida de las personas, especialmente cuando se encuentran enfermos o agonizantes. Los asistentes de enfermería deben respetar las creencias y las prácticas religiosas de los residentes, aunque sean diferentes de las suyas. Nunca deben cuestionar las creencias de los residentes y ni discutir sus propias creencias con ellos.

Además de mostrar respeto a las diferentes tradiciones religiosas y culturales, algunas prácticas específicas pueden afectar el trabajo de las NA. Muchas creencias religiosas incluyen restricciones de comida. Estas son reglas sobre cuándo y qué pueden comer los creyentes; por ejemplo, muchas personas judías quizás no coman puerco (el capítulo 8 tiene más información sobre las preferencias de la comida y de las dietas especiales).

Las procedencias de algunas personas pueden hacer que se sientan menos cómodas cuando son tocadas. Un NA debe pedir permiso antes de tocar a los residentes y debe ser comprensivo con sus sentimientos. Los NA deben tocar a los residentes para realizar su trabajo; sin embargo, deben entender que algunos residentes se sienten más cómodos cuando hay poco contacto físico. Los NA deben aprender sobre sus residentes y ajustar el cuidado en base a las necesidades que ellos tengan.

Derechos de los Residentes

Cuidado con Sensibilidad Cultural

Las asistentes de enfermería se deben enfocar en brindar un cuidado compasivo, respetuoso y con sensibilidad cultural. Deben tratar a los residentes como a ellos les gustaría que fueran tratados, no como a las NA les gustaría ser tratadas. Esto es parte de brindar el cuidado dirigido a la persona. La cultura, la edad, la familia y sus procedencias determinan la manera de pensar de cada persona. Es importante que las NA realicen preguntas para saber lo que es apropiado y que siempre respeten las decisiones de los residentes, así como sus creencias y comportamientos.

5. Describir la necesidad de las actividades

La actividad es una parte esencial de la vida de una persona, mejora y mantiene la salud física y mental. Las actividades significativas ayudan a promover la independencia, la memoria, el autoestima y la calidad de vida. Adicionalmente, la actividad física puede ayudar a manejar enfermedades como la diabetes, la presión sanguínea alta o el colesterol alto. La actividad física regular también puede ayudar de la siguiente manera:

- Reducir el riesgo de enfermedades del corazón, cáncer de colon, diabetes y obesidad
- Aliviar síntomas de depresión
- Mejorar el estado de ánimo y la concentración
- Mejorar las funciones del cuerpo
- Reducir el riesgo de caídas
- Mejorar la calidad del sueño
- Mejorar la habilidad de sobrellevar el estrés
- Incrementar la energía
- Incrementar el apetito y promover mejores hábitos alimenticios

La inactividad y la inmovilidad pueden tener como resultado problemas físicos y mentales, como los siguientes:

- Pérdida del autoestima
- Depresión
- Aburrimiento
- Neumonía
- Infección de las vías urinarias
- Problemas con la piel y úlceras por presión
- Estreñimiento
- Coágulos en la sangre
- Entorpecimiento de los sentidos

OBRA requiere que las instituciones brinden un programa de actividades diseñado para cumplir con los intereses y el bienestar físico y mental de cada residente. Las actividades son creadas para ayudar a que los residentes socialicen y a que se mantengan activos física y mentalmente. La programación diaria normalmente es desplegada con las actividades para ese día en particular. Las actividades incluyen ejercicio, arte, manualidades, juegos de mesa, periódicos, revistas, libros, radio y televisión, terapia de mascotas, jardinería y eventos de grupos religiosos. Cuando las actividades estén programadas, las NA deben ayudar a los residentes con el arreglo personal con anticipación, como sea necesario y requerido. Deben ayudar con cualquier cuidado personal que los residentes requieran. Las NA también pueden necesitar ayudar a los residentes a caminar y a usar la silla de ruedas.

6. Explicar el rol de la familia y su importancia en el cuidado de la salud

Las familias tienen un rol muy importante en la vida de la mayoría de las personas. Existen muchos tipos diferentes de familias (Fig. 3-6):

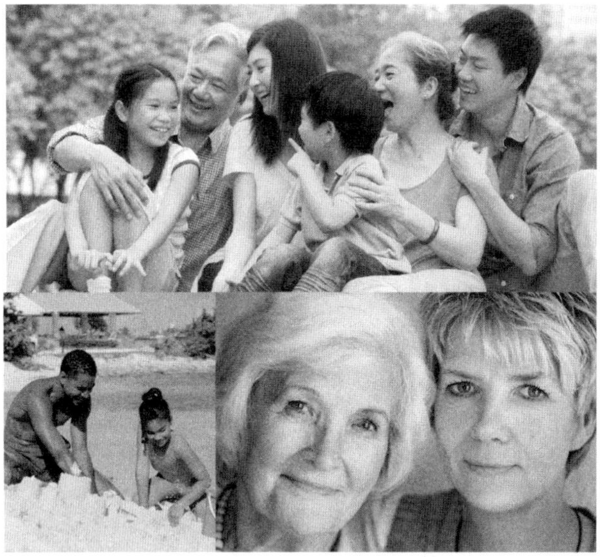

Fig. 3-6. *Las familias se presentan en todas formas y tamaños.*

- Familias nucleares (dos padres con uno o varios hijos)
- Familias con un solo padre (madre o padre con o del sexo opuesto, con o sin hijos
- Parejas casadas o comprometidas del mismo sexo o del sexo opuesto, con o sin hijos
- Familias extendidas (padres, hijos, abuelos, tías, tíos, primos, otros parientes y hasta amigos)
- Familias combinadas (padres divorciados o viudos que se han vuelto a casar y tienen hijos de las relaciones anteriores y/o hijos del actual matrimonio)

Con frecuencia, una familia se define más por el apoyo que se brindan entre ellos mismos que por las personas en particular que están involucradas. Sin importar el tipo de familia que tengan los residentes, la familia tiene un rol muy importante. Los integrantes de la familia ayudan de muchas maneras:

- Ayudan a los residentes a tomar decisiones sobre su cuidado
- Se comunican con el equipo de cuidado
- Brindan apoyo y ánimo
- Conectan al residente con el mundo exterior
- Brindan seguridad a los residentes agonizantes de que las memorias y las tradiciones familiares serán valoradas y continuadas

Las NA deben ser respetuosas con los amigos y familiares y deben brindar privacidad para las visitas. Después de que cualquier visitante se retire, la NA debe observar el efecto que la visita haya tenido en el residente y debe reportar a la enfermera cualquier efecto importante. Algunos residentes tienen buenas relaciones con sus familiares; mientras que otros no. Las NA deben reportar de inmediato a la enfermera a cargo cualquier comportamiento abusivo de un visitante hacia un residente.

Las familias son una gran fuente de información sobre las preferencias personales de los residentes, así como de su historia, dieta, hábitos y rutinas. La NA debe realizarles preguntas. Con frecuencia, las familias buscan a los asistentes de enfermería porque son los que están más cerca de los residentes. Ésta es una responsabilidad importante. Las NA deben mostrar a las familias que también tienen tiempo para ellos. Se deben comunicar con los familiares, pero no deben hablar sobre el cuidado del residente. Cualquier pregunta que reciban sobre el cuidado del residente debe ser reportada al enfermero.

7. Describir las etapas del desarrollo humano

En el transcurso de la vida, las personas cambian física y psicológicamente. Todas las personas pasarán por las mismas etapas de desarrollo; sin embargo, ninguna persona seguirá exactamente el mismo patrón o velocidad de desarrollo que otra. Cada residente debe ser tratado como individuo y como una persona completa que crece y se desarrolla. No debe ser tratado como una persona que simplemente está enferma o discapacitada.

Infancia (nacimiento hasta los doce meses)

Los infantes crecen y se desarrollan muy rápidamente. En un año, un bebé progresa de tener una dependencia total a tener independencia relativa moviéndose por sí solo, a comunicar sus necesidades básicas y a darse de comer a sí mismo. El desarrollo físico en la infancia avanza de la cabeza hacia abajo; por ejemplo, los infantes obtienen control sobre los músculos del cuello antes de controlar los músculos de los hombros. El control en los músculos del área del tronco, como los hombros, se desarrolla antes de controlar los brazos y las piernas (Fig. 3-7).

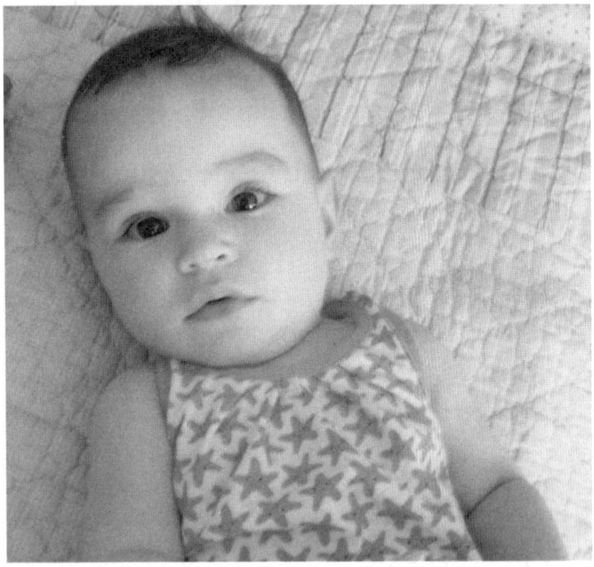

Fig. 3-7. *El desarrollo físico de un infante avanza de la cabeza hacia abajo.*

Primera Etapa de la Niñez (de 1 a 3 años)

Durante la primera etapa de la niñez, los niños se independizan. Una parte de esta independencia es un control nuevo sobre su cuerpo. Ellos aprenden a hablar, a coordinar sus extremidades y aprenden a controlar su vejiga e intestinos (Fig. 3-8). En esta etapa, los niños afirman su nueva independencia por medio de la exploración. Los productos venenosos y otros peligros, como los objetos filosos, deben de ser guardados bajo llave. Psicológicamente hablando, durante esta etapa, los niños aprenden que son individuos separados de sus padres. Los niños de esta edad pueden tratar de controlar a sus padres y de obtener lo que ellos quieren por medio de rabietas, lloriqueos o rehusándose a cooperar. Éste es el momento clave para que los padres establezcan reglas y principios.

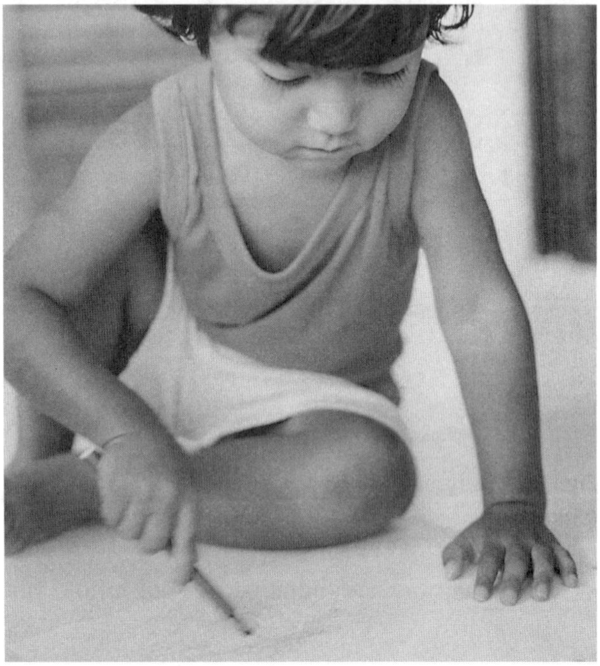

Fig. 3-8. *Durante la primera etapa de la niñez, los niños aprenden a coordinar sus extremidades.*

Etapa Preescolar (de los 3 a los 6 años)

Los niños durante sus años preescolares desarrollan nuevas habilidades. Éstas le ayudarán a ser más independientes y a tener relaciones sociales (Fig. 3-9). Aprenden nuevas palabras, habilidades del lenguaje y a jugar en grupos. Tienen más coordinación física y aprenden a cuidarse por sí mismos. Los preescolares también desarrollan maneras de relacionarse con sus familiares. Empiezan a aprender lo bueno de lo malo.

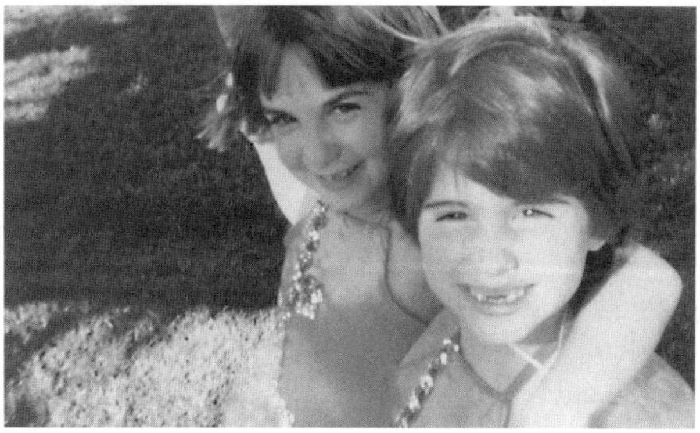

Fig. 3-9. *Los niños durante sus años preescolares desarrollan relaciones sociales.*

Etapa Escolar (de los 6 a los 10 años)

Desde los 6 hasta como los 10 años, el desarrollo de los niños se centra en el desarrollo social y **cognoscitivo** (relacionado con el pensamiento y aprendizaje). Mientras que los niños entran a la escuela, también exploran el mundo que los rodea y se relacionan con otros niños por medio de juegos, grupos de compañeros y actividades de clase. En estos años, los niños aprenden a llevarse bien entre ellos. También comienzan a comportarse de maneras comunes para su sexo y comienzan a desarrollar la conciencia, los valores morales y la autoestima.

Pre-adolescencia (de los 10 a los 13 años)

Durante los 10 y los 13 años, los niños disfrutan de un sentimiento creciente de identidad propia y un sentido fuerte de identidad con sus compañeros. Tienden a ser muy sociales. Usualmente, esta etapa es un periodo relativamente tranquilo y los pre-adolescentes con frecuencia son fáciles de llevarse bien y capaces de manejar más responsabilidad en la casa y en la escuela. Los miedos de niño a los fantasmas o monstruos quedarán fuera para tomar miedos basados en el mundo real. Es importante que los pre-adolescentes se sientan capaces de confiar en la atención y el cuidado de los padres o de otros adultos.

Adolescencia (de los 13 a los 19 años)

La pubertad es la etapa del crecimiento donde las características secundarias del sexo aparecen, como el vello corporal. Los órganos reproductivos comienzan a funcionar y el cuerpo comienza a secretar hormonas reproductivas. El inicio de la pubertad marca el principio de la adolescencia. Aunque varía, generalmente ocurre entre las edades de 10 y 14 años para las niñas y entre los 12 y 16 años para los niños.

Muchos adolescentes batallan en adaptarse a los cambios que ocurren en su cuerpo durante la pubertad. La aceptación de los compañeros es importante para ellos. Los adolescentes pueden tener miedo de que sean feos o hasta anormales. Esta preocupación por su imagen corporal y por ser aceptados, combinado con las hormonas cambiantes que afectan sus estados de ánimo, puede causar cambios rápidos en el estado de ánimo. La presión se desarrolla mientras tratan de seguir siendo dependientes de sus padres y expresarse a sí mismos de manera social y sexual (Fig. 3-10). Esto ocasiona conflicto y estrés.

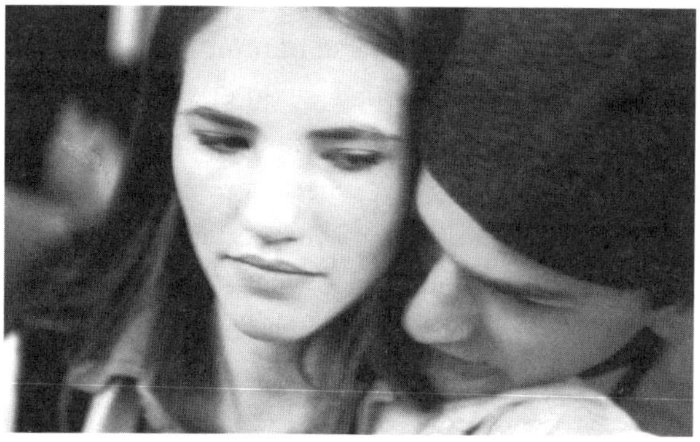

Fig. 3-10. *La adolescencia es un tiempo para adaptarse al cambio.*

Etapa Adulta Joven (de los 19 a los 40 años)

El crecimiento físico usualmente ya ha terminado para esta etapa. Adoptar un estilo de vida saludable durante estos años puede mejorar su vida actual y prevenir problemas de salud más adelante en la etapa adulta; sin embargo, el desarrollo psicológico y social continúa. Las tareas de estos años incluyen las siguientes:

- Seleccionar una educación apropiada
- Seleccionar una ocupación o carrera
- Seleccionar una pareja (Fig. 3-11)

- Aprender a vivir con una pareja o con otras personas
- Educar hijos
- Desarrollar una vida sexual satisfactoria

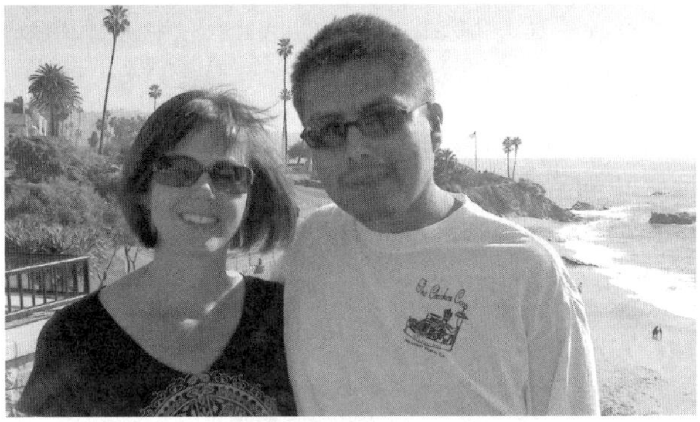

Fig. 3-11. *La etapa adulta joven usualmente involucra encontrar parejas.*

Etapa Adulta Media (de los 40 a los 65 años)

En general, las personas que se encuentran en la etapa adulta media se sienten más cómodos y estables que antes. Muchas de las decisiones principales de su vida ya se han tomado. Los cambios físicos relacionados con el envejecimiento también ocurren en la etapa adulta media. Los adultos en esta etapa pueden notar que tienen dificultad para mantener su peso o notan un decremento de fortaleza y energía. El metabolismo y otras funciones del cuerpo se vuelven más lentos. Las arrugas y las canas aparecen. Muchas enfermedades y padecimientos se pueden desarrollar en estos años. Estos padecimientos se pueden convertir en enfermedades crónicas y pueden poner en riesgo la vida.

Etapa Adulta Mayor (de los 65 años en adelante)

Las personas en la etapa adulta mayor deben ajustarse a los efectos del envejecimiento. Estos cambios pueden incluir la pérdida de la fuerza y salud, la muerte de seres queridos, el retiro (la jubilación) y la preparación para su propia muerte. Las tareas de desarrollo de esta etapa aparentemente luchan por completo con la pérdida; pero las soluciones para estos problemas frecuentemente involucran nuevas relaciones, amistades e intereses.

La etapa adulta mayor cubre un rango de hasta 25 a 35 años. Las personas en esta categoría pueden tener habilidades muy diferentes, dependiendo de su estado de salud. Algunas personas de 70 años disfrutan deportes activos, mientras que otras no son activas. Muchas personas de 85 años todavía pueden seguir viviendo solas; otras pueden vivir con sus familiares o en instituciones de cuidado a largo plazo.

Las ideas sobre las personas adultas mayores con frecuencia son falsas. Estas ideas crean prejuicios en contra de los ancianos; son tan injustas como los prejuicios contra los grupos religiosos, étnicos o raciales. En la televisión o en las películas, las personas adultas mayores con frecuencia son presentadas como inútiles, solitarias, discapacitadas, lentas, olvidadizas, dependientes o inactivas; sin embargo, estudios muestran que la mayoría de las personas adultas mayores están activas y participan en trabajos, actividades de trabajo voluntario y programas de ejercicio y aprendizaje. El envejecimiento es un proceso normal, no una enfermedad. La mayoría de las personas adultas mayores tienen vidas independientes y no necesitan ayuda (Fig. 3-12). El prejuicio, los estereotipos y/o la discriminación contra las personas adultas mayores o los ancianos se les conocen como **discriminación contra los ancianos**.

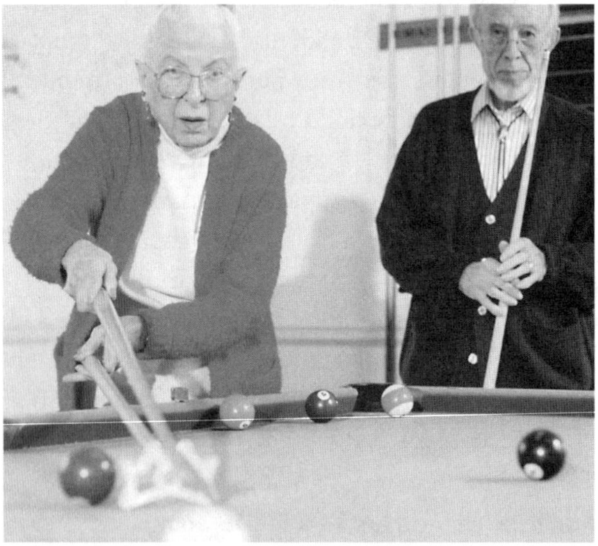

Fig. 3-12. *La mayoría de los adultos mayores tienen vidas activas.*

Es probable que las asistentes de enfermería pasen la mayoría de su tiempo trabajando con residentes ancianos. Deben saber lo que es verdad sobre el envejecimiento y lo que no es verdad. El envejecimiento causa muchos cambios; sin embargo, los cambios normales del envejecimiento no significan que una persona adulta mayor deba estar enferma, ser dependiente o inactiva. Distinguir los cambios normales del envejecimiento de los signos de enfermedad o discapacidad permitirá a las NA ayudar mejor a los residentes. Los cambios normales del envejecimiento incluyen:

- La piel es más delgada, más seca, más frágil y menos elástica.
- Los músculos se debilitan y pierden fuerza.
- Los huesos pierden densidad y se vuelven más frágiles.
- La sensibilidad de las terminaciones nerviosas en la piel disminuye.
- Las respuestas y los reflejos son más lentos.
- Ocurre pérdida de la memoria a corto plazo.
- Los sentidos de la vista, oído, gusto y olfato se debilitan.
- El corazón trabaja menos eficientemente.
- El oxígeno en la sangre disminuye.
- El apetito disminuye.
- La eliminación de la orina es más frecuente.
- La digestión toma más tiempo y es menos eficiente.
- Los niveles de las hormonas disminuyen.
- El sistema inmune se debilita.
- Ocurren cambios en el estilo de vida.

También existen cambios que NO son considerados normales por el envejecimiento y que deben ser reportados a la enfermera. Estos cambios incluyen los siguientes:

- Signos de depresión
- Pérdida de la habilidad de pensar lógicamente
- Mala nutrición
- Falta de aliento
- Incontinencia

La lista anterior no es una lista completa. El trabajo de un NA incluye reportar cualquier cambio, ya sea normal o no.

8. Explicar las discapacidades del desarrollo

Las **discapacidades del desarrollo** se presentan desde el nacimiento o emergen durante la niñez. Una discapacidad del desarrollo es una condición crónica que restringe las habilidades físicas y/o mentales. Estas discapacidades evitan que un niño se desarrolle a un ritmo "normal". El lenguaje, la movilidad, el aprendizaje y la habilidad de realizar el cuidado por sí mismo pueden ser afectados. La necesidad del cuidado de los residentes dependerá en el tipo y en el nivel de la discapacidad.

Una discapacidad intelectual (antes conocida como *retraso mental*) es un tipo de discapacidad del desarrollo. No es una enfermedad ni un problema mental. Las personas con discapacidad intelectual se desarrollan a un ritmo menor al promedio, tienen funciones mentales por debajo del promedio, experimentan dificultad en el aprendizaje, con la comunicación y el movimiento y pueden tener problemas para ajustarse socialmente. La habilidad de cuidarse por sí mismos puede estar afectada.

A pesar de sus necesidades especiales, las personas que tienen una discapacidad intelectual tienen las mismas necesidades físicas y emocionales como las demás personas. Ellos experimentan las mismas emociones que las demás personas como enojo, tristeza, amor y felicidad; sin embargo, su habilidad para expresar sus emociones puede estar limitada.

Guía de Procedimientos: Discapacidades del Desarrollo

G Trate a los residentes adultos como adultos, sin importar cómo sea su comportamiento.

G Felicítelos y anímelos con frecuencia, especialmente cuando presenten un comportamiento positivo.

G Ayude a enseñarles las ADL dividiendo una tarea en tareas más pequeñas.

G Promueva la independencia y ayude a los residentes con las actividades y funciones motrices que sean difíciles.

G Promueva la interacción social.

G Repita palabras que usted diga para asegurarse que ellos entiendan.

G Tenga paciencia.

9. Describir algunos tipos de enfermedades mentales

La salud mental y la enfermedad mental se mencionaron anteriormente en el capítulo 2. Existen muchos niveles de una enfermedad mental, los cuales van desde un nivel leve hasta uno muy severo.

Depresión: La depresión clínica es una enfermedad mental seria que puede causar discapacidades e intenso dolor físico, emocional y mental. La depresión también empeora otras enfermedades. Si no recibe tratamiento, puede tener como resultado el suicidio. La depresión clínica no es una reacción normal al estrés. La tristeza solamente es un síntoma de esta enfermedad. No todas las personas que tienen depresión se quejan de tristeza o aparentan estar tristes. Los siguientes son síntomas comunes de la depresión clínica:

- Dolores, incluyendo dolor de cabeza, dolor de estómago y dolor en otras partes del cuerpo
- Poca energía o fatiga
- **Apatía** o falta de interés en actividades
- Irritabilidad
- Ansiedad
- Pérdida del apetito o comer en exceso
- Problemas con las funciones y los deseos sexuales
- Insomnio, problemas para dormir o sueño excesivo
- Falta de atención en las tareas básicas del cuidado personal (por ejemplo, bañarse, peinarse, cambiarse la ropa)
- Sentimientos intensos de desesperación
- Culpabilidad
- Problemas de concentración
- Aislamiento y alejamiento de los demás
- Pensamientos frecuentes sobre el suicidio y la muerte

Existen diferentes tipos y grados de depresión. El **padecimiento depresivo mayor**, o depresión mayor, puede causar que una persona pierda interés en todo lo que antes le importaba. El **padecimiento bipolar**, también conocido como enfermedad maniaco-depresiva, causa que una persona cambie de una depresión profunda a una actividad extrema. Estos episodios pueden incluir mucha energía, poco sueño, grandes discursos, cambios rápidos de humor y pensamientos, alta autoestima, gastos excesivos y mal juicio.

Las personas no pueden salir de la depresión únicamente con voluntad. Es una enfermedad como cualquier otra y puede ser tratada de manera exitosa. Las personas que sufren de depresión necesitan compasión y apoyo. Las NA deben conocer los síntomas para que puedan reconocer cuándo inicia y cuándo se empeora la depresión. Cualquier amenaza de suicidio debe tomarse en serio y se debe reportar de inmediato. No debe considerarse como un intento de llamar la atención.

Enfermedades relacionadas con la ansiedad: La **ansiedad** es un sentimiento de intranquilidad o miedo que se siente con frecuencia sobre una situación o sobre una condición. Cuando una persona mentalmente saludable siente ansiedad, normalmente sabe cuál es la causa. La ansiedad desaparece una vez que la causa es eliminada. Una persona mentalmente enferma puede sentir ansiedad todo el tiempo y no saber la razón. Los síntomas y los signos físicos de los padecimientos relacionados con la ansiedad incluyen temblores, dolores musculares, sudoración, manos frías y húmedas, mareos, fatiga, aceleración del corazón, bochornos calientes o escalofríos, una sensación de asfixia o sofocación y boca seca.

Una **fobia** es una forma intensa de ansiedad o miedo. Muchas personas tienen mucho miedo a ciertas cosas o situaciones. Algunos ejemplos son el miedo a los perros o el miedo a volar. Para una persona mentalmente enferma, una fobia es un terror que la incapacita. Evita que la persona realice sus actividades normales; por ejemplo, el miedo de estar en un espacio cerrado, **claustrofobia**, puede ocasionar que el uso del elevador sea una tarea aterradora. Otras enfermedades relacionadas con la ansiedad incluyen **enfermedad de pánico**, donde una persona tiene episodios repetidos de miedo intenso de que algo malo va a pasar. La **enfermedad de obsesión compulsiva** (**OCD por sus siglas en inglés**) es una enfermedad relacionada con la ansiedad caracterizada por comportamientos o pensamientos obsesivos; por ejemplo, una persona se puede lavar las manos una y otra vez como manera de manejar la ansiedad. Los padecimientos relacionados con la ansiedad también pueden ser causados por una experiencia traumática. A esto se le conoce como **enfermedad de estrés postraumático**.

Esquizofrenia: La **esquizofrenia** es un desorden del cerebro que afecta la habilidad de una persona de pensar y comunicarse claramente. También afecta la habilidad de manejar las emociones, de tomar decisiones y entender la realidad; afecta la habilidad de una persona de interactuar con otras personas. El tratamiento hace posible que muchas personas puedan tener vidas relativamente normales.

Algunos de los signos de esquizofrenia incluyen tener alucinaciones e ilusiones falsas. Las **alucinaciones** son percepciones sensoriales falsas o distorsionadas. Una persona puede ver algo que en realidad no está pasando o escuchar una conversación que no es real. Las **ilusiones falsas** son creencias falsas persistentes; por ejemplo, una persona puede creer que otras personas están leyendo sus pensamientos. La esquizofrenia paranoica es una forma de enfermedad que se centra principalmente en alucinaciones e ilusiones falsas; sin embargo, no todas las alucinaciones e ilusiones falsas están relacionadas con la esquizofrenia.

Guía de Procedimientos: Enfermedad Mental

- **G** Observe cuidadosamente si los residentes presentan cambios en las condiciones o habilidades. Documente y reporte sus observaciones.
- **G** Apoye al residente, a sus familiares y amigos; sobrellevar la enfermedad mental puede ser muy frustrante. Su actitud positiva y profesional puede ayudar al residente y a la familia.
- **G** Anime a los residentes a realizar por ellos mismos todo lo que sea posible. El progreso puede ser muy lento. Tenga paciencia, sea positivo y apóyelos.
- **G** La enfermedad mental puede ser tratada. Los medicamentos y la psicoterapia son tratamientos comunes. Los medicamentos se deben tomar apropiadamente para promover los beneficios y reducir los efectos secundarios. La **psicoterapia** es un método para tratar enfermedades mentales que involucran

hablar sobre los problemas que uno tiene con los profesionistas de salud mental.

Observaciones y Reportes: Enfermedad Mental

- O/R Cambios en las habilidades
- O/R Cambios positivos o negativos del humor, especialmente alejamiento de los demás (Fig. 3-13)

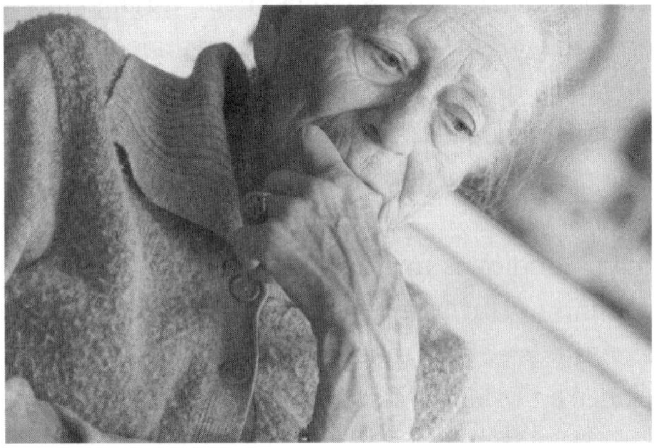

Fig. 3-13. El alejamiento de los demás es un cambio importante que se debe reportar.

- O/R Cambios en el comportamiento, incluyendo cambios en la personalidad, comportamiento extremo y comportamiento que no parece encajar en la situación
- O/R Comentarios y hasta bromas sobre lastimarse a sí mismo o a los demás
- O/R No tomar el medicamento o el uso inapropiado de la medicina
- O/R Síntomas físicos reales o imaginarios
- O/R Eventos, situaciones o personas que parecen molestar o emocionar a los residentes

Discapacidad Intelectual y Enfermedad Mental

En algunas ocasiones, las personas confunden los términos de *discapacidad mental y enfermedad mental*. Estos términos no son iguales. Una discapacidad intelectual es una discapacidad del desarrollo que causa funcionamiento mental por debajo del promedio. Puede afectar la habilidad de una persona de cuidarse a sí mismo, así como de vivir de manera independiente. No es un tipo de enfermedad mental.

Una discapacidad intelectual afecta la habilidad mental. La enfermedad mental puede o no afectar la habilidad mental de una persona. No existe cura para una discapacidad intelectual, aunque las personas con esta discapacidad pueden recibir ayuda. Muchas de las enfermedades mentales pueden ser curadas con tratamiento, como medicamento y terapia.

Aunque estas dos son condiciones diferentes, las personas que padecen alguna de estas dos necesitan apoyo emocional, así como cuidado y tratamiento.

10. Explicar cómo cuidar a los residentes agonizantes

La muerte puede ocurrir repentinamente sin advertencia o puede ser esperada. Las personas adultas mayores o aquellas personas que tienen enfermedades terminales pueden tener tiempo de prepararse para la muerte. Una **enfermedad terminal** es una enfermedad o una condición que eventualmente causará la muerte. Prepararse para la muerte es un proceso que afecta las emociones y el comportamiento de la persona que agoniza.

La Dra. Elisabeth Kubler-Ross estudió y escribió sobre el proceso de la muerte. El **duelo** es un sufrimiento profundo o un dolor sobre alguna pérdida. Su libro, *Sobre la Muerte y los Moribundos* (*"On Death and Dying"* en inglés), describe cinco etapas que las personas agonizantes y sus seres queridos pueden experimentar antes de la muerte. Estas cinco etapas se mencionan a continuación. No todas las personas pasan por todas las etapas. Algunas pueden quedarse en una etapa hasta que mueren, mientras que otras pueden moverse de una etapa a otra durante el proceso.

Negación: Las personas en la etapa de negación pueden rehusarse a creer que están muriendo. Con frecuencia consideran que hay un error; pueden evitar hablar sobre sus enfermedades y simplemente actuar como que nada está pasando.

Enojo: Una vez que comienzan a enfrentar la posibilidad de su muerte, las personas pueden enojarse porque están muriendo. Pueden estar enojadas porque piensan que están muy jóvenes o porque ellos siempre han podido cuidarse a sí mismos.

Negociación: Una vez que las personas comienzan a creer que están muriendo, realizan promesas a Dios, a los proveedores del cuidado o a otras personas. De cierta manera, pueden están tratando de negociar su recuperación.

Depresión: Conforme las personas agonizantes se debilitan y los síntomas empeoran, pueden sentirse profundamente tristes o deprimidos. Pueden llorar, alejarse de los demás o incluso hasta no hacer cosas sencillas.

Aceptación: Muchas personas agonizantes eventualmente pueden aceptar la muerte y prepararse para ella. Pueden realizar acuerdos con sus seres queridos sobre el cuidado de cosas o personas importantes, así como hacer planes para sus últimos días o para las ceremonias que vendrán después de su muerte.

Las **instrucciones anticipadas** son documentos legales que permiten que las personas escojan qué tipo de cuidado médico desean tener si no pueden tomar dichas decisiones por ellos mismos. Las instrucciones anticipadas también pueden nombrar a alguien para que tome las decisiones si la persona se enferma o se encuentra discapacitada. Algunos ejemplos son los testamentos en vida (*"living will"* en inglés) y las cartas de poder legal para la atención médica (*"durable power of attorney for health care"* en inglés).

Un **testamento en vida** indica el cuidado médico que desea o que no desea una persona en caso de que no pueda tomar dichas decisiones. Se le llama *testamento en vida* porque toma efecto mientras que la persona sigue viva. También se le conoce como una *directriz para doctores, declaración de cuidado de la salud o directriz médica.*

Un testamento sobre la voluntad de vida no es lo mismo que un testamento, ya que este último es una declaración legal de cómo desea una persona que sus posesiones sean repartidas después de la muerte.

Una **carta de poder legal para atención médica** (en ocasiones llamado *poder legal para el cuidado médico*) es un documento legal firmado, con fecha y testigos, que asigna a una persona para tomar decisiones médicas en el caso en que la persona no sea capaz de tomar decisiones. Este puede incluir instrucciones sobre el tratamiento médico que la persona desea evitar.

Una orden de **no resucitación** (**DNR por sus siglas en inglés**) es otra herramienta que ayuda a que los proveedores médicos respeten los deseos sobre el cuidado. Una orden de DNR indica a los profesionistas médicos que no realicen las técnicas de CPR. Una orden de DNR significa que el personal médico no realizará las técnicas de emergencia de CPR si se detiene el latido del corazón o la respiración.

Derechos de los Residentes

Instrucciones Anticipadas

Por ley, las instrucciones anticipadas y las órdenes de DNR deben ser respetadas. Las asistentes de enfermería deben respetar las decisiones de cada residente sobre las instrucciones anticipadas. Este es un asunto muy personal y muy privado. Las NA no deben hacer comentarios sobre las decisiones del residente con ninguna persona, incluyendo familiares, otros residentes o empleados de la institución.

La muerte es un tema muy delicado. Para muchas personas es difícil hablar sobre este tema. Los sentimientos y las actitudes sobre la muerte pueden estar formados por muchos factores:

- Experiencias con la muerte
- Tipo de personalidad
- Creencias religiosas
- Procedencias culturales

Guía de Procedimientos: Cuidado para el Residente Agonizante

- G **Disminución de los sentidos**: Disminuya el resplandor en la habitación y mantenga la iluminación baja (Fig. 3-14). El sentido del oído es usualmente el último sentido que se pierde en el cuerpo. Hable en un tono normal. Informe al residente sobre cualquier procedimiento que vaya a realizar o lo que está pasando en la habitación. No espere recibir respuesta. Realice unas preguntas y observe el lenguaje corporal para anticiparse a las necesidades del residente.

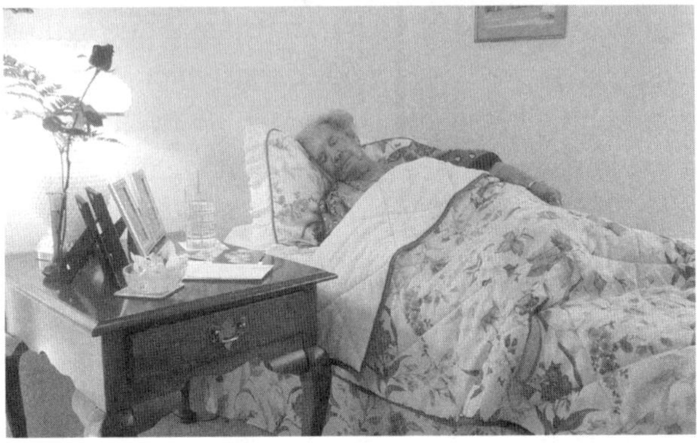

Fig. 3-14. Mantenga la habitación de un residente agonizante ligeramente iluminado y sin resplandor.

- G **Cuidado de la boca y nariz**: Brinde cuidado bucal con frecuencia. Si el residente está inconsciente, brinde cuidado bucal cada dos horas. Aplique lubricantes especiales para los labios y la nariz.

- G **Cuidado de la piel**: Brinde cuidado de incontinencia y baños de cama cuando sea necesario. Bañe con frecuencia a los residentes que transpiran. La piel debe mantenerse limpia y seca. Cambie las sábanas y la ropa para mayor comodidad. Mantenga las sábanas sin arrugas. Es importante brindar cuidado de la piel para prevenir úlceras por presión (el capítulo 6 presenta más información sobre úlceras por presión).

- G **Comodidad**: El alivio del dolor es muy importante. Es posible que los residentes no puedan decirle que tienen dolor. Observe signos de dolor y repórtelos. Los cambios frecuentes en la posición, los masajes en la espalda, el cuidado de la piel y de la boca, así como la alineación apropiada del cuerpo pueden ayudar.

- G **Ambiente**: Coloque los objetos y las fotografías favoritas del residente en un lugar donde él pueda verlos fácilmente. Asegúrese que la habitación esté cómoda, bien ventilada e iluminada apropiadamente. Cuando salga de la habitación, coloque el botón de llamadas al alcance del residente. Haga esto aunque el residente no esté consciente de lo que esté pasando a su alrededor.

- G **Apoyo emocional y espiritual**: Una de las cosas más importantes que usted puede hacer por un residente agonizante es escuchar. Ponga atención a estas conversaciones. Reporte a la enfermera cualquier comentario que haga el residente sobre el miedo. El tacto también es importante. Sostener la mano del residente mientras usted permanece sentado en silencio puede ser muy tranquilizante. No evada a la persona agonizante, ni a los familiares y tampoco niegue el hecho de que la muerte se está acercando. No le diga al residente que todas las personas saben cómo o cuándo pasará. Brinde información correcta con seguridad. Si otro residente pide información sobre el residente agonizante, refiera las preguntas a la enfermera.

  Algunos residentes pueden buscar tranquilidad espiritual en las personas del clero. Brinde privacidad para las visitas del clero, de familiares y amigos. No platique sobre sus creencias religiosas o espirituales con los residentes o sus familiares, ni brinde recomendaciones.

Las NA pueden tratar a los residentes con dignidad cuando se están acercando a la muerte respetando sus derechos y preferencias. Algunos de los derechos legales que las NA deben recordar cuando brinden cuidado a las personas que están agonizando incluyen:

El derecho de rechazar tratamiento: Las NA deben recordar que aunque estén o no de acuerdo con las decisiones de un residente, la decisión no es de ellas; le pertenece a la persona que está involucrada y/o a sus familiares. Las NA deben apoyar a los familiares y no juzgarlos. Normalmente, ellos siguen los deseos del residente.

El derecho de tener visitas: Cuando la muerte está cerca, es un tiempo emocional para todos lo que están involucrados. Despedirse puede ser una parte muy importante para sobrellevar la muerte de un ser querido. También puede ser tranquilizante para la persona agonizante que una persona esté en la habitación, aunque no parezca estar consciente de lo que esté pasando a su alrededor.

El derecho de privacidad. La privacidad es un derecho legal básico, pero la privacidad para las visitas o incluso cuando la persona se encuentra sola, puede ser más importante ahora.

Otros derechos de una persona agonizante se mencionan más adelante en *La Declaración de Derechos de una Persona Agonizante* (*"The Dying Person's Bill of Rights"* en inglés). Esta lista fue creada en un taller de trabajo sobre *La Persona con Enfermedad Terminal y la Persona que Asiste* patrocinado por el Consejo Directivo de Educación en el Servicio del Suroeste de Michigan y publicado en el *Diario Estadounidense de Enfermería* (*"American Journal of Nursing"* en inglés), Vol. 75, Enero, 1975, p. 99.

Tengo el derecho de:

- Ser tratado como un ser humano vivo hasta que muera.
- Mantener un sentido de esperanza, sin importar los cambios que se presenten.
- Recibir cuidado de aquellas personas que puedan mantener un sentido de esperanza, sin importar los cambios que se presenten.
- Expresar a mi manera mis sentimientos y emociones sobre mi acercamiento con la muerte.
- Participar en las decisiones sobre mi cuidado.
- Esperar recibir atención médica y de enfermería continua, aunque las metas de "sanación" deban ser cambiadas a metas de "comodidad".
- No morir solo.
- Estar libre de dolor.
- Que respondan a mis preguntas con honestidad.
- No ser engañado.
- Recibir ayuda de mi familia y para mi familia en la aceptación de mi muerte.
- Morir en paz y con dignidad.
- Mantener mi individualidad y no ser juzgado por mis decisiones, las cuales pueden ser contrarias a las creencias de los demás.
- Dialogar e incrementar mis experiencias espirituales y/o religiosas, sin importar lo que esto signifique para los demás.
- Esperar que la santidad del cuerpo humano sea respetada después de la muerte.
- Ser cuidado por personas cariñosas, comprensivas y conocedoras, quienes tratarán de entender mis necesidades y podrán tener satisfacción por ayudarme a enfrentar mi muerte.

Guía de Procedimientos: Tratar a los Residentes Agonizantes con Dignidad

G Respete los deseos del residente de todas las maneras posibles. La comunicación entre el personal es extremadamente importante en este momento para que todos entiendan cuáles son los deseos del residente. Escuche con atención las ideas sobre la manera de brindar gestos sencillos que puedan ser especiales y valorados.

- No ponga en aislamiento o evada a los residentes agonizantes. Entre a la habitación con regularidad.
- Tenga cuidado de no hacer promesas que no se puedan o no se deban cumplir.
- Continúe involucrando a la persona agonizante en las actividades de la institución. Enfóquese en la persona. No hable con otros empleados sobre su vida personal cuando brinde cuidado a un residente.
- Escuche si el residente agonizante quiere hablar, pero no ofrezca consejos, ni realice comentarios juiciosos.
- No murmure o esté demasiado alegre o triste. Sea profesional.
- Mantenga al residente tan cómodo como sea posible. La enfermera necesita saber de inmediato si se solicita medicamento para el dolor. Mantenga al residente limpio y seco.
- Asegure la privacidad cuando se solicite.
- Respete la privacidad de la familia y de otros visitantes. Es posible que estén alterados y no quieran que los molesten en ese momento. Quizás acepten una sonrisa amigable, pero tampoco deben ser aislados.
- Ayude con la comodidad física de la familia. Si se lo piden, brinde café, agua, sillas, sábanas, etc.

Los signos comunes de que la muerte está próxima incluyen:

- Visión borrosa y deficiente
- Mirada perdida
- Problemas con el habla
- Disminución del sentido del tacto
- Pérdida del movimiento, tono muscular y sensibilidad
- Temperatura corporal elevada o por debajo de lo normal
- Disminución de la presión sanguínea
- Pulso débil que se encuentra anormalmente lento o rápido
- Periodos alternantes de respiraciones lentas e irregulares y respiraciones rápidas y poco profundas, llamadas **respiraciones de Cheyne-Stokes**
- Un sonido de cascabeleo o balbuceo cuando la persona respira
- Piel fría y pálida
- Manchas (que parecen moretones), lunares o erupciones de la piel causadas por mala circulación
- Transpiración
- Incontinencia (tanto de la orina como de excremento)
- Desorientación o confusión

Cuando la muerte ocurre, el cuerpo ya no tendrá latido del corazón, pulso, respiración o presión sanguínea. Los músculos en el cuerpo se vuelven duros y rígidos. Esta es una condición temporal que se llama *rigor mortis*, el cual es un término en latín que significa *rigidez por la muerte*. Los párpados de los ojos pueden quedarse abiertos por completo o parcialmente abiertos con la mirada fija. La boca puede permanecer abierta. El cuerpo puede ser incontinente tanto de orina como de excremento. Aunque todo esto es parte normal de la muerte, puede ser alarmante. Las NA deben informar de inmediato a la enfermera para ayudar a confirmar la muerte.

El **cuidado posterior a la muerte** es el cuidado que se brinda al cuerpo después de la muerte. Se realiza cuando el residente ha sido declarado muerto por una enfermera o un doctor. Las NA deben ser sensibles ante las necesidades de los familiares y amigos después de la muerte.

Quizás ellos quieran sentarse al lado de la cama para despedirse o quieran quedarse con el cuerpo por un rato. Se les debe permitir que lo hagan y las NA deben estar alerta de las prácticas religiosas y culturales que la familia desee realizar. Las NA deben seguir los reglamentos y procedimientos de la institución y realizar únicamente las tareas asignadas.

Guía de Procedimientos: Cuidado Posterior a la Muerte

G Bañe el cuerpo. Tenga cuidado y evite causar moretones. Coloque almohadillas para drenaje donde sea necesario. Normalmente se necesitan debajo de la cabeza y/o debajo del perineo. Siga las precauciones estándares.

G No remueva ningún tubo u otro equipo. Una enfermera o algún empleado de la funeraria harán esto.

G Si se lo pide el enfermero, coloque las dentaduras postizas en la boca del residente y ciérrela. Si no es posible, coloque las dentaduras en un contenedor para dentaduras cerca de la cabeza.

G Cierre los ojos con cuidado.

G Acomode el cuerpo sobre la espalda con las piernas derechas. Doble los brazos cruzándolos sobre el abdomen. Coloque una almohada pequeña debajo de la cabeza.

G Siga las reglas de la institución sobre los artículos personales. Revise si usted debe remover la joyería. Siempre tenga un testigo si se remueven artículos personales o si se los entregan a algún familiar. Documente lo que se entregó y a quién.

G Quite las sábanas de la cama después de que el cuerpo haya sido removido. Abra ventanas para ventilar la habitación como sea necesario. Arregle la habitación.

G Documente de acuerdo con las políticas de su institución.

Manejar el sufrimiento emocional por la muerte de un ser querido es todo un proceso. El duelo es un proceso individual. Ninguna persona sufrirá el duelo de la misma manera que otra persona. También es un proceso de cambio o adaptación. Los sentimientos pueden cambiar cada día o incluso cada hora. Esto es normal. Las personas del clero, los consejeros o los trabajadores sociales pueden ayudar a las personas afligidas por esta pérdida (Fig. 3-15). Los familiares o amigos también pueden presentar cualquiera de las siguientes reacciones ante la muerte de un ser querido:

- Shock
- Negación
- Enojo
- Culpabilidad
- Remordimiento
- Alivio
- Tristeza
- Soledad

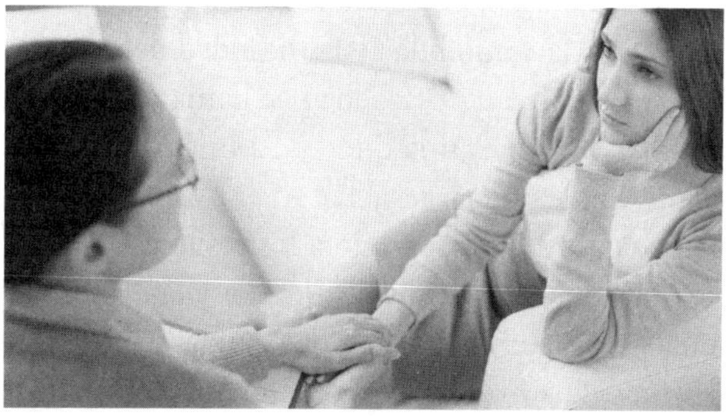

Fig. 3-15. *Algunas personas hablarán con consejeros para que les ayuden a sobrellevar su duelo.*

11. Definir las metas de un programa de hospicio

Cuidado de hospicio es el término que se utiliza para el cuidado especial que necesita una persona agonizante. Es una manera compasiva de cuidar a estas personas y a sus familias. El cuidado de hospicio utiliza un acercamiento completo, tratando las necesidades sociales, espirituales, emocionales y físicas de la persona.

El cuidado de hospicio se puede brindar los siete días de la semana, durante las 24 horas del día y está disponible bajo las instrucciones de un doctor. El cuidado de hospicio se puede brindar en un hospital, en una institución de cuidado o en el hogar. Un hospicio puede ser cualquier institución en donde se trate a una persona agonizante con dignidad por parte de los proveedores de cuidado. Cualquier proveedor de cuidado puede brindar cuidado de hospicio; pero, usualmente lo brindan voluntarios y enfermeras que han recibido entrenamiento especial.

El cuidado de hospicio ayuda a satisfacer todas las necesidades del residente agonizante. El residente, así como la familia y los amigos, están directamente involucrados en las decisiones del cuidado. Se fomenta la participación del residente en la vida familiar y en la toma de decisiones siempre que sea posible.

En el cuidado a largo plazo, las metas se enfocan en la recuperación o en la habilidad del residente de cuidarse por sí mismo tanto como sea posible; sin embargo, en el cuidado de hospicio las metas son la comodidad y la dignidad del residente. Este tipo de cuidado se le llama **cuidado paliativo**. Esto es una diferencia importante. Las NA necesitarán cambiar su enfoque cuando brinde cuidado de hospicio a los residentes. El enfoque debe ser el alivio del dolor y la comodidad, en lugar de enseñarles a cuidarse por sí mismos. Los residentes agonizantes también necesitan sentirse independientes tanto como sea posible. Los proveedores del cuidado deben permitir que los residentes tengan tanto control sobre su vida como sea posible. Eventualmente, los proveedores del cuidado pueden tener que cubrir todas las necesidades básicas de la persona.

Guía de Procedimientos: Cuidado de Hospicio

- G Escuche con atención. Algunas personas no querrán confiar en sus proveedores de cuidado. Nunca obligue a alguien a hablar.
- G Respete la privacidad e independencia.
- G Sea comprensivo a las necesidades individuales. Pregunte a los familiares o amigos cómo puede ayudarles.
- G Ponga atención a sus propios sentimientos. Conozca sus límites y respételos.
- G Reconozca el estrés. Hablar con un consejero o un grupo de apoyo puede ayudar; pero recuerde que debe mantener de manera confidencial cierta información.
- G Cuídese muy bien a usted mismo. Comer bien, hacer ejercicio y descansar lo suficiente son maneras de cuidarse a uno mismo. Hable y acepte sus sentimientos. Tómese el tiempo para hacer cosas para usted. Tome un descanso cuando lo necesite.
- G Dese permiso de sufrir el duelo. Usted desarrollará relaciones cercanas con algunos residentes. Entienda que es normal sentirse solo, triste o enojado cuando los residentes mueren.

Recursos de la Comunidad

A continuación se presentan algunos de los muchos recursos de la comunidad que están disponibles para ayudar a los residentes a satisfacer sus diferentes necesidades:

- Localizador de cuidado para personas mayores ("*Eldercare Locator*" en inglés), un servicio público de la Administración del Envejecimiento de Estados Unidos (página de Internet: eldercare.gov, 800-677-1116)
- Programa del Defensor del Pueblo ("*Ombudsman Program*" en inglés) (página de Internet: ltcombudsman.org, 202-332-2275)
- El Centro Nacional de Recursos para el Envejecimiento de LGBT ("*National Resource Center on LGBT aging*" en inglés, página de Internet: lgbtagingcenter.org, 212-741-2247)
- Asociación de Alzheimer ("*Alzheimer Association*" en inglés, página de Internet: alz.org, 800-272-3900)
- Asociación Americana del Cáncer ("*American Cancer Association*" en inglés, página de Internet: cancer.org, 800-227-2345)

- Información sobre el SIDA ("*AIDSinfo*" en inglés), un servicio del Departamento de Salud y Servicios Humanos de Estados Unidos (página de Internet: aidsinfo.nih.gov, 800-448-0440)
- Asociación Americana de Servicios de Comidas a Domicilio ("*Meals on Wheels American Association*" en inglés y MOWAA por sus siglas en inglés, página de Internet: mowaa.org, 888-998-6325)
- Asociación Americana de Discapacidades del Desarrollo e Intelectuales ("*American Association on Intellectual and Developmental Disabilities*" en inglés y AAIDD por sus siglas en inglés, página de Internet: aaidd.org, 202-387-1968)
- El Instituto Nacional de la Salud Mental de Estados Unidos ("*National Institute of Mental Health*" en inglés y NIMH por sus siglas en inglés, página de Internet: nimh.nih.gov, 866-615-6464)
- La Organización Nacional de Hospicios y Cuidado Paliativo ("*National Hospice and Palliative Care Organization*" en inglés y NHPCO por sus siglas en inglés, página de Internet: nhpco.org, 800-658-8898)

4

Los Sistemas del Cuerpo y sus Condiciones Relacionadas

El cuerpo está organizado en sistemas corporales. Cada sistema tiene una condición bajo la cual trabaja mejor. **Homeostasis** es el nombre de la condición en la cual todos los sistemas del cuerpo se encuentran trabajando a su mejor nivel. Para estar en homeostasis, el **metabolismo** del cuerpo, o los procesos químicos y físicos, deben estar trabajando a un nivel estable. Cuando ocurre una enfermedad o una lesión, el metabolismo del cuerpo es interrumpido y se pierde la homeostasis.

Cada sistema del cuerpo tiene su propia función y estructura única. También existen cambios normales relacionados con el envejecimiento para cada sistema corporal. Conocer los cambios normales por el envejecimiento le ayudará a las asistentes de enfermería a reconocer mejor cualquier cambio anormal en los residentes. Este capítulo también incluye consejos sobre la manera en que las NA pueden ayudar a los residentes con los cambios normales por el envejecimiento.

Los sistemas del cuerpo se pueden dividir de diferentes maneras. En este libro, el cuerpo humano está dividido en diez sistemas:

1. Integumentario (de la piel)
2. Músculoesquelético
3. Nervioso
4. Circulatorio o cardiovascular
5. Respiratorio
6. Urinario
7. Gastrointestinal
8. Endocrino
9. Reproductor
10. Inmune y linfático

Los sistemas corporales están formados por órganos. Los órganos tienen una función específica y están formados por tejidos. Los tejidos están formados por grupos de células que realizan una tarea similar; por ejemplo, en el sistema circulatorio, el corazón es uno de los órganos, el cual está formado por tejidos y células. Las células son los bloques de construcción del cuerpo. Las células vivientes se dividen, desarrollan y mueren, renovando tejidos y órganos del cuerpo.

Términos Anatómicos de Ubicación

Los términos anatómicos de ubicación son términos que ayudan a identificar posiciones o direcciones del cuerpo. Existen algunos términos anatómicos que se utilizan para describir la ubicación en el cuerpo humano:

- Anterior o ventral: la parte frontal del cuerpo o de la parte del cuerpo
- Posterior o dorsal: la parte trasera del cuerpo o de la parte del cuerpo
- Superior: hacia la cabeza
- Inferior: lejos de la cabeza
- Medial: hacia la parte media del cuerpo
- Lateral: hacia un lado, lejos de la parte media del cuerpo
- Proximal: más cerca del torso
- Distal: más lejos del torso

Este capítulo presenta la estructura y la función de cada sistema del cuerpo, así como los cambios relacionados con la edad y las enfermedades más comunes de cada sistema. La enfermedad de Alzheimer y la demencia, padecimientos comunes del sistema nervioso, serán mencionadas en el capítulo 5.

1. Describir el sistema integumentario

El sistema y el órgano más grande del cuerpo es la piel. La piel es una cubierta protectora natural, o tegumento, que previene lesiones en los órganos internos. También protege al cuerpo de la entrada de bacterias y previene la pérdida excesiva de agua, lo cual es esencial para vivir. La piel está formada por capas de tejidos. Dentro de estas capas se encuentran las glándulas sudoríparas, que secretan sudor, para ayudar a enfriar al cuerpo cuando se necesita y las glándulas sebáceas, que secretan aceites (sebo), para mantener la piel lubricada. También tienen folículos pilosos, muchos vasos sanguíneos pequeños (capilares) y terminaciones nerviosas pequeñas (Fig. 4-1).

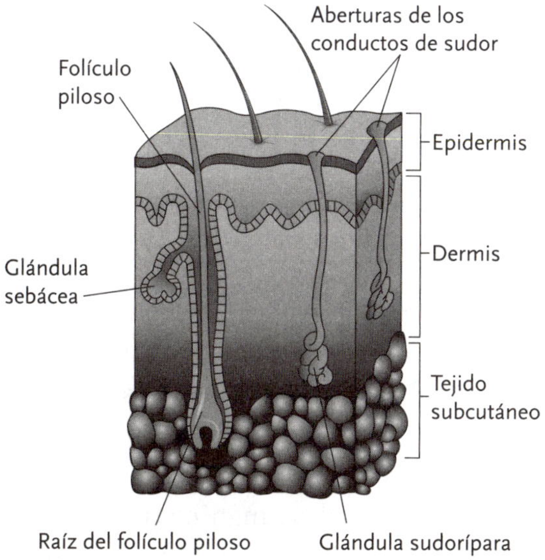

Fig. 4-1. *Muestra transversal que presenta los detalles del sistema integumentario.*

La piel también es un *órgano sensorial.* Siente calor, frío, dolor, tacto y presión. La piel informa al cerebro lo que siente. La temperatura del cuerpo es controlada por la piel. Los vasos sanguíneos de la piel se **dilatan**, o se agrandan, cuando la temperatura externa es muy alta enviando más sangre a la superficie del cuerpo para enfriarlo. Los mismos vasos sanguíneos se **contraen**, o se estrechan, cuando la temperatura externa es muy fría. Al restringir la cantidad de sangre que llega a la piel, los vasos sanguíneos ayudan al cuerpo a retener el calor.

Los cambios normales por el envejecimiento incluyen:

- La piel es más delgada, más seca y más frágil, por lo que se daña más fácilmente.
- La piel es menos elástica.
- El tejido grasoso protector se pierde, por lo que la persona siente más frío.
- El cabello se adelgaza y se vuelve gris.
- Aparecen arrugas y lunares, o "manchas del hígado".
- Las uñas son más gruesas y más frágiles.
- La piel reseca y con comezón puede ser resultado de la falta de grasa de las glándulas sebáceas.

Cómo Puede Ayudar la NA

Las personas adultas mayores transpiran menos y no necesitan bañarse con tanta frecuencia. La mayoría de las personas ancianas generalmente necesitan baños completos solamente dos veces por semana, con baños de esponja todos los días. El cabello también se vuelve más reseco y necesita ser lavado con menos frecuencia. Usar lociones humectantes, como se indique, ayuda a aliviar la piel seca. La NA debe ser delicada; la piel de los adultos mayores puede ser frágil y se puede desgarrar fácilmente. Cepillar con cuidado el cabello seco estimula y distribuye los aceites naturales. La ropa y las cobijas de cama se pueden usar en capas para brindar calor adicional. Las sábanas en la cama se deben mantener sin arrugas. La NA no debe cortar las uñas de los dedos de los pies de los residentes y debe promover la ingestión de líquidos.

Observaciones y Reportes: Sistema Integumentario

Durante el cuidado diario, se debe observar si la piel del residente presenta cambios que puedan indicar alguna enfermedad o lesión. Observe y reporte los siguientes signos y síntomas:

- O/R Áreas pálidas, blancas, enrojecidas o moradas
- O/R Ampollas o moretones
- O/R Quejas sobre sensación de hormigueo, calor o ardor
- O/R Piel seca o con escamas
- O/R Sarpullido o decoloración de la piel
- O/R Inflamación
- O/R Cortadas, furúnculos, úlceras, heridas, abrasiones
- O/R Escurrimiento de sangre o fluidos de la piel
- O/R Piel abierta
- O/R Cambios en la humedad o resequedad de la piel
- O/R Cambios en las heridas o úlceras (tamaño, profundidad, escurrimiento, color, olor)
- O/R Enrojecimiento o grietas en la piel entre los dedos de los pies y alrededor de las uñas de los dedos de los pies
- O/R Cambios en el cabello o en el cuero cabelludo
- O/R Piel que parece estar diferente de lo normal o que ha cambiado
- O/R En la piel de tez oscura, cualquier cambio en la sensación del tejido, cualquier cambio en la apariencia de la piel, como un aspecto parecido a la "cáscara de naranja", un tono morado y áreas extremadamente secas como costras que puedan estar cubriendo una grieta del tejido

Las úlceras por presión, un padecimiento común del sistema integumentario, será cubierto en el capítulo 6.

2. Describir el sistema músculo-esquelético y sus condiciones relacionadas

Los músculos, huesos, ligamentos, tendones y cartílagos brindan al cuerpo forma y estructura. Trabajan juntos para mover el cuerpo. El esqueleto, o la estructura, del cuerpo humano tienen 206 huesos (Fig. 4-2). Además de permitir que el cuerpo se mueva, los huesos también protegen a los órganos; por ejemplo, el cráneo protege al cerebro. Dos huesos se juntan en una articulación y los músculos se conectan al hueso por los tendones. Los músculos brindan movimiento a las partes del cuerpo para mantener la postura y producir calor.

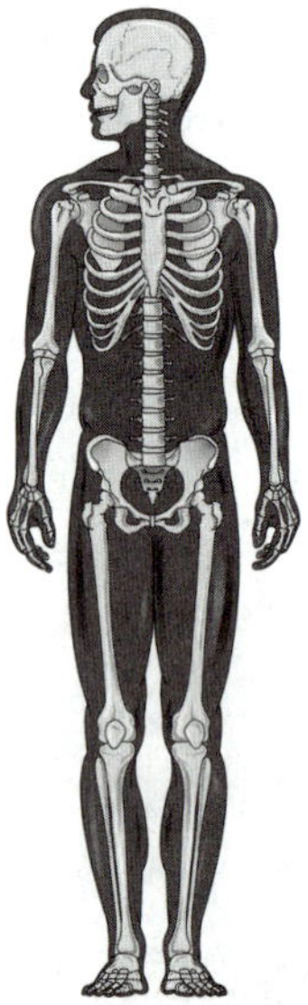

Fig. 4-2. *El esqueleto está compuesto de 206 huesos que ayudan al movimiento y a proteger los órganos.*

El ejercicio es importante para mejorar y mantener la salud física y mental. La inactividad y la inmovilidad pueden tener como resultado pérdida de la autoestima, depresión, neumonía e infecciones de las vías urinarias. Pueden causar estreñimiento, coágulos sanguíneos, entorpecimiento de los sentidos, contracturas y atrofia de los músculos. Cuando ocurre la **atrofia**, el músculo se desperdicia, reduce su tamaño y se debilita. Cuando una **contractura** se desarrolla, el músculo o el tendón se hace más chicho, se vuelve inflexible y se "congela" en esa posición causando discapacidad permanente de la extremidad. Los ejercicios del arco de movimiento (ROM por sus siglas en inglés) pueden ayudar a prevenir que se presenten estas condiciones. Con los ejercicios ROM, las articulaciones son extendidas y flexionadas. Los ejercicios incrementan la circulación de la sangre, del oxígeno y de los nutrientes, así como mejora el tono muscular. El capítulo 9 tiene más información sobre los ejercicios ROM.

Los cambios normales por el envejecimiento incluyen

- Los músculos se debilitan y pierden tono.
- El movimiento del cuerpo es más lento.
- Los huesos pierden densidad y se vuelven más frágiles, haciéndolos más susceptibles a fracturas.
- Las articulaciones son menos flexibles y se vuelven dolorosas.
- La altura se pierde gradualmente.

Cómo Puede Ayudar la NA

Las caídas pueden ocasionar complicaciones que ponen en riesgo la vida, incluyendo fracturas. La NA puede ayudar a prevenir caídas respondiendo de inmediato las llamadas de asistencia; debe mantener los pasillos limpios de desorden, limpiar los derrames y no mover muebles. Los andadores o bastones necesitan ser colocados en un lugar donde los residentes puedan tomarlos fácilmente. Los residentes deben usar zapatos anti-derrapantes con las cintas bien amarradas. La NA debe promover el movimiento regular y el cuidado por sí mismo. Los residentes deben realizar todas las ADL que le sea posible. La NA puede ayudar con los ejercicios del arco de movimiento (ROM por sus siglas en inglés) como sea necesario.

Observaciones y Reportes: Sistema Músculo-Esquelético

Observe y reporte los siguientes signos y síntomas:

- O/R Cambios en la habilidad para desempeñar movimientos y actividades de rutina
- O/R Cualquier cambio en la habilidad del residente para realizar los ejercicios ROM
- O/R Dolor durante el movimiento
- O/R Cualquier inflamación o aumento de la inflamación en las articulaciones
- O/R Áreas blancas, con brillo, rojizas o calientes en una articulación
- O/R Moretones
- O/R Dolores y molestias que reporten los residentes

Artritis

La artritis es un término general que se refiere a la **inflamación**, o hinchazón, de las articulaciones. Causa rigidez, dolor y disminución de la movilidad. La artritis puede ser resultado del envejecimiento, de alguna lesión o de una **enfermedad autoinmune**. Una enfermedad autoinmune causa que el sistema inmune ataque el tejido normal en el cuerpo. Dos tipos comunes de artritis son la artritis reumatoide y la osteoartritis.

La **artritis reumatoide** puede afectar a las personas de todas las edades. Las articulaciones se inflaman, se ponen rojas, se hinchan y son muy dolorosas. Se pueden presentar deformidades como resultado de esta enfermedad, puede llegar a ser una enfermedad severa y dejar incapacitada a la persona (Fig. 4-3). El movimiento es eventualmente restringido. La fiebre, la fatiga y la pérdida de peso también son síntomas. La artritis reumatoide es considerada una enfermedad del sistema autoinmune.

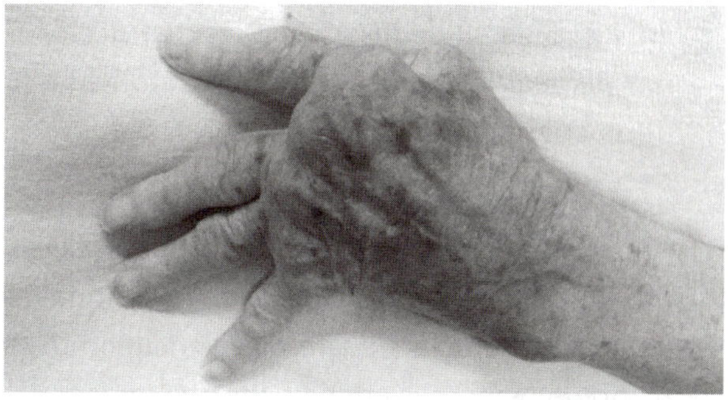

Fig. 4-3. *Artritis reumatoide.* (FOTOGRAFÍA PRESENTADA POR CORTESÍA DEL DR. JAMES HEILMAN, WIKIPEDIA)

La **osteoartritis**, también conocida como enfermedad degenerativa de las articulaciones (DJD por sus siglas en inglés), o artritis degenerativa, frecuentemente afecta a los ancianos. Puede presentarse con el envejecimiento o como resultado de una lesión en una articulación. Las caderas y las rodillas, las cuales son articulaciones que soportan el peso del cuerpo, usualmente son afectadas. Las articulaciones de los dedos de las manos, de los pulgares y de la columna vertebral también pueden ser afectadas. El dolor y la rigidez parecen incrementar con el clima húmedo o frío.

El tratamiento para la artritis usualmente incluye lo siguiente:

- Medicamentos antiinflamatorios, como aspirina o ibuprofeno, u otros medicamentos
- Aplicaciones locales de calor para reducir la inflamación y el dolor
- Ejercicios del arco de movilidad (capítulo 9)
- Ejercicio regular y/o rutina de actividades
- Dieta para reducir el peso o mantener la fortaleza del cuerpo

Guía de Procedimientos: Artritis

G Observe si se presenta acidez o irritación en el estómago por tomar aspirina o ibuprofeno. Algunos residentes no pueden tomar estos medicamentos. Reporte de inmediato los signos de acidez o irritación en el estómago.

G Promueva la actividad. Las actividades ligeras pueden ayudar a reducir los efectos de la artritis. Siga cuidadosamente las instrucciones del plan de cuidado. Utilice bastones u otros aparatos de asistencia, como sea necesario.

G Adapte las actividades de la vida diaria (ADL por sus siglas en inglés) para permitir independencia. Muchos aparatos se encuentran disponibles para ayudarle a los residentes a bañarse, vestirse y comer por sí mismos, aún y cuando tengan artritis (capítulo 9).

G Seleccione ropa que sea fácil de poner y abrochar. Promueva el uso de barandales y barras de seguridad en el baño.

G Trate a cada residente como una persona individual. La artritis es muy común entre los residentes de la tercera edad. No asuma que todos los residentes tienen los mismos síntomas y que necesitan el mismo tipo de cuidado.

G Ayude a incrementar el autoestima del residente. Promueva el cuidado a sí mismo. Tenga una actitud positiva. Escuche los sentimientos del residente; usted puede ayudarle a seguir siendo independiente tanto como sea posible.

Osteoporosis

La **osteoporosis** causa que los huesos se vuelvan frágiles y porosos. Los huesos frágiles pueden romperse fácilmente. La debilidad en los huesos puede presentarse por edad, por falta de hormonas, por falta de suficiente calcio en los huesos, por ingerir demasiado alcohol o por falta de ejercicio. La osteoporosis es más común en las mujeres después de la **menopausia** (cuando se detienen los períodos menstruales). Tomar calcio adicional y realizar ejercicio con regularidad pueden ayudar a prevenir la osteoporosis. Los signos y síntomas de la osteoporosis incluyen dolor de la espalda baja, postura encorvada y pérdida de altura con el paso del tiempo.

Para prevenir o retrasar la osteoporosis, las asistentes de enfermería deben animar a los residentes a caminar y hacer ejercicio ligero, como se indica. El ejercicio puede fortalecer los huesos, así como los músculos. Las NA deben mover a los residentes que tienen osteoporosis con mucho cuidado. Los medicamentos, el calcio y los suplementos con fluoruro se utilizan en el tratamiento de la osteoporosis.

Fracturas y Remplazo de Cadera/Rodilla

Una fractura es un hueso quebrado que puede ser causado por un accidente o por osteoporosis. Es muy importante prevenir caídas, las cuales pueden ocasionar fracturas. Las fracturas de brazos, muñecas, codos, piernas y rodillas son las más comunes. Los signos y síntomas de una fractura son dolor, hinchazón, moretones, cambios de la coloración de la piel en el lugar del problema y movimiento limitado.

Los huesos débiles hacen que las fracturas de la cadera sean más comunes. Una caída repentina puede tener como resultado una cadera fracturada, la cual toma meses para sanar. Las fracturas de cadera también pueden ocurrir cuando los huesos débiles se fracturan y luego causan una caída. Una fractura de cadera es una condición seria, ya que en los ancianos la sanación es muy lenta y se encuentran en riesgo de padecer discapacidades y enfermedades secundarias. La mayoría de las fracturas de cadera necesitan cirugía. La cirugía para el remplazo total de la cadera (THR por sus siglas en inglés) es una cirugía que remplaza la cabeza del hueso largo de la pierna (fémur) en donde se une con la cadera. Esta cirugía usualmente se realiza por las siguientes razones:

- La cadera está fracturada debido a una lesión o una caída que no sana apropiadamente.
- La cadera está debilitada debido al envejecimiento.
- La cadera duele y está dura porque la articulación está débil y los huesos ya no son lo suficientemente fuertes para aguantar el peso de la persona.

Después de la cirugía, la persona no puede pararse sobre esa pierna mientras que la cadera sana. El fisioterapeuta ayudará después de la cirugía. Las metas del cuidado incluyen el fortalecimiento de los músculos de la cadera y lograr que el residente pueda soportar peso en esa pierna.

El plan de cuidado del residente indicará cuando el residente pueda empezar a poner peso sobre la cadera, así como las instrucciones sobre qué tanto puede hacer el residente. Las NA deben ayudar con el cuidado personal y con el uso de aparatos de asistencia, como andadores y bastones.

Guía de Procedimientos: Remplazo de Cadera

G Mantenga al alcance del residente los artículos que se utilizan con frecuencia, como medicamentos, teléfono, pañuelos desechables, botón de llamadas y agua. Evite colocar estos artículos en lugares altos.

G Coloque primero la ropa en el lado afectado (el más débil).

G Nunca apresure al residente. Utilice elogios y palabras de ánimo, con frecuencia. Hágalo incluso con las tareas pequeñas.

G Pida a la enfermera que brinde el medicamento para el dolor antes de moverlo, de ser necesario.

G Pida al residente que realice las tareas sentado, para ahorrar energía.

G Siga el plan de cuidado exactamente, aunque el residente quiera hacer más. Siga las órdenes indicadas sobre soportar peso. Después de la cirugía, la orden del doctor será escrita como *tolerancia parcial de peso* (PWB por sus siglas en inglés) *o sin tolerancia de peso* (NWB por sus siglas en inglés). **Tolerancia parcial de peso** significa que el residente puede soportar cierto peso en una o en ambas piernas. **Sin tolerancia al peso** significa que el residente no puede tocar el piso ni soportar nada de peso en una o en ambas piernas. Una vez que el residente pueda soportar todo el peso de nuevo; de ser así, la orden del doctor estará escrita como *tolerancia completa de peso* (FWB por sus siglas en inglés). **Tolerancia completa del peso** significa que ambas piernas pueden soportar el 100 por ciento del peso del cuerpo en un solo paso. Ayude al residente como sea necesario con el bastón, con el andador o con las muletas.

- G Nunca realice ejercicios ROM en la pierna del lado operado, a menos de que se lo indique el enfermero.
- G Advierta al residente que no se siente con las piernas cruzadas. La cadera no puede ser doblada o flexionada más de 90 grados. La cadera no se puede voltear hacia adentro o hacia fuera.
- G Una almohada para abducción normalmente se utilizará de seis a 12 semanas después de la cirugía mientras que el residente esté dormido en la cama. Esta almohada inmoviliza y acomoda la cadera y las extremidades inferiores. La almohada se coloca entre las piernas. Las piernas son sujetadas a los lados de la almohada utilizando las correas (Fig. 4-4) Siga las instrucciones para la aplicación y colocación.

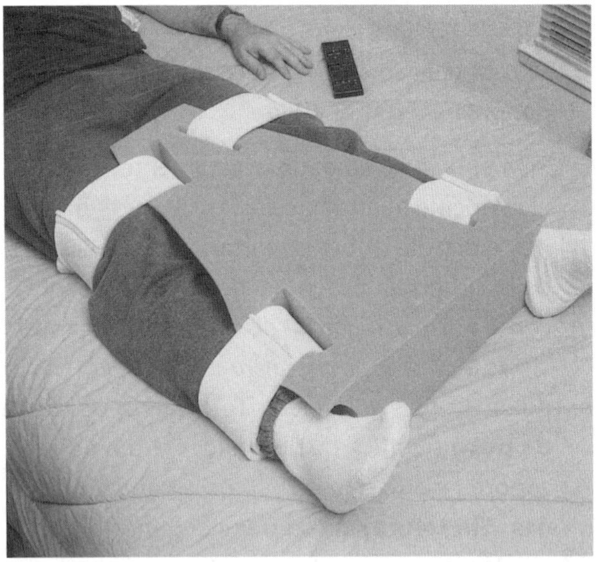

Fig. 4-4. *Una almohada de abducción se coloca entre las piernas para inmovilizar y acomodar la cadera y las extremidades inferiores.* (FOTOGRAFÍA PRESENTADA POR CORTESÍA DE "NORTH COAST MEDICAL, INC.", WWW.NCMEDICAL.COM, 800-821-9319)

- G Cuando traslade a los residentes de la cama, coloque una almohada entre los muslos para mantener las piernas separadas. Eleve la cabecera de la cama, esto permite que el residente mueva sus piernas sobre el lado de la cama con los muslos todavía separados. Párese del lado de la cadera que no está afectado. El lado fuerte debe dirigir al pararse, levantarse y sentarse.
- G Con los traslados de la silla o para ir al baño, la pierna operada debe estar derecha. La pierna más fuerte debe pararse primero (con un andador o con muletas). Después el pie de la pierna afectada se puede traer de nuevo a la posición para caminar.
- G Reporte lo siguiente a la enfermera:
  - Enrojecimiento, escurrimiento, sangrado o calor en el área de la incisión
  - Aumento en el dolor
  - Adormecimiento u hormigueo
  - Reducción y/o rotación externa de la pierna afectada
  - Signos vitales anormales, especialmente un cambio en la temperatura
  - El residente no puede utilizar el equipo de manera apropiada y segura
  - El residente no está siguiendo las instrucciones del doctor sobre la actividad y el ejercicio
  - Cualquier problema con el apetito
  - Cualquier mejora, como incremento en la fuerza y en la habilidad de caminar

El remplazo total de la rodilla (TKR por sus siglas en inglés) es un remplazo quirúrgico de la rodilla con una rodilla prostética. Esto se realiza para liberar el dolor. También restablece la movilidad en una rodilla dañada por alguna lesión o por artritis. Puede ayudar a estabilizar una rodilla que se dobla o que se da por vencida repetidamente. El cuidado es similar al del remplazo de la cadera; sin embargo, el tiempo de recuperación es mucho más corto. Estos residentes tienen más habilidad de cuidarse por sí mismos.

Guía de Procedimientos: Remplazo de Rodilla

- **G** Para prevenir coágulos de sangre, coloque las medias especiales como se indica. Un tipo de medias que se utilizan son las medias de compresión. Estas medias son un aparato parecido a una manga de plástico llena de aire que se aplica en las piernas y está enganchada a una máquina. Esta máquina se infla y desinfla por sí sola y actúa de la misma manera en la que los músculos actuarían bajo circunstancias de actividad normal. Estas mangas normalmente se aplican después de la cirugía mientras que el residente está en cama. Las medias para prevenir embolias son otro tipo de medias especiales que ayudan a la circulación. El capítulo 6 tiene más información sobre este tipo de medias.
- **G** Realice ejercicios de los tobillos como se indique. Estos son ejercicios muy sencillos que promueven la circulación de las piernas. Los ejercicios de los tobillos se realizan levantando los pies y los dedos de los pies hacia el techo y bajándolos de nuevo.
- **G** Anime a los residentes a tomar líquidos, especialmente el jugo de naranja y arándano rojo ("cranberry" en inglés) ya que contienen vitamina C para prevenir infecciones del tracto urinario (UTI por sus siglas en inglés).
- **G** Ayude a realizar ejercicios de respiración profunda como sea indicado.
- **G** Pida a la enfermera que brinde el medicamento para el dolor antes de moverlo y acomodarlo, de ser necesario.
- **G** Reporte al enfermero si usted observa enrojecimiento de la piel, calor o mucha sensibilidad en una o en ambas pantorrillas.

3. Describir el sistema nervioso y sus condiciones relacionadas

El sistema nervioso es el centro de control y de mensajes del cuerpo. Controla y coordina todas las funciones del cuerpo. El sistema nervioso también percibe e interpreta la información del ambiente exterior del cuerpo humano. El sistema nervioso tiene dos partes principales: el sistema nervioso central (CNS por sus siglas en inglés) y el sistema nervioso periférico (PNS por sus siglas en inglés). El sistema nervioso central está compuesto por el cerebro y la médula espinal. El sistema nervioso periférico se encarga de la periferia, o la parte externa, del cuerpo por medio de los nervios que se extienden por todo el cuerpo (Fig. 4-5).

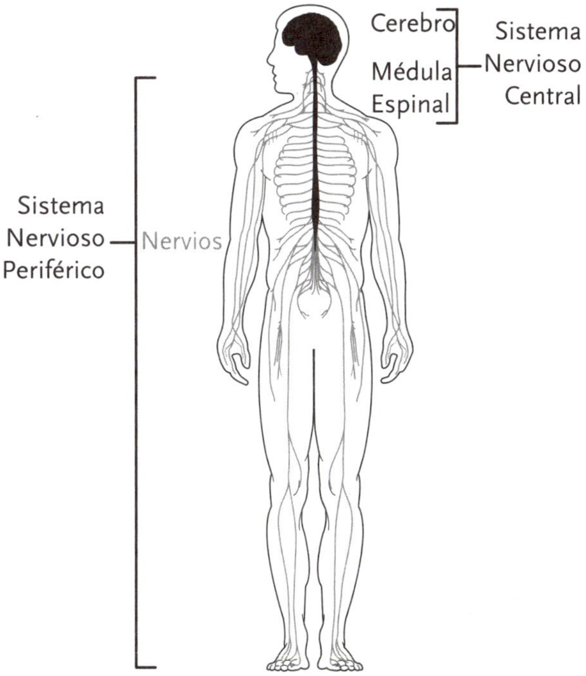

Fig. 4-5. *El sistema nervioso incluye el cerebro, la médula espinal y los nervios de todo el cuerpo.*

Los cambios normales por envejecimiento incluyen:

- Las respuestas y los reflejos se vuelven más lentos.
- La sensibilidad de las terminaciones nerviosas en la piel disminuye.
- La persona puede presentar alguna pérdida de la memoria, con frecuencia con la memoria a corto plazo. La memoria a largo plazo o la memoria de eventos pasados, usualmente continua lúcida.

Cómo Puede Ayudar la NA

Sugerir a los residentes que escriban listas o notas sobre las cosas que quieren recordar puede ayudar con la pérdida de la memoria. Colocar un calendario cerca también puede ayudar. Si los residentes disfrutan la terapia de la remembranza, la NA puede tomar interés en el pasado del residente pidiendo que le muestre fotos o escuchando historias. La NA debe brindar tiempo para que el residente tome decisiones y evitar cambios repentinos en el horario; debe brindar suficiente tiempo para el movimiento y nunca debe apresurar a los residentes. También debe promover la lectura, el pensamiento y otras actividades mentales.

Observaciones y Reportes: Sistema Nervioso Central

Observe y reporte los siguientes signos y síntomas:

- O/R Fatiga o cualquier dolor con el movimiento o con los ejercicios
- O/R Temblor o estremecimiento
- O/R Incapacidad de mover un lado del cuerpo
- O/R Dificultad para hablar o mala pronunciación
- O/R Adormecimiento u hormigueo
- O/R Molestias o cambios en la vista o en el oído
- O/R Mareos o pérdida del equilibrio
- O/R Cambios en los patrones alimenticios y/o en el consumo de líquidos
- O/R Dificultad para deglutir
- O/R Cambios en la vejiga y en los intestinos
- O/R Depresión o cambios en el estado de ánimo
- O/R Pérdida de la memoria o confusión
- O/R Comportamiento violento
- O/R Cualquier cambio inusual o inexplicable del comportamiento
- O/R Disminución de la habilidad para realizar las ADL

La demencia y la enfermedad de Alzheimer son padecimientos comunes del sistema nervioso. El capítulo 5 tiene información sobre estas enfermedades.

CVA o Embolia

El término médico para una embolia es un accidente cerebro-vascular (CVA por sus siglas en inglés). La CVA, o embolia, ocurre cuando el abastecimiento de la sangre hacia una parte del cerebro se bloquea o cuando un vaso sanguíneo tiene un derrame o se rompe dentro del cerebro. Una embolia isquémica es el tipo de embolia más común (Fig. 4-6). Con este tipo de embolia el abastecimiento de la sangre está bloqueado. Sin sangre, parte del cerebro no recibe oxígeno y las células del cerebro empiezan a morir. Se pueden presentar daños adicionales debido a la fuga de la sangre, a los coágulos y a la inflamación de los tejidos. La inflamación también puede causar presión en otras áreas del cerebro. El capítulo 2 presenta información sobre los signos de advertencia de una CVA.

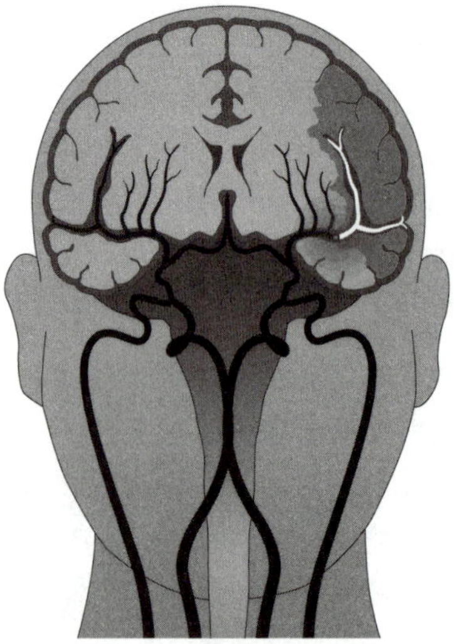

Fig. 4-6. *Una embolia isquémica es causada cuando el abastecimiento de la sangre al cerebro se bloquea.*

Las embolias pueden ser leves o severas. Después de una embolia, un residente puede experimentar cualquiera de lo siguiente:

- Parálisis en un lado del cuerpo, llamado **hemiplejía**

- Debilidad en un lado del cuerpo, llamado **hemiparesia**
- Problemas para comunicar pensamientos por medio del habla o la escritura, llamado **afasia expresiva**
- Dificultad para entender las palabras escritas o habladas, llamado **afasia receptiva**
- Pérdida de las sensaciones, tales como temperatura o el tacto
- Pérdida de control de la vejiga o del intestino
- Confusión
- Poca capacidad de juicio
- Pérdida de la memoria
- Pérdida de las habilidades cognitivas
- Tendencia a ignorar un lado del cuerpo, llamado negligencia de un lado
- Reír o llorar sin ninguna razón o cuando no es apropiado, llamado **labilidad emocional**
- Dificultad para deglutir, llamada **disfagia**

Cada lado del cerebro controla diferentes funciones. Los síntomas de una persona dependerán de lado del cerebro que haya sido afectado por la CVA. La debilidad en el lado derecho del cuerpo indica que el lado izquierdo del cerebro fue afectado. La debilidad en el lado izquierdo del cuerpo indica que el lado derecho del cerebro fue afectado.

Si la embolia fue leve, el residente puede experimentar pocas complicaciones, de existir alguna. La terapia física puede ayudar a restaurar las habilidades físicas. La terapia del lenguaje y la terapia ocupacional también pueden ayudar con la comunicación y a realizar las ADL.

Guía de Procedimientos: CVA/Embolia

G Los residentes con parálisis, debilidad o pérdida del movimiento usualmente recibirán terapia ocupacional o física. Los ejercicios del arco de movimiento ayudarán a fortalecer los músculos y a mantener las articulaciones con movilidad. Los residentes también pueden necesitar realizar ejercicios con las piernas para ayudar a la circulación. La seguridad siempre es importante cuando los residentes realizan ejercicio. Ayude con cuidado a realizar los ejercicios como se indican.

G Nunca haga referencia al lado débil como el “lado malo”. Nunca hable sobre la pierna o el brazo “malo”. Se debe utilizar los términos *más débil o involucrado* para hacer referencia al lado con parálisis.

G Los residentes con pérdida del habla o problemas de comunicación pueden recibir terapia del lenguaje. Es posible que le pidan que ayude en la terapia. Esto incluye ayudar a los residentes a reconocer palabras escritas o habladas. Los terapeutas del lenguaje también evaluarán la habilidad del residente para deglutir. Ellos decidirán si se necesita terapia para deglutir o seguir una dieta de líquidos espesos.

G La confusión o la pérdida de la memoria son molestos. Con frecuencia, las personas lloran sin razón después de sufrir una embolia. Tenga paciencia y sea comprensivo. Su actitud positiva será importante. Mantenga una rutina de cuidado. Esto puede ayudar a los residentes a sentirse más seguros.

G Promueva la independencia y el autoestima. Permita que el residente realice las cosas por sí mismo siempre que sea posible, aunque usted pueda hacer el trabajo mejor y más rápido. Haga que las tareas sean menos difíciles para los residentes. Observe y elogie los esfuerzos de los residentes para hacer las cosas por sí mismos, aunque no tengan éxito. Elogie hasta el más pequeño logro para construir confianza en sí mismos.

G Siempre revise la alineación del cuerpo del residente; en ocasiones, un brazo o una pierna puede estar sujetado y el residente no lo nota.

- Ponga mucha atención al cuidado de la piel y observe si se presentan cambios en la piel o si el residente no se puede mover.
- Si los residentes han perdido la sensibilidad o el tacto, revise si existe alguna situación potencialmente dañina (por ejemplo, calor y objetos punzantes). Si los residentes no pueden sentir o mover parte del cuerpo, revise y cambie las posiciones con frecuencia para prevenir úlceras por presión.
- Adapte los procedimientos establecidos cuando brinde cuidado a los residentes que tengan parálisis o debilidad en un lado del cuerpo. Ayude con cuidado al residente para afeitarse, arreglarse y bañarse.
- Cuando ayude con traslados o caminatas siempre utilice un cinturón de traslado, por seguridad. Párese del lado más débil y apóyelo. Dirija con el lado más fuerte. (Fig. 4-7).

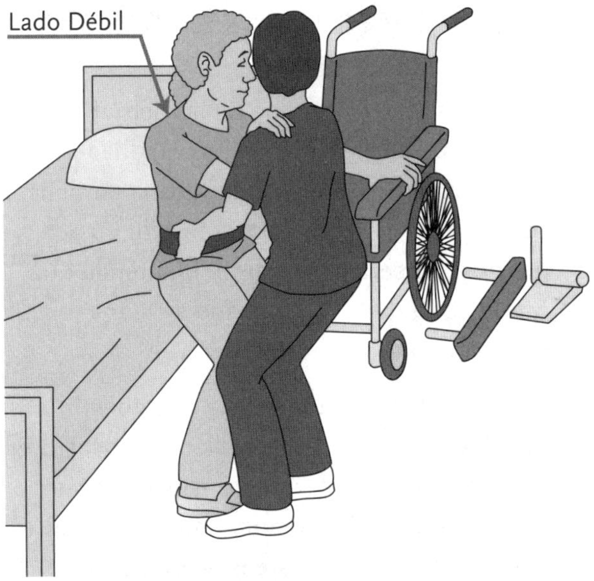

Fig. 4-7. *Cuando ayude a trasladar a un residente, apoye el lado más débil mientras que dirige con el lado más fuerte.*

Cuando ayude al residente a vestirse, recuerde lo siguiente

- Coloque primero la ropa en el lado más débil. Coloque primero el brazo o la pierna más débil dentro de la ropa; esto previene doblar o estirar las extremidades de manera innecesaria. Desvista el lado más fuerte primero. Después remueva la ropa del brazo o de la pierna más débil para prevenir que las extremidades sean estiradas y dobladas.
- Utilice equipo de adaptación para ayudar a que el residente se vista por sí solo. Promueva el cuidado por sí mismo.

Cuando ayude al residente a comunicarse, recuerde lo siguiente

- Realice preguntas e instrucciones sencillas.
- Elabore preguntas de manera que puedan ser contestadas con un "sí" o "no"; por ejemplo, cuando ayude a un residente a comer, pregunte: "¿Le gustaría empezar tomando un poco de leche?"
- Póngase de acuerdo con ciertas señales, como mover o asentar con la cabeza o levantar una mano o un dedo para indicar "sí" o "no".
- Brinde a los residentes suficiente tiempo para responder. Escuche con atención.
- Utilice lápiz y papel si un residente puede escribir. Colocar un mango grueso o una cinta alrededor del lápiz puede ayudar al residente a sostenerlo más fácilmente.
- Mantenga el botón de llamadas al alcance de los residentes. Ellos pueden informarle cuando necesiten ayuda.
- Utilice comunicación verbal y no verbal para expresar su actitud positiva. Comunique al residente que usted confía en sus habilidades por medio de sonrisas, palmaditas suaves y gestos. Usar gestos y señalar con la mano también puede ayudar a dar información, así como permitir que el residente hable.
- Utilice tableros de comunicación o tarjetas especiales para ayudar en la comunicación (Fig. 4-8).

La guía de procedimientos para ayudar con la alimentación a las personas que se recuperan de una CVA se encuentra en el capítulo 8.

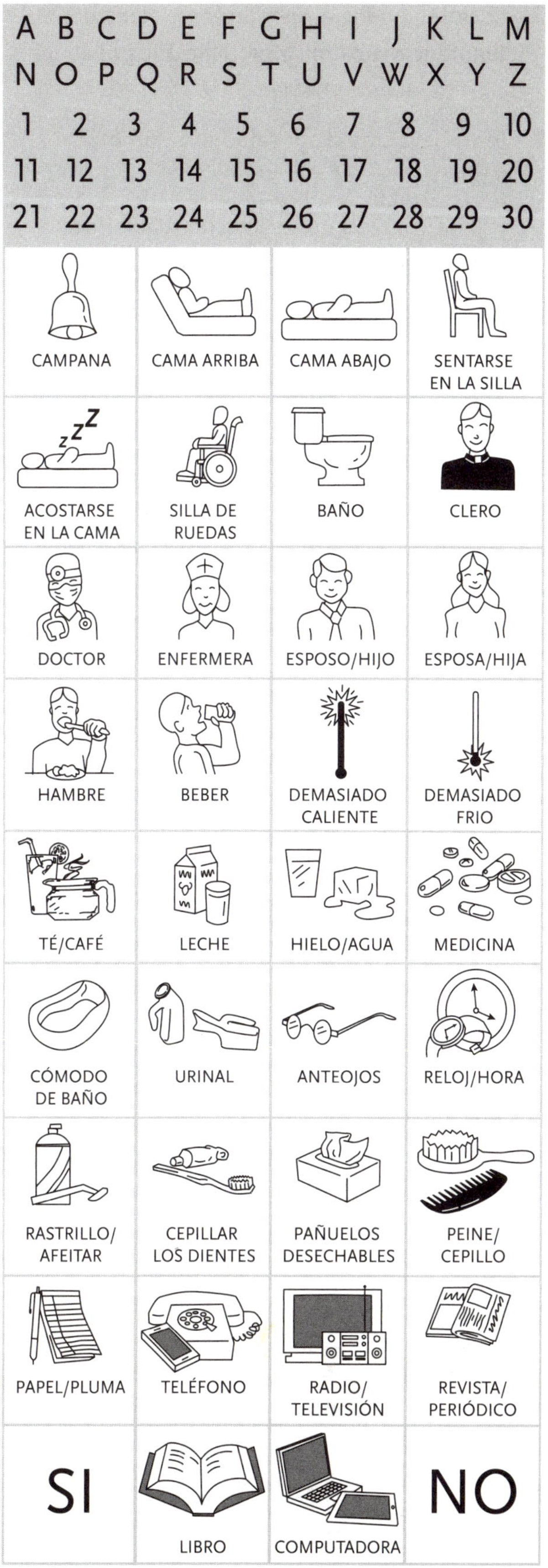

Fig. 4-8. *Muestra de un tablero de comunicación.*

Derechos de los Residentes

Impedimento del Habla

Las asistentes de enfermería nunca deben hablar sobre los residentes como si no estuvieran ahí. Incluso si los residentes no pueden hablar, no significa que no puedan escuchar. Todos los residentes deben ser tratados con respeto.

Enfermedad de Parkinson

La enfermedad de Parkinson es una enfermedad progresiva e incurable. Progresivo significa que la enfermedad empeora con el tiempo. La enfermedad de Parkinson causa que una parte del cerebro se degenere. Afecta los músculos, ocasionando rigidez. Esta enfermedad causa que la persona tenga una postura encorvada y que arrastre los pies al **andar** o caminar. También puede causar el temblor de la píldora rodante, lo cual es un movimiento circular de las yemas del dedo pulgar y del dedo índice que cuando se juntan parece como si estuvieran rodando una pastilla. Los temblores o las sacudidas hacen que sea muy difícil que una persona realice las ADL, como comer y bañarse. Una persona que tiene la enfermedad de Parkinson puede tener una expresión facial como el de una máscara. Usualmente se recetan medicamentos para tratar esta enfermedad. La cirugía puede ser una opción para ciertas personas.

Guía de Procedimientos: Enfermedad de Parkinson

G Los residentes tienen mayor riesgo de caídas. Proteja a los residentes de cualquier área o condición insegura. Ayude con la ambulación como sea necesario.

G Ayude a realizar las ADL como sea necesario.

G Ayude con los ejercicios del arco de movilidad para prevenir contracturas y para fortalecer los músculos.

G Promueva el cuidado personal por sí mismo. Tenga paciencia con el residente durante el cuidado propio y la comunicación.

Esclerosis Múltiple (MS)

La esclerosis múltiple (MS por sus siglas en inglés) es una enfermedad progresiva que afecta el sistema nervioso central. Cuando una persona tiene MS, el recubrimiento protector de los nervios, de la médula espinal y de la materia blanca del cerebro se colapsa con el tiempo. Sin este recubrimiento, o escudo, los nervios no pueden enviar o recibir mensajes al cerebro de manera normal. La MS progresa (avanza) lentamente y de manera impredecible. Las habilidades de los residentes que tienen esta enfermedad variarán mucho. Los síntomas incluyen visión borrosa, fatiga, temblores, pérdida del equilibrio y problemas para caminar. La debilidad, el adormecimiento, el hormigueo, la incontinencia y los cambios en el comportamiento también son síntomas. La MS puede causar ceguera, contracturas y pérdida de la función en los brazos y piernas. La MS usualmente es diagnosticada cuando una persona tiene entre veinte o treinta años. La causa exacta de esta enfermedad es desconocida, pero puede ser una enfermedad del sistema inmune. No existe cura para esta enfermedad; el tratamiento, en su mayoría, es con medicamento.

Guía de Procedimientos: Esclerosis Múltiple

G Ayude con las ADL como sea necesario. Tenga paciencia durante el cuidado personal y el movimiento. Otorgue tiempo suficiente para realizar las tareas. Ofrezca periodos de descanso como sea necesario.

G Brinde al residente suficiente tiempo para comunicarse. Las personas con MS pueden tener problemas para formar sus pensamientos. Tenga paciencia y no los apresure.

G Prevenga caídas que pueden presentarse por falta de coordinación, fatiga o problemas con la visión.

G El estrés puede empeorar los efectos del MS. Mantenga la calma y escuche a los residentes cuando quieran hablar.

G Promueva una dieta saludable con muchos líquidos.

G Brinde cuidado de la piel con regularidad para prevenir úlceras por presión.

G Ayude con los ejercicios del arco de movimiento para prevenir contracturas y para fortalecer los músculos.

Lesiones en la Cabeza y Médula Espinal

El buceo, las lesiones por practicar deportes, las caídas, los accidentes de autos y de motocicleta, los accidentes industriales, la guerra y la violencia criminal son causas comunes de las lesiones en la cabeza y en la médula espinal. Las lesiones en la cabeza pueden causar daño cerebral permanente. Los residentes que han sufrido una lesión en la cabeza puede tener los siguientes problemas: discapacidad intelectual, cambios de la personalidad, problemas para respirar, convulsiones, coma, pérdida de la memoria, pérdida de la consciencia, paresia y parálisis. La paresia es parálisis o pérdida de la función de los músculos que afecta solamente una parte del cuerpo. En ocasiones, la paresia describe una debilidad o pérdida de la habilidad en un lado del cuerpo.

Los efectos de las lesiones de la médula espinal dependen en la fuerza del impacto y del lugar dónde se lesionó. Mientras más alta se encuentre la lesión en la médula espinal, mayor es la pérdida de la función (Fig. 4-9). Las personas con lesiones en la cabeza y en la médula espinal pueden tener **paraplejía**, la cual es una pérdida de la función de la parte baja del cuerpo y de las piernas. Estas lesiones también pueden causar **cuadriplejía**, donde la persona no puede utilizar sus piernas, tronco y brazos.

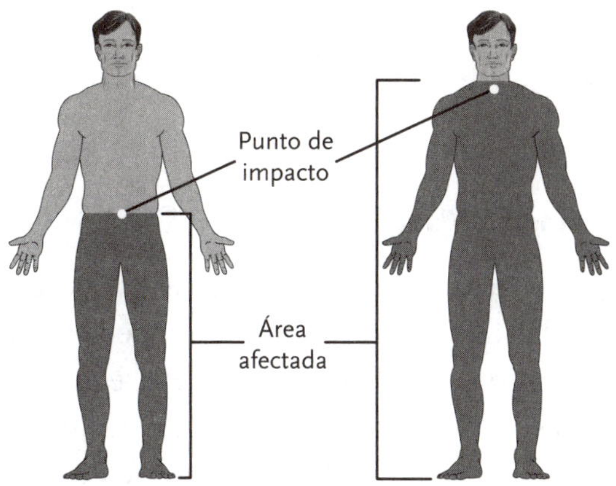

Fig. 4-9. La pérdida de la función depende de dónde se lesionó la médula espinal.

Guía de Procedimientos: Lesiones en la Cabeza y en la Médula Espinal

G Brinde apoyo emocional, así como ayuda física.

G La seguridad es muy importante. Tenga mucho cuidado de que los residentes no se caigan o se quemen ellos mismos. Como los residentes que están paralizados no tienen sensibilidad, no pueden sentir una quemadura.

G Tenga paciencia con el cuidado a sí mismo. Brinde tanta independencia para realizar las ADL como sea posible.

G Brinde un buen cuidado de la piel. Es importante prevenir úlceras por presión.

G Ayude a los residentes a cambiar las posiciones al menos cada dos horas para prevenir úlceras por presión. Tenga cuidado cuando reacomode al paciente.

G Realice ejercicios del arco de movilidad como se ordena para prevenir contracturas y fortalecer músculos.

G La inmovilidad tiene como resultado estreñimiento. Promueva tomar muchos líquidos y seguir una dieta alta en fibra, si así se ordena.

G La pérdida del control de la orina puede causar la necesidad de usar un catéter urinario. Las infecciones del tracto urinario son comunes. Promueva tomar muchos líquidos y brinde cuidado adicional al catéter, como sea necesario.

G La falta de actividad tiene como resultado mala circulación y fatiga. Ofrezca periodos de descanso como sea necesario. Las medias elásticas especiales para mejorar la circulación pueden ser ordenadas.

G La dificultad para toser y las respiraciones superficiales pueden tener como resultado neumonía. Promueva ejercicios de respiración profunda como se ordenen.

G Los residentes masculinos pueden tener erecciones involuntarias. Brinde privacidad y sea sensible ante esta situación. Sea profesional.

G Ayude con el entrenamiento del intestino y de la vejiga, de ser necesario.

El Sistema Nervioso: Los Órganos de los Sentidos

Los ojos, los oídos, la nariz, la lengua y la piel son los órganos principales de los sentidos del cuerpo (Fig. 4-10 y Fig. 4-11). Forman parte del sistema nervioso central porque reciben impulsos del ambiente y los transmiten a los nervios.

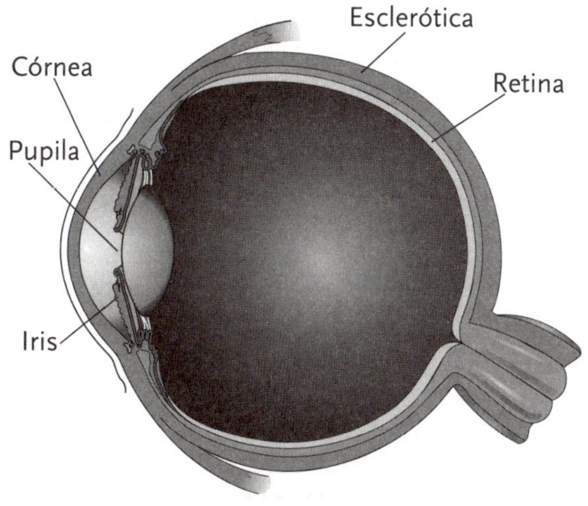

Fig. 4-10. Las partes del ojo.

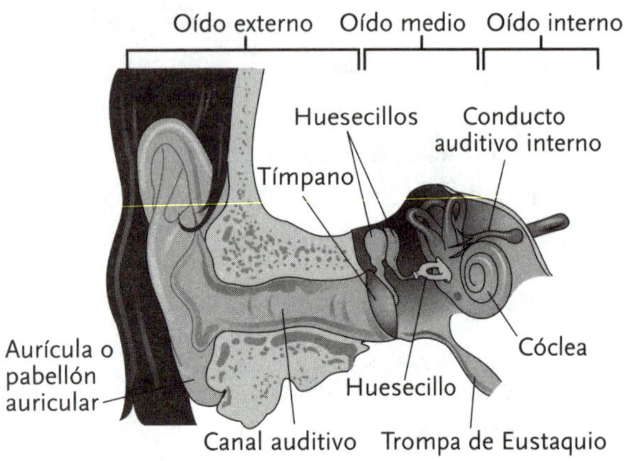

Fig. 4-11. *Las tres divisiones principales del oído son el oído externo, el oído medio y el oído interno.*

Los cambios normales por el envejecimiento incluyen

- La vista y la audición disminuyen. El sentido del equilibrio puede ser afectado.
- Los sentidos del gusto, olfato y tacto disminuyen.
- La sensibilidad al calor y al frío disminuyen.

Cómo Puede Ayudar la NA

Los residentes siempre deben utilizar sus anteojos. Las NA puede ayudar a mantenerlos limpios. Los colores brillantes y la buena iluminación también ayudarán. Se deben utilizar los aparatos de asistencia auditiva y se deben mantener siempre limpios. La NA debe colocarse frente al residente cuando hable, debe hablar de manera lenta y clara y debe evitar gritar. La pérdida de los sentidos del gusto y olfato pueden reducir el apetito. Brindar cuidado oral con frecuencia y ofrecer comida con variedad de sabores y texturas puede ayudar. La pérdida del olfato puede hacer que los residentes no se den cuenta del aumento en el olor corporal. La NA debe ayudar como sea necesario con baños regulares. Debido a la disminución del sentido del tacto, puede ser que los residentes no puedan determinar si algo está demasiado caliente para ellos. La NA debe tener cuidado cuando brinde bebidas calientes o cuando use agua caliente al bañarse.

Observaciones y Reportes: Ojos y Oídos

Observe y reporte los siguientes signos y síntomas:

O/R Cambios en la vista o en la audición

O/R Signos de infección

O/R Mareos

O/R Quejas sobre dolor en los ojos o en los oídos

Impedimento Visual

Las personas mayores de 40 años están riesgo de desarrollar ciertos problemas serios de la vista. Estos incluyen cataratas, glaucoma y ceguera. Cuando se desarrolla una catarata, el lente del ojo, el cual normalmente está claro, se vuelve nublado. Esto evita que la luz entre al ojo. La visión es borrosa y tenue al inicio. Eventualmente se perderá toda la vista. Esta enfermedad puede ocurrir en un solo ojo o en ambos ojos. Se corrige con cirugía, donde usualmente se implanta un lente permanente en el ojo.

Con el glaucoma, la presión en el ojo aumenta. Esto eventualmente daña la retina y el nervio óptico, causando pérdida de la vista y ceguera. El glaucoma puede ocurrir repentinamente causando dolor severo, náuseas y vómito; puede ocurrir gradualmente, con síntomas que incluyen visión borrosa, visión de túnel y ver una aureola azul verdosa alrededor de las luces. El tratamiento del glaucoma incluye usar gotas para los ojos, tomar medicamentos y, en ocasiones, cirugía. Más información sobre el impedimento visual se presenta en el capítulo 2.

4. Describir el sistema circulatorio y sus condiciones relacionadas

El sistema circulatorio está formado por el corazón, los vasos sanguíneos y la sangre (Fig. 4-12). El corazón bombea la sangre por medio de los vasos sanguíneos hacia las células. La sangre transporta comida, oxígeno y otras sustancias que las células necesitan para funcionar de manera apropiada.

El sistema circulatorio abastece de comida, oxígeno y hormonas a las células; abastece al cuerpo de células sanguíneas que luchan contra infecciones; elimina los productos de desecho de las células y también controla la temperatura del cuerpo.

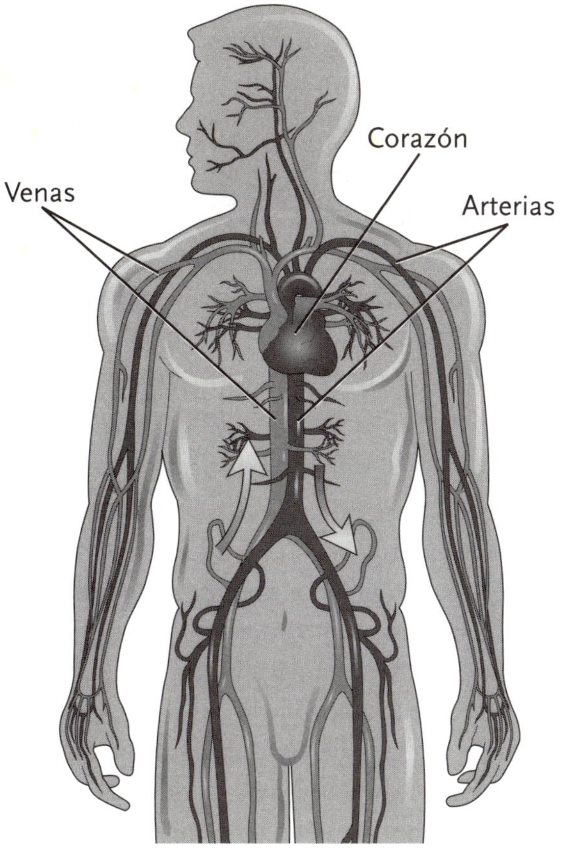

Fig. 4-12. El corazón, los vasos sanguíneos y la sangre son las partes principales del sistema circulatorio.

Los cambios normales por el envejecimiento incluyen

- El corazón bombea sangre con menos eficiencia.
- El flujo sanguíneo disminuye.
- Los vasos sanguíneos se estrechan.

Cómo Puede Ayudar la NA

Se debe promover el movimiento y el ejercicio. Las caminatas, los estiramientos y hasta levantar pesas ligeras puede ayudar a mantener la fuerza y a promover la circulación. Los ejercicios ROM son importantes para los residentes que no se pueden levantar de la cama. La NA debe brindar tiempo suficiente para terminar las actividades y tratar de evitar que los residentes se cansen. Usar varias capas de ropa ayuda a evitar que los residentes tengan frío. Los calcetines, las pantuflas o los zapatos ayudan a mantener los pies calientes.

Observaciones y Reportes: Sistema Circulatorio

Observe y reporte los siguientes signos y síntomas:

- O/R Cambios en el pulso
- O/R Debilidad, fatiga
- O/R Pérdida de la habilidad para desempeñar las ADL
- O/R Inflamación de tobillos, pies, dedos o manos (edema)
- O/R Labios, pies o manos pálidas o azuladas
- O/R Dolor en el pecho
- O/R Aumento de peso
- O/R Falta de aliento, cambios en los patrones de respiración, incapacidad para recobrar el aliento
- O/R Dolor de cabeza severo
- O/R Inactividad (la cual puede provocar problemas circulatorios)

Hipertensión (HTN) o Presión Sanguínea Alta

Cuando la presión sanguínea constantemente se encuentra a 140/90 o más, una persona es diagnosticada con **hipertensión** (**HTN por sus siglas en inglés**), o presión sanguínea alta. Las personas con HTN usualmente reciben medicamento prescrito para bajar la presión sanguínea; sin embargo, estudios recientes indican que la presión sanguínea puede medir hasta 150/90 en personas que tienen más de 60 años sin presentar un riesgo para la salud como para que sea necesario tratarlo con estos medicamentos. Hay desacuerdo entre los doctores sobre este tema. Una presión sanguínea de 140/90 o más continúa siendo considerada como hipertensión.

La hipertensión puede ser causada por el endurecimiento y adelgazamiento de los vasos sanguíneos (Fig. 4-13). También puede ser el resultado de enfermedad en el riñón, tumores en la glándula adrenal, embarazo y ciertos medicamentos.

La hipertensión puede desarrollarse en personas de cualquier edad. Los signos y síntomas de la hipertensión no siempre son obvios, especialmente en las primeras etapas. Con frecuencia, ésta se descubre únicamente cuando se toma la presión sanguínea. Las personas pueden quejarse de dolor de cabeza, visión borrosa y mareos.

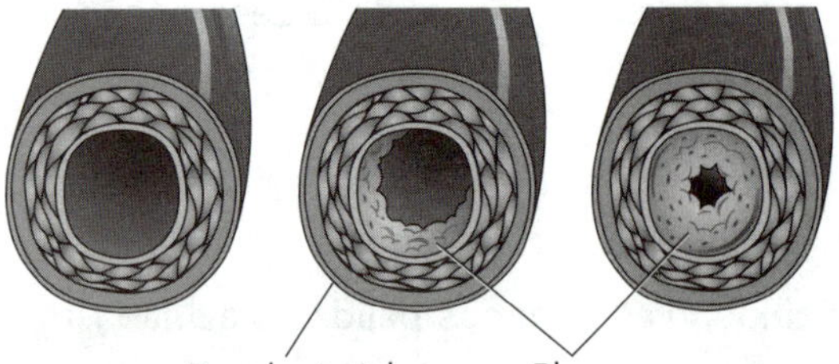

Fig. 4-13. Las arterias pueden endurecerse o adelgazarse debido a la acumulación de placa. Las arterias endurecidas causan presión sanguínea alta.

Guía de Procedimientos: Hipertensión

G La hipertensión puede causar problemas serios como CVA, ataques al corazón, enfermedad del riñón o ceguera. El tratamiento para controlarla es vital. Los residentes pueden tomar medicamento para reducir la presión sanguínea o el colesterol, así como tomar diuréticos. Los **diuréticos** son un tipo de medicamento que reduce los fluidos en el cuerpo. Ofrezca viajes al baño con regularidad. Atienda las llamadas de asistencia oportunamente.

G Los residentes también pueden tener prescrito un programa de ejercicio o tener una dieta especial baja en grasa y baja en sodio. Anime a los residentes a seguir la dieta y los programas de ejercicio.

Enfermedad de las Arterias Coronarias (CAD)

La enfermedad de las arterias coronarias ocurre cuando los vasos sanguíneos en las arterias coronarias se adelgazan, reduciendo el abastecimiento de sangre hacia el músculo del corazón y privándolo de oxígeno y nutrientes. Con el paso del tiempo, conforme los depósitos de grasa bloquean la arteria, el músculo que era abastecido por el vaso sanguíneo muere. La CAD puede causar un ataque al corazón o embolia.

El músculo del corazón que no está recibiendo suficiente oxígeno causa dolor, presión o molestia en el pecho, llamado **angina de pecho**. El corazón necesita más oxígeno durante el ejercicio, estrés, emoción o para digerir una comida fuerte. En una CAD, los vasos sanguíneos adelgazados evitan que la sangre adicional con oxígeno llegue al corazón (Fig. 4-14).

El dolor en la angina de pecho es usualmente descrito como una presión u opresión. Ocurre en la parte izquierda o en el centro del pecho, detrás del esternón. Algunas personas sienten un dolor que baja hacia la parte interna del brazo izquierdo o del cuello y de la parte izquierda de la mandíbula. Una persona que sufre de angina de pecho puede sudar y verse pálida. La persona puede sentirse mareada y tener problemas para respirar.

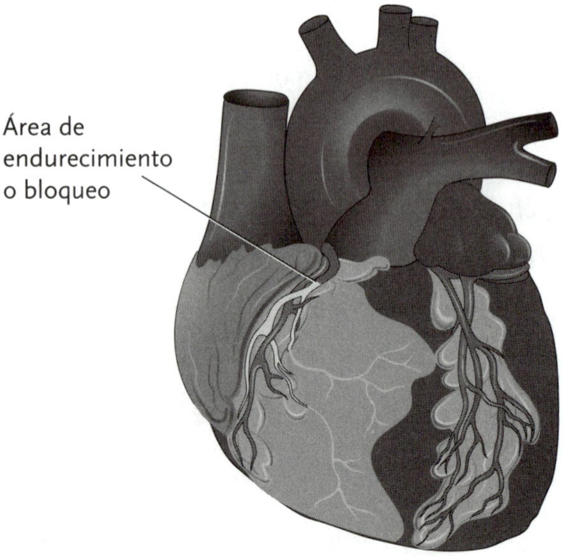

Fig. 4-14. La angina de pecho es el resultado de que el corazón no reciba suficiente oxígeno.

Guía de Procedimientos: Angina de Pecho

G El descanso es extremadamente importante porque reduce la necesidad del corazón de obtener oxígeno adicional. Ayuda a que el flujo sanguíneo regrese a la normalidad, usualmente dentro de tres a 15 minutos. Anime a los residentes a descansar.

G El medicamento también se necesita para relajar las paredes de las arterias coronarias. Esto permite que se abran y que el corazón reciba más sangre. Este medicamento, nitroglicerina, es una tableta pequeña que el residente coloca bajo su lengua; ahí se disuelve y se absorbe rápidamente. Los residentes que tienen angina de pecho pueden tener la nitroglicerina a la mano para utilizarla si los síntomas se presentan. Los asistentes de enfermería no tienen permitido suministrar medicamento. Informe al enfermero si el residente necesita ayuda para tomar medicamento. La nitroglicerina también se encuentra disponible en presentación de parche. No remueva el parche. Informe a la enfermera de inmediato si el parche se cae. La nitroglicerina también puede estar disponible en presentación con atomizador que los residentes se rocían en la lengua o por debajo de ella.

G Los residentes también pueden necesitar evitar comidas pesadas, comer en exceso, realizar ejercicio intenso, así como evitar el clima frío o caliente y húmedo.

Infarto al Miocardio (MI) o Ataque al Corazón

Cuando el flujo de la sangre al músculo del corazón está completamente bloqueado, el oxígeno y los nutrientes no llegan a las células de dicha región (Fig. 4-15). Los productos de desperdicio no son removidos y las células de los músculos mueren. A esto se le llama infarto al miocardio (MI por sus siglas en inglés) o ataque al corazón. Un infarto al miocardio es una emergencia que puede tener como resultado daños serios en el corazón o la muerte. El capítulo 2 presenta una lista de los signos de advertencia de un MI.

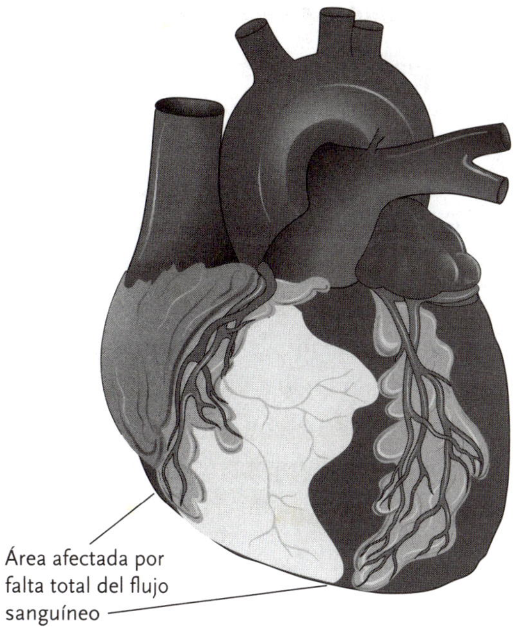

Fig. 4-15. *Un ataque al corazón ocurre cuando se bloquea todo o una parte del flujo de la sangre hacia el corazón.*

Guía de Procedimientos: Infarto al Miocardio

G La mayoría de los residentes que han sufrido un MI serán colocados en un programa regular de ejercicio. Anime a los residentes a seguir el plan de ejercicios.

G Los residentes pueden estar en una dieta baja en grasa y colesterol y/o en una dieta baja en sodio. Anime a los residentes a seguir sus dietas especiales.

G El medicamento se puede utilizar para regular el ritmo cardiaco y la presión sanguínea.

G Promueva dejar de fumar. Apoye a los residentes.

G Un programa para el manejo del estrés puede iniciarse para ayudar a reducir los niveles de estrés. Ayude a los residentes a evitar estrés y escúchelos si quieren hablar.

G Los residentes que se recuperan de un ataque al corazón pueden necesitar evitar las temperaturas frías.

Insuficiencia Cardiaca Congestiva (CHF)

La enfermedad de las arterias coronarias, MI, hipertensión u otros padecimientos pueden dañar el corazón. Cuando el músculo del corazón ha sido dañado severamente, no bombea la sangre de manera efectiva. Cuando la parte izquierda del corazón es afectado, la sangre se acumula dentro de los pulmones. Cuando el lado derecho del corazón es afectado, la sangre se acumula en las piernas, pies o en el abdomen. Cuando uno o ambos lados del corazón dejan de bombear sangre de manera apropiada, se conoce como insuficiencia cardiaca congestiva, (CHF por sus siglas en inglés).

Guía de Procedimientos: Insuficiencia Cardiaca Congestiva

- G Aunque la CHF es una enfermedad seria, puede ser tratada y controlada. Los medicamentos pueden fortalecer los músculos del corazón y mejorar su bombeo.
- G Los medicamentos ayudan a eliminar el exceso de líquidos. Esto significa más visitas al baño. Responda rápidamente las llamadas de ayuda.
- G Una dieta baja en sodio o con restricción de fluidos puede ser prescrita. Anime a los residentes a seguir las órdenes o las restricciones de la dieta.
- G Un corazón débil puede causar que los residentes batallen para caminar, cargar objetos o subir escaleras. El descanso en la cama o la actividad limitada pueden ser prescritos. Brinde tiempo suficiente para descansar después de una actividad.
- G Mida los ingresos y egresos de los fluidos como sea ordenado.
- G El residente puede ser pesado todos los días a la misma hora para observar el incremento en el peso por retención de líquidos. Pese a los residentes como se indique.
- G Aplique medias elásticas de las piernas como se ordene para reducir la hinchazón de pies y tobillos.
- G Los ejercicios del arco de movilidad (ROM por sus siglas en inglés) mejoran el tono muscular cuando el ejercicio y la actividad están limitados. Ayude con los ejercicios ROM.
- G Las almohadas adicionales pueden ayudar a los residentes que tienen problemas con la respiración. Mantener la cabecera de la cama elevada también puede ayudar con la respiración.
- G Ayude con el cuidado personal y con las ADL, como sea necesario.
- G Un efecto secundario común del medicamento para la insuficiencia cardiaca congestiva es el mareo. Esto puede ser el resultado de falta de potasio. Las comidas y bebidas altas en potasio como la calabaza de invierno, el camote o la papa horneada, los frijoles, las pasas, los duraznos, los ciruelos, los plátanos, el jugo de ciruelo y el jugo de naranja pueden ayudar con esto.

Enfermedad Vascular Periférica (PVD)

La enfermedad vascular periférica (PVD por sus siglas en inglés) es una condición en donde las piernas, pies, brazos o manos no tienen suficiente circulación de la sangre. Esto es debido a depósitos de grasa en los vasos sanguíneos que se endurecen con el paso del tiempo. Las piernas, los pies, los brazos y las manos se sienten fríos o frescos. Las raíces de las uñas y/o los pies se vuelven azulados o pálidos. Se presenta hinchazón de las manos y pies. Las úlceras en las piernas o pies pueden desarrollarse e infectarse. El dolor puede ser severo al caminar, pero usualmente aliviado con el descanso

Los factores de riesgo para la PVD incluyen fumar, diabetes, colesterol alto, hipertensión, inactividad y obesidad. El tratamiento incluye dejar de fumar, tomar medicamentos, hacer ejercicio y, posiblemente, cirugía.

5. Describir el sistema respiratorio y sus condiciones relacionadas

La **respiración**, cuando el cuerpo inhala oxígeno y elimina dióxido de carbono, involucra respirar hacia adentro (**inspiración**) y respirar hacia afuera (**expiración**). Los pulmones realizan este proceso (Fig. 4-16). Las funciones del sistema respiratorio son traer oxígeno al cuerpo y eliminar el dióxido de carbono producido mientras que el cuerpo usa oxígeno.

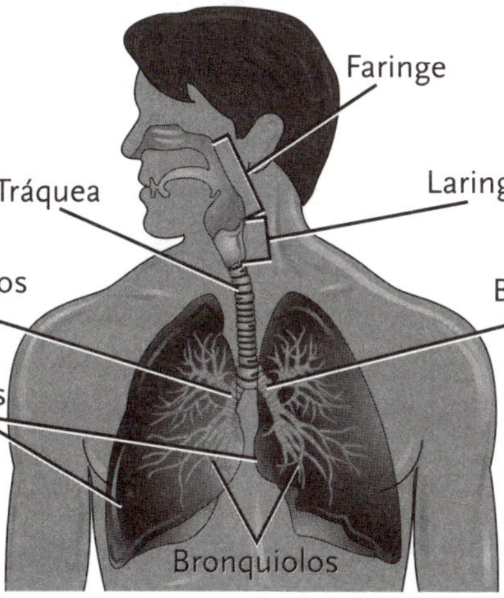

Fig. 4-16. *El proceso de respiración inicia con la inspiración por la nariz o por la boca. El aire viaja por la tráquea hacia los pulmones por medio de los bronquios y luego hacia las ramas de los bronquiolos.*

Los cambios normales por el envejecimiento incluyen

- La fortaleza de los pulmones disminuye.
- La capacidad de los pulmones disminuye.
- El oxígeno en la sangre disminuye.
- La voz se debilita.

Cómo Puede Ayudar la NA

Los residentes con condiciones respiratorias superiores crónicas o agudas no deben estar expuestos al humo de cigarro o al aire contaminado. La NA debe brindar periodos de descanso como sea necesario y promover el ejercicio y el movimiento con regularidad. La NA debe ayudar con ejercicios de respiración profunda, como se indique. Los residentes que tienen problemas para respirar usualmente se sentirán más cómodos al estar sentados que al estar acostados.

Observaciones y Reportes: Sistema Respiratorio

Observe y reporte los siguientes signos y síntomas:

- O/R Cambios en el ritmo de la respiración
- O/R Respiraciones superficiales o respiración con labios fruncidos
- O/R Tos o respiración con pillido
- O/R Desecho o congestión nasal
- O/R Dolor de garganta, dificultad para deglutir o anginas inflamadas
- O/R Necesidad de sentarse después de un esfuerzo moderado
- O/R Color pálido, azulado o gris de labios, brazos y/o piernas
- O/R Dolor en el área del pecho
- O/R Esputo descolorido, el fluido que expulsa una persona de los pulmones al toser (verde, amarillo, gris o con manchas de sangre)

Enfermedad Pulmonar Obstructiva Crónica (COPD)

La enfermedad pulmonar obstructiva crónica (COPD por sus siglas en inglés), es una enfermedad crónica. Esto significa que una persona puede vivir durante años con esa enfermedad pero nunca ser curado. COPD causa problemas con la respiración, especialmente para sacar el aire de los pulmones. Existen dos enfermedades crónicas de los pulmones que están agrupadas bajo la COPD: bronquitis crónica y enfisema.

La bronquitis es una irritación e inflamación del recubrimiento de los bronquios. La bronquitis crónica es una forma de bronquitis que usualmente es causada por fumar cigarrillos. Los síntomas incluyen tos que expulsa esputo (flema) y moco. Es posible que presente falta de aliento y pillido. El tratamiento incluye dejar de fumar y posiblemente tomar algunos medicamentos.

El enfisema es una enfermedad crónica de los pulmones que, usualmente, es resultado de la bronquitis crónica y de fumar cigarrillos. Las personas con enfisema pulmonar tienen problemas para respirar. Otros síntomas incluyen tos, falta de aliento y latido rápido del corazón. No existe cura para el enfisema. El tratamiento incluye manejar los síntomas y el dolor. La terapia de oxígeno, así como tomar medicamento, puede ser ordenado. Dejar de fumar es muy importante.

Con el paso del tiempo, una persona con cualquiera de estos padecimientos pulmonares se enferma de manera crónica y se debilita. Existe un alto riesgo de infecciones pulmonares agudas, como la neumonía; la cual es una enfermedad que puede ser causada por una infección por bacterias, hongos o virus. La inflamación aguda ocurre en el tejido del pulmón. La persona afectada desarrolla fiebre alta, escalofríos, tos, esputo verdoso o amarillento, dolores en el pecho y pulso rápido. El tratamiento incluye tomar antibióticos, junto con abundantes líquidos. La recuperación puede tomar más tiempo para los ancianos y para las personas con enfermedades crónicas.

Cuando los pulmones y el cerebro no reciben suficiente oxígeno, todos los sistemas del cuerpo humano son afectados. Los residentes pueden tener un miedo constante de no poder respirar. Esto puede causar que se tengan que sentar en posición vertical para tratar de mejorar su habilidad de expandir los pulmones. Estos residentes pueden tener poco apetito y usualmente no duermen lo suficiente. Todo esto puede agregarse a sentimientos de debilidad y mala salud. Pueden sentir que han perdido control de su cuerpo, especialmente de la respiración. Pueden tener miedo a la asfixia.

Los residentes con COPD pueden presentar los siguientes síntomas:

- Pillido o tos crónica
- Problemas con la respiración, especialmente cuando inhalan y exhalan profundamente
- Falta de aliento, especialmente durante un esfuerzo físico
- Piel pálida, azulada o morada rojiza
- Confusión
- Estado general de debilidad
- Problemas para terminar la comida debido a la falta de aliento
- Miedo y ansiedad

Guía de Procedimientos: COPD Read

G Los virus o los resfriados comunes pueden hacer que los residentes se enfermen rápidamente. Siempre observe y reporte los signos de síntomas que empeoran.

G Ayude a los residentes a sentarse en posición vertical o inclinarse hacia adelante. Ofrezca almohadas para apoyo (Fig. 4-17).

G Ofrezca muchos líquidos y comidas frecuentes con porciones pequeñas.

G Promueva una dieta bien balanceada.

G Mantenga el abastecimiento de oxígeno disponible como se indica.

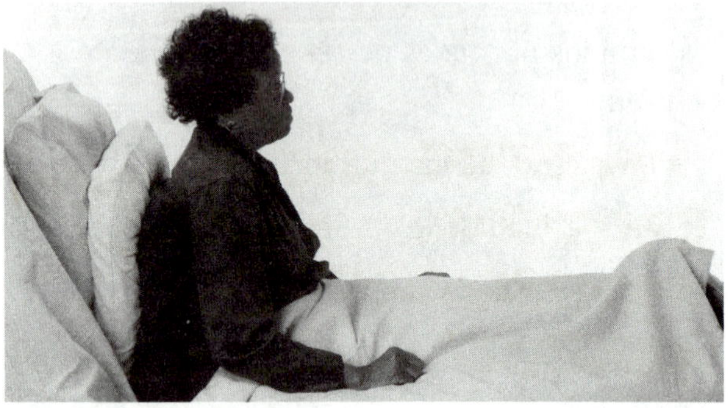

Fig. 4-17. *Sentarse en posición vertical e inclinarse un poco hacia adelante ayuda a los residentes con COPD.*

G No poder respirar o el miedo a la asfixia es una situación muy espantosa. Esté tranquilo y apoye al residente.

G Utilice las prácticas para la prevención de infecciones. Lávese las manos con frecuencia y anime a los residentes a que hagan lo mismo. Tire de inmediato los pañuelos desechables usados.

- Promueva tanta independencia con las ADL como sea posible.
- Recuerde a los residentes que deben evitar exponerse a infecciones, especialmente a los resfriados comunes y a la influenza.
- Promueva la respiración con los labios fruncidos. Este tipo de respiración se realiza inhalando lentamente por la nariz y exhalando lentamente por los labios fruncidos (como si fuera a silbar). Un enfermero debe enseñar a los residentes la manera de hacer este tipo de respiración.
- Promueva en los residentes el guardar energía para las tareas importantes. Anime a los residentes a descansar.
- Reporte lo siguiente a la enfermera:
  - Temperatura mayor de 101°F
  - Cambios en los patrones de respiración, incluyendo falta de aliento
  - Cambios en el color o en la consistencia de las secreciones de los pulmones
  - Cambios en el estado mental o en la personalidad
  - Rechazo a tomar el medicamento como se ordena
  - Pérdida de peso excesiva
  - Incremento en la dependencia con el proveedor de cuidado y con la familia

6. Describir el sistema urinario y sus condiciones relacionadas

El sistema urinario está compuesto por dos riñones, dos uréteres, una vejiga urinaria, una sola uretra y el meato (Fig. 4-18 y Fig. 4-19). El sistema urinario tiene dos funciones importantes. Por medio de la orina, el sistema urinario elimina los desechos creados por las células. El sistema urinario también mantiene el equilibrio del agua en el cuerpo.

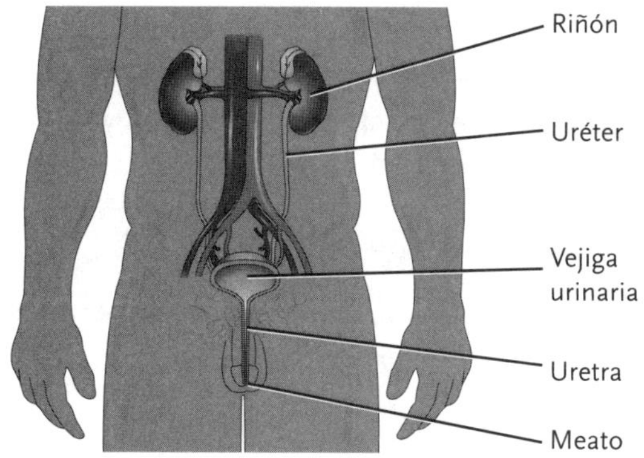

Fig. 4-18. *Sistema urinario masculino.*

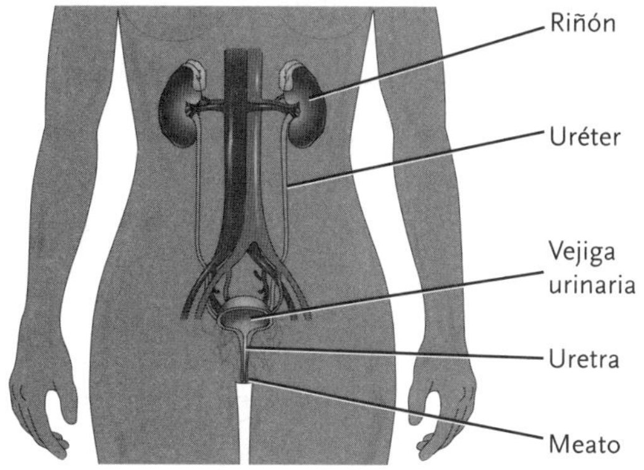

Fig. 4-19. *La uretra del sexo femenino es más corta que la del sexo masculino. Debido a esto, es más frecuente que la vejiga femenina se infecte por las bacterias que viajan hacia la uretra. Para ayudar a prevenir infecciones, las residentes del sexo femenino deben limpiarse de adelante hacia atrás después de la eliminación.*

Los cambios normales por el envejecimiento incluyen

- La habilidad de los riñones de filtrar la sangre disminuye.
- El tono muscular de la vejiga se debilita.
- La vejiga sostiene menos orina, lo que causa orinar con más frecuencia.
- La vejiga no se vacía por completo, causando mayor susceptibilidad a infecciones.

Cómo Puede Ayudar la NA

La NA debe promover el consumo de líquidos y ofrecer visitas frecuentes al baño. Si los residentes son incontinentes, la NA no debe mostrar frustración o enojo. La **incontinencia urinaria** es la incapacidad de controlar la vejiga, lo cual tiene como resultado la pérdida involuntaria de la orina. Los residentes siempre deben estar limpios y secos.

Observaciones y Reportes: Sistema Urinario

Observe y reporte los siguientes signos y síntomas:

O/R Pérdida o aumento de peso

O/R Inflamación de las extremidades superiores o inferiores

O/R Dolor o ardor al orinar

O/R Cambios en la orina, como en el color, olor o que tiene aspecto turbio

O/R Cambios en la frecuencia y cantidad de orina

O/R Inflamación del área del abdomen/vejiga

O/R Quejas de dolor en la vejiga o de que se siente llena

O/R Incontinencia/goteo de la orina

O/R Dolor en el riñón o en la región de la espalda/costado

O/R Consumo inadecuado de líquidos

Incontinencia Urinaria

La incontinencia urinaria puede ocurrir en residentes que deben permanecer en la cama, que están enfermos, que son ancianos, que están paralizados o que tienen enfermedades o lesiones en el sistema nervioso o circulatorio. La incontinencia no es una parte normal del envejecimiento. Las asistentes de enfermería siempre deben reportar la incontinencia.

Guía de Procedimientos: Incontinencia Urinaria

G Ofrezca un cómodo de baño o un urinal o llevarlos al baño con frecuencia. Siga los horarios para ir al baño que están mencionados en el plan de cuidado.

G Responda de inmediato las llamadas y solicitudes de ayuda.

G La incontinencia urinaria es un factor de riesgo importante para las úlceras de decúbito. Documente todos los episodios de incontinencia con cuidado y de manera precisa.

G La limpieza y el buen cuidado de la piel son importantes. La orina es muy irritante para la piel. Debe ser lavada de inmediato y por completo. Mantenga a los residentes limpios, secos y libres de olor. Observe la piel con cuidado cuando ayude con el baño o cuando brinde cuidado en el área perineal.

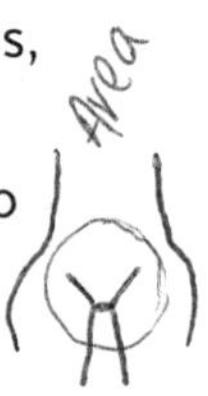

G Los residentes que son incontinentes y que no se pueden levantar de la cama deben tener un protector de cama resistente al agua colocado debajo de ellos para proteger la cama. Coloque una sábana de arrastre sobre el protector para absorber la humedad y proteger la piel.

G Algunos residentes utilizarán almohadillas o calzoncillos desechables para adultos porque ayudan a mantener el desperdicio del cuerpo lejos de la piel. Cambie inmediatamente los pañales o calzoncillos desechables que estén húmedos. No haga referencia a los calzoncillos o almohadillas como *pañales*. Los residentes no son niños y hacer esto es irrespetuoso.

G Anime a los residentes a tomar suficientes líquidos.

G Los residentes que son incontinentes necesitan confianza y comprensión. Sea profesional y amable cuando maneje la incontinencia.

Infección del Tracto Urinario (UTI)

Las infecciones del tracto urinario (UTI por sus siglas en inglés) causan inflamación de la vejiga y de los uréteres. Esto tiene como resultado una sensación de ardor al momento de orinar. También causa una sensación de necesitar orinar con frecuencia. Las infecciones UTI, o cistitis, pueden ser causadas por infección de bacterias. Estar en cama puede causar que la orina se quede en la vejiga por mucho tiempo, lo cual ayuda a que la bacteria crezca. Las UTI son más comunes en las mujeres. La uretra es mucho más corta en la mujer (de tres a cuatro pulgadas) que en los hombres (de siete a ocho pulgadas); por lo que la bacteria puede llegar a la vejiga de la mujer más fácilmente.

Guía de Procedimientos: Prevención de Infecciones UTI

G Promueva que las residentes se limpien de adelante hacia atrás después de la evacuación (Fig. 4-20). Cuando brinde cuidado perineal, asegúrese que usted también lo realice de esta manera.

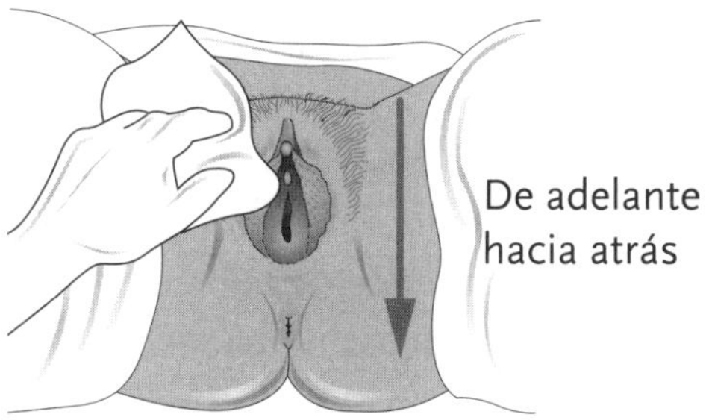

Fig. 4-20. *Después de la evacuación limpie de adelante hacia atrás para prevenir infecciones.*

G Brinde un buen cuidado perineal cuando cambie la ropa interior de los adultos para incontinencia.

G Promueva ingerir muchos líquidos. Tomar bastantes líquidos ayuda a prevenir infecciones UTI. Tomar diariamente jugo de arándano rojo ("cranberry" en inglés) o arándano azul ("blueberry" en inglés) hace que la orina sea más ácida y ayuda a prevenir infecciones. La vitamina C también tiene este efecto.

G Ofrezca la chata, el cómodo de baño o una visita al baño al menos cada dos horas. Responda rápidamente las llamadas de ayuda.

G Bañarse en la ducha, en lugar hacerlo en la tina de baño, ayuda a prevenir las UTI.

G Reporte cuando la orina tenga un olor fuerte, un color oscuro o turbio o si un residente orina muy seguido en cantidades pequeñas.

7. Describir el sistema gastrointestinal y sus condiciones relacionadas

El sistema gastrointestinal (GI por sus siglas en inglés), también conocido como el sistema digestivo, está formado por el tracto gastrointestinal y los órganos digestivos de ayuda (Fig. 4-21). El sistema gastrointestinal tiene dos funciones: la digestión y la eliminación. La **digestión** es el proceso de preparar la comida física y químicamente para que pueda ser absorbida por las células. La **eliminación** es el proceso de expulsar desperdicios sólidos (formados por los desperdicios de comida) que no son absorbidos por las células.

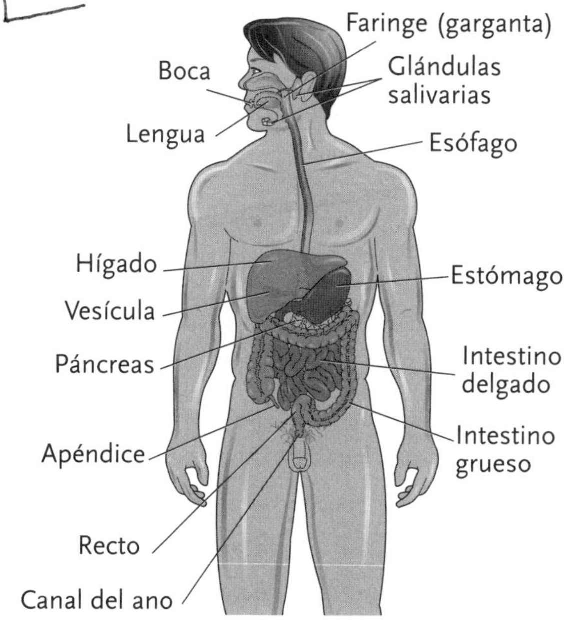

Fig. 4-21. *El sistema GI consiste en todos los órganos necesarios para digerir la comida y procesar el desecho.*

Los cambios normales por el envejecimiento incluyen

- La reducción de la producción de saliva afecta la habilidad de masticar y deglutir.
- El mal sentido del gusto puede tener como resultado pérdida de apetito.
- La absorción de vitaminas y minerales disminuye.
- El proceso de digestión toma más tiempo y es menos eficiente.

- Los desechos del cuerpo se mueven más despacio por los intestinos, causando estreñimiento más frecuente.

Cómo Puede Ayudar la NA

Se debe promover la toma de líquidos y el consumo de alimentos atractivos y nutritivos. La NA debe brindar tiempo para comer y ayudar a que disfruten la hora de comida. La higiene bucal se debe realizar con regularidad. Las dentaduras postizas deben quedar bien y se deben limpiar con regularidad. Los residentes que tienen problemas para masticar o deglutir se encuentran en riesgo de asfixia. La NA debe ofrecer líquidos durante la comida. Los residentes deben tener una dieta con fibra y tomar suficientes líquidos para evitar el estreñimiento. Los residentes deben tener oportunidad de defecar todos los días aproximadamente a la misma hora.

Observaciones y Reportes: Sistema Gastrointestinal

Observe y reporte los siguientes signos y síntomas:

- O/R Dificultad para deglutir o masticar (incluyendo problemas con las dentaduras, dolor de dientes o úlceras bucales)
- O/R **Incontinencia fecal** (incapacidad de controlar los intestinos ocasionando el paso involuntario del excremento)
- O/R Aumento/disminución de peso
- O/R Pérdida del apetito
- O/R Calambres o dolor abdominal
- O/R Diarrea
- O/R Náusea y vómito (especialmente vómito que parece café molido)
- O/R Estreñimiento
- O/R Gas/flatulencias
- O/R Hipo, eructos
- O/R Heces fecales duras, negras o con sangre
- O/R Acidez
- O/R Mala nutrición

Estreñimiento

Estreñimiento es la incapacidad de eliminar excremento (de tener un movimiento intestinal) o la eliminación difícil, infrecuente y, en ocasiones, dolorosa de excremento duro y seco. El estreñimiento ocurre cuando las heces fecales se mueven muy despacio por el intestino. Esto puede ser resultado de tomar menos líquidos, por tener una mala dieta, por inactividad, medicamentos, envejecimiento, alguna enfermedad o por ignorar la necesidad de evacuar. Los signos de estreñimiento incluyen inflamación abdominal, gas, irritabilidad y registros que no presentan defecación reciente.

El tratamiento usualmente incluye incrementar la cantidad de fibra y el consumo de líquidos, aumentar el nivel de actividad y posiblemente tomar medicamento. La documentación precisa de las eliminaciones de excremento es importante. Se puede ordenar un enema o un supositorio para ayudar con el problema. Un **enema** es una cantidad específica de agua, con o sin algún aditivo, que es introducida por el colon para eliminar el excremento. Un **supositorio** es un medicamento que se aplica por el recto para causar la defecación.

Impactación Fecal

Una impactación fecal es excremento duro atorado en el recto que no puede ser expulsado. Es el resultado de estreñimiento no aliviado. Los síntomas incluyen no defecar por varios días, escurrimiento de excremento líquido, dolores abdominales, inflamación abdominal y dolor en el recto. Cuando ocurre una impactación, una enfermera o un doctor introducirán uno o dos dedos de la mano con guantes en el recto y romperá la masa en fragmentos para que pueda pasar. La prevención de la impactación fecal incluye seguir una dieta alta en fibra, tomar suficientes líquidos, aumentar el nivel de actividad y posiblemente tomar medicamento. Las evaluaciones tempranas de estreñimiento también pueden ayudar a prevenir la impactaciones.

Hemorroides

Las hemorroides son venas agrandadas en el recto que también pueden ser visibles en la parte externa del ano. Las hemorroides se pueden desarrollar por un aumento de la presión en la parte baja del recto debido a estiramiento durante la defecación. Otras causas son el estreñimiento crónico, la obesidad, el embarazo y estar sentado por periodos largos de tiempo en el inodoro. Los signos y síntomas incluyen comezón rectal, ardor, dolor y sangrado. El tratamiento incluye medicamento, compresas y baños de asiento. La cirugía puede ser necesaria. Cuando limpien el área del ano, las NA deben tener cuidado para evitar dolor y sangrado de las hemorroides.

Diarrea

La diarrea es la eliminación frecuente de heces fecales líquidas o semilíquidas. Los dolores abdominales, la urgencia, las náuseas y el vómito pueden acompañar la diarrea, dependiendo la causa que la origina. Las infecciones, los microorganismos en la comida y en el agua, las comidas irritantes y los medicamentos pueden causar diarrea. El tratamiento usualmente incluye medicamento, aumento en el consumo de ciertos líquidos y un cambio en la alimentación. Una dieta de plátanos, arroz, manzanas y pan tostado (dieta BRAT por sus siglas en inglés) puede ser prescrita por un periodo corto de tiempo.

Enfermedad de Reflujo Gastroesofágico (GERD)

La enfermedad del reflujo gastroesofágico, a la cual comúnmente se le llama *GERD* (por sus siglas en inglés) es una condición crónica en donde el contenido líquido del estómago se regresa hacia el esófago. El líquido puede inflamar y dañar el recubrimiento del esófago causando sangrados o úlceras. Adicionalmente, las cicatrices de tejido dañado pueden estrechar el esófago y hacer que la deglución sea difícil.

La acidez es uno de los síntomas más comunes del GERD. La acidez y el GERD deben ser reportados al enfermero. Estas condiciones son usualmente tratadas con medicamento. Servir la cena tres o cuatro horas antes de la hora de dormir puede ayudar. El residente no debe acostarse hasta después de dos o tres horas de haber comido. Brinde almohadas adicionales a los residentes para que el cuerpo se encuentre en una posición más elevada al momento de dormir. Servir la comida más fuerte del día al mediodía, servir varias comidas pequeñas durante el día y disminuir la comida rápida, la comida grasosa y la comida condimentada también puede ayudar. Dejar de fumar y de tomar bebidas alcohólicas, así como usar ropa aguada también pueden ser de mucha ayuda.

Ostomías

Una **ostomía** es una operación que se realiza para crear una abertura de un área interna del cuerpo hacia el exterior. Los términos *colostomía* e *ilestomía* se refieren a la extirpación quirúrgica de una porción de los intestinos. En un residente con una de estas ostomías, la parte final del intestino grueso es sacado del cuerpo por medio de una abertura artificial en el abdomen. Esta abertura se le llama **estoma**. El excremento, o las heces fecales, se eliminan por medio de la ostomía en lugar de realizarlo por medio del ano. Una ostomía puede ser necesaria debido a algún padecimiento del intestino, cáncer o traumatismo.

Los términos *colostomía* e *ileostomía* indican la sección del intestino que fue removida y el tipo de excremento que será eliminado. Una colostomía es una abertura creada quirúrgicamente en el intestino grueso para permitir que el excremento sea expulsado. Con una colostomía, el excremento será generalmente semisólido. Una ilestomía es una abertura creada quirúrgicamente en la parte final del intestino delgado para permitir que el excremento sea expulsado. Con una ilestomía, el excremento será líquido y puede ser irritante para la piel del residente. Los residentes que han tenido una ostomía, usan una bolsa desechable que se coloca sobre el estoma para la recolección de las heces fecales

(Fig. 4-22). La bolsa está adherida a la piel con pegamento y puede ser necesario utilizar un cinturón para sujetarla mejor.

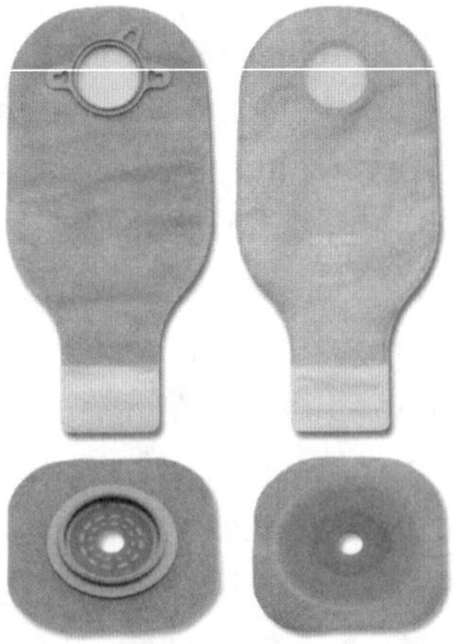

Fig. 4-22. *Esta fotografía muestra la parte frontal y trasera de un sistema de dos piezas. La bolsa superior es una bolsa de drenaje para una ostomía y la inferior es una barrera para la piel.* (FOTOGRAFÍAS PRESENTADAS POR CORTESÍA DE "HOLLISTER INCORPORATED", EN LIBERTYVILLE, ILLINOIS)

Muchas personas manejan sus aparatos de ostomía por sí mismos. Las asistentes de enfermería deben recibir entrenamiento antes de brindar el cuidado para las ostomías. Las NA deben tener cuidado al brindar el cuidado de la piel. Deben vaciar y limpiar o remplazar la bolsa de la ostomía cada vez que el residente evacue. Las NA siempre deben usar guantes y lavarse las manos con cuidado al brindar cuidado de ostomías. Pueden ayudar enseñando la manera apropiada del lavado de manos a los residentes con ostomías.

Derechos de los Residentes

Ostomías

Muchos residentes con ostomías pueden sentir que han perdido control de una función básica y se pueden sentir avergonzados o molestos por la ostomía. Las NA deben ser comprensivas, apoyar a los residentes y siempre brindar privacidad al momento de realizar el cuidado para la ostomía.

El cuidado de una ostomía

Equipo: protector de cama desechable, sábana de baño, bolsa limpia para la ostomía y cinturón/dispositivo, toallitas húmedas desechables, vasija con agua tibia, jabón, toallita de tela, crema para la piel como se indique, 2 toallas, bolsa desechable de plástico, guantes

1. Identifíquese por su nombre. Identifique al residente por su nombre.
   El residente tiene el derecho de conocer la identidad de su proveedor de cuidado. Identificar al residente por su nombre muestra respeto y establece la identificación correcta.
2. Lávese las manos.
   Provee control de infecciones.
3. Explique el procedimiento al residente. Hable de manera clara, lenta y directa. Mantenga contacto cara a cara cuando sea posible.
   Promueve el entendimiento y la independencia.
4. Brinde privacidad al residente con cortinas, biombos o puertas.
   Mantiene los derechos del residente de privacidad y dignidad.
5. Ajuste la cama a un nivel seguro para trabajar, usualmente a la altura de la cintura. Ponga el freno a las llantas de la cama.
   Previene que usted y el residente se lesionen.
6. Póngase los guantes.
   Provee control de infecciones.
7. Coloque el protector de cama debajo del residente. Cubra al residente con una sábana de baño. Jale hacia abajo las sábanas y cobijas superiores. Ponga al descubierto solamente el lugar de la ostomía. Ofrezca al residente una toalla para mantener la ropa seca.
   Mantiene los derechos del residente de privacidad y dignidad.
8. Remueva la bolsa de la ostomía con mucho cuidado. Colóquela en una bolsa de plástico. Revise el color, el olor, la consistencia y la cantidad de excremento en la bolsa.
   Los cambios en el excremento pueden indicar que existe un problema.
9. Limpie el área alrededor del estoma con las toallitas húmedas desechables. Deseche las toallitas en la bolsa de plástico.

10. Utilizando una toallita de tela y agua tibia con jabón, lave el área hacia una sola dirección, alejándose del estoma (Fig. 4-23). Enjuague y seque con otra toalla dando palmaditas. Aplique la crema para la piel como se indique.
    Mantener la piel limpia y seca previene problemas de la piel.

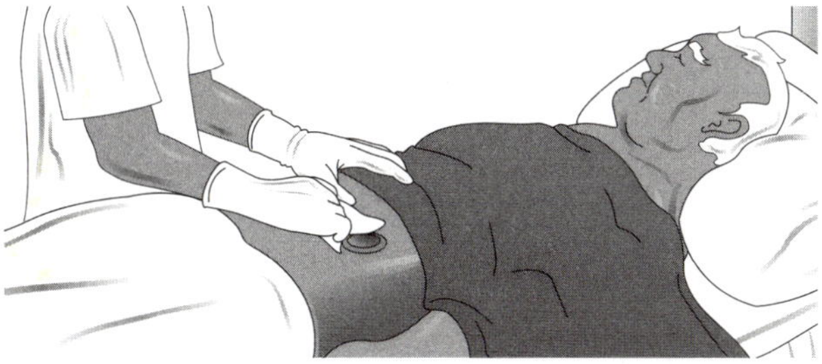

Fig. 4-23. *Limpie el área suavemente, alejándose del estoma.*

11. Coloque la bolsa limpia de drenaje para la ostomía. Sosténgala en el lugar apropiado y sujétela bien. Asegúrese que la parte inferior de la bolsa se encuentre sujetada.
12. Quite el protector de cama desechable y tírelo. Coloque la ropa de cama sucia en el contenedor apropiado. Tire la bolsa de plástico apropiadamente.
13. Quítese los guantes y tírelos.
14. Lávese las manos.
    Provee control de infecciones.
15. Regrese la cama al nivel más bajo. Remueva las medidas de privacidad.
    Bajar la cama brinda seguridad.
16. Coloque el botón de llamadas al alcance del residente.
    El botón de llamadas permite que el residente se comunique con el personal, cuando sea necesario.
17. Reporte a la enfermera cualquier cambio en el residente. Anote cualquier cambio en el estoma y en el área que lo rodea. Un estoma normal está rojo y húmedo y se ve como el recubrimiento de la boca. Llame a la enfermera el estoma está muy rojo o azul o si presenta inflamación o sangrado.
18. Documente el procedimiento usando la guía de procedimientos de la institución.
    Si usted no documenta el cuidado, legalmente no pasó.

8. Describir el sistema endocrino y sus condiciones relacionadas

El sistema endocrino está formado por glándulas que se encuentran en diferentes áreas del cuerpo (Fig. 4-24). Las **glándulas** son órganos que producen y secretan sustancias químicas llamadas hormonas. Las **hormonas** son sustancias químicas creadas por el cuerpo que controlan muchos de los procesos del cuerpo. Las funciones del sistema endocrino son las siguientes:

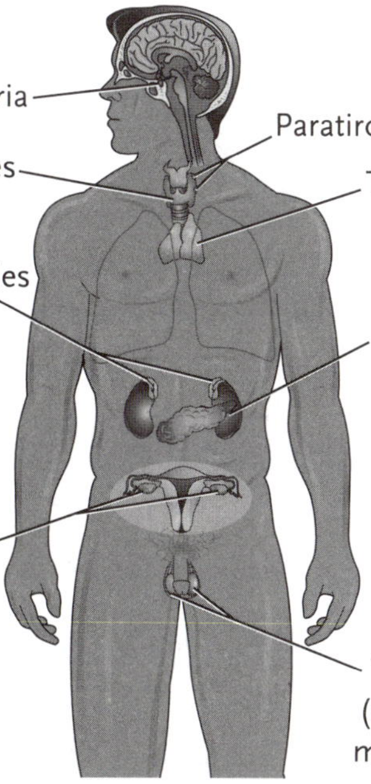

Fig. 4-24. *El sistema endocrino incluye órganos que producen hormonas que regulan los procesos del cuerpo.*

- Mantener la homeostasis
- Influenciar el crecimiento y el desarrollo
- Regular los niveles de azúcar en la sangre
- Regular los niveles de calcio en los huesos
- Regular la habilidad del cuerpo de reproducirse
- Determinar la rapidez con que las células queman alimentos para obtener energía

Los cambios normales por el envejecimiento incluyen

- Los niveles de hormonas, como el estrógeno y la progesterona, disminuyen.
- La producción de la insulina disminuye.
- La habilidad del cuerpo de manejar el estrés disminuye.

Cómo Puede Ayudar la NA

La NA debe promover la nutrición apropiada y tratar de eliminar o reducir los factores estresantes. Los factores estresantes son cualquier cosa que causa estrés. Las NA pueden ayudar animando y escuchando a los residentes.

Observaciones y Reportes: Sistema Endocrino

Observe y reporte los siguientes signos y síntomas:

O/R Dolor de cabeza

O/R Debilidad

O/R Visión borrosa

O/R Mareos

O/R Irritabilidad

O/R Sudoración/transpiración excesiva

O/R Cambio en el comportamiento "normal"

O/R Confusión

O/R Cambios en la movilidad

O/R Cambios en la sensación

O/R Adormecimiento u hormigueo en los brazos o piernas

O/R Pérdida o aumento de peso

O/R Pérdida o aumento del apetito

O/R Incremento de la sed

O/R Orinar con frecuencia o cualquier cambio en la orina

O/R Hambre

O/R Piel seca

O/R Problemas con la piel

O/R Aliento dulce o frutal

O/R Pereza o fatiga

O/R Hiperactividad

Diabetes

La diabetes mellitus, comúnmente llamada **diabetes**, ocurre cuando el páncreas produce muy poca insulina o no la utiliza apropiadamente. La **insulina** es una hormona que convierte la **glucosa**, o el azúcar natural, en energía para el cuerpo. Sin la insulina para procesar la glucosa, estos azúcares son recolectados en la sangre y no pueden llegar las células. Esto causa problemas con la circulación y puede dañar órganos vitales.

La diabetes es común en las personas con historia familiar de esta enfermedad, en los ancianos y en las personas que son obesas. La diabetes es una enfermedad crónica que tiene dos tipos principales: tipo 1 y tipo 2.

La diabetes tipo 1 es usualmente diagnosticada en niños y adultos jóvenes. En este tipo de diabetes, el páncreas no produce nada de insulina. La condición continuará durante toda la vida de la persona. La diabetes tipo 1 es controlada con inyecciones de insulina o una bomba de insulina y una dieta especial. Se deben realizar exámenes de glucosa en la sangre con regularidad.

La diabetes tipo 2 es la diabetes más común. En este tipo de diabetes, el cuerpo no produce suficiente insulina o el cuerpo no la utiliza apropiadamente. A esto se le conoce como *resistencia a la insulina*. La diabetes tipo 2 comúnmente se desarrolla de manera lenta y es un tipo de diabetes más leve.

Este tipo de diabetes usualmente se desarrolla después de los 35 años de edad. El riesgo de tenerla incrementa con la edad; sin embargo, el número de niños con diabetes tipo 2 está creciendo muy rápido. La diabetes tipo 2 ocurre, con frecuencia, en personas obesas o con historial familiar de dicha enfermedad. Usualmente, puede ser controlada con dieta y/o con medicamentos por vía oral. Los niveles de glucosa en la sangre deben revisarse con regularidad.

La **prediabetes** ocurre cuando los niveles de glucosa en la sangre se encuentran por arriba de lo normal, pero no son lo suficientemente altos para diagnosticar diabetes tipo 2. Estudios indican que se puede estar presentando algún tipo de daño al cuerpo durante la prediabetes, especialmente al sistema circulatorio y al corazón.

Las mujeres embarazadas que nunca han tenido diabetes antes, pero que tienen un nivel alto de azúcar (glucosa) en la sangre durante el embarazo se dice que tienen **diabetes gestacional**.

Las personas con diabetes pueden tener los siguientes signos o síntomas:

- Sed excesiva
- Hambre excesiva
- Orina frecuente
- Pérdida de peso
- Altos niveles de azúcar en la sangre
- Glucosa (azúcar) en la orina
- Cambios repentinos en la visión
- Hormigueo o adormecimiento de las manos o de los pies
- Sentirse muy cansado la mayoría del tiempo
- Piel muy seca
- Lesiones que tardan para sanar
- Más infecciones de lo normal

La diabetes puede causar complicaciones adicionales:

- Cambios en el sistema circulatorio pueden causar ataques al corazón, embolias, mala circulación, mala cicatrización de heridas y daños a los nervios y al riñón.
- Los daños a los ojos pueden causar pérdida de la visión y ceguera.
- La mala circulación y los problemas con la sanación de heridas pueden causar úlceras en los pies y piernas, heridas infectadas y gangrena. La gangrena puede tener como resultado amputación.
- La reacción a la insulina y la cetacidosis diabética pueden ser complicaciones serias de la diabetes. El capítulo 2 tiene más información sobre este tema.

La diabetes se debe controlar cuidadosamente para prevenir complicaciones y enfermedades severas. Cuando las NA trabajen con personas que tienen diabetes, deben seguir con mucho cuidado las instrucciones del plan de cuidado.

Guía de Procedimientos: Diabetes

G Siga las instrucciones de la dieta de manera exacta. La ingestión de carbohidratos, incluyendo pan, papa, granos, pasta y azúcares debe estar regulada. Los alimentos deben ser consumidos a la misma hora todos los días. El residente debe comerse todo lo que se le sirve. Si un residente no se come lo que le sirvieron o si usted sospecha que no está siguiendo la dieta, informe a la enfermera.

G Anime al residente a seguir el programa de ejercicio. Un programa regular de ejercicio es importante. El ejercicio afecta la rapidez en que el cuerpo utiliza la comida y también mejora la circulación. El ejercicio puede incluir caminar o realizar alguna otra actividad, así como realizar los ejercicios pasivos del arco de movimiento. Ayude con el ejercicio como sea necesario. Sea positivo y trate de hacerlo divertido. Una caminata puede realizarse como una asignación o puede ser lo más importante del día.

G Observe el manejo de la insulina del residente. Las dosis están calculadas de manera exacta y se brindan a la misma hora, todos los días. Revise cuándo toman insulina los residentes y cuándo se deben servir las comidas. Debe existir un balance entre el nivel de insulina y la ingesta de alimentos.

G Realice las pruebas de orina y sangre únicamente cómo se indiquen. El examen para medir el nivel de glucosa en la sangre que se toma del dedo es un tipo de examen de sangre que se puede utilizar para revisar el nivel de glucosa. Este es un examen sencillo que se realiza perforando rápidamente la yema del dedo y colocando la sangre en una tira desechable químicamente activa. La tira indicará el resultado. Otro tipo de prueba involucra utilizar tiras, junto con un medidor de glucosa en la sangre y una máquina especial para monitorear la glucosa (Fig. 4-25). En algunas ocasiones el plan de cuidado especificará una prueba diaria de sangre u orina para revisar los niveles de insulina. No todos los estados del país permiten que las NA hagan esto. Conozca las reglas que aplican en el estado donde usted se encuentra. Su institución le dará entrenamiento si tiene permitido realizar estas pruebas. Realícelas únicamente como se indique y como sea permitido.

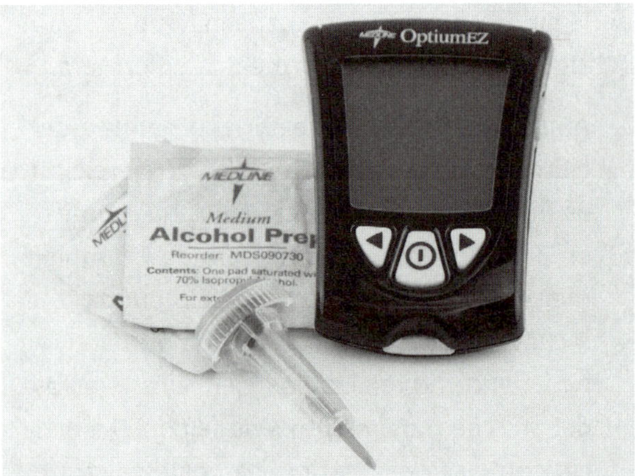

Fig. 4-25. Existen diferentes tipos de equipo para medir los niveles de azúcar en la sangre.

G El cuidado apropiado de los pies es de vital importancia para las personas con diabetes. Brinde cuidado de los pies como se indica. Los diabéticos tienen mala circulación. Una pequeña úlcera en la pierna o pie puede crecer hasta llegar a una herida grande que no pueda sanar. Esto puede tener como resultado amputación. El buen cuidado de los pies, incluyendo inspecciones diarias y regulares es muy importante. Las metas del cuidado de los pies de una persona diabética son revisar si tiene irritación o úlceras, promover la circulación de la sangre y prevenir infecciones.

G Anime a las personas diabéticas a utilizar zapatos cómodos de piel que les queden bien y que no lastimen sus pies. Los zapatos de piel respiran y ayudan a prevenir la acumulación de humedad. Para evitar las lesiones en los pies, los diabéticos nunca deben estar descalzos. Las calcetas o calcetines de algodón son los mejores para absorber el sudor. Las NA no deben cortar las uñas de los dedos de los pies de una persona diabética. Únicamente la enfermera o el doctor deben hacerlo.

9. Describir el sistema reproductor y sus condiciones relacionadas

El sistema reproductor está formado por los órganos reproductores, los cuales son diferentes en hombres y mujeres (Fig. 4-26 y Fig. 4-27). El sistema reproductor humano permite que los seres humanos se puedan **reproducir**, o crear nueva vida humana. La reproducción inicia cuando las células sexuales femeninas y masculinas (esperma y óvulo) se unen. Estas células sexuales se forman en las glándulas sexuales masculinas y femeninas y se llaman **gónadas**.

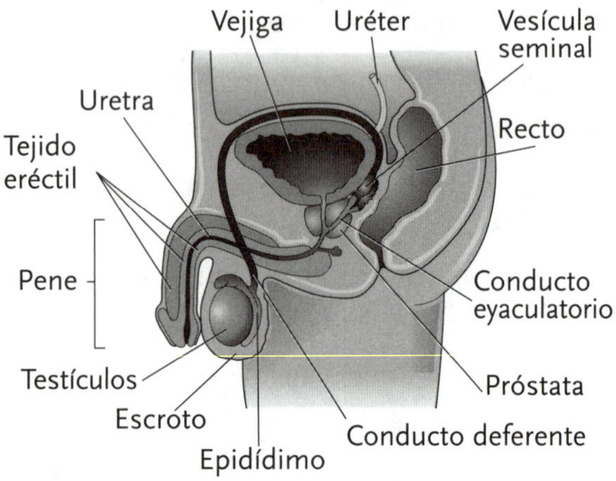

Fig. 4-26. El sistema reproductor masculino.

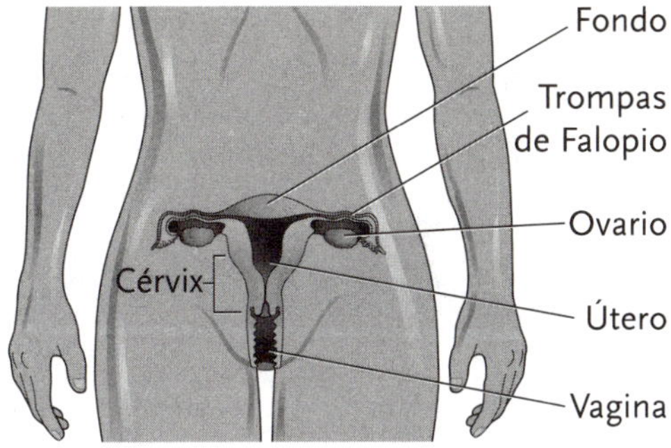

Fig. 4-27. El sistema reproductor femenino.

Los cambios normales por el envejecimiento del sexo masculino incluyen

- La producción de esperma disminuye.
- La glándula de la próstata se agranda, lo que puede interferir al orinar.

Los cambios normales por el envejecimiento del sexo femenino incluyen

- La menstruación termina. La menopausia se presenta cuando una mujer deja de tener periodos menstruales.
- La disminución del estrógeno pueden tener como resultado pérdida de calcio, ocasionando huesos frágiles y, potencialmente, osteoporosis.
- Las paredes vaginales se vuelven más secas y más delgadas.

Cómo Puede Ayudar la NA

Las necesidades y los deseos sexuales continúan durante la vejez. La NA debe brindar privacidad para la actividad sexual cuando sea necesario; debe respetar las necesidades sexuales de los residentes y nunca debe juzgar algún comportamiento sexual. Sin embargo, cualquier comportamiento que haga sentir a la NA incómoda o que parezca ser inapropiado debe ser reportado. El comportamiento inapropiado no es un signo normal del envejecimiento y podría ser un signo de enfermedad.

Observaciones y Reportes: Sistema Reproductor

Observe y reporte los siguientes signos y síntomas:

- O/R Malestar o dificultad al orinar
- O/R Secreciones del pene o vagina
- O/R Inflamación de los genitales
- O/R Sangre en la orina o en el excremento
- O/R Cambios en el pecho, incluyendo tamaño, forma, nódulos o secreciones de los pezones
- O/R Úlceras en los genitales
- O/R Enrojecimiento, sarpullido en los genitales
- O/R Comezón genital
- O/R Reportes del residente de disfunción eréctil (ED por sus siglas en inglés) (problemas para tener o mantener una erección)
- O/R Reportes del residente sobre relaciones sexuales dolorosas

Vaginitis

La vaginitis es una infección de la vagina que puede ser causada por bacterias, protozoos (organismos unicelulares) u hongos (hongo vaginal). También puede ser causada por cambios hormonales después de la menopausia. Las mujeres que tienen vaginitis notarán cambio en el color, olor y en la cantidad del desecho vaginal, acompañado por sensación de ardor y comezón. Estos síntomas se deben reportar de inmediato al enfermero. El tratamiento de la vaginitis incluye medicamento oral, así como gel, cremas vaginales o supositorios.

Hipertrofia Prostática Benigna (BPH)

La hipertrofia prostática benigna es una enfermedad que ocurre en los hombres con el envejecimiento. La próstata se agranda y causa presión en la uretra. Esta presión tiene como resultado orinar con frecuencia, escurrimiento de orina y dificultad para iniciar el flujo de la orina. La retención urinaria (orina que se queda en la vejiga) también puede ocurrir causando infecciones del tracto urinario. La orina se puede regresar a los uréteres y a los riñones causando daños a estos órganos. La hipertrofia prostática benigna puede ser tratada con medicamento o con cirugía. También hay una prueba disponible para detectar el cáncer de la próstata. Conforme los hombres envejecen, el riesgo de tener cáncer de próstata se incrementa. Este tipo de cáncer avanza lentamente y responde al tratamiento si se detecta en las etapas iniciales.

Derechos de los Residentes

Privacidad y Expresión Sexual

Los residentes tienen el derecho de expresión y libertad sexual. Los residentes tienen el derecho de privacidad y de satisfacer sus necesidades sexuales.

10. Describir los sistemas inmune y linfático y sus condiciones relacionadas

El sistema inmune protege al cuerpo de organismos, virus y bacterias que causan enfermedades; esta protección se brinda de dos maneras. La inmunidad no específica protege al cuerpo contra enfermedades en general. La inmunidad específica protege al cuerpo contra una enfermedad en particular que invade al cuerpo en determinado momento.

El sistema linfático elimina el exceso de líquidos y productos de desecho de los tejidos del cuerpo. También ayuda a que el sistema inmune luche contra infecciones. Se relaciona muy de cerca con el sistema inmune y con el sistema circulatorio. El sistema linfático consiste de vasos linfáticos y capilares linfáticos por donde circula un fluido llamado linfa (Fig. 4-28). Linfa es un fluido amarillento transparente que transporta a las células que luchan contra las enfermedades, llamadas linfocitos.

Los cambios normales por el envejecimiento incluyen:

- El sistema inmune se debilita aumentando el riesgo de contraer todo tipo de infecciones.
- Puede tomar más tiempo para que una persona se recupere de una enfermedad.
- El número y el tamaño de los nódulos linfáticos disminuye, teniendo como resultado que el cuerpo sea menos capaz de producir una fiebre para luchar contra las enfermedades.
- La respuesta ante las vacunas disminuye.

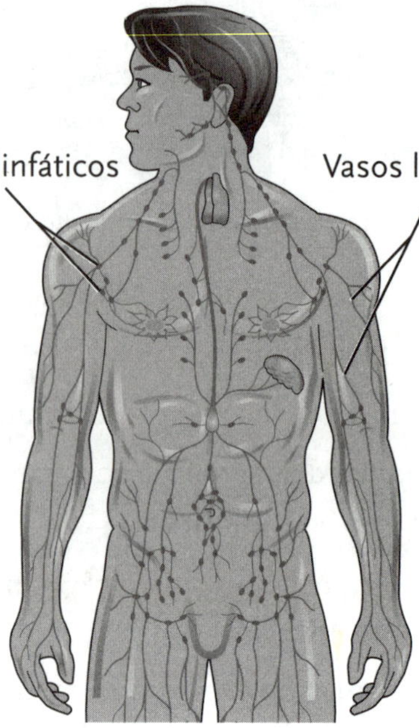

Fig. 4-28. *Los nódulos linfáticos trabajan para luchar contra las infecciones y están localizados por todo el cuerpo.*

Cómo Puede Ayudar la NA

Los factores que debilitan el sistema inmune incluyen no dormir suficiente, mala nutrición, enfermedades crónicas y estrés. Prevenir infecciones es importante. La NA debe lavarse las manos con frecuencia y mantener el ambiente del residente limpio. Ella puede ayudar con la higiene personal como sea necesario. La nutrición apropiada y el consumo de líquidos deben ser promovidos. Un ligero aumento en la temperatura puede indicar que una persona está luchando contra una infección. La NA debe medir los signos vitales de manera precisa.

Observaciones y Reportes: Sistema Inmune y Linfático

Observe y reporte los siguientes signos y síntomas:

- O/R Infecciones recurrentes (como fiebre y diarrea)
- O/R Inflamación de los nódulos linfáticos
- O/R Aumento de la fatiga

HIV and AIDS

El Síndrome de Inmunodeficiencia Adquirida (AIDS por sus siglas en inglés) es una enfermedad causada por el virus humano de inmunodeficiencia (HIV por sus siglas en inglés). El virus HIV ataca el sistema inmune del cuerpo humano y gradualmente lo deshabilita e incapacita. AIDS es la etapa final de la infección HIV, donde las infecciones, los tumores y los síntomas aparecen debido a un sistema inmune debilitado que no puede luchar contra las infecciones. Pueden pasar años para que el virus HIV se desarrolle en AIDS.

El virus HIV es una enfermedad que se transmite sexualmente. También se transmite por sangre, agujas infectadas o de la madre al feto.

En general, el virus HIV afecta al cuerpo en diferentes etapas. La primera etapa presenta síntomas como los de la influenza, con fiebre, dolores musculares, tos y fatiga. Estos son signos de que el sistema inmune está luchando contra la infección. Conforme la infección empeora, el sistema inmune reacciona de manera excesiva, atacando no sólo al virus, sino también al tejido normal.

Cuando el virus debilita al sistema inmune durante las etapas tardías, se puede presentar un grupo de problemas que incluye infecciones, tumores y síntomas del sistema nervioso central. Nada de esto ocurriría si el sistema inmune estuviera sano. Esta etapa de la enfermedad se conoce como AIDS. El diagnóstico de AIDS se realiza cuando el conteo de los linfocitos CD4+ de una persona (un tipo de célula sanguínea blanca) es menor de 200. En las últimas etapas del AIDS, los daños al sistema nervioso central pueden causar pérdida de la memoria, mala coordinación, parálisis y confusión. A estos síntomas en conjunto se les conoce como demencia compleja de AIDS.

Los siguientes son signos y síntomas de la infección del virus HIV/AIDS:

- Síntomas parecidos a los de la influenza, incluyendo fiebre, tos, debilidad y fatiga severa o constante
- Pérdida del apetito
- Pérdida de peso
- Sudoración nocturna
- Hinchazón de los nódulos linfáticos en el cuello, axilas o ingles
- Diarrea severa
- Tos seca
- Erupciones en la piel
- Puntos blancos dolorosos en la boca o en la lengua
- Herpes labial o fuegos en los labios y úlceras blancas planas en la boca
- Verrugas en la piel y en la boca, que parecen coliflores
- Encías que están inflamadas y que sangran
- Moretones que no desaparecen
- Baja resistencia a infecciones, especialmente neumonía, pero también tuberculosis, herpes, infecciones por bacterias y hepatitis
- Sarcoma de Kaposi, una forma de cáncer en la piel que aparece como lesiones moradas o rojas en la piel
- Neumonía por neumocistis, una infección en los pulmones
- Demencia compleja de AIDS

Las infecciones, como neumonía, tuberculosis o hepatitis invaden el cuerpo cuando el sistema inmune se encuentra débil y no puede defenderse. Estas enfermedades empeoran con el AIDS, debilitando el sistema inmune aún más. El tratamiento de estas infecciones es difícil. Con el paso del tiempo, una persona con AIDS puede desarrollar resistencia a ciertos antibióticos y estas infecciones pueden causar la muerte.

No existe cura para esta enfermedad y tampoco existe vacuna para prevenirla. Las personas con el virus HIV reciben tratamiento con medicamentos que retrasan el avance de la enfermedad; sin embargo, sin el medicamento, una resistencia debilitada para luchar contra las infecciones puede causar AIDS y eventualmente la muerte.

Una combinación de medicamentos puede ayudar a que las personas con HIV vivan más tiempo. Los medicamentos se deben tomar en el momento preciso y tienen muchos efectos secundarios desagradables. Para algunas personas, el medicamento no funciona tan bien como para otras. Otros aspectos del tratamiento del virus HIV incluyen el alivio de síntomas y la prevención de infecciones.

Guía de Procedimientos: HIV y AIDS

G Las personas con el sistema inmune débil son más propensas a infecciones. Lave sus manos con frecuencia. Mantenga todo limpio y siga las precauciones estándares.

G La pérdida involuntaria de peso ocurre en casi todas las personas que desarrollan AIDS. Los alimentos altos en proteínas, altos en calorías y con alto contenido de nutrientes pueden ayudar a mantener un peso saludable.

G Algunas personas con HIV/AIDS pierden el apetito y tienen problemas para comer. Anime a estos residentes a relajarse antes de comer y a que coman en un lugar placentero. Deben servirse comidas que sean familiares y que sean las favoritas del residente. Reporte a la enfermera la pérdida de apetito y los problemas para comer. Si la falta de apetito continua, el doctor puede recetar un estimulante para el apetito.

G Los residentes que tienen infecciones en la boca pueden necesitar alimentos que sean bajos en ácidos y que no estén fríos ni calientes. Los condimentos picosos se deben quitar. Las comidas suaves o hechas puré pueden ser más fáciles de deglutir. Las comidas líquidas y las bebidas fortificadas pueden ayudar a disminuir el dolor por masticar. El agua tibia con sal y otros enjuagues bucales pueden aliviar el dolor de las lesiones en la boca. Es vital mantener un buen cuidado bucal.

G Una persona que tiene náuseas o vómitos debe consumir comidas pequeñas frecuentes y debe comer despacio. Debe evitar consumir alimentos altos en grasa y condimentos y seguir una dieta suave y blanda. Los residentes deben tomar líquidos entre comidas. El consumo apropiado de líquidos para balancear la pérdida de líquidos es importante.

G Los residentes con diarrea moderada pueden necesitar ingerir comidas pequeñas frecuentes que sean bajas en grasa, fibra y productos lácteos. Si la diarrea es severa, el doctor puede ordenar una dieta BRAT (dieta de plátanos, arroz, puré de manzana y pan tostado, por sus siglas en inglés). Esta dieta ayuda a corto plazo. La diarrea rápidamente reduce los líquidos del cuerpo, por lo que es necesario remplazar los fluidos. Una buena rehidratación de líquidos incluye consumir agua, jugos, sodas sin cafeína y caldos. Las bebidas con cafeína deben evitarse.

G El adormecimiento, el hormigueo y el dolor en los pies y en las piernas es usualmente tratado con medicamento. Andar descalzo o utilizar zapatos suaves y flojos puede ser de mucha ayuda. Si las sábanas causan dolor, un armazón de cama puede evitar que las sábanas y cobijas se apoyen sobre los pies y las piernas (Fig. 4-29).

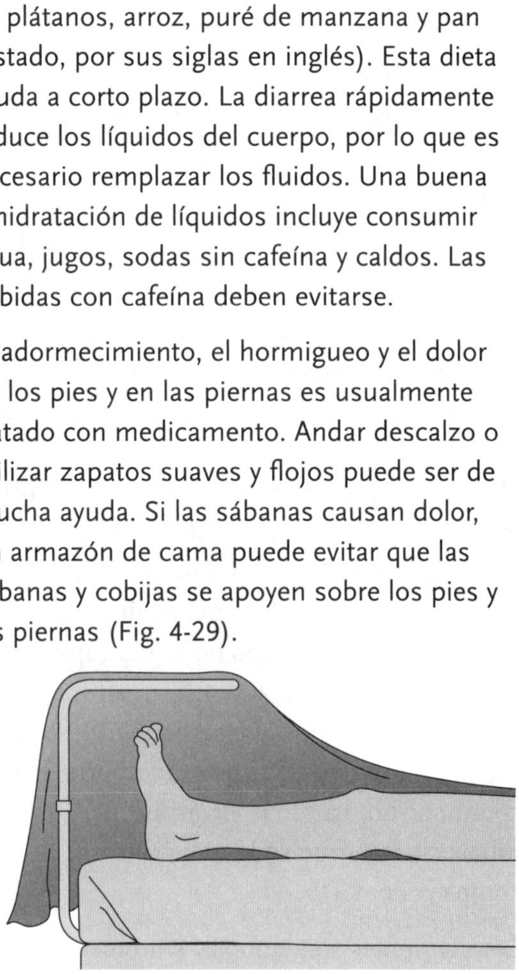

Fig. 4-29. *Un armazón de cama ayuda a evitar que las sábanas y cobijas se apoyen sobre los pies.*

G Brinde apoyo emocional, así como cuidado físico. Los residentes con HIV/AIDS pueden tener ansiedad y depresión. Además, frecuentemente sufren de las críticas de la familia, amigos y de la sociedad. Algunas personas se culpan a sí mismos por su enfermedad. Las personas con HIV/AIDS pueden tener mucho estrés y sentir incertidumbre sobre su enfermedad, el cuidado de su salud y sus finanzas. También pueden haber perdido amigos que hayan muerto por AIDS. Trate a los residentes con respeto. Ayude a brindarles el apoyo emocional que necesitan. Los residentes con esta enfermedad necesitan apoyo de los demás. Este apoyo puede venir de familiares, amigos, grupos comunitarios, grupos religiosos, grupos de apoyo y del equipo de cuidado.

G El alejamiento de los demás, el evitar las tareas, así como la lentitud mental son síntomas iniciales de infección de HIV. El medicamento también puede causar efectos secundarios de este tipo. La demencia compleja de AIDS puede causar síntomas mentales mayores. También se puede presentar debilidad en los músculos y pérdida del control de los músculos, haciendo que las caídas sean un riesgo. Los residentes necesitarán un ambiente seguro y mucha supervisión al realizar las ADL.

Derechos de los Residentes

La Realidad sobre el virus HIV y AIDS sida

Un saludo de manos o un abrazo no puede propagar el virus HIV. La enfermedad no puede ser transmitida por teléfonos, perillas de puertas, mesas, sillas, baños, mosquitos o por respirar el mismo aire que respira una persona infectada. Las NA deben pasar tiempo con los residentes que tienen HIV o AIDS. Estos residentes necesitan la misma atención personal y considerada que las NA brindan a todos los residentes.

Cáncer

El cáncer es un término general utilizado para describir una enfermedad donde células anormales crecen de manera descontrolada. El cáncer usualmente ocurre en la forma de un tumor o de varios tumores que crecen sobre o dentro del cuerpo. Un **tumor** es un grupo de células que crecen de manera anormal. Los tumores benignos no son considerados cancerosos y usualmente crecen de manera lenta en áreas locales. Los tumores malignos son cancerosos, pueden crecer rápidamente e invaden el tejido circundante.

El cáncer invade tejido local y puede esparcirse hacia otras partes del cuerpo. Cuando se propaga del lugar donde apareció inicialmente, puede afectar otros sistemas del cuerpo. En general, el tratamiento es más difícil y el cáncer es más mortal después de que esto ha ocurrido. El cáncer aparece con frecuencia en el pecho, colon, recto, útero, próstata, pulmones o piel. No existe una cura para el cáncer, pero hay algunos tratamientos que son efectivos.

Los siguientes factores de riesgo pueden contribuir al cáncer:

- Edad
- Raza étnica
- Género
- Historial familiar
- Uso de tabaco
- Uso de alcohol
- Mala dieta/obesidad
- Falta de actividad física
- Aditivos y químicos de la comida
- Radiación
- Exposición a la luz solar

Cuando se diagnostica en las etapas iniciales, el cáncer puede, con frecuencia, ser tratado y controlado. La Asociación Americana del Cáncer ha identificado algunos signos de advertencia del cáncer:

- Pérdida de peso inexplicable
- Fiebre

- Fatiga
- Dolor
- Cambios en la piel
- Cambios en los hábitos de la vejiga o de los intestinos
- Úlceras que no sanan
- Sangrado o desecho inusual
- Ensanchamiento o abultamiento en el pecho, escroto o en otra parte del cuerpo
- Indigestión o dificultad para deglutir
- Un lunar nuevo o el cambio reciente en la apariencia de una verruga o lunar
- Tos molesta o ronquera persistente

Las personas con cáncer pueden vivir más tiempo y en ocasiones pueden recuperarse si son tratados en las etapas iniciales. Con frecuencia, los siguientes tratamientos se ofrecen de manera conjunta:

- Cirugía
- Quimioterapia
- Radiación

Guía de Procedimientos: Cáncer

G Cada caso es diferente. El cáncer es un término general que hace referencia a muchas situaciones diferentes. Los residentes pueden vivir muchos años o sólo unos cuantos meses. El tratamiento afecta a cada persona de manera diferente. No realice suposiciones sobre la condición de un residente.

G Los residentes pueden querer hablar o pueden evitar hablar sobre el tema. Respete sus necesidades. Sea honesto y nunca diga: "todo estará bien". Sea sensible y recuerde que el cáncer es una enfermedad. La causa es desconocida. Tenga una actitud positiva (Fig. 4-30).

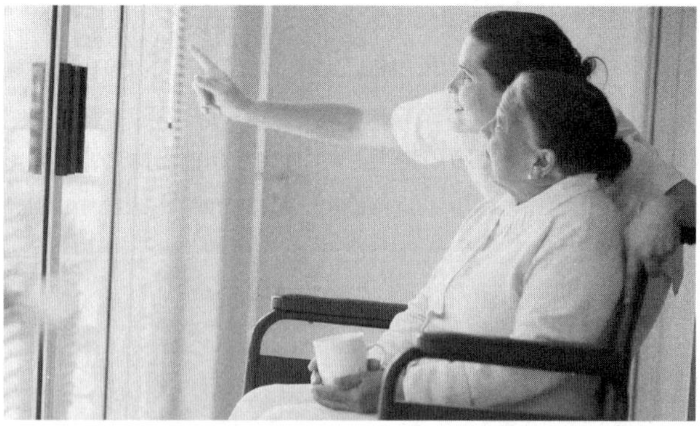

Fig. 4-30. *Tenga una actitud positiva y enfóquese en los detalles concretos; por ejemplo, comente si un residente parece estar más fuerte o mencione que el sol está radiante.*

G Una buena nutrición es importante para los residentes con cáncer. Siga con cuidado el plan de cuidado. Los residentes frecuentemente tienen poco apetito. Promueva una variedad de comidas con porciones pequeñas. Los suplementos nutricionales líquidos pueden utilizarse además de la comida, pero no en lugar de la comida. Si las náuseas o la inflamación es problema, la sopa, la gelatina o los almidones pueden ser apetitosos para el residente. Utilice utensilios de plástico para los residentes que reciben quimioterapia, ya que ayuda a mejorar el sabor de la comida. Los utensilios de metal pueden causar un sabor amargo.

G El cáncer puede causar mucho dolor, especialmente en las últimas etapas. Observe signos de dolor (revise el capítulo 7) y repórteselos al enfermero. Ayude con las medidas de comodidad, como cambiar la posición del residente, conversar, escuchar música o leer. Reporte si el dolor parece ser incontrolable.

G Brinde masajes en la espalda para comodidad y para incrementar la circulación. Para los residentes que pasan muchas horas en la cama, moverlos hacia una silla durante un rato también puede mejorar la comodidad. Los residentes que están débiles o inmóviles necesitan ser reacomodados al menos cada dos horas.

- Utilice cremas humectantes sobre la piel seca o delicada. No aplique crema en áreas que reciben terapia de radiación. No remueva las marcas que se utilizan en la terapia de radiación. Siga cualquier instrucción especial sobre el cuidado de la piel (por ejemplo: no utilizar compresas calientes o frías, no utilizar jabón o cosméticos, no utilizar medias apretadas).
- Ayude a los residentes a cepillarse los dientes y a utilizar el hilo dental con regularidad. Los medicamentos, las náuseas, los vómitos o las infecciones de la boca pueden causar dolor y un mal sabor de boca. Usted puede ayudar utilizando un cepillo de dientes suave, enjuagando con bicarbonato de sodio y agua o utilizando un enjuague bucal recetado. No utilice enjuague bucal comercial. Utilice palitos con algodón, en lugar de cepillo de dientes, para los residentes que tienen úlceras en la boca. Tenga cuidado cuando brinde higiene bucal.
- Las personas con cáncer pueden tener una mala imagen de ellos mismos porque están débiles y su apariencia ha cambiado; por ejemplo, la pérdida del cabello es un efecto secundario muy común de la quimioterapia. Ayude a los residentes a arreglarse, si así lo desean.
- Si los visitantes ayudan a animar al residente, promueva las visitas. No interrumpa. Si algunas horas del día son mejores que otras, sugiera esas horas para la vista. Para una persona con cáncer puede ser de mucha ayuda pensar en algo diferente por un momento. Busque otros temas y conozca los intereses de los residentes.
- Tener un familiar con cáncer puede ser muy difícil. Esté atento ante las necesidades que no se estén cumpliendo o al estrés creado por la enfermedad.
- Reporte lo siguiente a la enfermera:
  - Aumento de fatiga o debilidad
  - Pérdida de peso
  - Náuseas, vómito o diarrea
  - Cambios en el apetito
  - Desmayos
  - Signos de depresión
  - Confusión
  - Sangre en el excremento o en la orina
  - Cambios en el estatus mental
  - Cambios en la piel
  - Abultamientos, úlceras o sarpullido nuevo
  - Aumento del dolor o dolor que no se quita
  - Sangre en la boca

Los recursos de la comunidad disponibles para residentes que están enfermos se encuentran al final del Capítulo 3.

5 Confusión, Demencia y la Enfermedad de Alzheimer

1. Explicar confusión y delirio

Confusión es la incapacidad de pensar con claridad. Una persona confundida tiene problemas para enfocar su atención y puede sentirse desorientada. La confusión interfiere con la habilidad de tomar decisiones. La personalidad puede cambiar, es posible que la persona no sepa cuál es su nombre ni la fecha, que no pueda reconocer a otras personas, ni saber en dónde se encuentra. Una persona confundida puede estar enojada, deprimida o irritable.

La confusión puede presentarse de manera repentina o gradual y puede ser temporal o permanente. La confusión es más común en los adultos mayores y puede ocurrir cuando la persona está en el hospital. Algunas de las causas de la confusión incluyen:

- Infección del tracto urinario (UTI por sus siglas en inglés)
- Bajo nivel de azúcar en la sangre
- Golpes o lesiones en la cabeza
- Deshidratación
- Problemas de nutrición
- Fiebre
- Disminución repentina de la temperatura corporal
- Falta de oxígeno
- Medicamentos
- Infecciones
- Tumor en el cerebro
- Enfermedades o padecimientos
- Falta de sueño
- Convulsiones

Guía de Procedimientos: Confusión

G No deje solo a un residente confundido.

G Manténgase tranquilo. Brinde un ambiente tranquilo.

G Hable con un tono de voz más bajo. Hable de manera clara y pausada.

G Preséntese con el residente cada vez que lo vea.

G Recuerde al residente dónde se encuentra, cuál es su nombre y cuál es la fecha. Un calendario le puede ayudar.

G Explique lo que usted va a hacer mencionando instrucciones sencillas.

G No apresure al residente.

G Hable con los residentes confundidos sobre los planes del día. Seguir una rutina puede ayudar.

G Promueva el uso de anteojos y aparatos de asistencia auditiva. Asegúrese de que estén limpios y que no estén dañados.

G Promueva el cuidado personal por sí mismo y la independencia.

G Reporte sus observaciones al enfermero.

El **delirio** es un estado severo de confusión que ocurre de manera repentina y usualmente es temporal. Las posibles causas incluyen infecciones, enfermedades, desequilibrio de líquidos y mala nutrición. Las drogas y el alcohol también pueden causar delirio. Los signos y síntomas incluyen los siguientes:

- Inquietud
- Enojo
- Depresión
- Irritabilidad
- Desorientación
- Problemas para enfocarse
- Problemas para hablar
- Cambios en la sensación y en la percepción
- Cambios en el conocimiento
- Disminución de la memoria a corto plazo

Las NA deben reportar estos signos y síntomas a la enfermera. La meta del tratamiento es controlar o revertir la causa. El cuidado de emergencia puede ser necesario, así como pasar tiempo en el hospital.

Confusión y Delirio

Cuando se comunique con una persona que está confundida o desorientada, la NA debe

- Mantener la voz baja
- No levantar la voz ni gritar
- Usar el nombre de la persona y hablar de manera clara y utilizando oraciones sencillas
- Usar expresiones faciales y lenguaje corporal para ayudar a que la persona entienda el mensaje
- Reducir las distracciones tomando acciones, como bajar el volumen de la televisión
- Ser amable y tratar de reducir miedos

2. Describir la demencia y explicar la enfermedad de Alzheimer

Con el envejecimiento, se puede perder parte de la habilidad para pensar de manera lógica y clara. A esta habilidad se le llama **cognición**. Cuando algo de esta habilidad se pierde, se dice que la persona tiene **deficiencia cognitiva**. Qué tanta habilidad se pierde, depende mucho de la persona. La deficiencia cognitiva afecta la concentración y la memoria. Los residentes de la tercera edad pueden perder los recuerdos de eventos reciente; lo cual puede ser frustrante para ellos. Las NA pueden ayudar animando a los residentes a que realicen una lista de cosas para recordar; escribir nombres y números de teléfono también puede ayudar. Otros cambios normales en el cerebro debido al envejecimiento incluyen tiempo de reacción más lento, problemas para encontrar o utilizar las palabras correctas y dormir menos.

Demencia es un término general que se refiere a la pérdida severa de las habilidades mentales como pensar, recordar, razonar y comunicarse. Conforme avanza la demencia, estas pérdidas hacen que sea más difícil realizar las actividades de la vida diaria (ADL por sus siglas en inglés) como comer, bañarse, vestirse e ir al baño. La demencia no es parte normal del envejecimiento (Fig. 5-1).

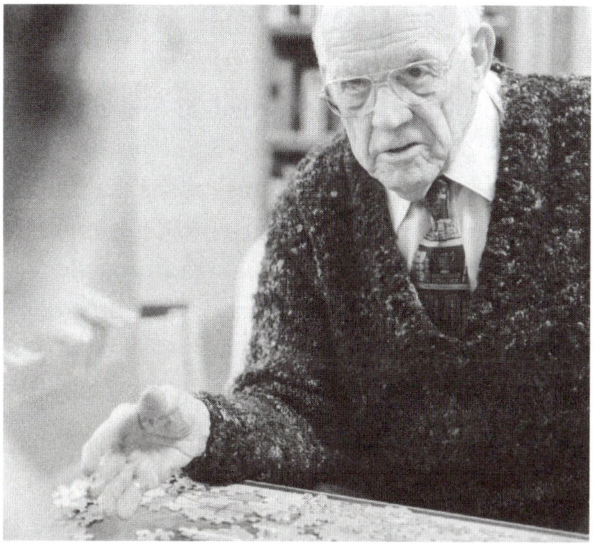

Fig. 5-1. *Alguna pérdida de la habilidad cognitiva es normal; sin embargo, la demencia no es parte normal del envejecimiento.*

A continuación se presentan algunas causas comunes de la demencia:

- Enfermedad de Alzheimer

- Demencia vascular o infarto múltiple (una serie de embolias que dañan el cerebro)
- Demencia de Lewy
- Enfermedad de Parkinson
- Enfermedad de Huntington

La enfermedad de Alzheimer (AD por sus siglas en inglés) es la causa más común de demencia en los ancianos. La Asociación del Alzheimer (con página de Internet: alzheimers.org) estima que hay 5.2 millones de Estadounidenses que viven con esta enfermedad. Uno de cada ocho adultos mayores tienen enfermedad de Alzheimer. Las mujeres son más propensas que los hombres a padecer esta enfermedad y demencia. El riesgo de sufrir AD incrementa con la edad, pero no es parte normal del envejecimiento.

La **enfermedad de Alzheimer** causa la formación de depósitos de proteínas y fibras nerviosas enredadas en el cerebro, las cuales, eventualmente, causan demencia. La enfermedad empeora, causando más y más pérdida de la salud y de sus habilidades. No se conoce la causa del AD y tampoco tiene cura. Los residentes con AD nunca se recuperarán; ellos necesitarán más cuidados conforme avance la enfermedad.

El diagnóstico de la enfermedad de Alzheimer es difícil. Esto involucra muchos exámenes físicos y mentales para descartar otras causas. La única manera segura de determinar el AD, hoy en día, es por medio de una autopsia (la examinación del cuerpo después de la muerte). El tiempo que toma el AD en avanzar desde su aparición hasta la muerte varía enormemente; puede tomar de tres hasta 20 años.

Los síntomas del AD aparecen gradualmente. Inicia con la pérdida de la memoria. Conforme el AD avanza, los síntomas empeoran. Las personas con AD pueden sentirse desorientadas y estar confundidas sobre el lugar y el tiempo. Los problemas de comunicación son comunes. Pueden perder su habilidad para leer, escribir, hablar o entender; su comportamiento y su estado de ánimo cambian. La agresividad, el deambular y el alejamiento son parte del AD. Esta enfermedad avanza hasta llegar a la pérdida total de las habilidades para cuidarse por sí mismos. Eventualmente, la persona requerirá cuidado constante en la mayoría de los casos.

Cada persona con AD presentará síntomas diferentes en momentos diferentes; por ejemplo, un residente con Alzheimer puede continuar leyendo, pero tal vez no pueda usar el teléfono. Otros pueden perder la habilidad para leer, pero todavía pueden hacer cálculos matemáticos sencillos. Las habilidades que una persona ha utilizado toda su vida, normalmente se mantienen durante más tiempo. Es por esto que algunas personas con enfermedad de Alzheimer pueden tocar un instrumento con algo de ayuda mucho tiempo después de haber perdido la mayor parte de su memoria (Fig. 5-2).

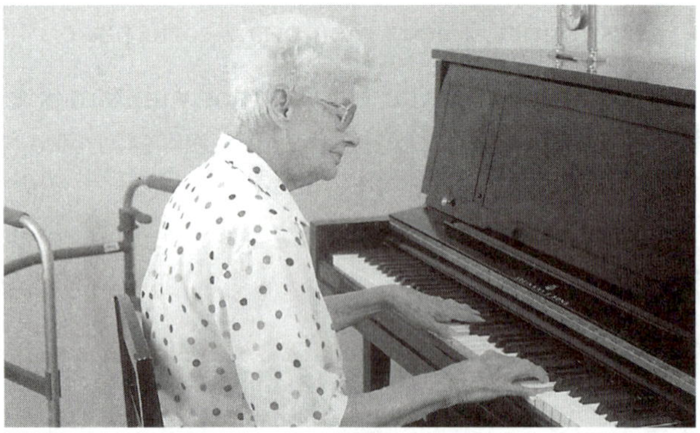

Fig. 5-2. *Incluso cuando una persona pierda la mayor parte de su memoria puede seguir teniendo las habilidades que ha utilizado durante toda su vida.*

Es importante que las NA promuevan la independencia, sin importar los signos que presente una persona con AD. Los residentes con AD deben ser motivados a hacer realizar sus ADL. Esto ayuda a mantener su mente y cuerpo tan activos como sea posible. Se debe de promover el trabajo, la vida social, la lectura, la solución de problemas y el ejercicio (Fig. 5-3). Hacer que los residentes hagan por ellos mismos todo lo que sea posible puede, incluso, ayudar a retrasar la enfermedad. Las tareas deben ser retos para los residentes pero no deben ser frustrantes. Las NA pueden ayudar a los residentes a tener éxito al realizar dichas tareas.

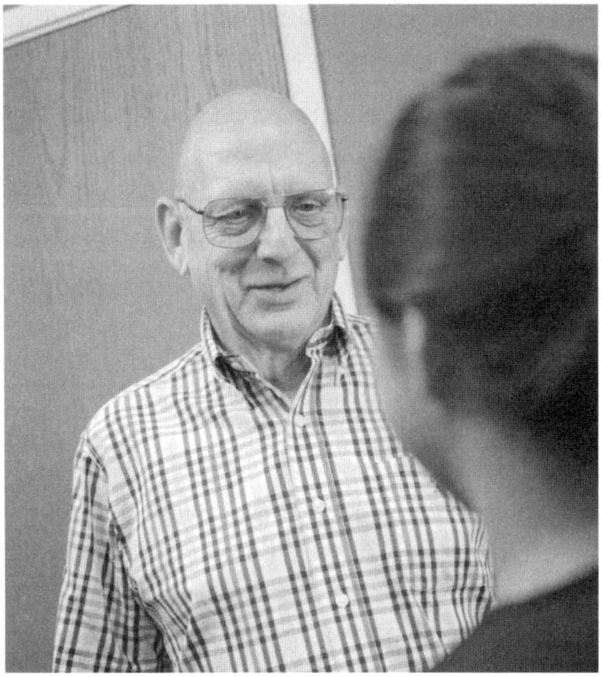

Fig. 5-3. Las asistentes de enfermería deben motivar a los residentes con AD a socializar, leer, trabajar, resolver problemas y hacer ejercicio para mantener su mente y cuerpo activos.

Las siguientes actitudes ayudan a que las asistentes de enfermería brinden el mejor cuidado posible a los residentes con AD:

- No tome las cosas de manera personal.
- Sea empático.
- Trabaje con los síntomas y los comportamientos que usted observe.
- Trabaje como equipo.
- Esté consciente de las dificultades asociadas con brindar el cuidado.
- Trabaje con los familiares.
- Recuerde las metas del plan de cuidado.

3. Mencionar la lista de estrategias para mejorar la comunicación con residentes que tienen enfermedad de Alzheimer

La comunicación con residentes que tienen AD puede mejorar si la NA realiza lo siguiente:

- Siempre acercarse al residente por el frente; sin asustarlo.
- Determinar qué tan cerca quiere el residente que se encuentre de él.
- Comunicarse en un área tranquila con poco ruido y distracción.
- Siempre identificarse y utilizar el nombre del residente al presentarse. Debe continuar usando el nombre del residente durante la conversación.
- Hablar despacio y con un tono de voz más bajo de lo normal. Esto tranquiliza a los residentes y es más fácil de entender.
- Repetir lo que dice, utilizando las mismas palabras y frases tan frecuente como sea necesario.
- Utilizar señas, fotos, gestos o palabras escritas para ayudar a comunicarse.
- Dividir las tareas complejas en tareas sencillas y pequeñas. Brindar instrucciones sencillas paso por paso, como sea necesario.

Adicionalmente, se puede ayudar a los residentes con AD utilizando las siguientes técnicas en situaciones específicas:

Si el residente está asustado o ansioso, la NA debe

- Tratar de mantener al residente tranquilo. Hablar despacio con voz baja y tranquila. Quitar el ruido y las distracciones como la televisión.
- Tratar de verse y escucharse a sí misma como los residentes lo harían. Siempre debe describir lo que va a hacer.
- Utilizar palabras sencillas y frases cortas. Si ayuda con el cuidado, es bueno mencionar los pasos uno a la vez.
- Revisar su lenguaje corporal. Asegurarse que no esté tensa o apresurada.

Si el residente olvida cosas o muestra pérdida de la memoria, la NA debe

- Repetir lo que dice; debe utilizar las mismas palabras si necesita repetir una instrucción o una pregunta; sin embargo, debe poner atención porque puede estar utilizando una palabra que el residente no entiende, como cansado. De ser así, puede intentar con otras palabras como *siesta, acostarse o descansar.* La repetición también puede ser tranquilizante. Muchos residentes con AD repetirán palabras, frases, preguntas o acciones. A esto se le llama perseverancia. Si un residente persevera, la NA no debe tratar de detenerlo. Debe responder las preguntas, utilizando las mismas palabras todas las veces hasta que el residente se detenga.

- Utilizar mensajes sencillos. Dividir las tareas complejas en tareas más pequeñas y más sencillas.

Si el residente batalla para encontrar palabras o nombres, la NA debe

- Sugerir una palabra que suene correcta. Si esto molesta al residente, la NA debe aprender. No debe tratar de corregir a un residente que utilice una palabra incorrecta. Conforme las palabras sean más difíciles, el sonreír, dar palmaditas suaves y abrazos puede ayudar a demostrar interés y preocupación (Fig. 5-4). Sin embargo, la NA debe saber que algunas personas no les gustan que las toquen.

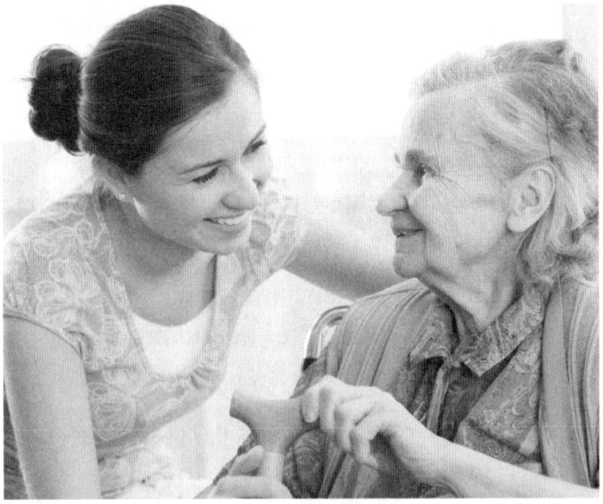

Fig. 5-4. *Las palmaditas suaves y las sonrisas serán entendidas más tiempo, incluso después de que las habilidades del residente para hablar disminuyan.*

Si el residente parece no entender preguntas o instrucciones básicas, la NA debe

- Pedir al residente que repita con sus propias palabras lo que dijo. Debe usar palabras y oraciones cortas y brindar tiempo para responder.
- Observar cuáles métodos de comunicación son efectivos y utilizarlos.
- Buscar indicativos no verbales de que la habilidad para hablar disminuye. Observar el lenguaje corporal – ojos, manos y cara.
- Utilizar signos, imágenes, gestos o palabras escritas; por ejemplo, el dibujo de un inodoro en la puerta del baño puede ser un recordatorio para el residente de dónde se encuentra el baño. Combinar la comunicación verbal y no verbal es de ayuda; por ejemplo, decir: "Vamos a que se vista ahora", mientras que sostiene la ropa.

Si el residente quiere decir algo pero no puede, la NA debe

- Pedirle al residente que señale, realice gestos o actúe lo quiere decir.
- Si el residente está enojado pero no puede explicar por qué, la NA puede ofrecer consuelo con una sonrisa o tratar de distraerlo. La comunicación verbal puede ser frustrante.

Si el residente no recuerda cómo realizar tareas básicas, la NA debe

- Dividir cada actividad en pasos sencillos; por ejemplo, puede decir: "Vamos a caminar. Párese. Póngase el suéter. Primero el brazo derecho...". Siempre debe animar a la persona a que realice todo lo que pueda.

Si el residente insiste en hacer algo que no es seguro o que no está permitido, la NA debe

- Tratar de limitar las veces que dice "no". En lugar de eso, las actividades deben ser redirigidas.

Si el residente tiene alucinaciones (ve o escucha cosas que en realidad no están pasando), es paranoico o acusador, la NA debe

- Tratar de no tomarlo de manera personal.
- Tratar de redirigir el comportamiento o de ignorarlo. El lapso de atención es limitado. Este comportamiento usualmente pasa rápido.

Si el residente está deprimido o solitario, la NA debe

- Tomar tiempo para preguntarle de manera individual (de uno a uno) al residente cómo se siente. Realmente escuchar las respuestas con atención.
- Tratar de involucrar al residente en actividades.
- Siempre reportar los signos de depresión a la enfermera.

Si el residente pide repetidamente "ir a casa", la NA debe

- Pedirle al residente que le diga cómo era su casa y cómo se sentía cuando estaba ahí.
- Redirigir o guiar la conversación y/o las actividades del residente hacia algo que él o ella disfrute.
- Esperar que el residente continúe pidiendo ir a casa y tener paciencia, así como ser amable con las respuestas.

Si el residente abusa verbalmente o utiliza un lenguaje inapropiado, la NA debe

- Recordar que es la demencia la que está hablando, no la persona. Debe tratar de ignorar el lenguaje y redirigir la atención hacia otra cosa.

Si el residente ha perdido la mayoría de sus habilidades del lenguaje, la NA debe

- Utilizar habilidades no verbales. Conforme las habilidades del habla disminuyen, las personas con AD continúan entendiendo el tacto, las sonrisas y las risas durante mucho más tiempo. Sin embargo, algunas personas no les gusta ser tocadas. La NA debe acercarse lentamente y ser amable. Tocar suavemente la mano del residente o sonreír puede mostrar afecto y decir que quiere ayudar.
- Recordar que incluso después de que las habilidades verbales se han perdido, los signos, las etiquetas y los gestos pueden llegarle a las personas con demencia.
- Asumir que las personas con AD pueden entender más de lo que pueden expresar. Las NA nunca deben hablar sobre ellos como si no estuvieran ahí.

4. Mencionar y describir las intervenciones para problemas con las actividades comunes de la vida diaria (ADL)

Los asistentes de enfermería deben utilizar los mismos procedimientos para el cuidado personal y para las ADL con los residentes que tienen enfermedad de Alzheimer que los que utilizarían con otros residentes. Sin embargo, a continuación se presentan unos lineamientos generales que les ayudarán a brindar el mejor cuidado:

1. **Desarrollar una rutina y seguirla**. Ser constante es importante para los residentes que están confundidos y que se molestan fácilmente.
2. **Promover el cuidado de uno mismo**. Ayudar a los residentes a que se cuiden por sí mismos tanto como sea posible les ayudará a sobrellevar esta difícil enfermedad.
3. **Cuidarse muy bien a sí mismos, tanto física como mentalmente**. Esto le ayudará a las NA a brindar el mejor cuidado posible.

Conforme la enfermedad de Alzheimer empeora, los residentes tendrán más problemas para realizar las ADL. A continuación se presentan técnicas que pueden ayudar con estos problemas.

Si un residente tiene problemas para bañarse, la NA debe

- Programar el baño cuando el residente esté menos agitado. Debe estar bien organizada para que el baño pueda ser rápido. Puede dar baños de esponja si el residente se rehúsa a bañarse en la ducha o en la bañera.
- Preparar al residente antes de bañarse. Entregarle los artículos que va a utilizar (toallita, jabón, champú, toallas). Esto sirve como ayuda visual.
- Caminar con el residente por el pasillo y detenerse en el cuarto de la bañera o de la ducha, en lugar de pedirle directamente que se bañe.
- Asegurarse que el baño se encuentre bien iluminado y que tenga una temperatura agradable.
- Brindar privacidad durante el baño.
- Permanecer tranquilo y callado mientras baña al residente. Mantener el proceso sencillo.
- Ser sensible cuando hable con el residente sobre bañarse.
- Dar al residente una toallita para que la sostenga. Esto puede distraerlo mientras que la NA termina de bañarlo.
- Seguir siempre las precauciones de seguridad. Garantizar la seguridad utilizando tapetes anti-derrapantes, asientos para bañeras y barras de seguridad.
- Ser flexible con el horario del baño. Un residente no siempre tendrá humor para bañarse; además, no todas las personas se bañan con la misma frecuencia. La NA debe entender que si un residente no quiere bañarse.
- Estar relajada y permitir que el residente disfrute el baño. La NA debe felicitarlo.
- Permitir que el residente realice todo lo que pueda por sí mismo al bañarse.
- Revisar con regularidad si la piel muestra signos de irritación, mientras que baña al residente.

Si un residente tiene problemas para arreglarse y vestirse, la NA debe

- Ayudar con el arreglo personal para que los residentes se sientan atractivos.
- Evitar retrasos o interrupciones mientras que el residente se viste.
- Mostrar al residente la ropa que se va a poner. Esto le ofrece la idea de vestirse.
- Brindar privacidad y cerrar puertas y cortinas. El residente se debe vestir en la habitación.
- Animar al residente a escoger la ropa que se quiera poner. Dar solamente un par de opciones es mejor. La ropa debe estar limpia y ser apropiada. La NA debe colocar la ropa en el orden en que se pone (Fig. 5-5). Algunas personas con AD se ponen varias capas de ropa sin importar el clima.
- Divida las tareas en pasos sencillos. La NA debe proponer hacer un paso a la vez y no apurar al residente.
- Usar una voz amigable y calmada cuando hable. La NA debe felicitar y animar al residente en cada paso.

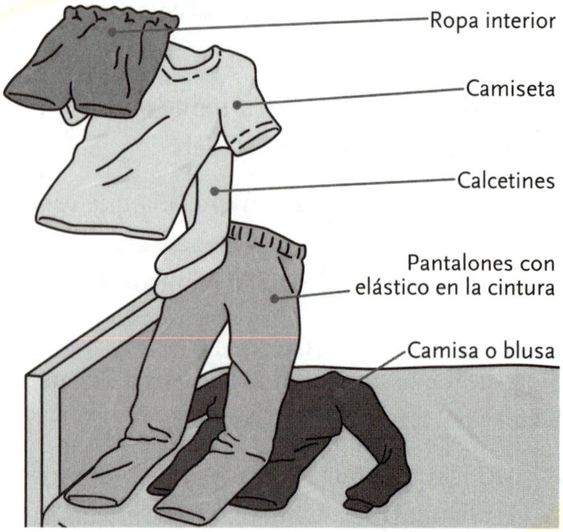

Fig. 5-5. La ropa se debe colocar en el orden en el que se pone.

Si un residente tiene problemas para ir al baño, la NA debe

- Promover tomar líquidos. La NA nunca debe negar ni desanimar a que el residente tome líquidos porque es incontinente. Debe informar al enfermero si el residente no está tomando líquidos.
- Colocar un letrero o dibujo en la puerta del baño. Esto es un recordatorio de dónde se encuentra y de que use el baño.
- Asegurarse de que el baño y el camino hacia el baño tengan suficiente iluminación.
- Observar durante dos o tres días a qué hora del día el residente es incontinente. Se debe revisar al residente cada 30 minutos. Esto puede ayudar a determinar "el horario en que el residente hace del baño". La NA debe llevar al baño al residente antes de la hora en que le toque hacer del baño.
- Observar durante dos o tres noches los patrones del horario de evacuación y tratar de determinar el horario de noche.
- Llevar al residente al baño antes y después de comer y antes de irse a dormir. La NA debe asegurarse que el residente en realidad orine antes de que se levante del inodoro.
- Colocar tapas en los botes de basura y en otros contenedores, si el residente tiene el hábito de orinar ahí.
- Recordar que los familiares o amigos pueden estar molestos por la incontinencia de sus seres queridos. La NA debe ser profesional cuando limpie después de los episodios de incontinencia. No debe mostrar ningún disgusto o irritación.

Si un residente tiene problemas con la nutrición, la NA debe

- Promover el consumo de comida nutritiva. Es posible que a un residente con enfermedad de Alzheimer no le interese la comida del todo. También puede ser que sí le interese la comida, pero solamente quiera comer algunos tipos. Un residente con AD está en riesgo de desnutrición.
- Brindar la comida en un horario regular todos los días. La NA puede necesitar recordarle al residente que es hora de comer. Se deben servir alimentos apetitosos y con los que el residente esté familiarizado.
- Asegurarse que tenga iluminación apropiada.
- Disminuir el ruido y las distracciones durante la hora de la comida.
- Mantener la tarea de comer como algo sencillo. Si el residente está inquieto durante la comida, la NA puede tratar de brindar alimentos más pequeños, pero más frecuentes. Los alimentos que se pueden comer con las manos (alimentos que son fáciles de agarrar con los dedos) permiten comer mientras se mueven. Estos alimentos permiten que los residentes escojan la comida que quieren comer; algunos ejemplos de alimentos que se pueden comer con las manos y que pueden ser buena idea son emparedados partidos en cuarto partes, tiritas de pollo o piezas pequeñas de pollo cocido sin hueso, tiritas de pescado, cubitos de queso, huevos hervidos partidos a la mitad, fruta fresca cortada y verduras suaves cortadas.
- Evitar servir alimentos o bebidas muy calientes o con vapor.
- Colocar los platos de manera sencilla, con sólo un utensilio y quitar los otros artículos de la mesa. Es mejor utilizar platos que no tengan diseños o colores (Fig. 5-6).

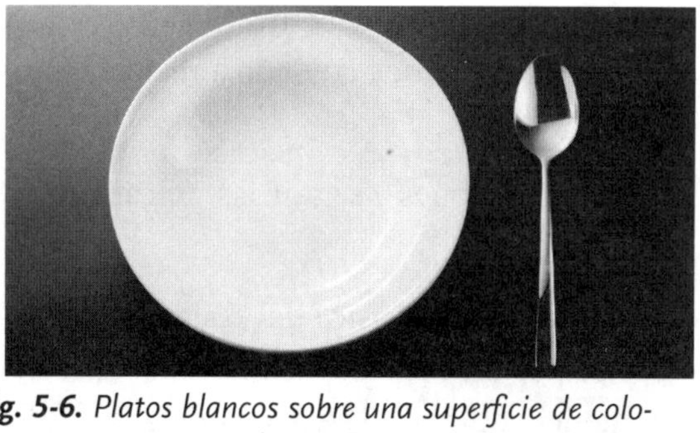

Fig. 5-6. *Platos blancos sobre una superficie de colores contrastantes puede ayudar a evitar confusiones y distracciones.*

- Colocar un solo tipo de comida en el plato a la vez. Tener diferentes tipos de comida en un mismo plato o bandeja puede ser abrumador.
- Brindar instrucciones claras y sencillas. Los residentes con AD tal vez no entiendan cómo comer o cómo utilizar los utensilios. La NA debe ayudar al residente a que lo pruebe primero. Puede colocar una cuchara en los labios para animar a que el residente abra la boca. La NA también puede pedirle que abra la boca.
- Guiar al residente durante la comida. La NA debe brindar instrucciones sencillas. Ofrecer con frecuencia bebidas como agua, jugos u otros líquidos ayuda a prevenir la deshidratación.
- Utilizar equipo de adaptación, como tazones y cucharas especiales, como se necesario.
- Dar de comer al residente de manera lenta y ofreciendo pedazos pequeños de comida.
- Hacer que la hora de comida sea sencilla y relajada. Brindar tiempo suficiente para comer y para deglutir entre cada bocado o sorbo.
- Sentar a los residentes que tienen AD con otras personas en mesas pequeñas. Esto promueve la socialización.
- Observar y reportar los problemas para comer o deglutir. La NA también debe observar y reportar problemas o cambios en los hábitos alimenticios.

Adicionalmente, la NA debe usar los siguientes consejos cuando brinde cuidado a residentes con AD:

- Evitar infecciones y seguir las precauciones estándares.
- Observar la salud física del residente y reportar posibles problemas. Las personas con demencia quizás no se den cuenta de sus propios problemas de salud.
- Brindar buen cuidado de la piel para prevenir úlceras de presión.
- Observar signos de dolor. Los signos no verbales de que un residente pueda tener dolor incluyen hacer gestos o apretar los puños. Reportar los posibles signos de dolor al enfermero.
- Mantener una rutina diaria de ejercicios.
- Mantener el autoestima. Promover la independencia para realizar las ADL.
- Participar en actividades divertidas como ver fotografías, platicar y recordar.
- Recompensar el comportamiento positivo e independiente con sonrisas y palmaditas suaves.

5. Mencionar y describir las intervenciones para los comportamientos difíciles más comunes relacionados con la enfermedad de Alzheimer

A continuación se presentan algunos de los comportamientos difíciles más comunes que las NA pueden enfrentar con los residentes que tienen AD. Cada residente es diferente y las NA deben trabajar con cada persona de manera individual.

Inquietud: Un residente que está emocionado, agitado o preocupado se considera que está inquieto. Las situaciones que lo llevan a sentir esta inquietud son *disparadores* o causas que provocan este comportamiento. Los disparadores pueden incluir un cambio en la rutina o en el proveedor de cuidado, experiencias nuevas o frustrantes e incluso la televisión. Si un residente está inquieto, la NA debe

- Tratar de eliminar las causas, mantener una rutina y evitar la frustración.
- Ayudar al residente a que se enfoque en una actividad tranquila y familiar. Pueden intentar actividades como clasificar cosas o ver fotografías.

- Mantenerse tranquilo y utilizar un tono de voz bajo para hablar. Esto puede tranquilizar al residente.
- Colocar un brazo alrededor del hombro del residente o darle una palmadita suave al residente puede tranquilizar a algunos residentes.

Síndrome del Atardecer: Cuando una persona se pone inquieta y agitada en la tarde o por la noche se llama **síndrome del atardecer**. Este síndrome puede ser causado por hambre, fatiga, un cambio en la rutina o en el proveedor de cuidado o alguna situación nueva o frustrante. Si un residente experimenta esto, la NA debe

- Eliminar las causas que lo provocan, brindar refrigerios y promover el descanso.
- Evitar situaciones estresantes durante este tiempo. Se deben limitar las actividades, las citas y las visitas.
- Poner música tranquila.
- Establecer una rutina para dormir y seguirla.
- Reconocer cuándo se presenta el síndrome del atardecer. Una actividad tranquilizante se puede realizar antes de que se presente.
- Remover la cafeína de la dieta.
- Brindar un masaje relajante en la espalda.
- Distraer al residente con una actividad sencilla y tranquila como hojear una revista.
- Mantener una rutina diaria de ejercicio.

Reacciones Catastróficas: Cuando una persona con AD reacciona exageradamente hacia algo, se le llama **reacción catastrófica**. Puede ser provocada por cualquiera de las siguientes causas:

- Fatiga
- Cambios en la rutina, en el ambiente o en el proveedor de cuidado
- Estimulación excesiva (demasiado ruido o actividad)
- Tareas o decisiones difíciles
- Dolor físico
- Hambre
- Necesidad de ir al baño

Una NA puede responder a las reacciones catastróficas como lo haría en un caso de inquietud o de síndrome del atardecer; por ejemplo, puede remover las causas que lo provocan y ayudar al residente a enfocarse en una actividad que lo tranquilice.

Comportamiento Violento: Un residente que ataca, golpea o amenaza a alguien es violento. La frustración o estimulación excesiva puede provocar la violencia. También puede ser provocada por un cambio en la rutina, en el ambiente o en el proveedor de cuidado. Si un residente es violento, la NA debe

- Bloquear los golpes, pero nunca regresarlos.
- Alejarse del alcance del residente.
- Pedir ayuda, de ser necesario.
- Evitar dejar solo al residente.
- Tratar de remover las causas que lo provocan.
- Utilizar las mismas técnicas para tranquilizar a los residentes como lo haría en el caso de inquietud o el síndrome del atardecer.

Vagar de un Lado a Otro y Vagar sin Dirección Fija: Un residente que camina de un lado a otro en la misma área se encuentra **vagando de un lado a otro**. Un residente que camina sin rumbo alrededor de las instalaciones se encuentra **vagando sin dirección fija** (Fig. 5-7). A continuación se mencionan algunas de las causas de vagar de un lado a otro y sin dirección fija:

- Inquietud
- Hambre
- Desorientación
- Necesidad de ir al baño
- Estreñimiento
- Dolor

- Olvidar cómo o dónde sentarse
- Tomar demasiadas siestas durante el día
- Necesidad de hacer ejercicio

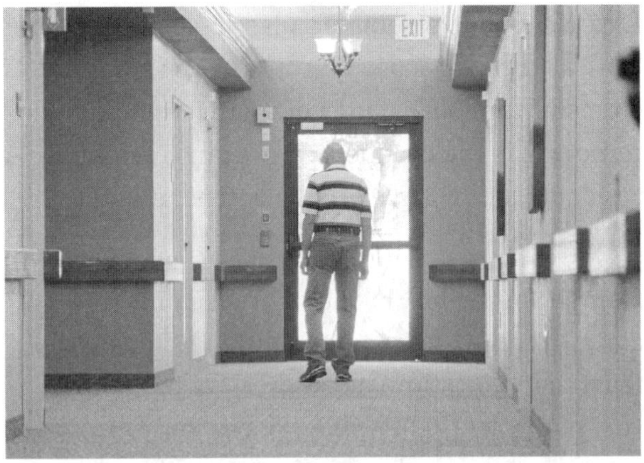

Fig. 5-7. Un residente con AD que esté caminando sin rumbo en las instalaciones o en el patio de la institución se encuentra vagando sin dirección fija.

Las NA deben remover las causas cuando puedan; por ejemplo, brindar refrigerios que sean nutritivos, promover una rutina de ejercicio y mantener un horario para ir al baño. Si los residentes vagan de un lado a otro y sin dirección fija, deben hacerlo en un área segura (bajo llave). Los empleados deben vigilarlos. La NA puede sugerir realizar otra actividad, como caminar juntos. Marcar las habitaciones con letreros o dibujos puede prevenir que residentes entren a áreas que no deban.

Fuga

Los residentes con AD pueden tratar de **fugarse** o de salirse de la institución sin supervisión y sin que nadie se dé cuenta. Para cuidar a los residentes contra una fuga, las instalaciones usualmente tienen áreas seguras donde los residentes con AD no se puedan salir. Puede haber un sistema con entrada codificada, el cual requiere un código para abrir una puerta. El código está disponible para los visitantes, empleados y residentes alertas y orientados.

Si un residente con AD se fuga, la NA debe notificar a la enfermera de inmediato. Los residentes que se fugan usualmente se encuentran cerca del último lugar donde fueron vistos. Mientras más pronto se inicie la búsqueda, hay mayores posibilidades de que el residente se encuentre cerca y a salvo.

Alucinaciones o ilusiones falsas: Un residente que ve, escucha, huele, prueba o siente cosas que no están ahí, está teniendo **alucinaciones**. Un residente que cree en cosas que no son verdad está teniendo **ilusiones falsas**. Si un residente experimenta alucinaciones y/o ilusiones falsas la NA debe

- Ignorar las alucinaciones y las ilusiones falsas que sean inofensivas.
- Tranquilizar al residente que parezca estar inquieto o preocupado.
- No discutir con un residente que está imaginando cosas. Los sentimientos son reales para él. La NA no debe decir al residente que puede ver o escuchar sus alucinaciones; debe desviar la atención del residente hacia otras actividades o pensamientos.
- Mantenerse tranquila y recordarle al residente que está ahí para ayudarlo.

Depresión: Cuando los residentes se abstienen de realizar actividades, les falta energía, no comen o no hacen cosas que usualmente disfrutaban, pueden estar deprimidos. La depresión puede tener muchas causas, incluyendo las siguientes:

- Pérdida de la independencia
- Incapacidad de sobrellevar las cosas
- Sentimientos de fracaso y miedo
- Realidad de enfrentar una enfermedad progresiva e incurable
- Desequilibrio químico

Si un residente está deprimido, la NA debe

- Reportar los signos de depresión al enfermero inmediatamente. Esta es una enfermedad que puede ser tratada con medicamento y/o terapia. Cualquier amenaza de suicidio debe ser reportada de inmediato.
- Promover la independencia, el cuidado del residente por sí mismo y las actividades.

- Hablar sobre el estado de ánimo y los sentimientos, si el residente así lo desea y escuchar con atención.
- Promover la interacción social.

Perseverancia o repetición de frases: Un residente que repite una palabra, frase, pregunta o actividad una y otra vez se le conoce como **perseverancia**. Repetir una palabra o frase también se le llama repetición de frases. Esto puede ser causado por desorientación o confusión. La NA debe tener paciencia y no tratar de callar o detener al residente; debe responder las preguntas cada vez que se las hagan y utilizar las mismas palabras cada vez.

Indisciplina: El comportamiento indisciplinado es cualquier cosa que molesta a otros, como gritar, golpear muebles, aventar puertas, etc. Con frecuencia, este comportamiento es provocado por un deseo de obtener atención, por dolor, por estreñimiento o por frustración. Cuando se presente este comportamiento, la NA debe ganarse la atención del residente. Debe estar tranquila, ser amigable y tratar de determinar qué ocasionó dicho comportamiento; lo pudo haber causado algo físico, como dolor o malestar. Si un residente presenta indisciplina, la NA debe

- Llevar al residente con amabilidad a un área privada.
- Observar y felicitar las mejoras en el comportamiento del residente. La NA debe ser sensible mientras hace esto para evitar tratar al residente como un niño.
- Informar al residente con anticipación sobre cambios en el horario, rutina o ambiente. Involucrar al residente en el desarrollo de una rutina de actividades y del horario puede ayudar.
- Animar al residente a participar en actividades independientes que sean seguras (por ejemplo, doblar toallas). Esto ayuda a que el residente sienta que está a cargo y puede prevenir sentimientos de impotencia. La independencia es poder.
- Ayudar al residente a buscar maneras de sobrellevar las cosas. Enfocar al residente en actividades positivas que todavía puede realizar, como tejer con agujas o con gancho, realizar manualidades, etc., puede brindar una distracción.

Comportamiento social inapropiado: El comportamiento social inapropiado puede incluir decir maldiciones, insultar u otro comportamiento agresivo. Como sucede con el comportamiento indisciplinado o violento, pueden existir muchas razones por las cuales el residente se está comportando de esta manera. La NA debe tratar de no tomarlo de manera personal. Es posible que el residente sólo esté reaccionando al estrés o frustración, no a la NA. La NA debe mantener la calma y tranquilizar al residente. Puede tratar de descubrir qué fue lo que causó dicho comportamiento (como demasiado ruido, demasiadas personas, demasiado estrés, dolor o malestar). Si el residente está molestando a los demás, la NA debe redirigir amablemente al residente a un área privada. La NA debe responder de manera positiva ante cualquier comportamiento inapropiado. Cualquier abuso físico o verbal serio debe reportarse a la enfermera.

Comportamiento sexual inapropiado: El comportamiento sexual inapropiado, como quitarse ropa, tocarse los genitales o tratar de tocar a los demás pueden avergonzar a las personas que lo observan. Cuando la NA trate con dicho comportamiento, no debe reaccionar de manera exagerada, ya que esto puede reforzar este comportamiento y debe ser sensible ante la naturaleza del problema. ¿Es el comportamiento realmente intencional? ¿Es constante? Si distraer al residente no funciona, la NA puede llevar amablemente al residente a un área privada. Debe informar al enfermero. Un residente puede estar reaccionando ante la necesidad de estimulación física o afecto. Otras maneras de brindar estimulación física incluyen masajes en la espalda, brindar una muñeca suave o un animal de peluche para abrazar, sábanas cómodas o demostraciones físicas de afecto que sean apropiadas.

Extracción y almacenamiento de objetos: La **extracción de objetos** es tomar cosas que le pertenecen a alguien más. Una persona con demencia puede, honestamente, pensar que algo le pertenece, aún y cuando sea muy claro de que no es así. El **almacenamiento de objetos** es juntar cosas y guardarlas. La extracción y el almacenamiento de objetos no deben ser considerados como robo. Una persona con enfermedad de Alzheimer no puede robar y no lo hace. El robo es planeado y requiere un esfuerzo consciente. En la mayoría de los casos, la persona con AD solamente está coleccionando algo que le llama la atención. Es común que las personas con AD deambulen por los cuartos juntando cosas. Ellos pueden cargar esos objetos por un rato y luego dejarlos en otro lugar. Esto no es intencional. Con frecuencia, los residentes con AD toman sus propias cosas y las dejan en otro cuarto, sin saber lo que están haciendo. La NA puede ayudar a reducir estos problemas

- Etiquetando todas las pertenencias personales con el nombre y número del cuarto del residente. De esta manera no se presentarán confusiones sobre a quién le pertenecen.
- Colocando una etiqueta, un símbolo o un objeto en la puerta del residente. Esto ayuda a que el residente encuentre su propio cuarto.
- No decirle a la familia que su ser querido le está robando a los demás.
- Preparando a la familia para que no se molesten cuando encuentren cosas que no le pertenecen a su familiar.
- Pidiéndole a la familia que informen a los empleados si encuentran artículos extraños en el cuarto.
- Revisando con regularidad las áreas donde los residentes guardan cosas. Puede estar almacenando en estos lugares alimentos que no han sido ingeridos. Brindar un cajón de búsqueda – un cajón con artículos seguros que el residente se pueda llevar con él o ella – puede ayudar.

Perturbación del sueño: Los residentes con AD pueden experimentar ciertas perturbaciones del sueño. Si un residente tiene problemas para dormir, la NA debe

- Asegurarse que el residente tenga ejercicio/actividades moderadas durante el día. La NA puede animarlo a participar en actividades que disfrute.
- Permitir al residente que pase tiempo tomando el sol, de ser posible. La exposición a la luz y a la oscuridad puede ayudar a establecer patrones tranquilos de sueño.
- Reducir la luz y el ruido tanto como sea posible durante la noche.
- Desalentar al residente a dormir durante el día.

Derechos de los Residentes

El Abuso y la Enfermedad de Alzheimer

Las personas que tienen enfermedad de Alzheimer pueden tener mayor riesgo de abuso. Una de las razones es que cuidar a una persona que tiene enfermedad de Alzheimer es muy difícil. Hay muchas demandas psicológicas y físicas por parte de los proveedores de cuidado.

Para ayudar a manejar el estrés ocasionado por cuidar a personas con AD, las NA deben cuidarse muy bien, tanto física como mentalmente. Esto les ayudará a brindar el mejor cuidado posible. De ser necesario, un supervisor puede brindar más recursos para que una NA pueda sobrellevar esta situación.

Las NA nunca deben abusar de los residentes de ninguna manera. Si una NA nota que alguien está abusando de un residente, tiene la obligación legal de reportarlo. Todas las NA son responsables de la seguridad de los residentes y deben tomar esta responsabilidad de manera seria.

6. Describir terapias creativas para residentes con enfermedad de Alzheimer

A pesar de que la enfermedad de Alzheimer no puede ser curada, existen muchas maneras de mejorar la vida de los residentes con AD.

La orientación de la realidad se realiza utilizando calendarios, relojes, señalamientos y listas para ayudar a que los residentes recuerden quiénes son y dónde están. Esto es útil en las primeras etapas de AD cuando los residentes están confundidos, pero que no están totalmente desorientados. En las etapas más avanzadas, la orientación de la realidad puede frustrar a los residentes.

Ejemplo: Cada día que la NA entra a la habitación de la Sra. Elkin, le muestra el calendario y le dice qué día de la semana es. En el calendario o en otro pedazo de papel, la NA menciona todas las cosas que la Sra. Elkin realizará ese día, como bañarse, comer y caminar. Cuando habla con ella, la NA le habla por su nombre: Sra. Elkin. Cuando ayuda con las tareas, la NA explica la razón por la que las realizará de cierta manera; por ejemplo: "Vamos a usar una silla de baño para que usted no tenga que estar parada por mucho tiempo mientras que se baña, Sra. Elkin."

La terapia de validación es permitirle a los residentes creer que viven en el pasado o en circunstancias imaginarias. **Validar** significa dar valor o aprobar. Cuando se utilice la terapia de validación, la NA no debe tratar de reorientar al residente con circunstancias reales (Fig. 5-8). Ella puede explorar las creencias del residente. No debe discutir ni corregir al residente. La validación puede dar consuelo y reducir la inquietud. Esto es muy útil en casos de desorientación moderada o severa.

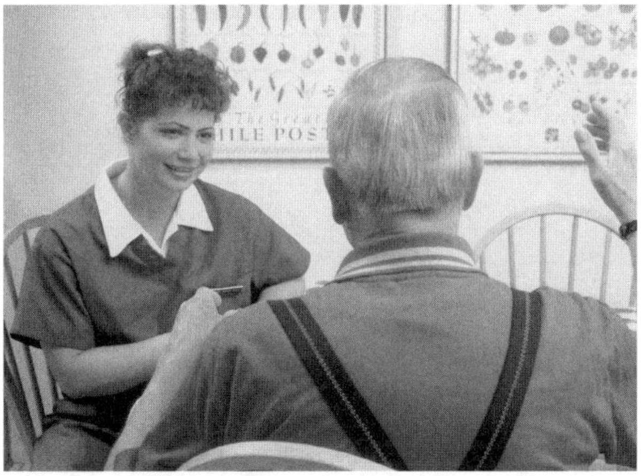

Fig. 5-8. *La terapia de la validación acepta las fantasías del residente sin intentar reorientarlo a la realidad.*

Ejemplo: El Sr. Baldwin le dice a la NA que no quiere comer el almuerzo porque va salir a un restaurante con su esposa. La NA sabe que su esposa murió hace varios años y que el Sr. Baldwin ya no puede salir a comer. En lugar de decirle que no va a salir a comer, la NA pregunta a qué restaurante va a ir y lo que va a ordenar. Ella sugiere que por lo pronto se coma el almuerzo porque en ocasiones el servicio es muy despacio en los restaurantes.

La terapia de remembranza es animar a los residentes a recordar y hablar sobre el pasado. La NA puede explorar los recuerdos pidiendo detalles (Fig. 5-9). Debe enfocarse en momentos de la vida del residente que fueron agradables. Esto puede ayudar a que los residentes trabajen con sentimientos de un tiempo en el pasado que fue difícil. Esta terapia es muy útil en muchas de las etapas del AD, pero especialmente con confusión moderada a severa.

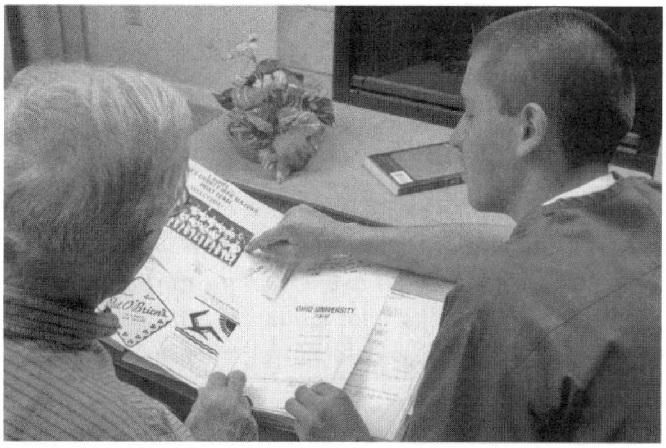

Fig. 5-9. *La terapia de la remembranza promueve en los residentes recordar y hablar sobre el pasado.*

Ejemplo: El Sr. Benton, un hombre de 83 años de edad que tiene enfermedad de Alzheimer, estuvo en la Guerra de Corea. En su habitación tiene muchos recuerdos de la guerra. Tiene fotos de sus compañeros de la guerra, una medalla que le fue otorgada y mucho más. La NA pide que le diga dónde estuvo en la guerra. La NA realiza preguntas más detalladas. Eventualmente, el residente comparte muchas cosas: los amigos que conoció en el servicio, por qué le otorgaron la medalla, las veces que tuvo miedo y cuánto extrañaba a su familia.

La terapia de actividades utiliza cosas que el residente disfruta para prevenir el aburrimiento y la frustración. Estas actividades también promueven el autoestima. La NA puede ayudar al residente a tomar caminatas, armar rompecabezas, escuchar música o hacer otras cosas que disfrute (Fig. 5-10). Las actividades se pueden realizar en grupos o de manera individual. La terapia de actividades es muy útil en la mayoría de las etapas del AD.

Ejemplo: La Sra. Hoebel, una mujer de 70 años de edad que tiene AD, fue bibliotecaria por casi 45 años. Le encantan los libros y leer, pero ya no puede leer mucho. La NA le trae libros que tienen muchos dibujos o fotografías. La Sra. Hoebel se sienta con los libros y los empieza a organizar, a hojear y a ver los dibujos.

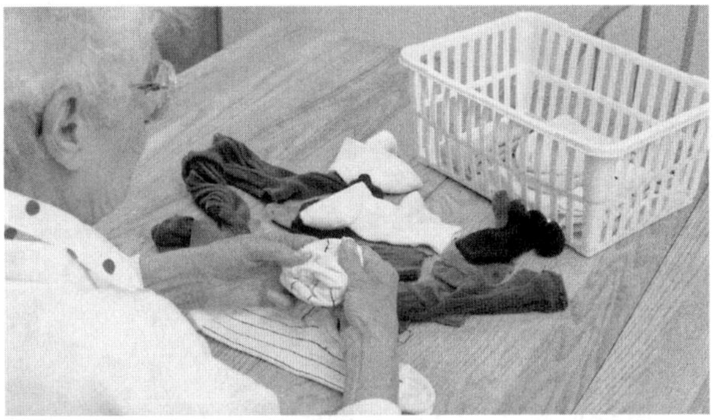

Fig. 5-10. *Las actividades que no son frustrantes pueden ser de mucha ayuda para los residentes con AD, pues promueven el ejercicio mental.*

Terapia de Música

La terapia de música involucra utilizar música para cumplir metas específicas como manejar el estrés, mejorar el estado de ánimo y el conocimiento. Este tipo de terapia ha sido utilizada de manera exitosa con personas que tienen enfermedad de Alzheimer. La música es una forma de estimulación sensorial. Escuchar canciones familiares puede causar una respuesta positiva en las personas con demencia que no responden bien o no responden del todo a otros tratamientos. Música y Memoria (*Music & Memory* en inglés) es una organización sin fines de lucro que brinda música personalizada en las vidas de las personas adultas mayores. Su página de internet, musicandmemory.org, brinda más información sobre este servicio.

6
Técnicas para el Cuidado Personal

1. Explicar el cuidado personal de los residentes

El cuidado personal es diferente de otras actividades que realizan las NA para los residentes, como tomar los signos vitales o de arreglar la habitación. El término *personal* se refiere a las tareas que se relacionan con el cuerpo de la persona, su apariencia e higiene. Esta palabra sugiere que la privacidad puede ser importante. **Higiene** es el término utilizado para describir las formas de mantener el cuerpo limpio y saludable. Bañarse y lavarse los dientes son dos ejemplos. El **aseo personal** se refiere a las actividades como el cuidado de las uñas y del cabello. La higiene y las actividades del aseo personal, así como vestirse, comer, trasladarse e ir al baño, son llamadas *actividades de la vida diaria* (ADL por sus siglas en inglés). Las NA ayudarán a los residentes con estas tareas todos los días. Usualmente, estas actividades se conocen como *cuidado matutino* (a.m.) o *cuidado vespertino* (p.m.), en relación con la hora del día en que se realizan.

Ayudar con el cuidado matutino incluye

- Ofrecer el cómodo de baño o urinal (pato) o ayudar al residente a ir al baño
- Ayudar al residente a lavarse la cara y las manos
- Ayudar al residente con el cuidado del cabello, a vestirse y a rasurarse
- Ayudar al residente con la higiene bucal antes o después del desayuno

Ayudar con el cuidado vespertino incluye

- Ofrecer el cómodo de baño o urinal o ayudar al residente a ir al baño
- Ayudar al residente a lavarse la cara y las manos
- Brindar un refrigerio
- Ayudar con la higiene bucal
- Ayudar a ponerse la ropa de noche
- Dar un masaje en la espalda

La manera en que las NA ayudan a los residentes con el cuidado personal es una parte importante para promover su independencia y dignidad. La ayuda que las NA brindan será diferente para cada residente. Esto dependerá de las habilidades de que tenga cada residente; por ejemplo, un residente que recientemente sufrió una embolia necesitará más ayuda que un residente que tiene un pie fracturado que está por sanar. Promover la independencia de los residentes es una parte importante del cuidado.

Muchas personas han realizado las tareas del cuidado personal por sí mismas durante toda su vida, por lo que pueden sentirse incómodas de que una persona realice o les ayude a realizar estas tareas. Sea comprensivo y profesional cuando ayude con estas tareas. Algunos residentes quizás no les guste que alguien más los toque. Las NA deben ser sensibles ante estos problemas y deben ser profesionales cuando ayuden a realizar estas tareas.

Antes de iniciar una tarea, la NA debe explicar al residente exactamente lo que va a realizar. Explicar el cuidado es un derecho legal del residente. Esto también puede ayudar a reducir la ansiedad. La NA debe preguntar al residente si le gustaría usar el baño o un cómodo antes de empezar. Debe brindar privacidad jalando la cortina alrededor de la cama y cerrando la puerta. Se le debe permitir al residente a tomar todas las decisiones que pueda sobre cuándo, dónde y cómo se realiza un procedimiento (Fig. 6-1). Esto promueve la dignidad y la independencia. Otras formas en que las NA pueden promover el respeto, la dignidad y la privacidad incluyen:

- Animar a los residentes a que realicen las cosas por sí mismos y a tener paciencia.
- Tocar la puerta y esperar permiso para entrar a la habitación del residente.
- No interrumpir a los residentes mientras que están en el baño.
- Salir de la habitación cuando los residentes reciben o hacen llamadas por teléfono.
- Respetar el tiempo privado y las cosas personales de los residentes.
- No interrumpir a los residentes mientras se están vistiendo.
- Mantener a los residentes cubiertos cuando les ayude a vestirse, siempre que sea posible.

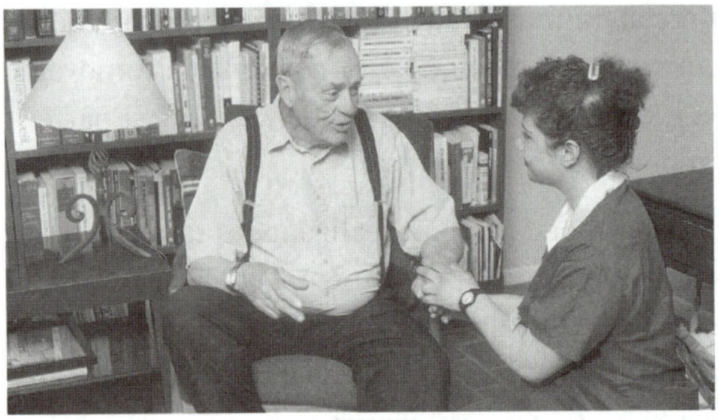

Fig. 6-1. Las asistentes de enfermería deben permitir que el residente tome todas las decisiones que pueda sobre el cuidado personal que ellas realizarán.

Durante el cuidado personal, la NA debe buscar cualquier problema o cambio que se haya presentado. La comunicación es muy importante cuando que se brinda el cuidado personal. Algunos residentes compartirán síntomas, sentimientos y preocupaciones con la NA. Ella debe tener una libreta pequeña en el bolsillo para escribir exactamente la manera en que el residente describe estos síntomas. Estos comentarios deben ser reportados a la enfermera y deben ser documentados. Las NA también deben buscar cambios físicos o mentales y deben observar el entorno que rodea al residente para revisar si hay algo que no sea seguro. Estos problemas también deben ser reportados.

Si el residente parece estar cansado durante una tarea, la NA debe detenerse para que el residente pueda tomar un pequeño descanso y nunca lo debe apresurar. Después del cuidado, la NA siempre debe preguntar al residente si necesita algo más y debe dejar el área del residente limpia y ordenada. Antes de salir de la habitación, la NA debe asegurarse de que el botón de llamadas se encuentre al alcance del residente. La habitación debe tener una temperatura agradable, los pasillos deben estar limpios y la cama debe quedarse en la posición más baja, a menos que el plan de cuidado indique otra cosa.

Observaciones y Reportes: Cuidado Personal

- O/R Color de la piel, temperatura, enrojecimiento
- O/R Movilidad
- O/R Flexibilidad
- O/R Nivel de comodidad o quejas de dolor o molestia
- O/R Fortaleza y habilidad para desempeñar las ADL
- O/R Estado mental y emocional
- O/R Quejas de los residentes

2. Identificar la guía de procedimientos para brindar cuidado de la piel y prevenir úlceras por presión

La inmovilidad reduce la cantidad de sangre que circula hacia la piel. Los residentes que no se pueden levantar de la cama tienen mayor riesgo de deterioro de la piel en los puntos de presión. Los **puntos de presión** son áreas del cuerpo que soportan la mayoría del peso. Los puntos de presión se localizan principalmente en las prominencias óseas. Las **prominencias óseas** son áreas del cuerpo donde el hueso queda cerca de la piel. Aquí la piel está en mayor riesgo de rompimiento. Estas áreas incluyen codos, omóplatos, hueso del cóccix, huesos de las caderas y rodillas (parte interna y externa), tobillos, talones, dedos de los pies y la parte trasera de la cabeza y cuello (nuca). Otras áreas en riesgo son los oídos, el área debajo de los senos, el área debajo del escroto, el área que se encuentra entre los pliegues de los glúteos y entre los pliegues del abdomen, así como la piel entre las piernas (Fig. 6-2).

La presión en estas áreas reduce la circulación disminuyendo la cantidad de oxígeno que reciben las células. El calor y la humedad también afectan las heridas en la piel. Una vez que la superficie de la piel se debilita, los patógenos pueden invadir y causar infecciones. Cuando ocurren las infecciones, el proceso de curación es más lento.

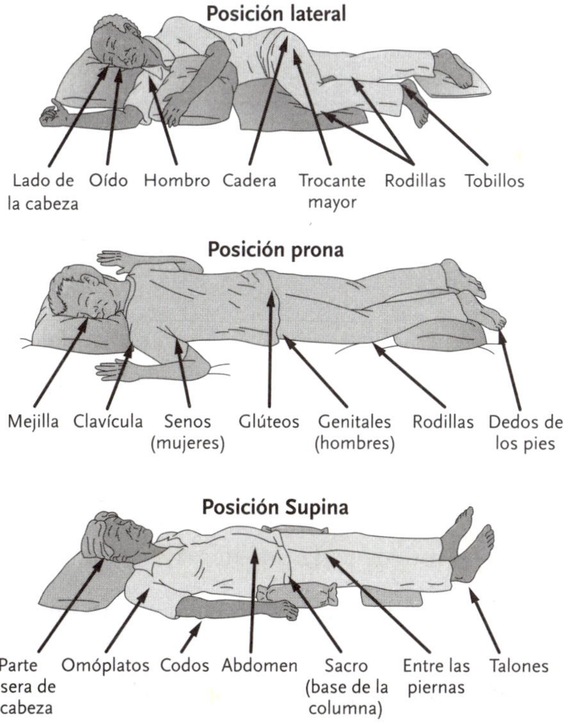

Fig. 6-2. *Zonas de peligro para las úlceras por presión.*

Cuando la piel comienza a abrirse, se pone pálida, blanca o con enrojecimiento. La piel más oscura se puede ver morada. El residente puede sentir hormigueo o ardor en el área. Esta decoloración no se quita, aunque se cambie la posición del residente. Si se permite que la presión continúe, el área se deteriorará aún más o la piel se abrirá. La herida que resulta de esto se le conoce como **úlcera por presión**, llaga por presión, úlcera de cama o úlcera por decúbito. Si se detecta pronto, el rompimiento de la piel puede sanar relativamente rápido sin problemas adicionales. Una vez que una úlcera por presión se forma, puede hacerse más grande, más profunda y puede infectarse. Las úlceras por presión son dolorosas y difíciles de sanar; pueden tener como resultado infecciones que ponen en riesgo la vida. La prevención es importante y es la clave para una piel sana.

Las cuatro etapas de las úlceras por presión son (Fig. 6-3)

- **Etapa I**: La piel está intacta, pero existe enrojecimiento que no se alivia incluso después de haber removido la presión. La piel más oscura tal vez no se ve roja, pero parece que tiene un color diferente al del área que la rodea. El área puede estar dolorosa, firme, suave y más tibia o más fría en comparación con el área que la rodea.
- **Etapa II**: La piel presenta pérdida parcial de la capa externa y/o interna de la piel. La úlcera es superficial. Usualmente está suave o dolorosa; puede verse roja o rosa. Parece como un rasguño, una ampolla o un cráter superficial.
- **Etapa III**: La piel presenta pérdida completa con daño o muerte de tejido que puede extenderse hacia abajo, pero que no afecta el tejido que cubre el músculo. La grasa puede ser visible, pero no el musculo, el hueso ni el tendón. La úlcera parece como un cráter superficial o profundo.

- **Etapa IV**: La piel presenta pérdida completa con destrucción mayor, muerte de tejido, daños al músculo, a los huesos o a las estructuras de apoyo.

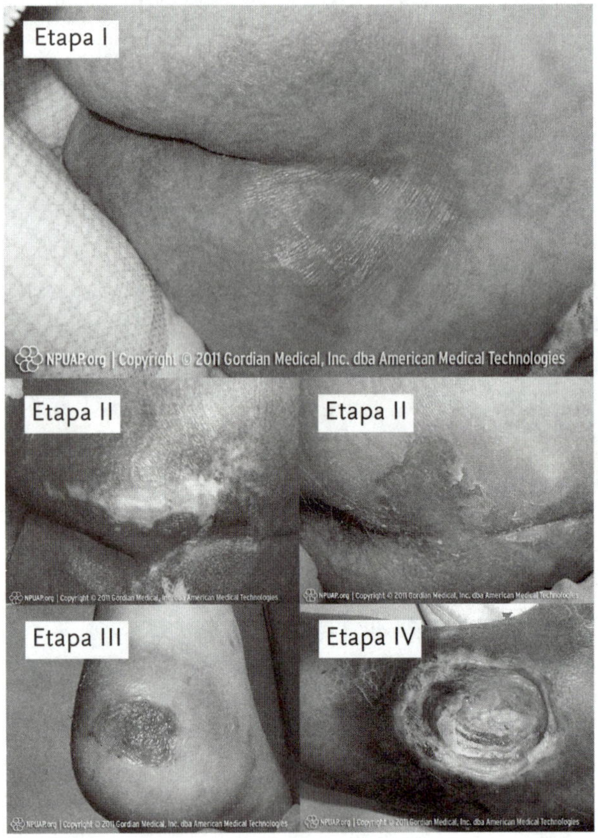

Fig. 6-3. *La fotografía superior es una úlcera por presión en la Etapa I localizada en los glúteos. En medio hay dos fotografías de úlceras por presión en la Etapa II localizadas en los glúteos. La fotografía de la parte inferior izquierda es una úlcera por presión en la Etapa III localizada en un tobillo. En la fotografía de la parte inferior derecha es una úlcera por presión en la Etapa IV localizada en el pie.* (DERECHOS RESERVADOS DE LAS FOTOGRAFÍAS © "NATIONAL PRESSURE ULCER ADVISORY PANEL", NPUAP.ORG, PRESENTADAS CON PERMISO)

Observaciones y Reportes: La Piel del Residente

Reporte cualquiera de las siguientes observaciones a la enfermera:

O/R Áreas pálidas, blancas, enrojecidas o moradas

O/R Ampollas o moretones en la piel

O/R Quejas de hormigueo, calor o ardor en la piel

O/R Piel seca o con escamas

O/R Comezón o rasguños

O/R Sarpullido o cualquier decoloración de la piel

O/R Inflamación

O/R Escurrimiento de sangre o de fluidos en la piel

O/R Piel agrietada

O/R Heridas o úlceras en la piel

O/R Cambios en las heridas o úlceras (tamaño, profundidad, escurrimiento, color, olor)

O/R Enrojecimiento o grietas en la piel entre los dedos de los pies o alrededor de las uñas de los dedos de los pies

En complexiones más oscuras, también busque

O/R Cualquier cambio en la sensación del tejido, cualquier cambio en la apariencia de la piel, como el aspecto parecido a la "cáscara de naranja", un tono morado y áreas extremadamente secas como costras que puedan estar cubriendo una grieta del tejido

Las heridas en la piel pueden causar problemas serios, que incluso ponen en riesgo la vida. Es mejor prevenir los problemas de la piel que dar tratamiento para corregir los problemas.

Guía de Procedimientos: Cuidado Básico de la Piel

G Reporte cualquier cambio en la piel del residente.

G Brinde cuidado regular y diario en la piel para mantenerla limpia y seca. Revise la piel todos los días, incluso los días que no se den o tomen baños completos.

G Cambie la posición de los residentes inmóviles (al menos cada dos horas).

G Brinde cuidado frecuente y completo en la piel tan seguido como sea necesario para los residentes incontinentes. También cambie la ropa del residente o la ropa de cama con frecuencia. Revíselos cada dos horas o como sea necesario.

- **G** No rasguñe o irrite la piel de ninguna manera. Mantenga la tela dura y rasposa lejos de la piel del residente. Reporte a la enfermera si un residente usa zapatos o pantuflas que causen ampollas.
- **G** Brinde masajes en la piel con frecuencia. Use movimientos suaves circulares para incrementar la circulación. Use poca presión o nada de presión en las áreas óseas. No brinde masajes en áreas blancas, rojas o moradas, ni ponga presión sobre ellas. Brinde masaje en la piel sana y en el tejido que se encuentra alrededor de dicha área.
- **G** Tenga cuidado durante los traslados. Evite jalar o romper la piel frágil.
- **G** Los residentes que tienen sobrepeso pueden tener mala circulación y pliegues adicionales de piel. Ponga mucha atención en la piel por debajo de los pliegues. Manténgala limpia y seca. Reporte los signos de irritación de la piel.
- **G** Promueva comida bien balanceada y muchos líquidos. La nutrición apropiada es importante para mantener la piel sana.
- **G** Evite que los materiales de plástico o de hule tengan contacto con la piel del residente. Estos materiales no permiten que el aire circule, lo que causa que la piel sude.
- **G** Siga el plan de cuidado, el cual puede incluir instrucciones especiales para el cuidado de la piel como lavarla con un jabón especial.

Para los residentes que no se pueden mover o que no pueden cambiar posiciones fácilmente:

- **G** Mantenga la sábana inferior bien ajustada y libre de arrugas. Mantenga la cama limpia sin de migajas; también mantenga la ropa o la bata libre de arrugas.
- **G** No jale al residente de un lado a otro por las sábanas durante los traslados o cuando cambie la posición. Esto causa rasgaduras que pueden tener como resultado ruptura de la piel. Las **rasgaduras** son ocasionadas por la fricción de la piel que se mueve hacia un lado y del hueso que se encuentra abajo, el cual permanece fijo o se mueve hacia la dirección opuesta.
- **G** Coloque un protector de cama o una piel de carnero debajo de la espalda y de los glúteos del residente para absorber la humedad que pueda acumularse. También puede proteger la piel de ropa de cama irritante. Las cubiertas de piel de carnero también están disponibles para sillas de ruedas.
- **G** Elimine la presión debajo de las prominencias óseas (Fig. 6-4). Utilice una almohada debajo de las pantorrillas para que los talones estén elevados ("flotando").

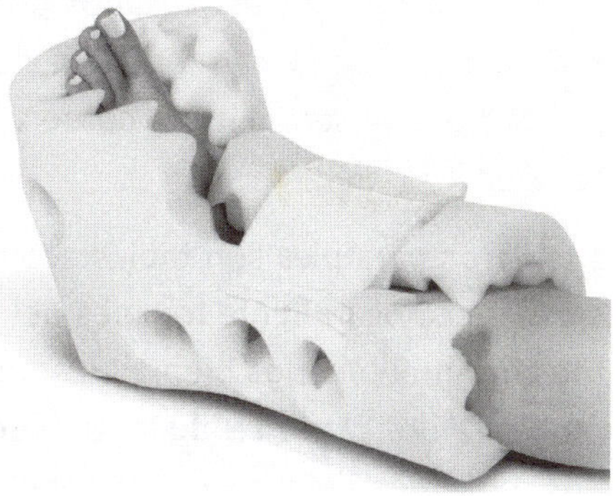

Fig. 6-4. *Esta bota de espuma levanta el talón para que quede suspendido en el aire y ayuda a reducir la presión.*
(© "Medline Industries, Inc.", 2014)

- **G** Una cama o una silla puede hacerse más suave agregando almohadillas de flotación.
- **G** Use un armazón de cama para evitar que las sábanas superiores froten la piel del residente.
- **G** Los residentes en sillas de ruedas o en sillas también necesitan ser cambiados de posición con frecuencia. Cambie la posición de los residentes al menos cada hora si se encuentran en una silla de ruedas o en una silla y no puedan cambiar de posición fácilmente.

Hay muchos aparatos disponibles para posicionar a los residentes y ayudar a que se sientan más cómodos y seguros.

Guía de Procedimientos: Aparatos para Posicionar

- **G** Los respaldos para la espalda brindan apoyo. Se pueden utilizar almohadas regulares o almohadas de espuma especiales con forma de media luna.
- **G** Los armazones de cama o armazones para pies se utilizan para evitar que las cobijas de la cama se apoyen sobre los pies y las piernas del residente.
- **G** Las **sábanas de arrastre**, o sábanas para voltear, se pueden colocar debajo de los residentes que no pueden ayudar a voltearse en la cama, a pararse o empujarse hacia arriba de la cama. Las sábanas de arrastre ayudan a prevenir daños en la piel causados por rasgaduras. Una sábana de cama regular doblada a la mitad puede ser utilizada como una sábana de arrastre.
- **G** Los tableros para pies son tablas acolchonadas que se colocan frente los pies del residente para mantenerlos bien alineados y evitar el pie caído. El **pie caído** es una debilidad de los músculos del pie y de los tobillos que causa problemas con la habilidad de flexionar los tobillos y caminar de manera normal. Los tableros para pies también se utilizan para mantener las sábanas sin que toquen los pies. Las sábanas enrolladas o las almohadas también pueden utilizarse como tableros para pies.
- **G** Los rollos para manos son toallitas de tela o artículos de plástico que evitan que los dedos se entuman (Fig. 6-5). Se puede utilizar una toallita enrollada, una gasa o una pelota de plástico colocada dentro de la palma de la mano para mantener la mano en una posición natural. Los rollos para manos pueden ayudar a prevenir contracturas en los dedos, manos o muñecas.

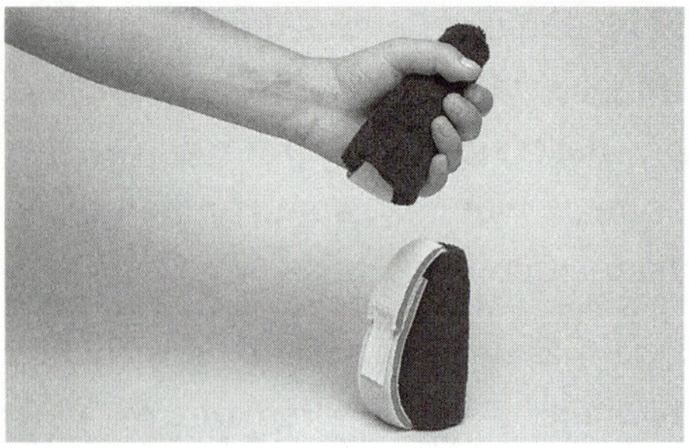

Fig. 6-5. *Los rollos para manos ayudan a que los dedos y las manos estén en una posición natural y a prevenir contracturas.* (REIMPRESO CON PERMISO DE "BRIGGS CORPORATION", 800-247-2343, WWW.BRIGGSCORP.COM)

- **G** Un **aparato ortopédico**, u **ortosis**, es un aparato que ayuda a apoyar y alinear una extremidad y mejorar su funcionamiento. Pueden ser recetados por un doctor para mantener las articulaciones de un residente en la posición correcta. Las ortosis también ayudan a prevenir o corregir deformidades. Las tablillas son un tipo de aparato ortopédico (Fig. 6-6). Las tablillas y el área que rodea la tablilla se deben limpiar al menos una vez al día o como sea necesario. Siga el plan de cuidado. No aplique una tablilla a menos que haya sido entrenado sobre su uso.

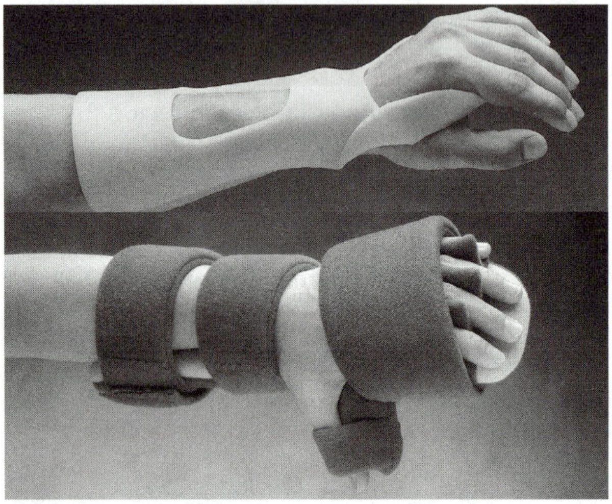

Fig. 6-6. *Diferentes tipos de tablillas ortopédicas.* (FOTOGRAFÍAS PRESENTADAS POR CORTESÍA DE "NORTH COAST MEDICAL, INC.", WWW.NCMEDICAL.COM, 800-821-9319)

- **G** Los rollos trocánter son toallas o sábanas enrolladas utilizadas para evitar que las caderas de un residente se volteen hacia afuera.
- **G** Las almohadas acomodadas entre las piernas desde las rodillas hasta los tobillos, mientras

que la persona se encuentra en posición lateral, pueden ayudar a mantener la columna, las caderas y las rodillas en la posición apropiada, así como a aminorar el dolor en la espalda, piernas, caderas y rodillas.

3. Describir la guía de procedimientos para ayudar con el baño

El baño promueve la buena salud y el bienestar; remueve la transpiración, la suciedad, los aceites y las células muertas de la piel. Ayuda a prevenir irritación en la piel y olor del cuerpo. El baño también puede ser relajante. El baño de cama es una oportunidad excelente para mover los brazos y las piernas del residente; esto incrementa la circulación. El baño le brinda a las NA una oportunidad para observar con cuidado la piel del residente.

Los residentes pueden recibir un baño en la cama, pueden bañarse en la regadera o tomar un baño en la bañera. También pueden recibir un **baño parcial**, el cual es un baño que se realiza los días en los que no se brinda un baño completo de cama, un baño en la bañera o en la ducha. Incluye el lavado de cara, de manos, de axilas (debajo de los brazos) y del perineo. El **perineo** es el área del ano y los genitales.

Guía de Procedimientos: El Baño

G La cara, las manos, las axilas y el perineo deben lavarse todos los días. Un baño completo o una ducha completa puede realizarse cada dos días o hasta con menor frecuencia.

G La piel de los ancianos produce menos transpiración y aceites. Las personas ancianas con piel seca y frágil deben bañarse solamente una o dos veces por semana. Esto previene una mayor resequedad. Sea delicado con la piel cuando bañe a los residentes.

G Utilice sólo los productos aprobados por la institución o los que el residente prefiera.

G Antes de bañar a un residente, asegúrese que la habitación no esté fría.

G Familiarícese con los aparatos de asistencia y con los aparatos de seguridad que estén disponibles.

G Reúna los artículos que necesitará antes de dar un baño para que el residente no se quede solo.

G Antes del baño, asegúrese que la temperatura del agua esté segura y cómoda. Revísela utilizando un termómetro o con la parte interna de su muñeca para asegurarse que no esté muy caliente. Después pida al residente que también revise la temperatura del agua. El residente es quien puede determinar mejor si la temperatura del agua está cómoda.

G Asegúrese que todo el jabón sea removido de la piel antes de terminar el baño.

G Mantenga un registro del horario del baño de cada residente. Siga el plan de cuidado.

Brindar un baño completo de cama

Equipo: sábana de baño, vasija de baño, jabón, termómetro de baño, de 2 a 4 toallitas de tela, de 2 a 4 toallas de baño, protector de cama, ropa limpia, 2 pares de guantes, palito de naranja o cepillo para uñas, loción humectante, desodorante, cepillo o peine

Cuando brinde el baño, mueva el cuerpo del residente con delicadeza y de manera natural. Evite usar la fuerza y extender las extremidades y las articulaciones del cuerpo más de lo necesario.

1. Identifíquese por su nombre. Identifique al residente por su nombre.
   El residente tiene el derecho de conocer la identidad de su proveedor de cuidado. Identificar al residente por su nombre muestra respeto y establece la identificación correcta.

2. Lávese las manos.
   Provee control de infecciones.

3. Explique el procedimiento al residente. Hable de manera clara, lenta y directa. Mantenga contacto cara a cara cuando sea posible.
   Promueve el entendimiento y la independencia.

4. Brinde privacidad al residente con cortinas, biombos o puertas. Asegúrese que la habitación tenga una temperatura cómoda y que no haya corrientes de aire.
   Mantiene los derechos del residente de privacidad y dignidad.

5. Ajuste la cama a un nivel seguro para trabajar, usualmente a la altura de la cintura. Ponga el freno en las llantas de la cama.
   Previene que usted y el residente se lesionen.

6. Coloque una toalla o sábana de baño sobre el residente (Fig. 6-7). Pídale que la sostenga mientras que usted remueve o dobla hacia atrás la ropa de cama superior. Quite la bata mientras que mantiene al residente cubierto con la sábana de baño (o con la sábana superior). Coloque la bata en el contenedor apropiado.

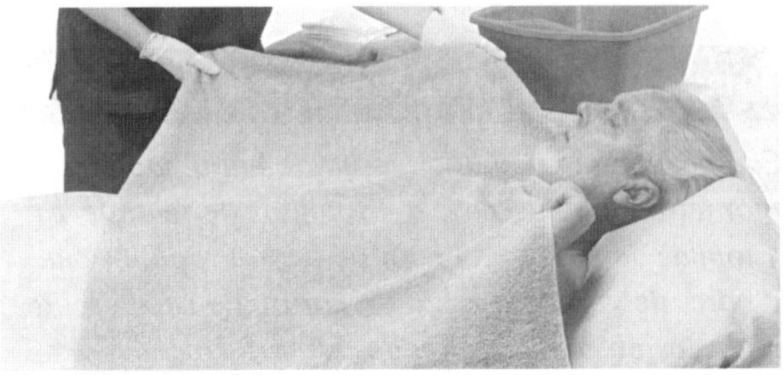

Fig. 6-7. *Cubra al residente con una sábana de algodón antes de remover las sábanas superiores de la cama.*

7. Llene la vasija con agua tibia. Revise la temperatura del agua con un termómetro o con la parte interna de su muñeca. La temperatura del agua no debe ser mayor de 105°F. Pida al residente que revise la temperatura del agua para ver si está cómoda y ajústela de ser necesario. El agua se enfriará rápidamente. Cambie el agua cuando se encuentre demasiado fría, sucia o llena de jabón.
   El sentido del tacto del residente puede ser diferente al suyo; por lo tanto, el residente puede identificar mejor si la temperatura del agua está cómoda.

8. Póngase los guantes.
   Lo protege a usted del contacto con los fluidos corporales.

9. Pida al residente que participe en el baño. Ayúdele cuando sea necesario.
   Promueve la independencia.

10. Deje al descubierto sólo una parte del cuerpo a la vez. Coloque una toalla o protector de cama debajo de la parte del cuerpo que está aseando.
    Promueve los derechos del residente de privacidad y dignidad. También ayuda a que el residente no tenga frio.

11. Lave, enjuague y seque una parte del cuerpo a la vez. Inicie por la cabeza, siga hacia abajo y termine primero la parte del frente. Cuando limpie, use un área limpia de la toallita para cada movimiento.

    Ojos, cara, oídos y cuello: Lave la cara con una toallita de tela mojada (sin jabón). Inicie con el ojo que se encuentre más alejado de usted. Lave de adentro hacia afuera (Fig. 6-8). Utilice un área diferente de la toallita de tela para cada movimiento. Lave la cara desde la parte del centro hacia afuera. Use movimientos firmes, pero suaves. Lave el cuello, los oídos y detrás de los oídos. Lave y seque con palmaditas suaves.

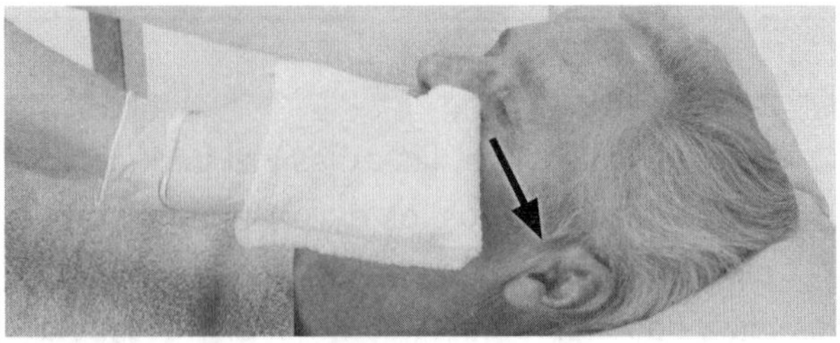

Fig. 6-8. *Lave el ojo de adentro hacia afuera, utilizando un área diferente de la toallita de tela para cada movimiento.*

Brazos y axilas: Quite la ropa de la parte superior del cuerpo. Cubra con una sábana de baño. Saque un brazo de la toalla. Con una toallita de tela enjabonada, lave la parte superior del brazo y la axila. Utilice movimientos largos que vayan desde el brazo hasta la muñeca. Enjuague y seque con palmaditas suaves. Repita en el otro brazo (Fig. 6-9).

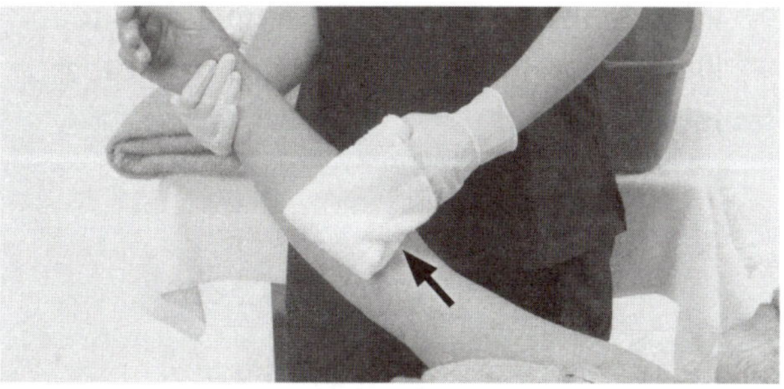

Fig. 6-9. *Sostenga la muñeca mientras que lave el hombro, el brazo, la axila y el codo.*

Manos: Lave una mano en una vasija. Limpie debajo de las uñas con un palito de naranja o un cepillo para uñas (Fig. 6-10). Enjuague y seque con palmaditas suaves. Brinde cuidado para las uñas (revise el procedimiento más adelante en este capítulo). Repita con la otra mano. Ponga loción humectante en los codos y manos del residente.

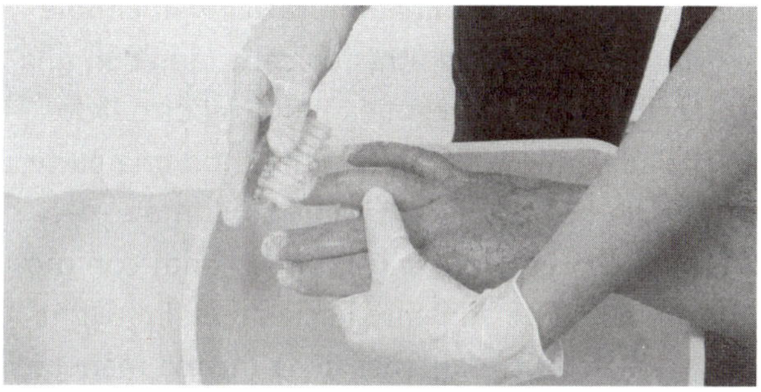

Fig. 6-10. *Lave cada mano en una vasija. Limpie minuciosamente debajo de las uñas con un cepillo para uñas.*

Pecho: Coloque la toalla a través del pecho del residente. Baje la sábana hasta la cintura. Levante la toalla sólo lo suficiente para lavar el pecho. Enjuague y seque con palmaditas suaves. Para una residente del sexo femenino, lave, enjuague y seque los senos y por debajo de ellos. Revise si la piel en esta área presenta signos de irritación.

Abdomen: Mantenga la toalla encima del pecho. Doble la sábana hacia abajo de manera que siga cubriendo el área púbica. Lave el abdomen, enjuague y seque con palmaditas suaves. Si el residente tiene una ostomía, brinde cuidado a la piel alrededor de la abertura (capítulo 4). Cubra con la toalla. Jale la sábana de algodón hasta la barbilla del residente. Quite la toalla.

Piernas y pies: Deje al descubierto una pierna y coloque una toalla por debajo. Lave el muslo utilizando movimientos largos hacia abajo. Enjuague y seque con palmaditas suaves. Haga lo mismo desde la rodilla hasta el tobillo (Fig. 6-11).

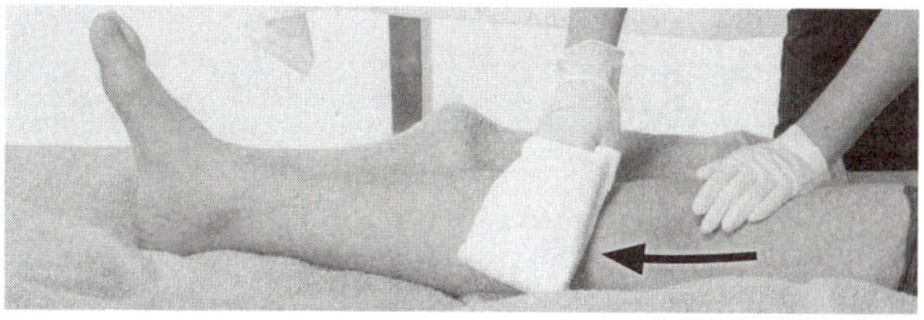

Fig. 6-11. *Use movimientos largos hacia abajo cuando lave las piernas.*

Coloque otra toalla debajo del pie. Mueva la vasija hacia la toalla y coloque el pie dentro de la vasija. Lave el pie y el área entre los dedos (Fig. 6-12). Enjuague el pie y seque con palmaditas suaves. Asegúrese que el área entre los dedos del pie esté seca. Aplique loción humectante en el pie, si así se indica, especialmente en los talones. No aplique loción humectante entre los dedos del pie. Repita los mismos pasos para la otra pierna y el otro pie.

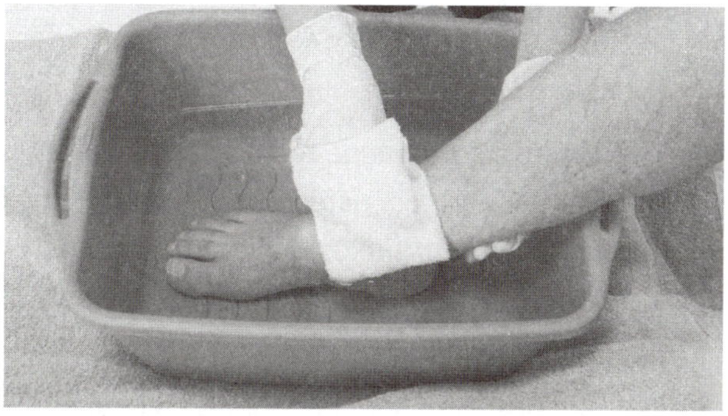

Fig. 6-12. *El lavado de pies incluye limpiar entre los dedos.*

Espalda: Ayude al residente a moverse hacia el centro de la cama. Pida que se voltee sobre el costado para que la espalda quede frente a usted. Si la cama tiene barandales, por seguridad levante el barandal que se encuentre en el lado más lejano a usted. Doble la sábana alejándola de la espalda. Coloque la toalla extendida al lado de la espalda. Lave la espalda y el cuello con movimientos largos hacia abajo (Fig. 6-13). Enjuague y seque con palmaditas suaves. Aplique loción humectante, si así se indica.

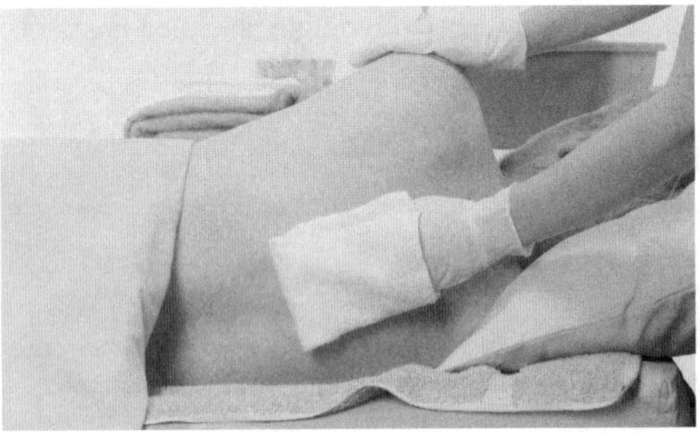

Fig. 6-13. *Lave la espalda con movimientos largos hacia abajo.*

12. Coloque la toalla debajo de los glúteos y en la parte superior de los muslos. Ayude al residente que se voltee sobre su espalda. Si el residente puede lavarse el área del perineo, coloque una vasija con agua tibia y limpia, una toallita de tela y una toalla al alcance del residente. Entregue los artículos en la mano al residente como sea necesario. Si el residente desea que usted salga de la habitación, quítese los guantes y tírelos. Lávese las manos. Deje las cosas y el botón de llamadas al alcance.
13. Si el residente no puede realizar el cuidado del área del perineo, usted debe hacerlo. Quítese los guantes y tírelos. Lávese las manos y póngase guantes limpios. Brinde privacidad en todo momento.
14. **Área del perineo y glúteos**: Cambie el agua del baño. Coloque una toalla o un protector de cama debajo del área del perineo. Lave, enjuague y seque el área del perineo. Hágalo de adelante hacia atrás (de lo limpio a lo sucio).

    Para una residente del sexo femenino: Utilizando agua y un poco de jabón, lave el perineo de adelante hacia atrás. Utilice movimientos individuales (Fig. 6-14). No lave de atrás hacia delante, esto puede causar infecciones. Use una parte limpia de la toallita de tela o una toallita limpia para cada movimiento.

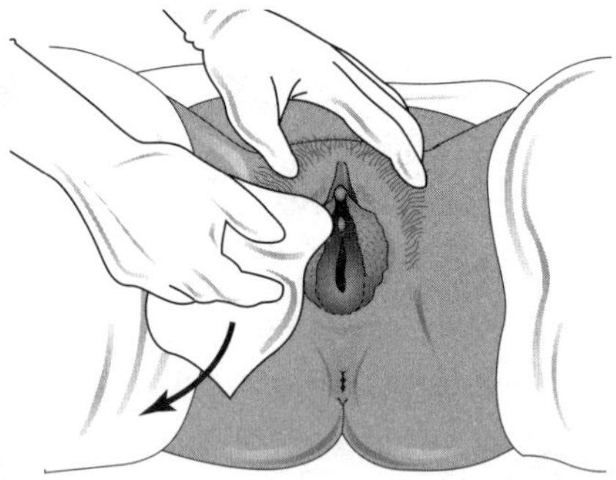

Fig. 6-14. *Siempre trabaje de adelante hacia atrás cuando brinde cuidado del perineo. Esto ayuda a prevenir infecciones.*

Primero, abra el labio mayor, los pliegues exteriores de la piel del perineo que protege el meato urinario y la abertura vaginal. Limpie de adelante hacia atrás en cada lado con una toallita limpia. Después limpie el otro lado de adelante hacia atrás, utilizando una parte limpia de la toallita. Limpie al último el perineo (el área entre la vagina y el ano) con movimientos de adelante hacia atrás. Enjuague el área completamente de la misma manera. Asegúrese de remover todo el jabón.

Seque toda el área del perineo de adelante hacia atrás usando movimientos cortos con una toalla. Pida al residente que se voltee sobre su costado. Lave, enjuague y seque el área del ano y los glúteos. Lave el área del ano sin contaminar el área del perineo.

Para un residente del sexo masculino: Si el residente no tiene la circuncisión, primero jale hacia atrás toda la piel del prepucio. Suavemente empuje la piel hacia la base del pene. Sostenga el pene por su cuerpo (parte media) y lávelo utilizando movimientos circulares desde la punta hacia la base (Fig. 6-15). Utilice un área limpia de la toallita de tela o una toallita limpia para cada movimiento.

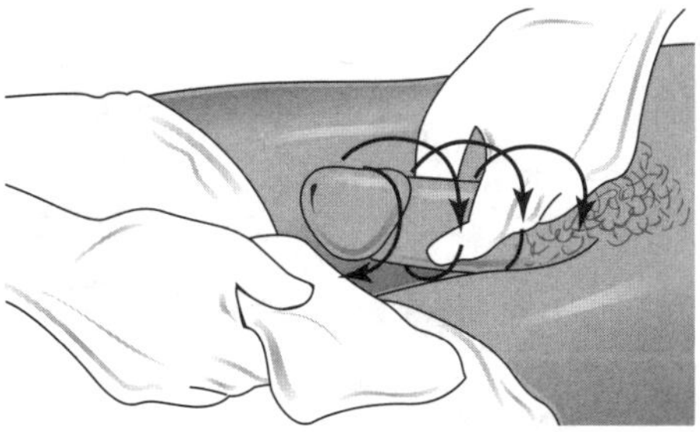

Fig. 6-15. Lave el pene con movimientos circulares desde la punta hacia la base.

Enjuague el pene por completo y seque con palmaditas suaves. Si el residente no tiene la circuncisión, suavemente regrese la piel del prepucio a su posición normal. Después lave la ingle y el escroto. La ingle es el área que abarca desde el pubis (área alrededor del pene y el escroto) hasta la parte superior del muslo. Enjuague y seque con palmaditas suaves. Pida al residente que se voltee sobre su costado. Lave, enjuague y seque los glúteos y el área del ano. Limpie el área del ano sin contaminar el área del perineo.

15. Cubra al residente con la sábana.
16. Vacíe, enjuague y seque la vasija para el baño. Coloque la vasija en el área designada para artículos sucios o regrese al lugar de almacenaje, dependiendo en la política de la institución.
17. Coloque la ropa del residente y la ropa de cama que esté sucia en los contenedores apropiados.
18. Quítese los guantes y tírelos.
19. Lávese las manos.
20. Brinde desodorante. Cepille o peine el cabello del residente (revise el procedimiento más adelante en este capítulo). Ayude al residente a ponerse ropa limpia. Ayude a que el residente se coloque en una posición cómoda con alineación del cuerpo apropiada.
21. Regrese la cama a la posición más baja. Remueva las medidas de privacidad.
    Bajar la cama brinda seguridad.
22. Coloque el botón de llamadas al alcance del residente.
    Permite que el residente se comunique con el personal cuando lo necesite.
23. Lávese las manos.
    Provee control de infecciones.
24. Reporte a la enfermera cualquier cambio en el residente.
    Brinda información a la enfermera para evaluar al residente.
25. Documente el procedimiento utilizando la guía de procedimientos de la institución.
    Si usted no documenta el cuidado, legalmente no pasó.

Un masaje en la espalda puede ayudar a que los residentes se relajen. Pueden mejorar la comodidad e incrementar la circulación. Los masajes en la espalda se brindan con frecuencia después del baño. Después de dar un masaje en la espalda, se debe observar cualquier cambio en la piel del residente.

Brindar un masaje en la espalda

Equipo: sábana de algodón o toalla, loción humectante.

1. Identifíquese por su nombre. Identifique al residente por su nombre.
   El residente tiene el derecho de conocer la identidad de su proveedor de cuidado. Dirigirse al residente por su nombre muestra respeto y establece la identificación correcta.
2. Lávese las manos.
   Provee control de infecciones.
3. Explique el procedimiento al residente. Hable de manera clara, lenta y directa. Mantenga contacto cara a cara cuando sea posible.
   Promueve el entendimiento y la independencia.
4. Brinde privacidad al residente con cortinas, biombos o puertas.
   Mantiene los derechos del residente de privacidad y dignidad.
5. Ajuste la cama a un nivel seguro para trabajar, usualmente a la altura de la cintura. Baje

la cabecera de la cama. Ponga el freno en las llantas de la cama.
Previene que usted y el residente se lesionen.

6. Coloque al residente acostado sobre su costado o sobre el estómago. Cúbralo con una sábana de algodón o toalla. Doble hacia atrás las sábanas superiores de la cama. Deje al descubierto la espalda hasta la parte superior de los glúteos. Los masajes en la espalda también pueden brindarse con el residente sentado.

7. Caliente la loción humectante colocando el envase en agua tibia durante cinco minutos. Coloque sus manos en el agua tibia. Póngase crema en sus manos y frótelas juntas. Siempre ponga primero la loción humectante sobre sus manos en lugar de ponerla directamente en la piel del residente.
Aumenta la comodidad del residente.

8. Coloque las manos en cada lado de la parte superior de los glúteos. Utilizando toda la palma de su mano, realice movimientos largos y suaves hacia arriba con ambas manos. Muévase a lo largo de cada lado de la columna vertebral hasta los hombros (Fig. 6-16 y Fig. 6-17). Haga un círculo hacia afuera. Regrese hacia abajo a lo largo de las orillas exteriores de la espalda. En los glúteos, haga otro círculo y mueva las manos para subir de nuevo a los hombros. Sin quitar las manos de la piel del residente, repita estos movimientos de tres a cinco minutos.
Los movimientos largos hacia arriba liberan tensión muscular; los movimientos circulares aumentan la circulación en los músculos.

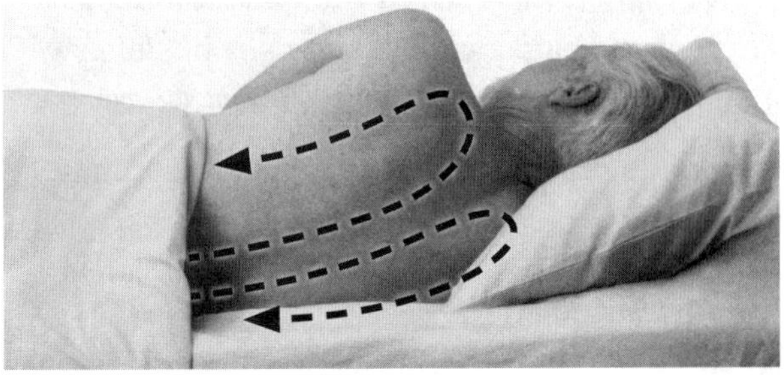

Fig. 6-16. *Muévase a lo largo de cada lado de la columna vertebral hasta los hombros.*

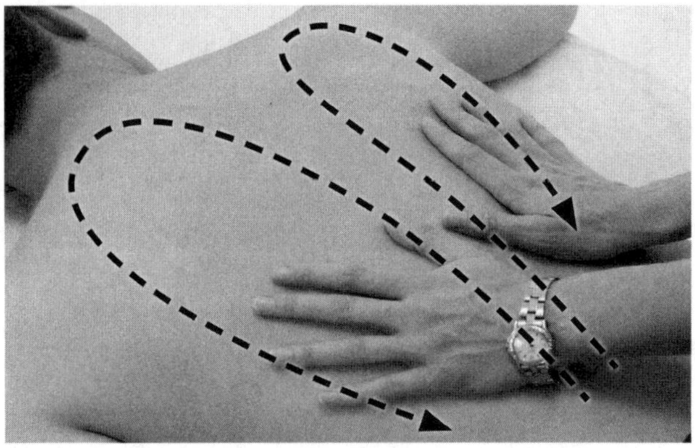

Fig. 6-17. *Los movimientos largos hacia arriba ayudan a liberar la tensión muscular.*

9. Realice el masaje con el pulgar y con los dos primeros dedos de cada mano. Colóquelos en la base de la columna vertebral. Muévalos juntos hacia arriba a lo largo de cada lado de la columna. Aplique una presión suave hacia abajo con los dedos y pulgares. Siga la misma dirección como lo hizo con los movimientos largos suaves, haciendo círculos en los hombros y glúteos.

10. Suavemente realice el masaje en las áreas óseas (columna vertebral, omóplatos, huesos de la cadera). Utilice movimientos circulares con las yemas de los dedos. Si cualquiera de estas áreas está pálida, blanca o roja, no brinde el masaje sobre dicha zona, hágalo alrededor.
El enrojecimiento indica que la piel ya está irritada y frágil. Incluya esta información en su reporte a la enfermera.

11. Informe al residente cuando ya esté por terminar. Termine con varios movimientos largos y suaves.

12. Seque la espalda si queda loción humectante sin absorber.

13. Quite la sábana o toalla.

14. Ayude al residente a vestirse. Asegúrese que el residente se siente en una posición cómoda.

15. Guarde el equipo. Coloque la ropa del residente y la ropa de cama que esté sucia en los contenedores apropiados

16. Regrese la cama a la posición más baja. Remueva las medidas de privacidad.
    Brinda seguridad al residente.

17. Coloque el botón de llamadas al alcance del residente.
    Permite que el residente se comunique con el personal cuando lo necesite.

18. Lávese las manos.
    Provee control de infecciones.

19. Reporte a la enfermera cualquier cambio en el residente.
    Brinda información a la enfermera para evaluar al residente.

20. Documente el procedimiento utilizando la guía de procedimientos de la institución.
    Si usted no documenta el cuidado, legalmente no pasó.

El cuidado del cabello es una parte importante de la limpieza. Lavar el cabello con champú remueve suciedad, bacteria, aceites y otros materiales del cabello. Los residentes que se pueden levantar de la cama, pueden lavarse el cabello en el lavabo, en la bañera o en la ducha. Para los residentes que no se pueden levantar de la cama, existen lavabos especiales para lavar el cabello con champú en la cama. También hay tipos especiales de champú que no requieren el uso de agua (Fig. 6-18). Se debe de usar guantes si un residente tiene úlceras abiertas en el cuero cabelludo.

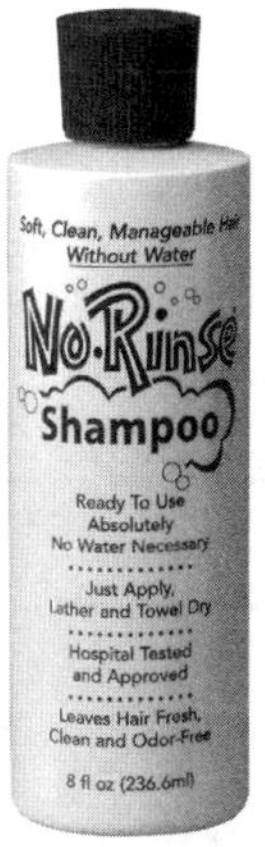

Fig. 6-18. *Un tipo de champú que no requiere agua.* *(REIMPRESO CON PERMISO DE "BRIGGS CORPORATION", 800-247-2343, WWW.BRIGGSCORP.COM)*

Lavar el cabello con champú en la cama

Equipo: champú, acondicionador para cabello (si se pide), 2 toallas de baño, toallita de tela, termómetro de baño, jarra o regadera de baño o adaptador para el lavabo, protector impermeable, sábana de baño, lavabo inflable y vasija para recolección, peine y cepillo, secadora de pelo.

1. Identifíquese por su nombre. Identifique al residente por su nombre.
   El residente tiene el derecho de conocer la identidad de su proveedor de cuidado. Dirigirse al residente por su nombre muestra respeto y establece la identificación correcta.

2. Lávese las manos.
   Provee control de infecciones.

3. Explique el procedimiento al residente. Hable de manera clara, lenta y directa. Mantenga contacto cara a cara cuando sea posible.
   Promueve el entendimiento y la independencia.

4. Brinde privacidad al residente con cortinas, biombos o puertas. Asegúrese que la habitación tenga una temperatura cómoda y que no haya corrientes de aire.
   Mantiene los derechos del residente de privacidad y dignidad.

5. Coloque todos los artículos necesarios al alcance.

6. Revise la temperatura del agua con un termómetro o con la parte interna de su muñeca. La temperatura del agua no debe ser mayor de 105° F. Pida al residente que revise la temperatura del agua y ajústela de ser necesario.
   El sentido del tacto del residente puede ser diferente al suyo; por lo tanto, el residente puede identificar mejor si la temperatura del agua está cómoda.

7. Quite todas las almohadas y coloque al residente en una posición plana. Ajuste la cama a un nivel seguro para trabajar, usualmente a la altura de la cintura. Ponga el freno en las llantas de la cama.
   Previene que usted y el residente se lesionen.

8. Coloque el protector impermeable debajo de la cabeza y de los hombros del residente. Cubra al residente con la sábana de baño.

Doble hacia atrás la sábana superior y los cobertores regulares.
Esto protege la ropa de cama.

9. Coloque el lavabo inflable debajo de la cabeza del residente y conéctelo con la vasija para recolección. Coloque una toalla encima de los hombros del residente.

10. Proteja los ojos de los residentes con una toallita de tela seca.

11. Utilice una jarra o el adaptador del lavabo para mojar el cabello completamente. Aplique una pequeña cantidad de champú en sus manos y frótelas juntas.

12. Enjabone y brinde masaje en el cuero cabelludo con las puntas de los dedos (no con las uñas). Utilice movimientos circulares de adelante hacia atrás (Fig. 6-19). No rasguñe el cuero cabelludo.

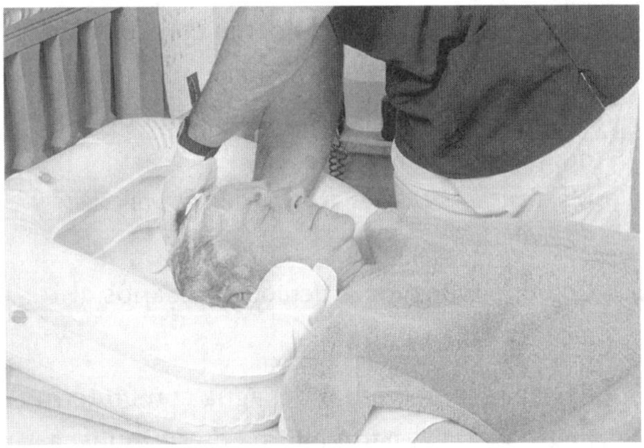

Fig. 6-19. *Use las yemas de sus dedos, no las uñas de los dedos, para formar una capa de espuma con el champú. Tenga cuidado de no rasguñar el cuero cabelludo del residente.*

13. Enjuague el cabello hasta que corra agua limpia. Aplique el acondicionador si el residente así lo desea. Enjuague siguiendo las instrucciones del contenedor. Asegúrese de enjuagar el cabello por completo para evitar que el cuero cabelludo se reseque y el residente tenga comezón.

14. Envuelva el cabello del residente con una toalla limpia. Seque la cara y el cuello con la toallita de tela.

15. Remueva el lavabo inflable y la cubierta impermeable.

16. Levante la cabecera de la cama.

17. Suavemente frote el cuero cabelludo y el cabello con la toalla.

18. Peine o cepille el cabello del residente. Seque utilizando una secadora para el pelo en la velocidad más baja, si la institución lo permite. Peine el cabello de la manera que el residente prefiera.

19. Regrese la cama a la posición más baja. Remueva las medidas de privacidad.
Bajar la cama brinda seguridad.

20. Coloque el botón de llamadas al alcance del residente.
Permite que el residente se comunique con el personal cuando lo necesite.

21. Vacíe, enjuague y limpie la vasija de baño/jarra. Guárdela en el lugar apropiado.

22. Limpie el peine o cepillo. Guarde la secadora de pelo y el peine o cepillo en el lugar apropiado.

23. Coloque la ropa de cama sucia en el contenedor apropiado.

24. Lávese las manos.
Provee control de infecciones.

25. Reporte a la enfermera cualquier cambio en el residente.
Brinda información a la enfermera para evaluar al residente.

26. Documente el procedimiento utilizando la guía de procedimientos de la institución.
Si usted no documenta el cuidado, legalmente no pasó.

Muchas personas prefieren bañarse en la ducha o en la bañera que tomar baños de cama (Fig. 6-20). Las NA deben revisar con el enfermero primero para asegurarse que esté permitido bañarse en la ducha o en la bañera.

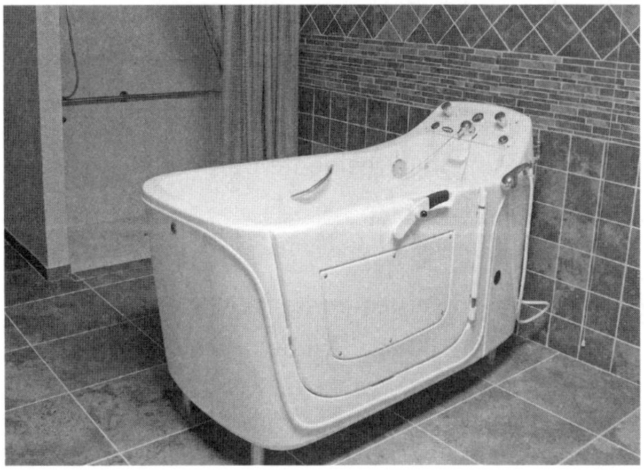

Fig. 6-20. Una bañera común en las instituciones de largo plazo.

Guía de Procedimientos: Seguridad para el Baño en la Ducha o en la Bañera

- G Limpie la bañera o ducha antes y después de usarla.
- G Asegúrese que el piso del baño o de la ducha esté seco.
- G Familiarícese con los aparatos de asistencia y con los aparatos de seguridad disponibles. Revise que los pasamanos, las barras de seguridad y los elevadores mecánicos se encuentren en buenas condiciones.
- G Pida al residente que use las barras de seguridad cuando entre o salga de la bañera o de la ducha.
- G Coloque todos los artículos necesarios al alcance.
- G No deje al residente solo.
- G No use aceites de baño, cremas o polvos en las duchas o bañeras, porque hacen las superficies resbalosas.
- G Revise la temperatura del agua con un termómetro o con la parte interna de su muñeca antes de que el residente entre a la ducha. La temperatura del agua no debe ser mayor de 105° F. Asegúrese que la temperatura del agua esté cómoda para el residente.

Derechos de los Residentes

Privacidad durante el Baño

La privacidad es muy importante cuando los residentes se bañan en la ducha o en la bañera. Las puertas deben mantenerse cerradas. Los residentes siempre deben estar cubiertos cuando sea posible; su cuerpo no debe ser expuesto de manera innecesaria. Para las instalaciones que tienen duchas comunitarias, asegúrese que las mujeres solamente se duchen con otras mujeres y los hombres con los hombres.

Brindar un baño en la ducha o en la bañera

Equipo: sábana de baño, jabón, champú, termómetro de baño, de 2 a 4 toallitas de tela, de 2 a 4 toallas de baño, ropa limpia, calzado anti-derrapante, 2 pares de guantes, loción humectante, desodorante, secadora de pelo.

1. Lávese las manos.
   Provee control de infecciones.
2. Coloque el equipo en el cuarto de baño o bañera. Póngase guantes. Limpie el área de la bañera o ducha y la silla de baño. Coloque la tina debajo de la silla de baño (en caso de que el residente defeque). Encienda la lámpara de calor para calentar la habitación, de estar disponible.
   La limpieza reduce los patógenos y previene la propagación de infecciones.
3. Quítese los guantes y tírelos. Lávese las manos.
   Provee control de infecciones.
4. Vaya a la habitación del residente. Identifíquese por su nombre. Identifique al residente por su nombre.
   El residente tiene el derecho de conocer la identidad de su proveedor de cuidado. Dirigirse al residente por su nombre muestra respeto y establece la identificación correcta.
5. Lávese las manos.
   Provee control de infecciones
6. Explique el procedimiento al residente. Hable de manera clara, lenta y directa. Mantenga contacto cara a cara cuando sea posible.
   Promueve el entendimiento y la independencia.

7. Brinde privacidad al residente con cortinas, biombos o puertas.
Mantiene los derechos del residente de privacidad y dignidad.

8. Ayude al residente a ponerse calzado anti-derrapante. Transporte al residente al cuarto de duchas o bañeras.
El calzado anti-derrapante ayuda a reducir el riesgo de caídas.

9. Póngase guantes limpios.

10. Ayude al residente a quitarse la ropa y los zapatos.

Para una ducha o para un baño en regadera:

11. Si utiliza una silla de baño, colóquela cerca del residente. Ponga el freno a las llantas (Fig. 6-21). Transfiera con cuidado al residente a la silla de baño.
La silla se puede deslizar si el residente intenta levantarse.

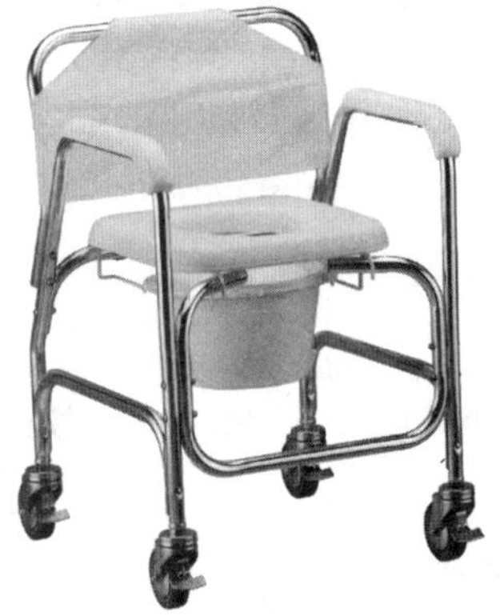

Fig. 6-21. *Una silla de baño es una silla fuerte diseñada para colocarse en una bañera o en la regadera; es anti-derrapante y resistente al agua. Se debe poner el freno a la silla de baño antes de sentar a un residente.* (FOTOGRAFÍA PRESENTADA POR CORTESÍA DE "NOVA MEDICAL PRODUCTS", WWW.NOVAMEDICALPRODUCTS.COM)

12. Abra la llave del agua. Revise la temperatura del agua con el termómetro o con la parte interna de su muñeca. La temperatura del agua no debe ser mayor de 105° F. Pida al residente que revise la temperatura del agua y ajústela de ser necesario. Revise la temperatura del agua durante el baño.
El sentido del tacto del residente puede ser muy diferente al suyo; por lo tanto, el residente puede identificar mejor si la temperatura del agua está cómoda.

13. Quite el freno de la silla de ruedas y colóquela adentro de la regadera. Ponga el freno a las llantas.

14. Quédese con el residente durante el procedimiento.
Brinda seguridad al residente.

15. Permita que el residente lave por sí mismo todo lo que pueda. Ayude al residente a lavarse la cara.
Promueve la independencia del residente.

16. Ayude al residente a ponerse champú y a enjuagarse el cabello.

17. Usando jabón, ayude a que el residente se lave y enjuague todo el cuerpo. Avance de la cabeza hacia los dedos de los pies (de lo limpio a lo sucio).

18. Cierre la llave del agua. Quite el freno de la silla de ruedas. Saque la silla de ruedas de la regadera con el residente sentado.

Para un baño en la bañera:

11. Quizás los residentes necesiten ayuda para entrar a la bañera, esto depende del nivel de movilidad que tengan. Transfiera al residente de manera segura a la silla de baño o al elevador de la bañera o ayude al residente a entrar a la bañera.

12. Llene la bañera hasta la mitad con agua tibia. Revise la temperatura del agua con el termómetro o con la parte interna de su muñeca. La temperatura del agua no debe ser mayor de 105° F. Pida al residente que revise la temperatura del agua y ajústela de ser necesario.

13. Quédese con el residente durante el procedimiento.
Brinda seguridad al residente.

14. Permita que el residente se lave por sí mismo tanto como sea posible. Ayude al residente a lavarse la cara.
Promueve la independencia del residente.

15. Ayude al residente a ponerse champú y a enjuagarse el cabello.

16. Usando jabón, ayude a que el residente se lave y enjuague todo el cuerpo. Avance de la cabeza hacia los dedos de los pies (de lo limpio a lo sucio).

17. Vacíe la bañera. Cubra al residente con la sábana de baño mientras que la bañera se vacía.
Mantiene la dignidad y el derecho de privacidad del residente al no exponer su cuerpo. Ayuda a que el residente no tenga frío.

18. Ayude al residente a salir de la bañera y sentarse en la silla.

Pasos restantes para cualquier procedimiento:

19. Brinde al residente la(s) toalla(s) y ayude a secarse con palmaditas suaves. Recuerde secar por debajo de los senos, entre los pliegues de la piel, en el área del perineo y entre los dedos de los pies.
Secar con palmaditas suaves previene que la piel se rompa y reduce la irritación.

20. Aplique loción humectante y desodorante como sea necesario.

21. Coloque la ropa del residente y la ropa de cama sucia en los contenedores apropiados.

22. Quítese los guantes y tírelos.

23. Lávese las manos.
Provee control de infecciones.

24. Ayude al residente a vestirse y peinarse el cabello antes de salir del cuarto de duchas o bañera. Ofrezca una secadora de pelo, de ser necesario. Ponga calzado anti-derrapante al residente. Regrese al residente a la habitación.
Peinar el cabello en el cuarto de duchas permite que el residente mantenga su dignidad cuando regrese a la habitación.

25. Asegúrese que el residente se sienta cómodo.

26. Coloque el botón de llamadas al alcance del residente.
Permite que el residente se comunique con el personal cuando lo necesite.

27. Reporte a la enfermera cualquier cambio en el residente.
Brinda información a la enfermera para evaluar al residente.

28. Documente el procedimiento utilizando la guía de procedimientos de la institución.
Si usted no documenta el cuidado, legalmente no pasó.

4. Describir la guía de procedimientos para ayudar con el arreglo personal

El arreglo personal afecta la manera en que las personas se sienten de sí mismos y cómo los ven los demás (Fig. 6-22). Cuando las NA ayuden con el arreglo personal, siempre deben permitir que los residentes hagan todo lo que puedan por sí mismos. Los residentes deben tomar tantas decisiones como sea posible. Quizás ellos tengan alguna manera muy particular de arreglarse, así como sus propias rutinas. Estas rutinas son importantes, incluso cuando la persona es anciana, está enferma o discapacitada. Algunos residentes pueden sentirse avergonzados, deprimidos o ansiosos porque necesitan ayuda con las tareas para el arreglo personal. Las NA deben ser comprensivas al respecto.

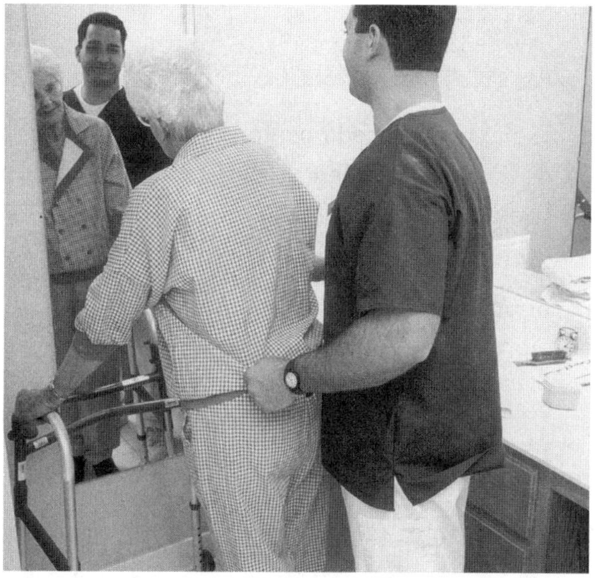

Fig. 6-22. *Estar bien aseado ayuda a que una persona se sienta bien sobre sí mismo.*

Las uñas de los dedos albergan bacterias. Es importante mantener las manos y las uñas limpias para ayudar a prevenir infecciones. El cuidado de las uñas debe brindarse cuando las uñas están sucias, cuando tienen orillas puntiagudas y cuando haya sido asignado. Algunas instituciones no permiten que las NA corten las uñas de los dedos de las manos ni de los pies de un residente. La mala circulación puede tener como resultado infecciones al cortar accidentalmente la piel mientras se brinda el cuidado para las uñas. En un residente diabético, dicha infección puede tener como resultado una herida severa e incluso amputación. Las NA deben seguir las políticas de la institución. No se debe utilizar el mismo equipo para el cuidado de las uñas en más de un residente.

Brindar cuidado para las uñas

Equipo: palito de naranja, lima para uñas, loción humectante, vasija, jabón, toallita de tela, 2 toallas, termómetro de baño, guantes.

1. Identifíquese por su nombre. Identifique al residente por su nombre.
   El residente tiene el derecho de conocer la identidad de su proveedor de cuidado. Dirigirse al residente por su nombre muestra respeto y establece la identificación correcta.
2. Lávese las manos.
   Provee control de infecciones.
3. Explique el procedimiento al residente. Hable de manera clara, lenta y directa. Mantenga contacto cara a cara cuando sea posible.
   Promueve el entendimiento y la independencia.
4. Brinde privacidad al residente con cortinas, biombos o puertas.
   Mantiene los derechos del residente de privacidad y dignidad.
5. Si el residente está en cama, ajuste la cama a un nivel seguro para trabajar, usualmente a la altura de la cintura. Ponga el freno en las llantas de la cama.
   Previene que usted y el residente se lesionen.
6. Llene la vasija hasta la mitad con agua tibia. Revise la temperatura del agua con un termómetro o con la parte interna de su muñeca y asegúrese que sea la correcta. La temperatura del agua no debe ser mayor de 105° F. Pida al residente que revise la temperatura del agua y ajústela de ser necesario. Coloque la vasija a un nivel cómodo para el residente.
   El sentido del tacto del residente puede ser diferente al suyo; por lo tanto, el residente puede identificar mejor si la temperatura del agua está cómoda.
7. Póngase los guantes.
8. Remoje las manos y las uñas del residente en la vasija con agua. Remoje las 10 yemas de los dedos durante por lo menos cinco minutos.
   El cuidado de las uñas es más fácil si se suavizan primero.
9. Quite las manos del agua. Lave las manos con una toallita de tela enjabonada y enjuáguelas. Seque las manos con palmaditas suaves, utilizando una toalla seca, incluyendo el área entre los dedos. Remueva la vasija para las manos.
10. Coloque las manos del residente sobre la toalla. Limpie suavemente debajo de cada uña de los dedos con un palito de naranja (Fig. 6-23).
    La mayoría de los patógenos en las manos se encuentran debajo de las uñas.

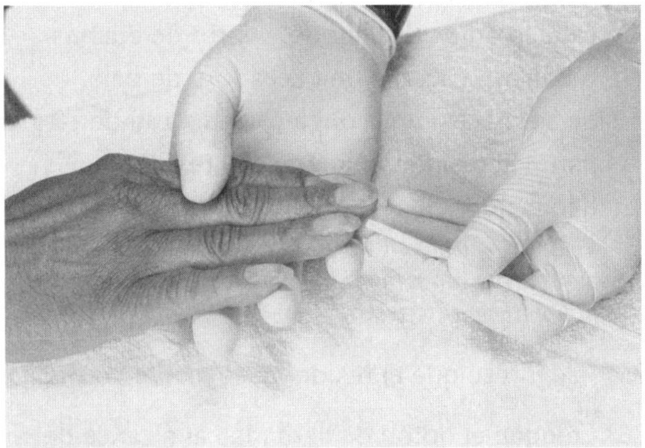

Fig. 6-23. *Tenga cuidado cuando remueva la suciedad que se encuentra debajo de las uñas con un palito de naranja.*

11. Limpie el palito de naranja en la toalla después de limpiar cada una de las uñas. Lave las manos del residente otra vez y séquelas completamente, especialmente entre los dedos.
12. Dele forma a las uñas utilizando una lima para uñas y limando en una curva. Termine con unas uñas lisas y libres de orillas ásperas.
    Limar en curva suaviza las uñas y elimina las orillas ásperas, las cuales pueden atorarse en la ropa o rasgar la piel.
13. Aplique loción humectante desde las yemas de los dedos hasta las muñecas. Quite el exceso con una toalla, de ser necesario.
14. Vacíe, enjuague y seque la vasija. Coloque la vasija en el área designada para artículos sucios o regrese al lugar de almacenaje, dependiendo de la política de la institución.
15. Coloque la ropa del residente y la ropa de cama sucia en los contenedores apropiados.
16. Quítese los guantes y tírelos. Lávese las manos.
    Provee control de infecciones.
17. Regrese la cama a la posición más baja. Remueva las medidas de privacidad.
    Bajar la cama brinda seguridad.
18. Coloque el botón de llamadas al alcance del residente.
    Permite que el residente se comunique con el personal cuando lo necesite.
19. Reporte a la enfermera cualquier cambio en el residente.
    Brinda información a la enfermera para evaluar al residente.
20. Documente el procedimiento utilizando la guía de procedimientos de la institución.
    Si usted no documenta el cuidado, legalmente no pasó.

El buen cuidado de los pies es de gran importancia; debe ser parte del cuidado diario de los residentes.

Observaciones y Reportes: El Cuidado de los Pies

Reporte cualquiera de las siguientes observaciones al enfermero:

- O/R Piel seca o con escamas
- O/R Piel agrietada o con heridas
- O/R Decoloración de los pies, como áreas rojas, grises, blancas o negras
- O/R Ampollas
- O/R Moretones
- O/R Drenaje o sangrado
- O/R Uñas largas o descuidadas
- O/R Uñas encarnadas
- O/R Inflamación
- O/R Talones suaves, frágiles o rojos
- O/R Diferencias en la temperatura de los pies

Brindar cuidado de los pies

Equipo: vasija, tapete de baño, jabón, loción humectante, toallita de tela, 2 toallas de baño, termómetro de baño, calcetines limpios, guantes.

1. Identifíquese por su nombre. Identifique al residente por su nombre.
   El residente tiene el derecho de conocer la identidad de su proveedor de cuidado. Dirigirse al residente por su nombre muestra respeto y establece la identificación correcta.
2. Lávese las manos.
   Provee control de infecciones.
3. Explique el procedimiento al residente. Hable de manera clara, lenta y directa. Mantenga contacto cara a cara cuando sea posible.
   Promueve el entendimiento y la independencia.
4. Brinde privacidad al residente con cortinas, biombos o puertas.
   Mantiene los derechos del residente de privacidad y dignidad.
5. Si el residente está en cama, ajústela a un nivel seguro para trabajar, usualmente a la

altura de la cintura. Ponga el freno en las llantas de la cama.
Previene que usted y el residente se lesionen.

6. Llene la vasija hasta la mitad con agua tibia. Revise la temperatura del agua con un termómetro o con la parte interna de su muñeca y asegúrese que sea la correcta. La temperatura del agua no debe ser mayor de 105° F. Pida al residente que revise la temperatura del agua y ajústela de ser necesario.
El sentido del tacto del residente puede ser diferente al suyo; por lo tanto, el residente puede identificar mejor si la temperatura del agua está cómoda.
7. Coloque la vasija sobre el tapete de baño o en una toalla de baño en el piso (si el residente está sentado en una silla) o en una toalla en el pie de cama (si el residente está en cama). Asegúrese que la vasija se encuentre en una posición cómoda para el residente. Sostenga el pie y el tobillo durante todo el procedimiento.
8. Póngase los guantes.
9. Quite los calcetines del residente. Sumerja completamente los pies del residente en el agua. Remoje los pies de 10 a 20 minutos. Agregue agua tibia a la vasija como sea necesario.
10. Ponga jabón en una toallita húmeda. Remueva un pie del agua. Lave todo el pie, incluyendo las áreas entre los dedos y alrededor de la base de las uñas (Fig. 6-24).

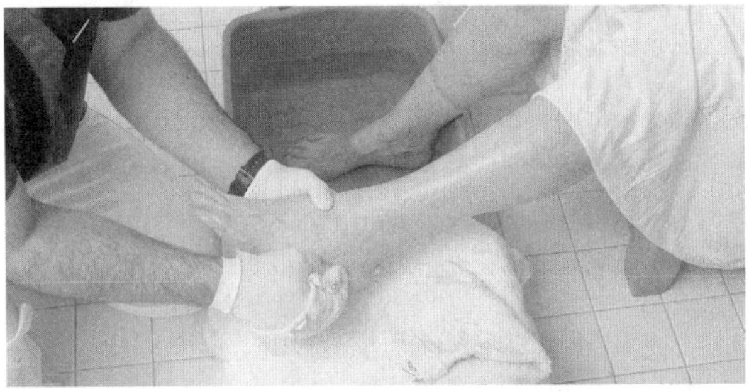

***Fig. 6-24.** Remoje los pies del residente antes de lavar todo el pie, incluyendo la base de las uñas.*

11. Enjuague todo el pie, incluyendo las áreas entre los dedos.
12. Seque todo el pie, incluyendo las áreas entre los dedos.
13. Repita los pasos del 10 al 12 para el otro pie.
14. Ponga la loción humectante en sus manos y caliéntela frotando sus manos juntas. Coloque la loción humectante dando masajes en todo el pie (arriba y abajo), excepto en las áreas entre los dedos. Quite el exceso de la loción humectante con una toalla, de ser necesario.
15. Ayude al residente a ponerse calcetines limpios.
16. Vacíe, enjuague y seque la vasija. Coloque la vasija en el área designada para artículos sucios o regrese al lugar de almacenaje, dependiendo de la política de la institución.
17. Coloque la ropa del residente y la ropa de cama sucia en los contenedores apropiados.
18. Quítese los guantes y tírelos. Lávese las manos.
Provee control de infecciones.
19. Regrese la cama a la posición más baja. Remueva las medidas de privacidad.
Bajar la cama brinda seguridad.
20. Coloque el botón de llamadas al alcance del residente.
Permite que el residente se comunique con el personal cuando lo necesite.
21. Reporte a la enfermera cualquier cambio en el residente.
Brinda información a la enfermera para evaluar al residente.
22. Documente el procedimiento utilizando la guía de procedimientos de la institución.
Si usted no documenta el cuidado, legalmente no pasó.

Pediculosis, piojos

Debido a que el cabello se adelgaza con el envejecimiento, el cabello se puede arrancar al peinarlo o cepillarlo. Las NA deben manejar el cabello de los residentes con mucho cuidado.

La **pediculosis** es el término médico que su utiliza para una plaga de piojos, los cuales son bichos muy pequeños que muerden la piel y succionan sangre para vivir y crecer. Existen tres tipos de piojos, los cuales son los piojos de la cabeza, los piojos corporales y las ladillas o piojos del pubis. Los piojos de la cabeza se encuentran usualmente en el cuero cabelludo. Los piojos son difíciles de ver. Los síntomas incluyen comezón, marcas de mordidas en el cuero cabelludo, úlceras en la piel, cabello y cuero cabelludo con mal olor y cabello enredado. Los huevecillos de los piojos pueden ser visibles en el cabello, detrás de los oídos y en el cuello. Son pequeños y redondos y pueden ser de color café o blanco. Las heces fecales de los piojos parecen como un polvo fino negro. Pueden estar en las sábanas o en las almohadas. Si las NA notan cualquiera de estos síntomas, deben informar a la enfermera de inmediato. Los piojos se pueden esparcir muy rápido. Para tratar el problema de los piojos se pueden utilizar cremas, lociones, champú o aerosoles especiales. Las personas que tienen piojos se los pueden pasar a otras. Para ayudar a prevenir la propagación de piojos no se deben compartir peines, cepillos, ropa, pelucas o sombreros de unos residentes con otros.

Peinar o cepillar el cabello

Equipo: peine, cepillo, toalla, espejo, artículos de cuidado para el cabello requeridos por el residente.

Utilice los productos de cuidado que el residente prefiera para su tipo de cabello.

1. Identifíquese por su nombre. Identifique al residente por su nombre.
   El residente tiene el derecho de conocer la identidad de su proveedor de cuidado. Dirigirse al residente por su nombre muestra respeto y establece la identificación correcta.
2. Lávese las manos.
   Provee control de infecciones.
3. Explique el procedimiento al residente. Hable de manera clara, lenta y directa. Mantenga contacto cara a cara cuando sea posible.
   Promueve el entendimiento y la independencia.
4. Brinde privacidad al residente con cortinas, biombos o puertas.
   Mantiene los derechos del residente de privacidad y dignidad.
5. Si el residente está en cama, ajústela a un nivel seguro para trabajar usualmente a la altura de la cintura. Levante la cabecera de la cama para que el residente se siente. Ponga el freno en las llantas de la cama.
   Previene que usted y el residente se lesionen. Sentar al residente lo coloca en una posición más natural.
6. Coloque una toalla debajo de la cabeza o alrededor de los hombros.
7. Remueva cualquier pinza, liga o broche del cabello.
8. Primero desenrede el cabello dividiéndolo en secciones pequeñas. Sostenga la sección de cabello cerca de la parte donde está enredada para que no jale el cuero cabelludo. Peine o cepille delicadamente en la parte que está enredada.
   Reduce el rompimiento del cabello, irritación y dolor del cuero cabelludo.
9. Después de haber desenredado el cabello, cepille el cabello en secciones de dos pulgadas a la vez. Cepille con delicadeza de la raíz a la punta (Fig. 6-25).

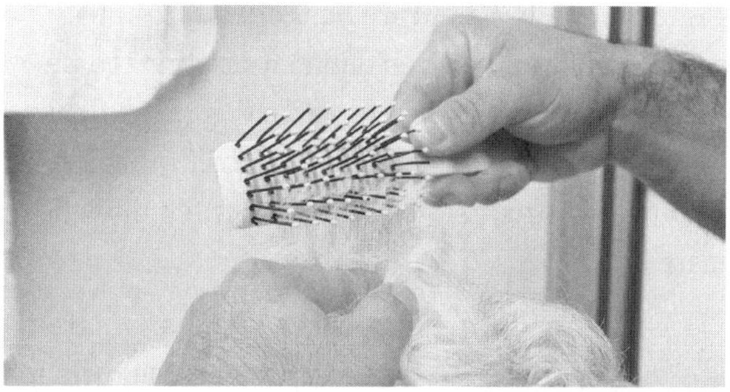

Fig. 6-25. *Cepille con cuidado el cabello después de haberlo desenredado.*

10. Arregle el cabello con el estilo que el residente prefiera. Evite hacer peinados infanti-

les. Cada residente puede preferir un estilo de peinado diferente. Ofrezca un espejo al residente.
Cada residente tiene el derecho de tomar decisiones. Promueve su independencia.

11. Regrese los artículos a su lugar apropiado. Quite el cabello del peine o cepillo. Limpie el peine o cepillo.
12. Coloque la ropa de cama sucia en el contenedor apropiado.
13. Regrese la cama a la posición más baja. Remueva las medidas de privacidad.
Bajar la cama brinda seguridad.
14. Coloque el botón de llamadas al alcance del residente.
Permite que el residente se comunique con el personal cuando lo necesite.
15. Lávese las manos.
Provee control de infecciones.
16. Reporte a la enfermera cualquier cambio en el residente.
Brinda información a la enfermera para evaluar al residente.
17. Documente el procedimiento utilizando la guía de procedimientos de la institución.
Si usted no documenta el cuidado, legalmente no pasó.

La NA debe asegurarse que el residente quiera que lo rasuren o que le ayuden a afeitarse. Deben respetar las preferencias personales sobre la afeitada. Las NA siempre deben usar guantes cuando afeiten a los residentes por el riesgo de exponerse a la sangre. Los rastrillos no se deben compartir entre los residentes. A continuación se presenta una lista con los diferentes tipos de rastrillos:

- Un **rastrillo de seguridad** tiene una navaja filosa con un protector especial de seguridad para ayudar a prevenir cortadas. Este tipo de rastrillo requiere el uso de crema para afeitar o jabón.
- Un **rastrillo desechable** requiere el uso de jabón o crema para afeitar. Se desecha después de usarlo en un contenedor para objetos punzantes.
- Una **rasuradora eléctrica** es el método más seguro y fácil de afeitar. No requiere el uso de jabón o crema para afeitar.

Afeitar a un residente

Equipo: rastrillo, vasija llena de agua tibia hasta la mitad (si usa un rastrillo desechable o de seguridad), 2 toallas, toallita de tela, espejo, jabón o crema para afeitar (si usa un rastrillo desechable o de seguridad), loción para después de afeitarse, guantes.

1. Identifíquese por su nombre. Identifique al residente por su nombre.
El residente tiene el derecho de conocer la identidad de su proveedor de cuidado. Dirigirse al residente por su nombre muestra respeto y establece la identificación correcta.
2. Lávese las manos.
Provee control de infecciones.
3. Explique el procedimiento al residente. Hable de manera clara, lenta y directa. Mantenga contacto cara a cara cuando sea posible.
Promueve el entendimiento y la independencia.
4. Brinde privacidad al residente con cortinas, biombos o puertas.
Mantiene los derechos del residente de privacidad y dignidad.
5. Si el residente está en cama, ajústela a un nivel seguro para trabajar usualmente a la altura de la cintura. Ponga el freno en las llantas de la cama.
Previene que usted y el residente se lesionen.
6. Levante la cabecera de la cama para que el residente se siente. Coloque la toalla a través del pecho del residente y por debajo de su barbilla.
Sentar al residente lo coloca en una posición más natural. La toalla protege la ropa del residente y la ropa de cama.

7. Póngase los guantes.
Afeitar puede causar sangrado. Usar guantes promueve el control de infecciones y sigue las precauciones estándares.

Afeitado utilizando un rastrillo desechable o de seguridad:

8. Suavice la barba con una toallita de tela húmeda y tibia en la cara durante unos minutos antes de afeitar. Coloque una caja de jabón o de crema para afeitar y agua tibia.
El agua tibia y la capa de jabón o crema para afeitar suavizan la piel y el vello para tener una afeitada más cómoda.

9. Sostenga la piel firme. Rasure en dirección hacia donde crece el vello. Rasure la barba con movimientos hacia abajo en la cara y hacia arriba en el cuello (Fig. 6-26). Enjuague el rastrillo con frecuencia en el agua tibia para mantenerlo limpio y húmedo.
Maximiza la eliminación del vello al rasurar en la dirección que crece el vello.

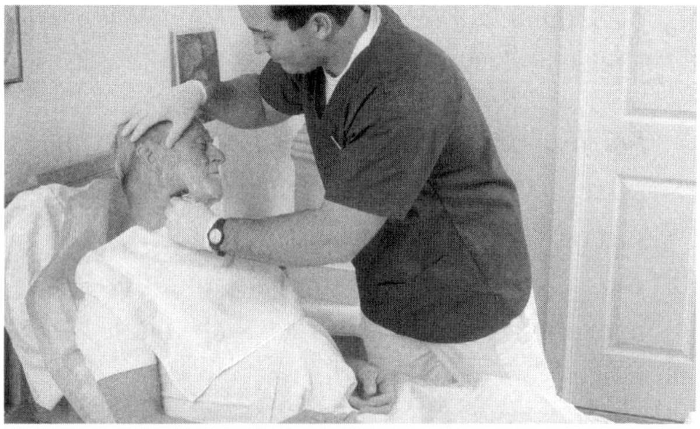

Fig. 6-26. *Sosteniendo la piel firme, rasure con movimientos hacia abajo en la cara y hacia arriba en el cuello.*

10. Cuando haya terminado, lave, enjuague y seque la cara del residente con una toallita de tela húmeda y tibia. Si el residente puede, deje que se limpie la cara por sí mismo. Use la toalla para secar la cara. Ofrezca un espejo al residente.
Remueve el jabón, lo que puede causar irritación. Promueve la independencia.

Afeitado utilizando una rasuradora eléctrica:

8. Utilice un cepillo pequeño para limpiar la rasuradora. No utilice una rasuradora eléctrica cerca alguna fuente de agua o cuando el oxígeno esté en uso.
La electricidad cerca del agua puede causar electrocución. La electricidad cerca del oxígeno puede causar una explosión.

9. Encienda la rasuradora y sostenga la piel firme. Rasure con movimientos suaves y uniformes (Fig. 6-27). Rasure la barba utilizando la máquina de afeitar con movimientos de adelante hacia atrás en dirección hacia donde crece la barba. Rasure la barba con movimientos circulares con una rasuradora de tres cabezas. Rasure la barbilla y por debajo de la barbilla.

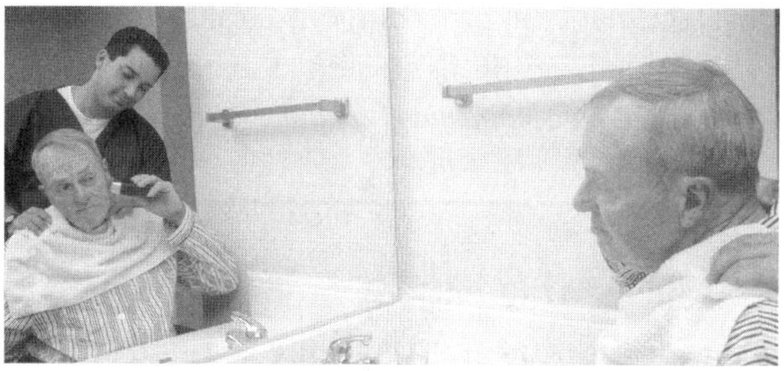

Fig. 6-27. *Rasure, o pida al residente que se rasure, con movimientos suaves y regulares.*

10. Ofrezca un espejo al residente.
Promueve la independencia.

Pasos finales:

11. Aplique loción para después de afeitar, si así lo desea el residente.
Mejora el autoestima del residente.

12. Quite la toalla. Coloque la toalla y la toallita en el contenedor apropiado.

13. Limpie el equipo y guárdelo. Para un rastrillo de seguridad, enjuáguelo. Para un rastrillo desechable, tire el rastrillo en un contenedor para objetos punzantes. Para una rasuradora eléctrica, limpie la cabeza de la rasuradora, quite el vello, vuelva a colocar la cabeza de la rasuradora, tápela de nuevo y guárdela en el estuche.

14. Quítese los guantes y tírelos. Lávese las manos.
Provee control de infecciones.

15. Asegúrese que el residente y el ambiente estén libres de vello suelto.

16. Regrese la cama a la posición más baja. Remueva las medidas de privacidad.
Bajar la cama brinda seguridad.

17. Coloque el botón de llamadas al alcance del residente.
Permite que el residente se comunique con el personal cuando lo necesite.

18. Reporte a la enfermera cualquier cambio en el residente.
Brinda información a la enfermera para evaluar al residente.

19. Documente el procedimiento utilizando la guía de procedimientos de la institución.
Si usted no documenta el cuidado, legalmente no pasó.

5. Mencionar la lista de guías de procedimientos para ayudar al residente a vestirse

Ayudar a un residente a vestirse y desvestirse es una parte importante del cuidado diario. Cuando la NA ayude a un residente a vestirse debe saber las limitantes que tiene. Los residentes pueden tener un lado del cuerpo que esté más débil debido a una embolia o una lesión; a ese lado se le llama el **lado afectado**. Este lado será más débil. La NA nunca debe referirse a ese lado como el "lado malo", ni hablar sobre la pierna o el brazo "malo". Se deben usar los términos *más débil* o **lado involucrado** para referirse al lado afectado. El brazo más débil se coloca primero a través de la manga de la ropa (Fig. 6-28). Cuando una pierna es débil, es más fácil subir los pantalones en ambas piernas cuando el residente está sentado.

Guía de Procedimientos: Vestir y Desvestir

G Pregunte las preferencias del residente y sígalas. Permita que el residente escoja la ropa para ese día. Revise si está limpia, si es apropiada para el clima y si se encuentra en buenas condiciones.

G Anime al residente a vestir ropa regular, en lugar de usar ropa para dormir. La ropa con elástico en la cintura y la ropa que sea de una talla más grande de lo normal son más fácil de poner.

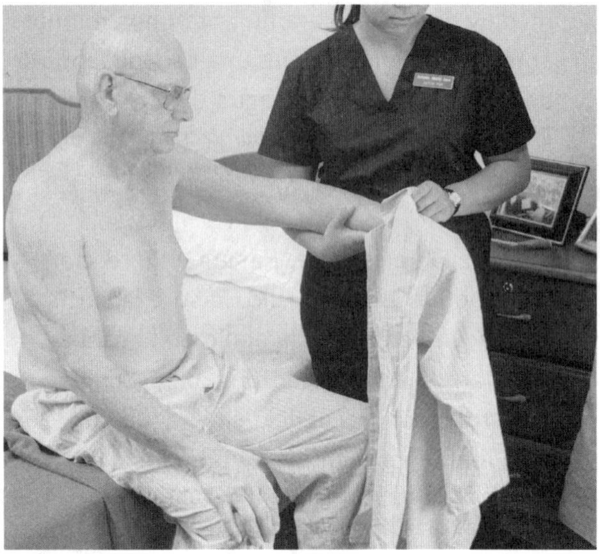

Fig. 6-28. *Cuando vista al residente, la NA debe empezar con el lado afectado (más débil) primero.*

G Permita que el residente realice todo lo que pueda al vestirse o desvestirse. Esto puede tomarle más tiempo, pero ayuda a mantener la independencia. Existen aparatos de asistencia para ayudar a vestirse (Fig. 6-29). Utilícelos como se indique.

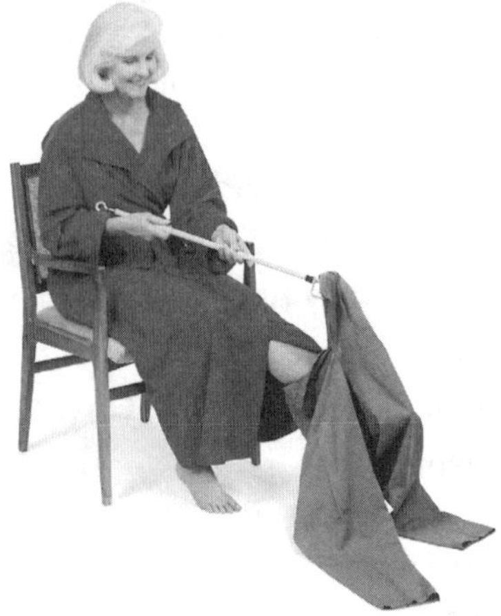

Fig. 6-29. *Los aparatos de asistencia para ayudar a vestirse promueven la independencia al ayudar a que los residentes se vistan por sí mismos.* (FOTOGRAFÍA PRESENTADA POR CORTESÍA DE "NORTH COAST MEDICAL, INC.", WWW.NCMEDICAL.COM, 800-821-9319)

G Brinde privacidad y nunca destape al residente más de lo que sea necesario.

G Enrolle o doble las medias o calcetines hacia abajo cuando se los ponga al residente. Deslice sobre los dedos de los pies y sobre los pies. Después desenróllelos para que queden en su lugar.

G Para las residentes del sexo femenino, asegúrese que las copas de los sostenes (corpiño/brassiere) le cubran los senos. Los sostenes que se abrochan por el frente son más fáciles para que las residentes se los pongan por sí mismas. Los sostenes que se abrochan por detrás pueden ser colocados primero alrededor de la cintura y abrocharlos ahí. Después de abrocharlos, se deben rotar y subir. Los brazos se colocan por los tirantes hasta el último. Para desvestir puede seguir este orden al revés.

G Coloque primero el brazo o la pierna más débil por la prenda de vestir. Después ayude con el brazo o con la pierna más fuerte. Al desvestir, haga lo opuesto –inicie con el lado más fuerte o el lado que no está afectado.

Vestir a un residente con el brazo derecho afectado (débil)

Equipo: ropa limpia de la elección del residente, calzado antiderrapante.

Cuando esté colocando todas las prendas, mueva el cuerpo del residente de manera suave y natural. Evite forzar o estirar de manera excesiva las extremidades y las articulaciones

1. Identifíquese por su nombre. Identifique al residente por su nombre.
   El residente tiene el derecho de conocer la identidad de su proveedor de cuidado. Dirigirse al residente por su nombre muestra respeto y establece la identificación correcta.

2. Lávese las manos.
   Provee control de infecciones.

3. Explique el procedimiento al residente. Hable de manera clara, lenta y directa. Mantenga contacto cara a cara cuando sea posible.
   Promueve el entendimiento y la independencia.

4. Brinde privacidad al residente con cortinas, biombos o puertas.
   Mantiene los derechos del residente de privacidad y dignidad.

5. Pregunte al residente qué ropa le gustaría ponerse. Póngale la ropa que haya escogido.
   Promueve el derecho del residente de tomar decisiones.

6. Quite la bata, la camisa o blusa del residente. No destape por completo al residente. Al desvestir, quite primero la ropa del lado más fuerte y después la ropa del lado más débil. Coloque la bata en el contenedor apropiado.
   Mantiene la dignidad y el derecho de privacidad del residente.

7. Ayude al residente a poner o deslizar el brazo derecho (afectado/ más débil) a través de la manga derecha de la camisa o suéter antes de colocar la prenda en el brazo izquierdo (no afectado/más fuerte).

8. Ayude a que el residente se ponga la falda, los pantalones o el vestido. Coloque primero la pierna más débil en la falda o en los pantalones y después coloque la pierna más fuerte.

9. Coloque la cama en el nivel más bajo. Ponga el freno en las llantas de la cama.

10. Pida al residente que se siente. Ayude a que se ponga calcetines y calzado anti-derrapante. Amarre las cintas.
    Promueve la seguridad del residente.

11. Termine revisando que el residente esté vestido apropiadamente. Asegúrese que la ropa no esté puesta al revés y que las cremalleras ("zipper" en inglés) y los botones estén abrochados.

12. Coloque la bata en el contenedor para la ropa sucia.

13. Mantenga la cama en la posición más baja. Remueva las medidas de privacidad.
14. Coloque el botón de llamadas al alcance del residente.
    Permite que el residente se comunique con el personal cuando lo necesite.
15. Lávese las manos.
    Provee control de infecciones.
16. Reporte a la enfermera cualquier cambio en el residente.
    Brinda información a la enfermera para evaluar al residente.
17. Documente el procedimiento utilizando la guía de procedimientos de la institución.
    Si usted no documenta el cuidado, legalmente no pasó.

Las siglas IV quieren decir **vía intravenosa**, o dentro de la vena, por sus siglas en inglés. El medicamento, la nutrición o los líquidos se filtran por gotas que bajan de una bolsa suspendida en un poste o que son bombeados por medio de una bomba portátil a través de un tubo que va hacia adentro de la vena. El capítulo 7 presenta más información sobre la terapia IV.

Guía de Procedimientos: Vestir a un Residente que tiene una IV

G Nunca desconecte líneas IV, ni apague la bomba. La enfermera será responsable de desconectar los tubos IV de la bomba.

G Siempre sostenga la bolsa del IV más arriba del área donde se encuentra insertada la IV en el cuerpo.

G Quite primero la ropa del lado que no tiene IV y después la ropa del lado que tiene IV. Levante la ropa sobre el área donde está la IV. Mueva la ropa por arriba del tubo hacia la bolsa de la IV. Quite la bolsa del gancho donde está colgada y deslice con cuidado la ropa sobre la bolsa. Cuelgue la bolsa de la IV de nuevo en el gancho.

G Primero coloque la ropa limpia por el lado que tiene IV. Deslice la manga correcta de la prenda sobre la bolsa, después sobre el tubo, sobre el lugar donde está la IV y hacia el brazo del residente. Cuelgue la bolsa de la IV de nuevo en el poste.

G Revise que la bolsa de la IV esté goteando de manera apropiada. Asegúrese que ninguna parte del tubo esté desacomodada. Revise que las gasas del área donde está insertada la IV estén en su lugar. Cuando haya terminado, asegúrese que el tubo no esté enredado.

Para residentes que tienen mala circulación en las piernas y pies, el uso de medias elásticas es ordenado. Estas medias ayudan a prevenir la inflamación, a prevenir coágulos de sangre y a mejorar la circulación. Las medias elásticas también se conocen como *medias para prevenir embolias o medias TED.* Se les llaman medias para *prevenir embolias* porque ayudan a prevenirlas. Una **embolia** es una obstrucción de un vaso sanguíneo, usualmente por un coágulo de sangre. La embolia puede viajar desde donde se formó el coágulo hasta otra parte del cuerpo, bloqueando el flujo sanguíneo. Puede causar daños muy serios y hasta la muerte.

Las medias elásticas pueden llegar hasta la rodilla o hasta el muslo. Deben ponerse en la mañana, antes de que el residente se levante de la cama, ya que es cuando las piernas tienen el tamaño más pequeño. Usualmente se quitan en la noche.

Poner medias elásticas hasta la rodilla

Equipo: medias elásticas.

1. Identifíquese por su nombre. Identifique al residente por su nombre.
   El residente tiene el derecho de conocer la identidad de su proveedor de cuidado. Dirigirse al residente por su nombre muestra respeto y establece la identificación correcta.
2. Lávese las manos.
   Provee control de infecciones.

3. Explique el procedimiento al residente. Hable de manera clara, lenta y directa. Mantenga contacto cara a cara cuando sea posible.
   Promueve el entendimiento y la independencia.
4. Brinde privacidad al residente con cortinas, biombos o puertas.
   Mantiene los derechos del residente de privacidad y dignidad.
5. El residente debe estar acomodado en posición supina (sobre su espalda) en la cama. Quite los calcetines, los zapatos o las pantuflas y deje al descubierto una pierna. No deje al descubierto las dos piernas al mismo tiempo.
6. Voltee la media de adentro hacia afuera hasta, por lo menos, la altura del talón (Fig. 6-30).

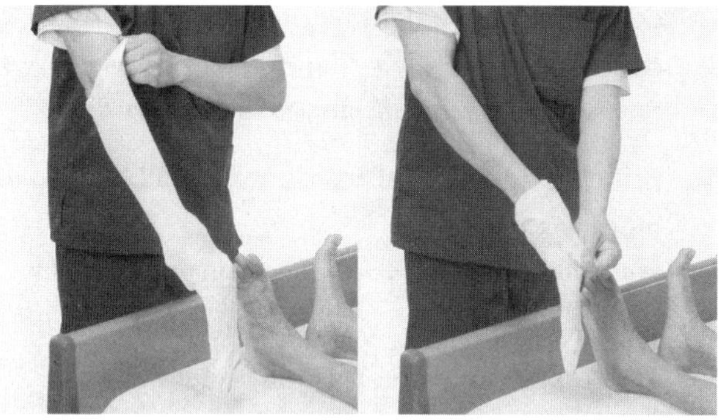

Fig. 6-30. *Voltear la media de adentro hacia afuera permite que la media se enrolle suavemente.*

7. Con cuidado coloque la punta de la media sobre los dedos del pie, sobre el pie y el talón (Fig. 6-31). Asegúrese que el talón se encuentre en el lugar correcto (el talón del residente debe estar alineado conn el talón de la media).

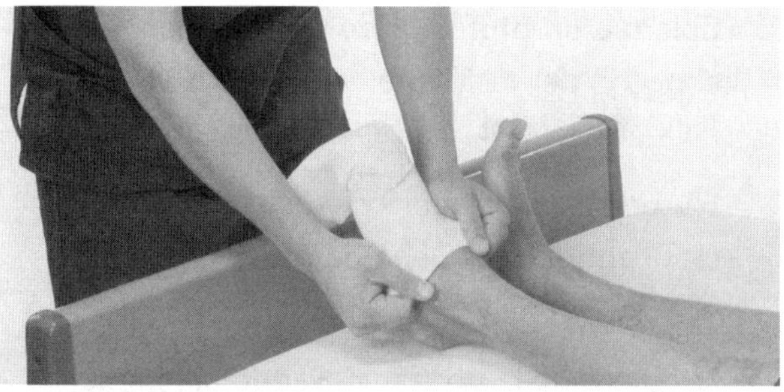

Fig. 6-31. *Coloque el pie de la media sobre los dedos del pie, sobre el pie y el talón. Promueve la comodidad y seguridad del residente. Evite la presión y el estiramiento excesivo de las articulaciones.*

8. Con cuidado, suba la media por el pie, talón y pierna.
9. Después de que haya sido colocada la media, asegúrese que no tenga torceduras o arrugas; debe quedar lisa y cómoda (Fig. 6-32). Asegúrese de que el talón de la media esté colocado en el talón del pie. Si la media tiene una apertura en el área de los dedos de los pies, asegúrese que la abertura se encuentre sobre o por debajo del área de los dedos del pie. Esto depende de las instrucciones del fabricante. Ajústela de ser necesario.

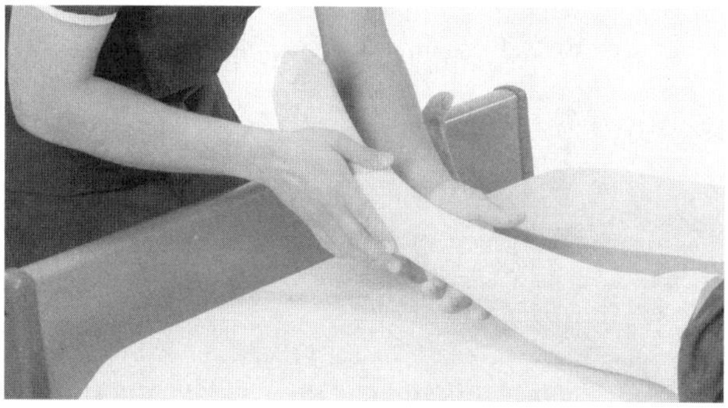

Fig. 6-32. Coloque las medias lisas. Las torceduras o arrugas causan que las medias estén muy apretadas, reduciendo la circulación.

10. Repita con la otra pierna.
11. Coloque el botón de llamadas al alcance del residente.
    Permite que el residente se comunique con el personal cuando lo necesite.
12. Lávese las manos.
    Provee control de infecciones.
13. Reporte a la enfermera cualquier cambio en el residente.
    Brinda información a la enfermera para evaluar al residente.
14. Documente el procedimiento utilizando la guía de procedimientos de la institución.
    Si usted no documenta el cuidado, legalmente no pasó.

6. Identificar la guía de procedimientos para una higiene bucal apropiada

El **cuidado bucal**, o el cuidado de la boca, dientes y encías, se realizan al menos dos veces al día. El cuidado bucal debe realizarse después del desayuno y después de la última comida o refrigerio del día. También puede realizarse antes de que el residente coma. El cuidado oral incluye el cepillado de dientes, lengua y encías, la limpieza de los dientes con hilo dental, el cuidado de los labios y el cuidado de las dentaduras postizas (Fig. 6-33). Cuando brinden cuidado bucal, las NA deben usar guantes y seguir las precauciones estándares.

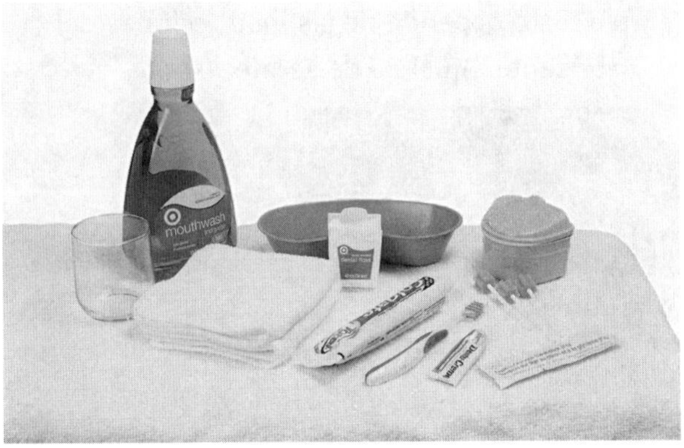

Fig. 6-33. *Algunos artículos que se necesitan para el cuidado bucal.*

Cuando un NA brinde cuidado bucal debe observar la boca del residente cuidadosamente.

Observaciones y Reportes: Cuidado Bucal

Reporte cualquiera de las siguientes observaciones a la enfermera:

- O/R Irritación
- O/R Áreas levantadas
- O/R Lengua inflamada o con una capa
- O/R Úlceras, tales como aftas o úlceras pequeñas, dolorosas y blancas
- O/R Manchas blancas escamosas
- O/R Labios secos, partidos, agrietados o con sangrado
- O/R Dientes flojos, astillados, quebrados o con caries
- O/R Encías inflamadas, irritadas, blancas o con sangrado
- O/R Mal aliento o aliento con olor a frutas
- O/R El residente reporta dolor en la boca

Brindar cuidado bucal

Equipo: cepillo de dientes, pasta de dientes, riñonera (vasija para émesis), guantes, protector de ropa o toalla, vaso con agua, humectante para labios

1. Identifíquese por su nombre. Identifique al residente por su nombre.
   El residente tiene el derecho de conocer la identidad de su proveedor de cuidado. Dirigirse al residente por su nombre muestra respeto y establece la identificación correcta.
2. Lávese las manos.
   Provee control de infecciones.
3. Explique el procedimiento al residente. Hable de manera clara, lenta y directa. Mantenga contacto cara a cara cuando sea posible.
   Promueve el entendimiento y la independencia.
4. Brinde privacidad al residente con cortinas, biombos o puertas.
   Mantiene los derechos del residente de privacidad y dignidad.
5. Si el residente está en cama, ajústela a un nivel seguro para trabajar usualmente a la altura de la cintura. Levante la cabecera para que el residente se siente. Ponga el freno en las llantas de la cama.
   Previene que usted y el residente se lesionen. Previene que los fluidos se pasen a la garganta del residente, lo que puede causar asfixia.
6. Póngase los guantes.
   El cepillado puede causar que las encías sangren.
7. Coloque un protector de ropa o una toalla en el pecho del residente.
   Protege la ropa del residente y la ropa de cama.
8. Humedezca el cepillo de dientes. Coloque una cantidad pequeña de pasta de dientes.
   El agua ayuda a distribuir la pasta de dientes.
9. Limpie toda la boca incluyendo la lengua y todas las superficies de los dientes y de la línea de las encías. Primero cepille la parte interna, externa y las superficies de los dien-

tes superiores que se utilizan para masticar. Después haga lo mismo con los dientes inferiores. Utilice movimientos cortos. Cepille de atrás hacia adelante. Cepille la lengua.
Cepillar primero los dientes superiores reduce la producción de saliva en la parte inferior de la boca.

10. Brinde agua para que el residente se enjuague la boca. Sostenga la riñonera debajo de la barbilla del residente, con la curva interna colocada debajo de la barbilla. Pida al residente que escupa el agua en la vasija para émesis (riñonera) (Fig. 6-34). Limpie la boca del residente y quite la toalla. Aplique humectante para labios.

11. Enjuague el cepillo de dientes y colóquelo en el contenedor apropiado. Vacíe, enjuague y seque la vasija. Coloque la vasija y el cepillo de dientes en el área designada para artículos sucios o regrese al lugar de almacenaje, dependiendo de la política de la institución.

12. Coloque la ropa del residente y la ropa de cama sucia en el contenedor apropiado.

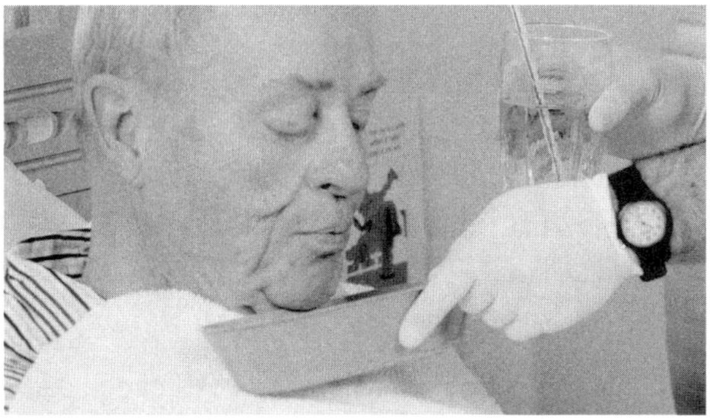

Fig. 6-34. *Enjuagar y escupir remueve las partículas de la comida y la pasta de dientes.*

13. Quítese los guantes y tírelos. Lávese las manos.
Provee control de infecciones.

14. Regrese la cama a la posición más baja. Remueva las medidas de privacidad.
Bajar la cama brinda seguridad.

15. Coloque el botón de llamadas al alcance del residente.
Permite que el residente se comunique con el personal cuando lo necesite.

16. Reporte a la enfermera cualquier problema con los dientes, la boca, la lengua y los labios, incluyendo olor, grietas, úlceras, sangrado y cualquier decoloración.
Brinda información a la enfermera para evaluar al residente.

17. Documente el procedimiento utilizando la guía de procedimientos de la institución.
Si usted no documenta el cuidado, legalmente no pasó.

Aunque los residentes que están inconscientes no pueden comer, el respirar por la boca ocasiona que su saliva se seque en la boca. El cuidado bucal necesita realizarse con frecuencia para mantener la boca limpia y húmeda.

Con los residentes inconscientes, las NA deben utilizar la menor cantidad de líquido posible al brindar el cuidado bucal porque el reflejo de deglutir de la persona es débil y tiene riesgo de aspiración. La **aspiración** es la inhalación de comida, líquidos o material extraño en los pulmones; puede causar neumonía o muerte. Voltear a los residentes inconscientes sobre su costado antes de brindar el cuidado bucal también puede ayudar a prevenir la aspiración. Para estos residentes, sólo se deben utilizar paletas con esponjas humedecidas con pequeñas cantidades de líquido para limpiar la boca.

Brindar cuidado bucal al residente inconsciente

Equipo: paleta con esponja, abatelenguas, toalla, vasija de émesis, guantes, vaso con agua, humectante para labios, solución limpiadora (revise el plan de cuidado).

1. Identifíquese por su nombre. Identifique al residente por su nombre. Incluso los residentes que están inconscientes pueden escucharlo. Siempre hábleles como lo haría con cualquier residente.
El residente tiene el derecho de conocer la identidad de su proveedor de cuidado. Dirigirse al residente por su nombre muestra respeto y establece la identificación correcta.

2. Lávese las manos.
Provee control de infecciones.

3. Explique el procedimiento al residente. Hable de manera clara, lenta y directa. Mantenga contacto cara a cara cuando sea posible.
Promueve el entendimiento. El residente puede ser capaz de escuchar y entender aunque se encuentre inconsciente.

4. Brinde privacidad al residente con cortinas, biombos o puertas.
Mantiene los derechos del residente de privacidad y dignidad.

5. Ajuste la cama a un nivel seguro para trabajar, usualmente a la altura de la cintura. Ponga el freno en las llantas de la cama.
Previene que usted y el residente se lesionen.

6. Póngase los guantes.
Lo protege a usted del contacto con los fluidos corporales.

7. Voltee al residente sobre su costado o voltee la cabeza del residente hacia el lado. Coloque una toalla debajo de la mejilla y barbilla. Coloque una vasija de émesis al lado de la mejilla y barbilla para el exceso de líquidos.
Protege la ropa del residente y la ropa de cama.

8. Sostenga la boca abierta con el abatelenguas.
Le permite limpiar la boca en forma segura.

9. Moje la paleta con esponja en la solución limpiadora. Quite el exceso de solución para prevenir la aspiración. Limpie los dientes, las encías, la lengua y las superficies internas de la boca. Remueva los residuos con la paleta con esponja. Cambie la paleta con esponja con frecuencia. Repita hasta que la boca esté limpia (Fig. 6-35).
Estimula las encías y elimina la mucosidad.

10. Enjuague utilizando una paleta con esponja limpia que haya sido mojada en agua. Exprima la paleta con esponja para remover el exceso de agua.
Remueve la solución de la boca.

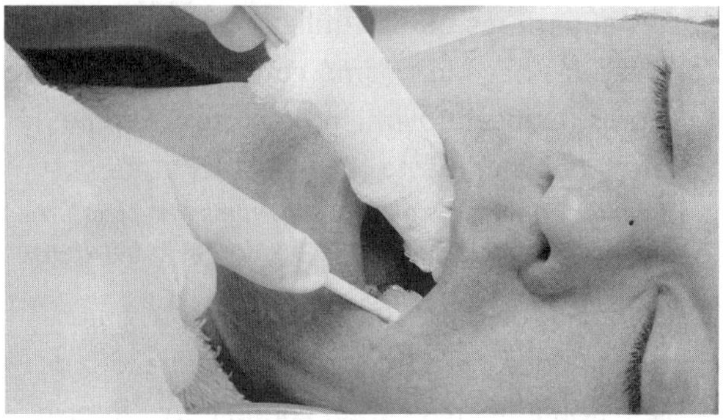

Fig. 6-35. *Limpie todas las superficies internas de la boca para limpiar la boca, para estimular las encías y para eliminar la mucosidad.*

11. Quite la toalla y la vasija. Seque los labios o la cara con palmaditas suaves, de ser necesario, y aplique humectante para labios.
Previene que los labios se sequen o se agrieten. Mejora la comodidad del residente.

12. Vacíe, enjuague y seque la vasija. Coloque la vasija en el área designada para artículos sucios o regrese al lugar de almacenaje, dependiendo de la política de la institución.

13. Coloque la ropa de cama sucia en el contenedor apropiado.

14. Quítese los guantes y tírelos. Lávese las manos.
Provee control de infecciones.

15. Regrese la cama a la posición más baja. Remueva las medidas de privacidad.
Bajar la cama brinda seguridad.

16. Coloque el botón de llamadas al alcance del residente.
Permite que el residente se comunique con el personal cuando lo necesite.

17. Reporte a la enfermera cualquier problema con los dientes, la boca, la lengua y los labios, incluyendo olor, grietas, úlceras, sangrado y cualquier decoloración.
Brinda información a la enfermera para evaluar al residente.

18. Documente el procedimiento utilizando la guía de procedimientos de la institución.
Si usted no documenta el cuidado, legalmente no pasó.

La limpieza de los dientes con hilo dental remueve la placa y la acumulación del sarro alrededor de las líneas de las encías y entre los dientes. Los dientes deben ser limpiados con hilo dental inmediatamente antes o después de que son cepillados, como lo prefiera el residente. Las NA deben seguir las instrucciones del plan de cuidado para la limpieza de los dientes con hilo dental.

Limpiar los dientes con hilo dental

Equipo: hilo dental, vaso con agua, riñonera (vasija para émesis), guantes, toalla.

1. Identifíquese por su nombre. Identifique al residente por su nombre.
   El residente tiene el derecho de conocer la identidad de su proveedor de cuidado. Dirigirse al residente por su nombre muestra respeto y establece la identificación correcta.
2. Lávese las manos.
   Provee control de infecciones.
3. Explique el procedimiento al residente. Hable de manera clara, lenta y directa. Mantenga contacto cara a cara cuando sea posible.
   Promueve el entendimiento y la independencia.
4. Brinde privacidad al residente con cortinas, biombos o puertas.
   Mantiene los derechos del residente de privacidad y dignidad.
5. Si el residente está en cama, ajuste la cama a un nivel seguro para trabajar, usualmente a la altura de la cintura. Levante la cabecera de la cama para que el residente se siente. Ponga el freno en las llantas de la cama.
   Previene que los fluidos se pasen a la garganta del residente, lo que puede causar asfixia.
6. Póngase los guantes.
   La limpieza de los dientes con hilo dental puede ocasionar que las encías sangren.
7. Envuelva las puntas del hilo dental de manera segura alrededor de cada dedo índice (Fig. 6-36).

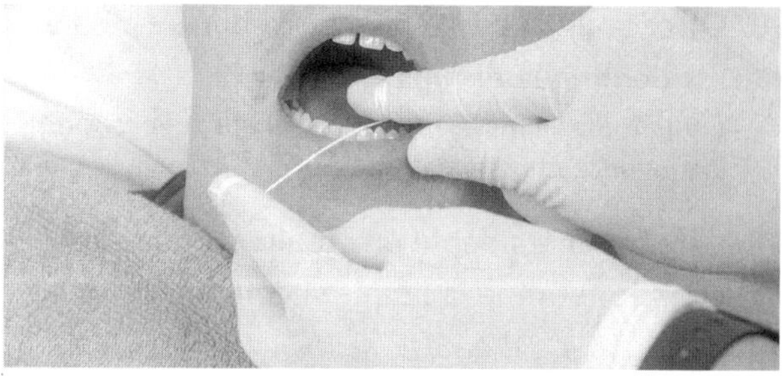

Fig. 6-36. *Antes de iniciar, envuelva las puntas del hilo dental de manera segura alrededor de cada dedo índice.*

8. Inicie con los dientes posteriores, coloque el hilo dental entre los dientes. Bájelo por la superficie del diente. Utilice un movimiento suave como serrucho (Fig. 6-37).

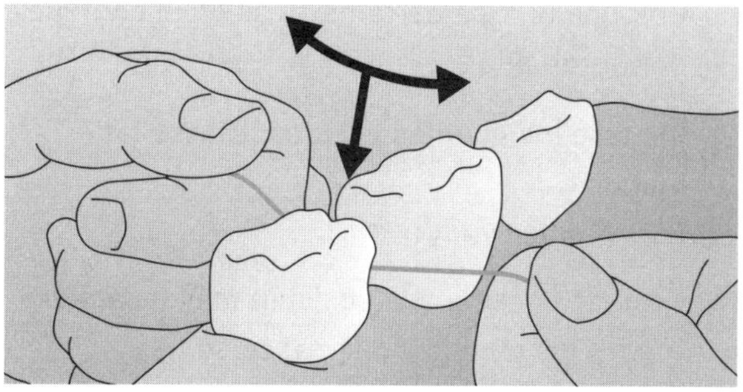

Fig. 6-37. *Limpiar con delicadeza protege las encías.*

   Continúe hacia la línea de la encía, ahí forme una curva con el hilo dental. Deslícelo suavemente en el espacio entre la encía y el diente. Después vuelva a subir, rascando ese lado del diente (Fig. 6-38). Repita en el lado del otro diente.
   Remueve la comida y previene las caries dentales.

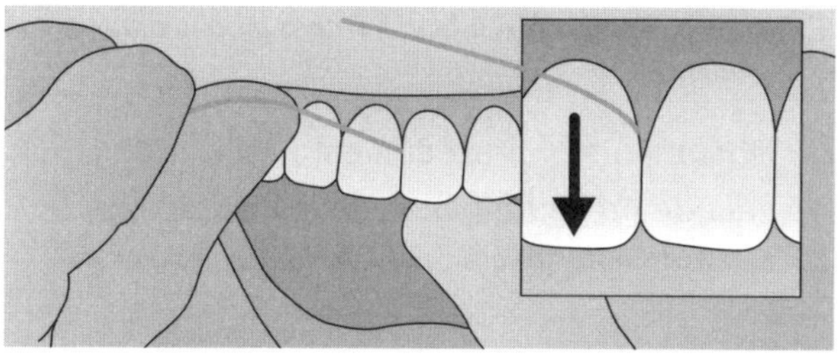

Fig. 6-38. *Limpie con delicadeza el espacio entre las encías y los dientes.*

9. Después de limpiar cada dos dientes, desenrolle el hilo dental de sus dedos. Muévalo para que utilice un área limpia. Limpie todos los dientes con hilo dental.

10. Ofrezca agua para enjuagar la boca y pida al residente que escupa en la vasija.
    Limpiar los dientes con hilo dental afloja la comida y enjuagarlos la remueve.
11. Ofrezca al residente una toalla para la cara cuando termine la limpieza con hilo dental de todos los dientes.
    Promueve la dignidad.
12. Tire el hilo dental. Tire el agua y después enjuague y seque la vasija. Coloque la vasija en el área designada para artículos sucios o regrese al lugar de almacenaje, dependiendo de la política de la institución.
13. Coloque la ropa de cama sucia en el contenedor apropiado.
14. Quítese los guantes y tírelos. Lávese las manos.
    Provee control de infecciones.
15. Regrese la cama a la posición más baja. Remueva las medidas de privacidad.
    Bajar la cama brinda seguridad.
16. Coloque el botón de llamadas al alcance del residente.
    Permite que el residente se comunique con el personal cuando lo necesite.
17. Reporte a la enfermera cualquier problema con dientes, boca, lengua y labios, incluyendo olor, grietas, úlceras, sangrado y cualquier decoloración.
    Brinda información a la enfermera para evaluar al residente.
18. Documente el procedimiento utilizando la guía de procedimientos de la institución.
    Si usted no documenta el cuidado, legalmente no pasó.

Las **dentaduras postizas** son dientes artificiales, las cuales son muy costosas. Es muy importante cuidar muy bien las dentaduras; se deben manejar con cuidado para evitar que se rompan o se piquen. Si las dentaduras postizas de un residente se rompen, la persona no puede comer. Las NA deben usar guantes cuando manejen y limpien las dentaduras. Los cepillos de limpieza para las dentaduras y las dentaduras no se deben colocar en superficies contaminadas. La NA debe notificar a la enfermera si las dentaduras no le quedan bien al residente, si están picadas o si están perdidas.

Las dentaduras se deben guardar en un contenedor para dentaduras con el nombre del residente y el número de habitación y no deben ser removidas de la habitación del residente. Hay que tener cuidado para evitar que se pierdan. Las dentaduras se deben guardar en solución o en agua limpia fresca/moderada cuando no se encuentren en la boca del residente.

Derechos de los Residentes

Cuidado de las Dentaduras

El cuidado de las dentaduras postizas es muy personal. La NA siempre debe colocar la cortina de privacidad y cerrar la puerta antes de iniciar. Muchas personas que tienen dentaduras postizas no quieren que las vean sin los dientes puestos. Cuando la NA quite las dentaduras, debe limpiarlas y regresarlas de inmediato.

Limpiar y almacenar las dentaduras postizas

Equipo: cepillo para dentaduras postizas o cepillo de dientes, pastilla o solución limpiadora para dentaduras postizas, contenedor etiquetado para dentaduras, 2 toallas, guantes.

1. Lávese las manos.
   Provee control de infecciones.
2. Póngase los guantes.
   Evita que usted tenga contacto con fluidos corporales.
3. Forre el lavabo o la vasija con una(s) toalla(s) y llene parcialmente el lavabo con agua.
   Previene que las dentaduras se quiebren, en caso de que se caigan.
4. Maneje las dentaduras con cuidado. Sosténgalas sobre el lavabo y enjuáguelas bajo la corriente de agua con temperatura moderada antes de cepillarlas. No utilice agua caliente.
   El agua caliente puede dañar las dentaduras.

5. Aplique pasta de dientes o solución limpiadora al cepillo de dientes.

6. Cepille las dentaduras en todas las superficies (Fig. 6-39). Esto incluye la parte interna y externa, así como, las superficies que se utilizan para masticar y los canales que tocarán las superficies de las encías.

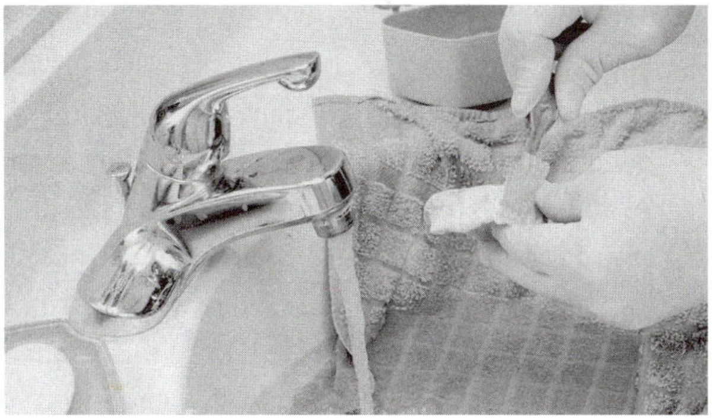

Fig. 6-39. *Cepille las dentaduras en todas las superficies para limpiarlas apropiadamente.*

7. Enjuague todas las superficies de las dentaduras bajo la corriente de agua con temperatura moderada. No utilice agua caliente.
   El agua caliente puede dañar las dentaduras.

8. Enjuague el contenedor para dentaduras antes de colocar las dentaduras limpias adentro del contenedor.
   Elimina los patógenos.

9. Coloque las dentaduras en un contenedor limpio y etiquetado con solución o con agua con temperatura moderada. Coloque la tapa del contenedor. Guarde el contenedor de dentaduras en su lugar. Algunos residentes querrán usarlas todo el tiempo y sólo se las quitarán para limpiarlas. Si el residente quiere seguir usando las dentaduras postizas, regréselas. No las coloque en el contenedor.

10. Enjuague el cepillo. Seque y regrese el equipo al lugar de almacenaje. Vacíe el lavabo y coloque la ropa de cama sucia en el contenedor apropiado.

11. Quítese los guantes y tírelos. Lávese las manos.
   Provee control de infecciones.

12. Documente el procedimiento utilizando la guía de procedimientos de la institución. Reporte a la enfermera cualquier cambio en la apariencia de las dentaduras postizas.
   Si usted no documenta el cuidado, legalmente no pasó.

7. Explicar la guía de procedimientos para ayudar a usar el baño

A los residentes que no se pueden levantar de la cama para ir al baño se les puede brindar un cómodo de baño (chata o cuña), un cómodo para fracturados o un urinal (pato). Un **cómodo para fracturados** es un cómodo de baño que es más plano que uno regular. Se utiliza para los residentes que no pueden levantar sus caderas para usar un cómodo de baño regular (Fig. 6-40). Las mujeres generalmente utilizarán un cómodo de baño para orinar y defecar. Los hombres generalmente utilizarán un urinal (pato) para orinar y un cómodo de baño para la defecación (Fig. 6-41).

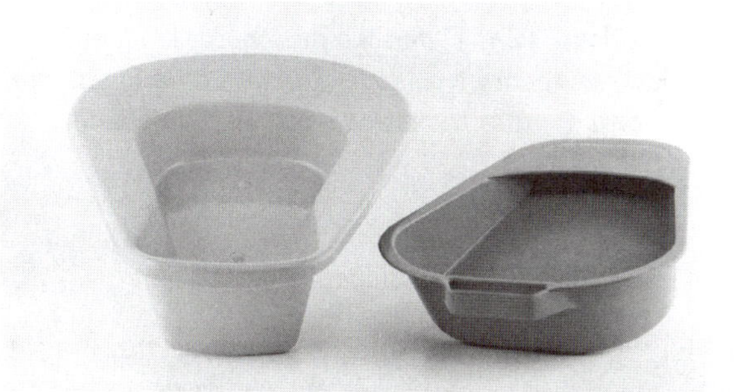

Fig. 6-40. *A la izquierda se encuentra un cómodo estándar y a la derecha es un cómodo para fracturados.*

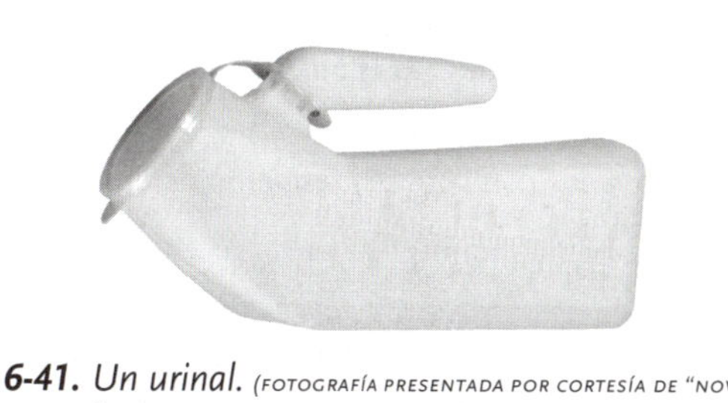

Fig. 6-41. *Un urinal.* (FOTOGRAFÍA PRESENTADA POR CORTESÍA DE "NOVA MEDICAL PRODUCTS", WWW.NOVAMEDICALPRODUCTS.COM)

El equipo para la eliminación generalmente se guarda en el baño entre cada uso. Los residentes que comparten baños pueden necesitar tener los urinales y los cómodos de baño etiquetados con su nombre. Este equipo nunca se debe colocar sobre mesas para cama o sobre mesas de noche.

La orina y las heces fecales son consideradas desechos infecciosos. Las NA siempre deben usar guantes cuando manejen cómodos, urinales o bacinicas que contienen desechos, incluyendo el agua sucia que resulta por brindar un baño. Las NA deben tener cuidado de no derramarlos o salpicarlos y deben tirarlos en el inodoro. Inmediatamente después de su uso, los contenedores para la eliminación se deben colocar en el área apropiada para la limpieza o deben ser limpiados y guardados de acuerdo con la política de la institución.

Ayudar al residente con el uso del cómodo de baño

Equipo: cómodo de baño, cubierta para el cómodo de baño, protector de cama, sábana de baño, papel de baño, papel de baño, toallitas húmedas desechables, toalla, 2 pares de guantes.

1. Identifíquese por su nombre. Identifique al residente por su nombre.
   El residente tiene el derecho de conocer la identidad de su proveedor de cuidado. Dirigirse al residente por su nombre muestra respeto y establece la identificación correcta.
2. Lávese las manos.
   Provee control de infecciones.
3. Explique el procedimiento al residente. Hable de manera clara, lenta y directa. Mantenga contacto cara a cara cuando sea posible.
   Promueve el entendimiento y la independencia.
4. Brinde privacidad al residente con cortinas, biombos o puertas.
   Mantiene los derechos del residente de privacidad y dignidad.
5. Ajuste la cama a un nivel seguro para trabajar, usualmente a la altura de la cintura. Antes de colocar el cómodo de baño, baje la cabecera de la cama. Ponga el freno en las llantas de la cama.
   Cuando la cama está plana, se puede mover al residente sin ir contra la gravedad.
6. Póngase los guantes.
   Evita el contacto con los fluidos corporales.
7. Cubra al residente con la sábana de baño. Pídale que la sostenga mientras que usted baja las cobijas superiores por debajo de la sábana de baño. No destape al residente más de lo que se necesite.
   Mantiene los derechos del residente de privacidad y dignidad.
8. Coloque un protector de cama por debajo de los glúteos y de la cadera del residente. Para hacer esto, pida al residente que se voltee rodando hacia usted. Si el residente no lo puede hacer, usted debe voltearlo (revise cómo más adelante en este capítulo). Asegúrese que el residente no se vaya a caer de la cama al voltearse. Muévase al lado vacío de la cama. Coloque el protector de cama en el área donde el residente se acostará sobre su espalda. El lado del protector de cama que se encuentre más cerca del residente debe estar doblado como abanico (doblado varias veces en pliegues) y acomodado abajo del residente.

   Pida al residente que se voltee sobre su espalda o voltéelo usted como lo hizo antes. Desdoble el resto del protector de cama para que cubra por completo el área por debajo y alrededor de las caderas del residente (Fig. 6-42).
   Previene que la ropa de cama se ensucie.

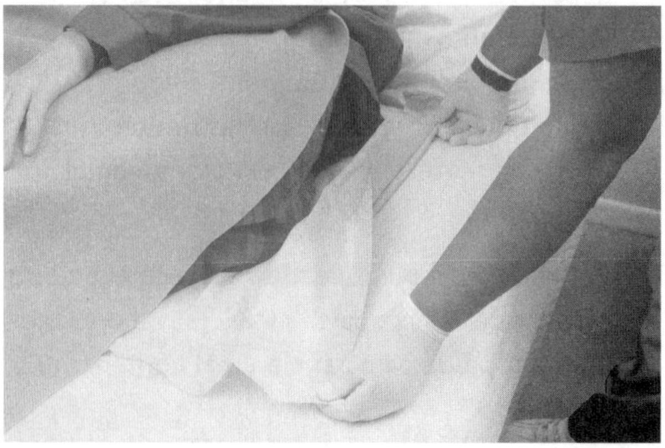

Fig. 6-42. *Desdoble el resto del protector de cama para que cubra por completo el área por debajo y alrededor de las caderas del residente.*

9. Pida al residente que se quite la ropa interior o ayúdelo a hacerlo.
Promueve la independencia.

10. Coloque el cómodo de baño cerca de las caderas del residente en la posición correcta. Un **cómodo de baño estándar** debe estar colocado de manera que la parte más ancha esté alineada con los glúteos del residente. Un **cómodo para fracturados** debe estar colocado con la agarradera hacia el pie de la cama.

11. Si el residente puede, pídale que levante sus caderas empujando con sus pies y manos a la cuenta de tres (Fig. 6-43). Deslice el cómodo de baño debajo de sus caderas.

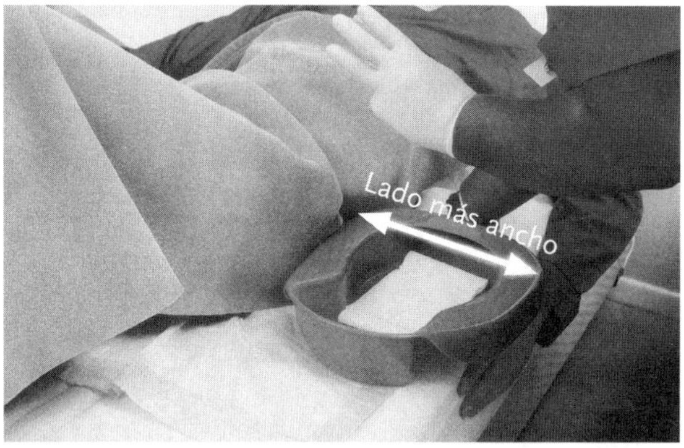

Fig. 6-43. *A la cuenta de tres, deslice el cómodo de baño por debajo de las caderas del residente. La parte más ancha del cómodo de baño debe estar alineado con los glúteos del residente.*

Si un residente no puede ayudar de ninguna manera, mantenga la cama plana y voltee al residente hacia el lado contrario a usted. Deslice el cómodo de baño por debajo de las caderas y voltee de nuevo al residente para que quede sobre el cómodo de baño. Mantenga el cómodo de baño centrado debajo del residente.

12. Quítese los guantes y tírelos. Lávese las manos.
Provee control de infecciones.

13. Levante la cabecera de la cama. Acomode al residente en una posición parcialmente sentado utilizando almohadas.
Coloca al residente en una posición cómoda para evacuar.

14. Asegúrese que la sábana de baño continúe cubriendo al residente. Coloque el papel de baño y las toallitas húmedas desechables al alcance del residente. Pida al residente que limpie sus manos con una toallita húmeda cuando haya terminado, si puede hacerlo.

15. Coloque el botón de llamadas al alcance del residente. Pídale que lo llame cuando haya terminado. Salga de la habitación y cierre la puerta.
Asegura que el residente se pueda comunicar cuando necesite ayuda.

16. Cuando el residente lo llame, regrese y póngase guantes limpios.

17. Baje la cabecera de la cama. Asegúrese que el residente continúe cubierto.
Esto coloca al residente en la posición apropiada para remover el cómodo. Promueve la dignidad.

18. Remueva el cómodo de baño con cuidado y cúbralo.
Promueve el control de infecciones y del olor. Brinda dignidad al residente.

19. Brinde aseo en el área del perineo, si se necesita ayuda. Limpie a las residentes del sexo femenino de adelante hacia atrás. Seque el área del perineo con una toalla. Ayude al residente a ponerse la ropa interior. Cubra al residente y quite la sábana de baño.
Limpiar de adelante hacia atrás evita la propagación de patógenos que puede causar infección de las vías urinarias.

20. Coloque la toalla en un contenedor o en una bolsa. Quite el protector de cama y tírelo junto con los artículos desechables.

21. Lleve el cómodo de baño al baño y vacíe el contenido en el inodoro a menos que se necesite una muestra o que se esté midiendo la orina para monitorear los ingresos y egresos. Observe el color, olor y la consistencia del contenido antes de bajarle al inodoro. Si usted nota algo inusual en el excremento u orina (por ejemplo, la presencia de sangre) no lo tire. Informe a la enfermera.
Los cambios pueden ser el primer signo de un problema médico.

22. Abra la llave del lavabo con una toallita de papel. Enjuague el cómodo de baño con agua fría primero y tírela en el inodoro. Baje la palanca del inodoro. Coloque el cómodo de baño en el área apropiada para limpieza o límpielo de acuerdo con las políticas de la institución.

23. Quítese los guantes y tírelos. Lávese las manos.
    Provee control de infecciones.

24. Regrese la cama a la posición más baja. Remueva las medidas de privacidad.
    Bajar la cama brinda seguridad al residente.

25. Coloque el botón de llamadas al alcance del residente.
    Permite que el residente se comunique con el personal cuando lo necesite.

26. Reporte a la enfermera cualquier cambio en el residente.
    Brinda información a la enfermera para evaluar al residente.

27. Documente el procedimiento utilizando la guía de procedimientos de la institución.
    Si usted no documenta el cuidado, legalmente no pasó.

Ayudar a un residente del sexo masculino con un urinal (pato)

Equipo: urinal, protector de cama, toallitas húmedas desechables, 2 pares de guantes

1. Identifíquese por su nombre. Identifique al residente por su nombre.
   El residente tiene el derecho de conocer la identidad de su proveedor de cuidado. Dirigirse al residente por su nombre muestra respeto y establece la identificación correcta.

2. Lávese las manos.
   Provee control de infecciones.

3. Explique el procedimiento al residente. Hable de manera clara, lenta y directa. Mantenga contacto cara a cara cuando sea posible.
   Promueve el entendimiento y la independencia.

4. Brinde privacidad al residente con cortinas, biombos o puertas.
   Mantiene los derechos del residente de privacidad y dignidad.

5. Ajuste la cama a un nivel seguro para trabajar, usualmente a la altura de la cintura. Ponga el freno en las llantas de la cama.
   Previene que usted y el residente se lesionen.

6. Póngase los guantes.
   Lo protege a usted del contacto con los fluidos corporales.

7. Coloque un protector de cama por debajo de los glúteos y cadera del residente, como se mencionó en el procedimiento anterior.
   Previene que la ropa de cama se ensucie.

8. Entregue el urinal al residente. Si el residente no lo puede hacer solo, coloque el urinal entre sus piernas y acomode el pene dentro del urinal (Fig. 6-44). Vuelva a colocar las cobijas de la cama.
   Promueve la independencia, dignidad y privacidad.

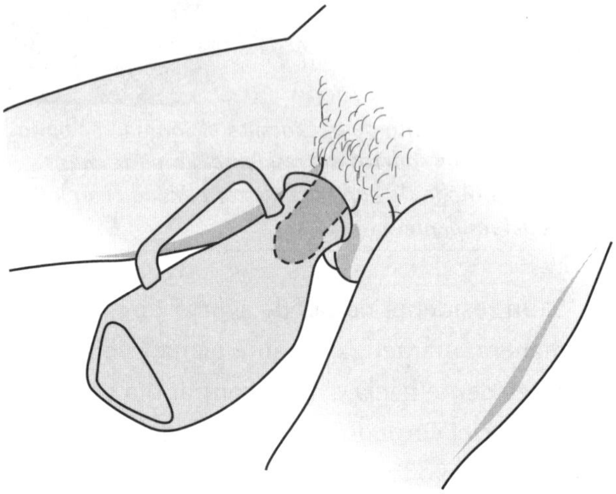

Fig. 6-44. *Acomode el pene dentro del urinal si el residente no lo puede hacer por sí solo.*

9. Quítese los guantes y tírelos. Lávese las manos.

10. Coloque las toallitas húmedas cerca del alcance del residente. Pídale que limpie sus manos con la toallita húmeda cuando haya terminado, si puede hacerlo. Deje el botón de llamadas al alcance del residente y pídale que

lo llame cuando haya terminado. Salga de la habitación y cierre la puerta.
Asegura que el residente se pueda comunicar cuando necesite ayuda.

11. Cuando el residente lo llame, regrese y póngase guantes limpios.

12. Tire las toallitas húmedas desechables.

13. Remueva el urinal o pida al residente que se lo entregue. Vacíe el contenido en el inodoro a menos que se necesite una muestra o que se esté midiendo la orina para monitorear los ingresos y egresos. Observe el color, el olor y las cualidades del contenido (por ejemplo: turbio).
Los cambios pueden ser la primera indicación de algún problema médico.

14. Abra la llave del lavabo con una toallita de papel. Enjuague el urinal con agua fría. Luego vacíe el agua en el inodoro y baje la palanca del inodoro. Coloque el urinal en el área apropiada para limpieza o límpielo de acuerdo con las políticas de la institución.

15. Quite el protector de cama y tírelo. Quítese los guantes y tírelos. Lávese las manos.

16. Regrese la cama a la posición más baja. Remueva las medidas de privacidad.
Bajar la cabecera brinda seguridad al residente.

17. Coloque el botón de llamadas al alcance del residente.
Permite que el residente se comunique con el personal cuando lo necesite.

18. Reporte a la enfermera cualquier cambio en el residente.
Brinda información a la enfermera para evaluar al residente.

19. Documente el procedimiento utilizando la guía de procedimientos de la institución.
Si usted no documenta el cuidado, legalmente no pasó.

Algunos residentes pueden levantarse de la cama, pero necesitan ayuda para caminar al baño y para usar el baño. Otros residentes que pueden levantarse de la cama pero no pueden caminar al baño, pueden usar un inodoro portátil o una silla para baño (BSC por sus siglas en inglés). Un **inodoro portátil** es una silla con un asiento de inodoro y un contenedor removible (Fig. 6-45).

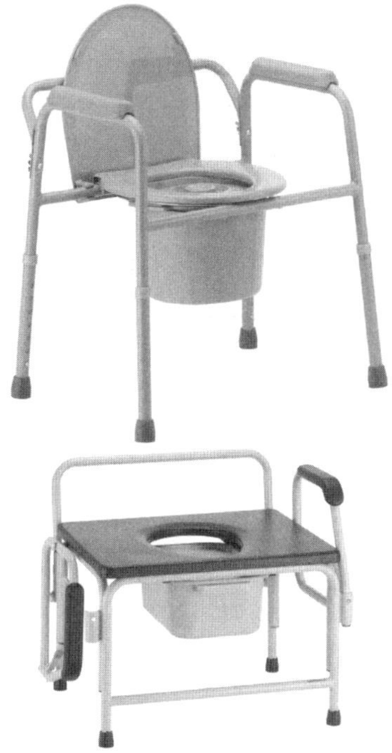

Fig. 6-45. *La fotografía superior muestra un inodoro portátil y la fotografía inferior muestra un inodoro portátil bariátrico, el cual lo puede usar las personas obesas o que tienen sobrepeso.* (FOTOGRAFÍA PRESENTADA POR CORTESÍA DE "NOVA MEDICAL PRODUCTS", WWW.NOVAMEDICALPRODUCTS.COM)

Ayudar a un residente a usar un inodoro portátil o a ir al baño

Equipo: inodoro portátil con bacinica, papel de baño, toallitas húmedas desechables, toalla, 3 pares de guantes

1. Identifíquese por su nombre. Identifique al residente por su nombre.
El residente tiene el derecho de conocer la identidad de su proveedor de cuidado. Dirigirse al residente por su nombre muestra respeto y establece la identificación correcta.

2. Lávese las manos.
Provee control de infecciones.

3. Explique el procedimiento al residente. Hable de manera clara, lenta y directa. Mantenga contacto cara a cara cuando sea posible.
Promueve el entendimiento y la independencia.

4. Brinde privacidad al residente con cortinas, biombos o puertas.
   Mantiene los derechos del residente de privacidad y dignidad.

5. Ponga el freno en las llantas de la cama. Asegúrese que el residente traiga puesto calzado anti-derrapante y que las cintas estén amarradas. Ayude al residente a levantarse de la cama y sentarse en el inodoro portátil o a caminar hacia el baño.

6. Póngase los guantes.
   Lo protege a usted del contacto con los fluidos corporales.

7. De ser necesario, ayude al residente a quitarse la ropa y sentarse cómodamente en el asiento del inodoro. Coloque papel de baño y las toallitas húmedas desechables al alcance del residente. Pida al residente que limpie sus manos con la toallita húmeda cuando haya terminado, si puede hacerlo.

8. Quítese los guantes y tírelos. Lávese las manos.

9. Brinde privacidad. Deje el botón de llamadas al alcance del residente mientras que usa el inodoro. Pida al residente que lo llame cuando termine. Salga de la habitación y cierre la puerta.
   Asegura que el residente se pueda comunicar cuando necesite ayuda.

10. Cuando lo llame el residente, regrese y póngase guantes limpios. Brinde aseo en el área del perineo, si el residente necesita ayuda. Limpie a las residentes del sexo femenino de adelante hacia atrás. Seque el área del perineo con una toalla. Ayude al residente a ponerse la ropa.
    Limpiar de adelante hacia atrás evita la propagación de patógenos que puede causar infección de las vías urinarias.

11. Coloque la toalla en un contenedor o bolsa. Tire los artículos desechables.

12. Quítese los guantes y tírelos. Lávese las manos.

13. Ayude al residente a regresar a la cama.

14. Póngase guantes limpios.

15. Remueva el contenedor del desperdicio. Vacíe el contenido en el inodoro a menos que se necesite una muestra o que se esté midiendo la orina para monitorear los ingresos y egresos. Observe el color, el olor y la consistencia del contenido.
    Cualquier cambio puede ser la primera indicación de problemas médicos.

16. Abra la llave del lavabo con una toallita de papel. Enjuague el urinal con agua fría. Luego vacíe el agua en el inodoro y baje la palanca del inodoro. Coloque el contenedor en el área apropiada para limpieza o límpielo de acuerdo con las políticas de la institución.

17. Quítese los guantes y tírelos. Lávese las manos.
    Provee control de infecciones.

18. Asegúrese de que la cama se encuentre en la posición más baja. Remueva las medidas de privacidad.

19. Coloque el botón de llamadas al alcance del residente.
    Permite que el residente se comunique con el personal cuando lo necesite.

20. Reporte a la enfermera cualquier cambio en el residente.
    Brinda información a la enfermera para evaluar al residente.

21. Documente el procedimiento utilizando la guía de procedimientos de la institución.
    Si usted no documenta el cuidado, legalmente no pasó.

8. Explicar la guía de procedimientos para posicionar y trasladar residentes de manera segura

Los residentes que pasan mucho tiempo en cama, con frecuencia necesitan ayuda para colocarse en posiciones cómodas. También necesitan cambiar de posiciones periódicamente para evitar rigidez muscular y ruptura de la piel o úlceras de presión. Demasiada presión en un área por mucho tiempo puede causar una reducción de la circulación, teniendo como resultado úlceras por presión. **Posicionar** significa ayudar a los residentes a acomodarse en posiciones que sean cómodas y saludables para ellos. Los residentes que no se pueden mover de la cama deben ser reposicionados por lo menos cada dos horas. Los residentes en sillas de ruedas o en sillas deben ser reposicionados al menos cada hora. Cada vez que realicen un cambio de posición, las NA deben documentar la posición y la hora; también deben revisar si la piel presenta signos de irritación. A continuación se presentan cinco posiciones corporales básicas:

1. **Supina** o acostado de manera plana boca arriba, sobre la espalda (Fig. 6-46)

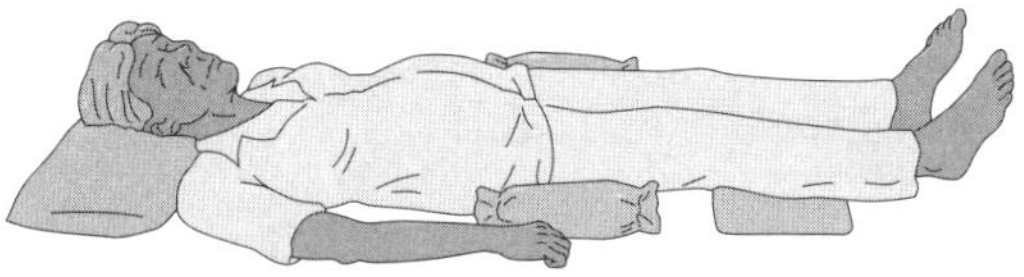

Fig. 6-46. *Una persona en posición supina se encuentra acostada de manera plana sobre su espalda.*

2. **Lateral** o acostado sobre cualquiera de los costados (Fig. 6-47)

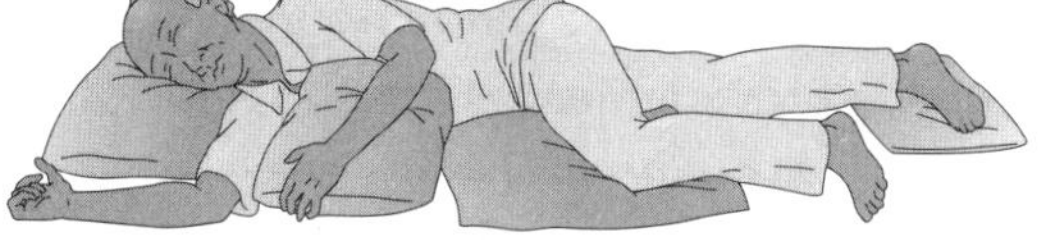

Fig. 6-47. *Una persona en posición lateral se encuentra acostada sobre su costado.*

3. **Prona** o acostado boca abajo, sobre el estómago (Fig. 6-48)

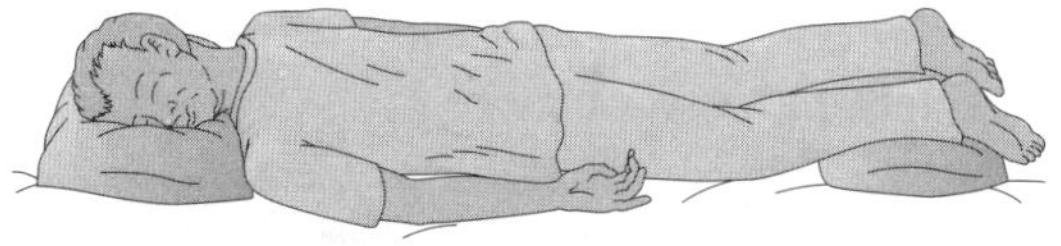

Fig. 6-48. *Una persona en posición prona se encuentra acostada sobre su estómago.*

4. **De Fowler** o parcialmente sentado (45 a 60 grados) (Fig. 6-49)

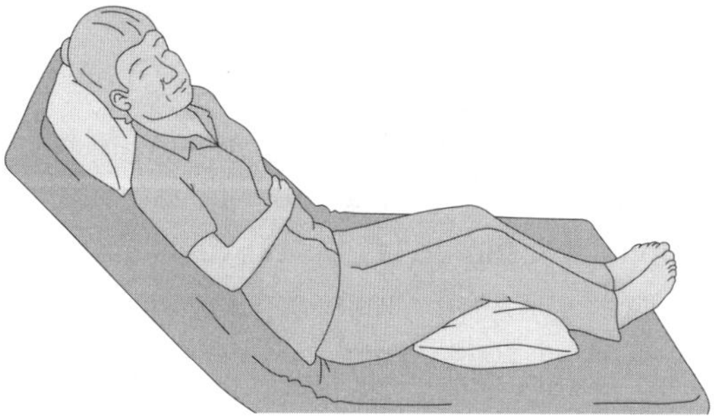

Fig. 6-49. *Una persona en posición de Fowler se encuentra parcialmente reclinada.*

5. **De Sims** o acostado sobre el costado izquierdo con una pierna hacia arriba (Fig. 6-50)

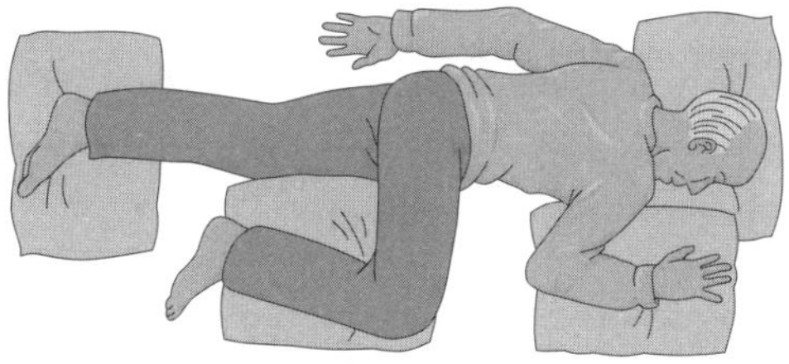

Fig. 6-50. *Una persona en posición de Sims se encuentra acostada sobre su costado izquierdo con una pierna acomodada hacia arriba.*

Ayudar a un residente a moverse en la cama hacia arriba ayuda a prevenir irritación de la piel, lo cual puede tener como resultado úlceras de presión. Una NA debe pedir ayuda si considera que no es seguro mover al residente por sí sola.

Mover a un residente hacia arriba de la cama

1. Identifíquese por su nombre. Identifique al residente por su nombre.
   El residente tiene el derecho de conocer la identidad de su proveedor de cuidado. Dirigirse al residente por su nombre muestra respeto y establece la identificación correcta.

2. Lávese las manos.
   Provee control de infecciones.

3. Explique el procedimiento al residente. Hable de manera clara, lenta y directa. Mantenga contacto cara a cara cuando sea posible.
   Promueve el entendimiento y la independencia.

4. Brinde privacidad al residente con cortinas, biombos o puertas.
   Mantiene los derechos del residente de privacidad y dignidad.

5. Ajuste la cama a un nivel seguro para trabajar, usualmente a la altura de la cintura. Ponga el freno en las llantas de la cama.
   Previene que usted y el residente se lesionen.

6. Baje la cabecera de la cama para que esté plana. Mueva la almohada hacia la cabecera de la cama.
   Cuando la cama se encuentra plana, el residente puede ser movido sin ir contra la gravedad. La almohada evita lesiones en caso de que un residente se golpee en la cabecera de la cama.

7. Si la cama tiene barandales, levante el barandal en el otro lado de la cama.

8. Párese al lado de la cama con los pies separados y frente al residente.

9. Coloque un brazo por debajo de los omóplatos del residente. Coloque el otro brazo por debajo de los muslos del residente. Use una buena mecánica corporal.
   Colocar su brazo bajo el cuello del residente podría causar una lesión.

10. Pida al residente que doble las rodillas, que apoye los pies sobre el colchón y que se empuje con los pies y manos a la cuenta de tres (Fig. 6-51).
    Esto permite que el residente ayude tanto como sea posible y reduce la tensión sobre usted.

11. A la cuenta de tres, cambie el peso del cuerpo. Ayude a la residente a moverse mientras que ella se empuja con los pies.
    La comunicación ayuda que el residente le ayuda a usted.

12. Coloque la almohada debajo de la cabeza del residente.
    Brinda comodidad al residente.

13. Regrese la cama a la posición más baja. Remueva las medidas de privacidad.
    Bajar la cama brinda seguridad al residente.

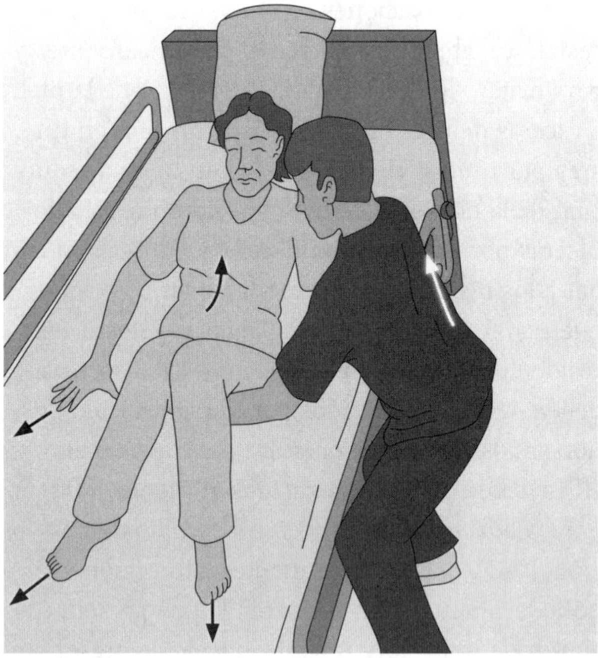

Fig. 6-51. *Mantenga su espalda derecha y sus rodillas dobladas.*

14. Coloque el botón de llamadas al alcance del residente.
    Permite que el residente se comunique con el personal cuando lo necesite.

15. Lávese las manos.
    Provee control de infecciones.

16. Reporte a la enfermera cualquier cambio en el residente.
    Brinda información a la enfermera para evaluar al residente.

17. Documente el procedimiento utilizando la guía de procedimientos de la institución.
    Si usted no documenta el cuidado, legalmente no pasó.

Mover a un residente hacia un lado de la cama

Equipo: sábana de arrastre.

1. Identifíquese por su nombre. Identifique al residente por su nombre.
   El residente tiene el derecho de conocer la identidad de su proveedor de cuidado. Dirigirse al residente por su nombre muestra respeto y establece la identificación correcta.

2. Lávese las manos.
   Provee control de infecciones.

3. Explique el procedimiento al residente. Hable de manera clara, lenta y directa. Mantenga contacto cara a cara cuando sea posible.
   Promueve el entendimiento y la independencia.

4. Brinde privacidad al residente con cortinas, biombos o puertas.
   Mantiene los derechos del residente de privacidad y dignidad.

5. Ajuste la cama a un nivel seguro para trabajar, usualmente a la altura de la cintura. Ponga el freno en las llantas de la cama.
   Previene que usted y el residente se lesionen.

6. Baje la cabecera de la cama.
   Cuando la cama se encuentre plana, el residente se puede mover sin ir contra la gravedad.

7. Párese en el lado de la cama hacia donde moverá al residente. Párese con los pies separados y las rodillas dobladas.

8. **Con una sábana de arrastre**: Enrolle la sábana de arrastre hasta el lado del residente y agarre la sábana con las palmas de su mano hacia arriba. Una mano debe estar a la altura de los hombros del residente, la otra debe estar al nivel de las caderas del residente. Coloque una rodilla contra el lado de la cama e inclínese hacia atrás con su cuerpo. A la cuenta de tres, jale lentamente la sábana de arrastre y el residente hacia usted.

   Sin sábana de arrastre: Suavemente deslice sus manos por debajo de la cabeza y de los hombros de la residente y muévalos hacia donde está usted (Fig. 6-52). Suavemente deslice sus manos por debajo de la sección media de la resiente y muévala hacia usted. Suavemente deslice sus manos bajo las caderas y piernas y muévalos hacia usted (Fig. 6-53).
   Tener cuidado mientras que desliza al residente protege la piel del residente.

9. Regrese la cama a la posición más baja. Remueva las medidas de privacidad.
   Bajar la cama brinda seguridad al residente.

10. Coloque el botón de llamadas al alcance del residente.
    Permite que el residente se comunique con el personal cuando lo necesite.

11. Lávese las manos.
    Provee control de infecciones.

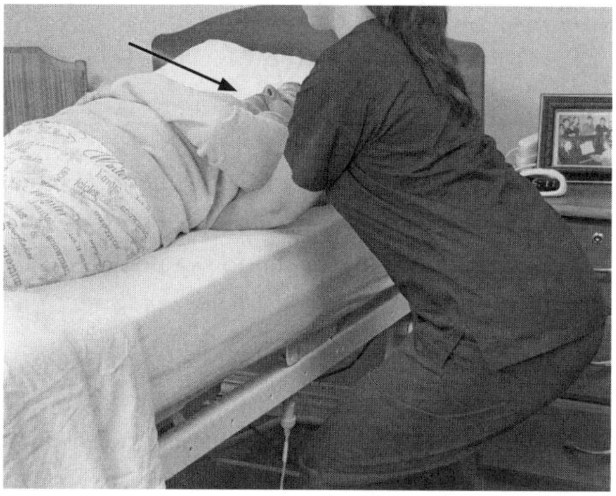

Fig. 6-52. *Suavemente mueva la cabeza y los hombros de la residente hacia usted.*

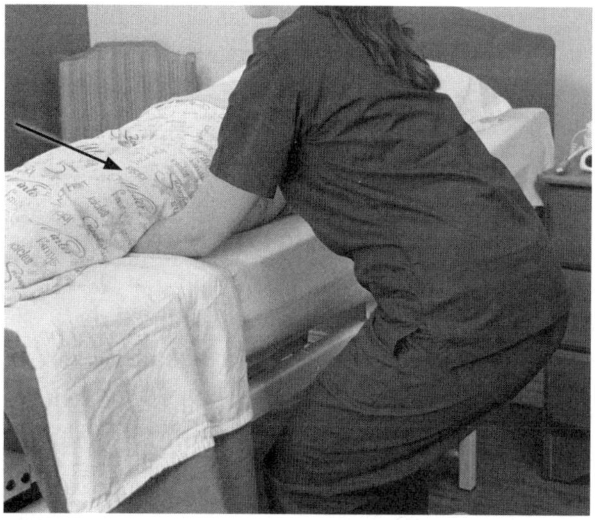

Fig. 6-53. *Suavemente mueva las caderas y las piernas hacia usted.*

12. Reporte a la enfermera cualquier cambio en el residente.
    Brinda información a la enfermera para evaluar al residente.

13. Documente el procedimiento utilizando la guía de procedimientos de la institución.
    Si usted no documenta el cuidado, legalmente no pasó.

Voltear a un residente

1. Identifíquese por su nombre. Identifique al residente por su nombre.
   El residente tiene el derecho de conocer la identidad de su proveedor de cuidado. Dirigirse al residente por su nombre muestra respeto y establece la identificación correcta.

2. Lávese las manos.
   Provee control de infecciones.

3. Explique el procedimiento al residente. Hable de manera clara, lenta y directa. Mantenga contacto cara a cara cuando sea posible.
   Promueve el entendimiento y la independencia.

4. Brinde privacidad al residente con cortinas, biombos o puertas.
   Mantiene los derechos del residente de privacidad y dignidad.

5. Ajuste la cama a un nivel seguro para trabajar, usualmente a la altura de la cintura. Ponga el freno en las llantas de la cama.
   Previene que usted y el residente se lesionen.

6. Baje la cabecera de la cama.
   Cuando la cama está plana, se puede mover al residente sin ir contra la gravedad.

7. Párese al lado opuesto de la cama hacia donde será volteado el residente. Si la cama tiene barandales, levante el barandal de la cama del lado más lejano a usted. Baje el barandal lateral del lado donde se encuentra usted, si está levantado.

8. Mueva al residente hacia el lado de la cama más cercano a usted utilizando el procedimiento anterior.
   Coloca al residente en posición para voltearlo.

9. **Voltear al residente hacia el lado contrario a donde está usted**:

En algunos casos, si hay otra persona presente o la cama tiene barandales, usted puede voltear al residente hacia el otro lado donde se encuentra usted. Siga las reglas de la institución.

a. Cruce el brazo del residente sobre su pecho. Quite el brazo del lado sobre el cual el residente va a ser volteado. Cruce la pierna del lado más cercano a usted sobre la pierna del lado contrario a usted (Fig. 6-54).

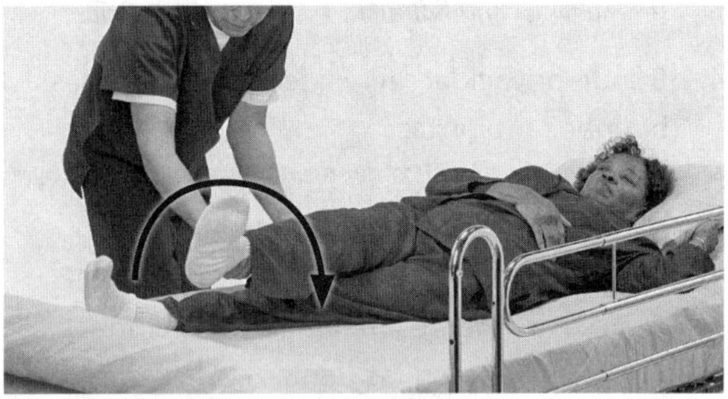

Fig. 6-54. *Cruce la pierna del lado más cercano a usted sobre la pierna del otro lado.*

b. Párese con sus pies separados a la altura de los hombros, con un pie ligeramente enfrente del otro. Doble sus rodillas.
   Reduce el riesgo de lesiones. Promueve buena mecánica corporal.

c. Coloque una mano sobre el hombro del residente. Coloque la otra mano sobre el lado más cercano de la cadera del residente.

d. Suavemente ruede al residente como si fuera una sola unidad, hacia el otro lado de la cama (hacia el lado que tiene el barandal levantado, si la cama tiene barandales). Cambie el peso de su pierna trasera hacia su pierna frontal (Fig. 6-55).

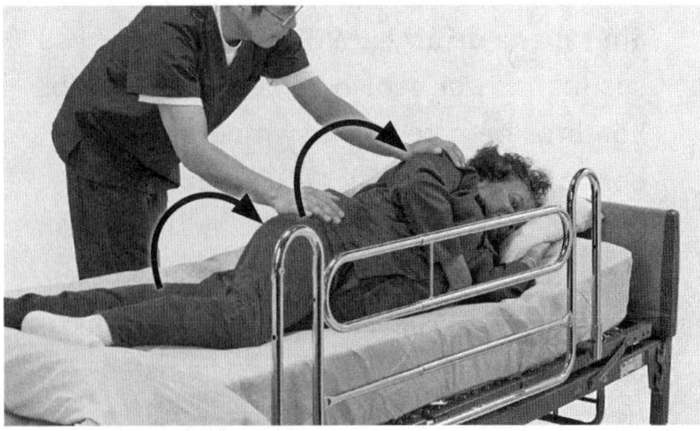

Fig. 6-55. *Suavemente empuje al residente mientras que usted cambia el peso de su pierna trasera a la pierna frontal.*

Voltear al residente hacia donde está usted:

a. Cruce el brazo del residente sobre el pecho. Quite el brazo del lado sobre el cual el residente va a ser volteado. Cruce la pierna del lado contrario a usted sobre la pierna del lado más cercano a usted.

b. Párese con sus pies separados a la altura de los hombros. Doble sus rodillas.
Reduce el riesgo de lesiones. Promueve buena mecánica corporal.

c. Coloque una mano sobre el hombro del residente del lado contrario a usted. Coloque la otra sobre el lado de la cadera contrario a usted.

d. Suavemente ruede al residente hacia usted sobre el costado como si fuera una sola unidad (Fig. 6-56). Su cuerpo bloqueará al residente y evitará que se caiga de la cama.

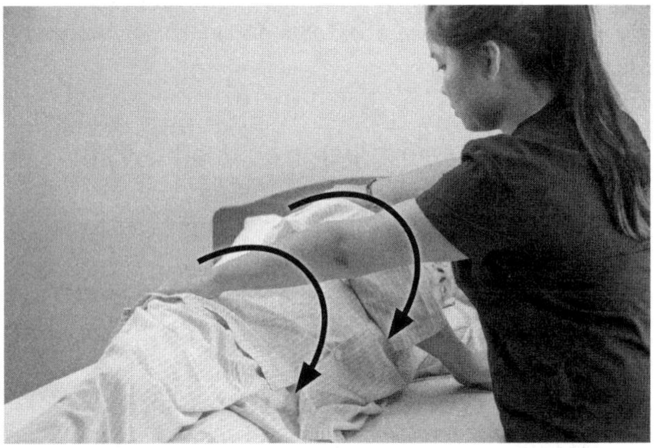

Fig. 6-56. *Suavemente ruede al residente hacia usted.*

10. Posicione al residente de manera apropiada:
    - La cabeza apoyada en una almohada (la cara del residente no debe estar obstruida por la almohada).
    - El hombro acomodado de manera que el residente no se acueste sobre el brazo o sobre la mano.
    - La parte superior del brazo apoyada sobre una almohada.
    - La espalda apoyada sobre un aparato de apoyo.
    - La rodilla superior flexionada.
    - El aparato de apoyo entre las piernas con la rodilla superior flexionada; la rodilla y el tobillo apoyados.

11. Regrese la cama a la posición más baja. Remueva las medidas de privacidad.
Bajar la cama brinda seguridad al residente.

12. Coloque el botón de llamadas al alcance del residente.
Permite que el residente se comunique con el personal cuando lo necesite.

13. Lávese las manos.
Provee control de infecciones.

14. Reporte a la enfermera cualquier cambio en el residente.
Brinda información a la enfermera para evaluar al residente.

15. Documente el procedimiento utilizando la guía de procedimientos de la institución.
Si usted no documenta el cuidado, legalmente no pasó.

La columna vertebral de algunos residentes debe mantenerse alineada. Para voltear a estos residentes en la cama, deben girar como una unidad. **Girar** significa mover a un residente como una unidad (una sola pieza) sin alterar la alineación del cuerpo. La cabeza, la espalda y las piernas deben mantenerse en una línea recta. Esto es necesario para los residentes que tienen problemas en la espalda, problemas con el cuello, lesiones en la columna vertebral o cirugías de cadera o espalda. Es más seguro realizar este procedimiento entre dos personas. Una sábana de arrastre ayuda con el movimiento.

Girar a un residente

Equipo: sábana de arrastre, compañero de trabajo.

1. Identifíquese por su nombre. Identifique al residente por su nombre.
El residente tiene el derecho de conocer la identidad de su proveedor de cuidado. Dirigirse al residente por su nombre muestra respeto y establece la identificación correcta.

2. Lávese las manos.
   Provee control de infecciones.

3. Explique el procedimiento al residente. Hable de manera clara, lenta y directa. Mantenga contacto cara a cara cuando sea posible.
   Promueve el entendimiento y la independencia.

4. Brinde privacidad al residente con cortinas, biombos o puertas.
   Mantiene los derechos del residente de privacidad y dignidad.

5. Ajuste la cama a un nivel seguro para trabajar, usualmente a la altura de la cintura. Ponga el freno en las llantas de la cama.
   Previene que usted y el residente se lesionen.

6. Baje la cabecera de la cama.
   Cuando la cama está plana, se puede mover al residente sin ir contra la gravedad.

7. Las dos personas deben pararse en el mismo lado de la cama. Una persona se coloca a la altura de la cabeza y hombros del residente y la otra cerca de la parte media.

8. Coloque los brazos del residente a través del pecho. Coloque una almohada entre las rodillas.

9. Párese con sus pies separados a la altura de los hombros. Doble sus rodillas.
   Reduce el riesgo de lesiones. Promueve una buena mecánica corporal.

10. Agarre la sábana de arrastre del lado contrario a usted (Fig. 6-57).

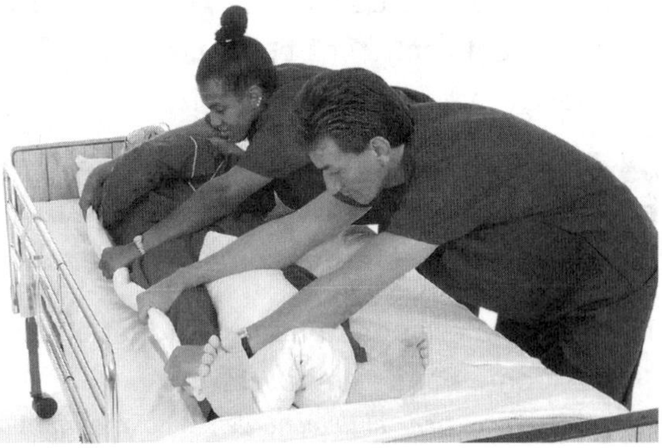

Fig. 6-57. *Los dos empleados agarran la sábana de arrastre del lado contrario.*

11. A la cuenta de tres, ruede suavemente al residente hacia usted. Voltee al residente como una unidad (Fig. 6-58). Sus cuerpos bloquearán al residente y evitarán que se caiga de la cama.
    Trabajen juntos por la seguridad de ustedes y del residente.

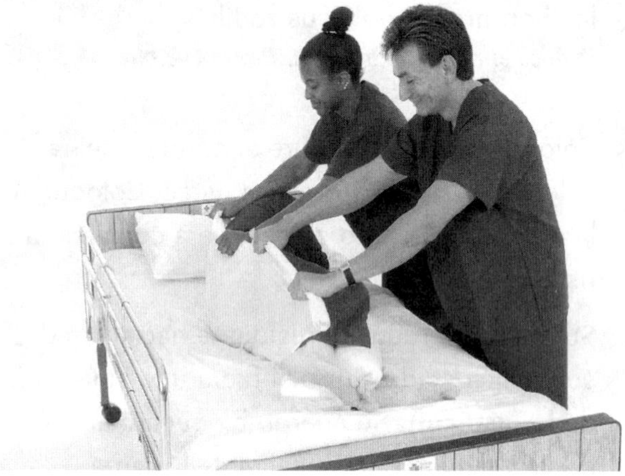

Fig. 6-58. *A la cuenta de tres, ambos empleados deben girar al residente hacia ellos, volteándolo como una sola unidad.*

12. Reacomode al residente en una posición cómoda.
    Mantiene la alineación.

13. Regrese la cama a la posición más baja.
    Bajar la cama brinda seguridad al residente.

14. Coloque el botón de llamadas al alcance del residente.
    Permite que el residente se comunique con el personal cuando lo necesite.

15. Lávese las manos.
    Provee control de infecciones.

16. Reporte a la enfermera cualquier cambio en el residente.
    Brinda información a la enfermera para evaluar al residente.

17. Documente el procedimiento utilizando la guía de procedimientos de la institución.
    Si usted no documenta el cuidado, legalmente no pasó.

Antes de levantar a un residente que ha estado acostado, la persona debe quedar colgando. **Quedar colgando** significa sentarse con los pies colgando sobre el lado de la cama. Esto ayuda a que los residentes recuperen el balance. Permite que la presión sanguínea se estabilice.

Ayudar a un residente a sentarse en un lado de la cama: quedar colgado

1. Identifíquese por su nombre. Identifique al residente por su nombre.
   El residente tiene el derecho de conocer la identidad de su proveedor de cuidado. Dirigirse al residente por su nombre muestra respeto y establece la identificación correcta.

2. Lávese las manos.
   Provee control de infecciones.

3. Explique el procedimiento al residente. Hable de manera clara, lenta y directa. Mantenga contacto cara a cara cuando sea posible.
   Promueve el entendimiento y la independencia.

4. Brinde privacidad al residente con cortinas, biombos o puertas.
   Mantiene los derechos del residente de privacidad y dignidad.

5. Ajuste la altura de la cama a la posición más baja. Ponga el freno en las llantas de la cama.
   Permite que los pies del residente toquen el piso cuando se siente. Reduce la posibilidad de lesiones si el residente se cae.

6. Levante la cabecera de la cama para que el residente se siente.
   El residente se puede mover sin ir en contra de la gravedad.

7. Párese con sus pies separados a la altura de los hombros. Doble sus rodillas.
   Reduce el riesgo de lesiones. Promueve una buena mecánica corporal.

8. Coloque un brazo debajo de los omóplatos del residente. Coloque el otro brazo debajo de los muslos del residente (Fig. 6-59).
   Colocar su brazo debajo del cuello del residente puede causar lesiones.

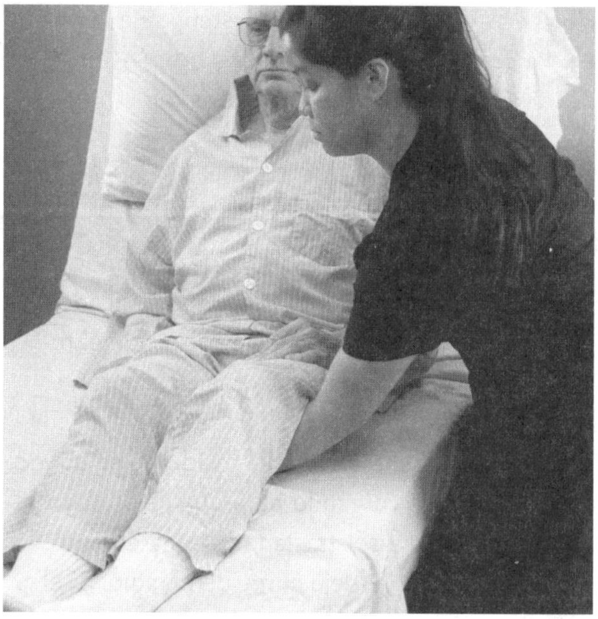

Fig. 6-59. *Un brazo debe colocarse debajo de los omóplatos del residente y el otro brazo debajo de los muslos.*

9. A la cuenta de tres, voltee lentamente al residente para que se siente con las piernas colgando sobre el lado de la cama (Fig. 6-60).
   La comunicación ayuda a que el residente le ayude a usted.

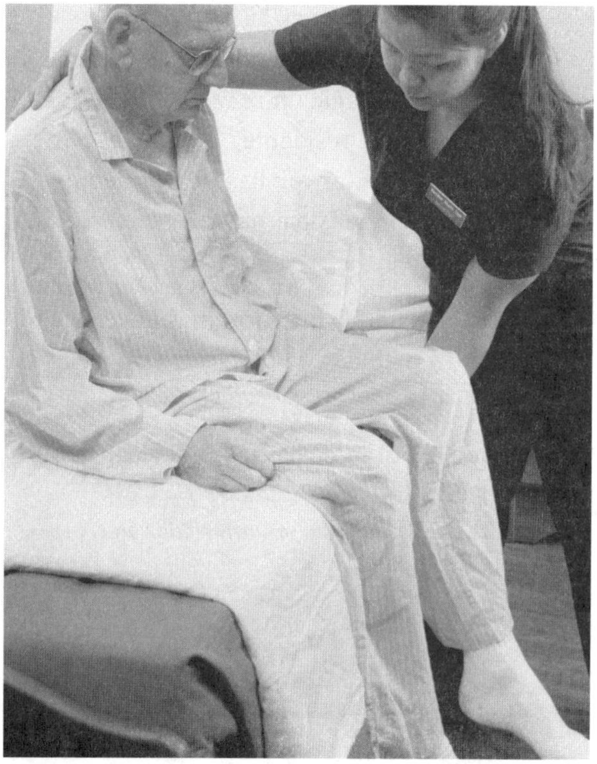

Fig. 6-60. *El peso de las piernas del residente que cuelgan hacia abajo de la cama ayuda al residente a sentarse.*

10. Pida al residente que se sostenga de la orilla del colchón con ambas manos. Ayude al residente a ponerse zapatos o pantuflas anti-derrapantes.
Evita que se deslice en el piso y protege los pies del residente de contaminación.

11. Pida al residente que permanezca con los pies colgando durante el tiempo indicado. El plan de cuidado puede indicar que el residente se quede en esta posición durante varios minutos y que luego se vuelva a acostar o puede indicar que el residente se quede con los pies colgando para que se prepare a caminar o a ser trasladado. Siga el plan de cuidado. No deje al residente solo. Si el residente se siente mareado por más de un minuto, ayude a que se acueste de nuevo y reporte de inmediato a la enfermera.
El cambio de posición puede causar mareos debido a una disminución de la presión sanguínea.

12. Tome los signos vitales como se indique (capítulo 7).

13. Quite las pantuflas o zapatos.

14. Suavemente ayude al residente a acostarse en la cama. Coloque un brazo alrededor de los hombros del residente. Coloque el otro brazo debajo de las rodillas del residente. Gire lentamente las piernas del residente sobre la cama.

15. Deje la cama en la posición más baja. Remueva las medidas de privacidad.
Bajar la cama brinda seguridad al residente.

16. Coloque el botón de llamadas al alcance del residente.
Permite que el residente se comunique con el personal cuando lo necesite.

17. Lávese las manos.
Provee control de infecciones.

18. Reporte a la enfermera cualquier cambio en el residente.
Brinda información a la enfermera para evaluar al residente.

19. Documente el procedimiento utilizando la guía de procedimientos de la institución.
Si usted no documenta el cuidado, legalmente no pasó.

Trasladar a un residente significa que una NA lo está moviendo de un lugar a otro. Los traslados pueden mover a un residente de una cama a una silla de ruedas o a una silla, de una silla de ruedas a la ducha o al baño, etcétera.

La seguridad es una de las cosas más importantes que se debe considerar durante los traslados. La **ergonomía** es la ciencia encargada de diseñar equipo, áreas y tareas de trabajo para que sean más seguras y que correspondan con las habilidades del trabajador. La OSHA dice que el levantamiento manual y el traslado de residentes deben ser reducidos y eliminados cuando sea posible. Los traslados, reacomodos y levantamientos manuales de residentes pueden aumentar los riesgos de lesiones.

Para reducir lesiones, muchas instituciones han adaptado políticas de *no levantamientos, cero levantamientos o libre de levantamientos.* Estas políticas establecen guías de procedimientos estrictas para levantar y trasladar residentes. Las reglas que indican que el ambiente debe ser libre de levantamientos varían. Algunas instituciones no permiten ningún levantamiento y requieren que se utilice equipo mecánico siempre que sea necesario mover o trasladar residentes. Conforme se implementen más restricciones en el levantamiento, las posibilidades de lesiones se reducirán. Las NA deben seguir las reglas de la institución relacionadas con el levantamiento y el uso apropiado del equipo. Deben pedir ayuda y siempre recibir ayuda cuando lo necesiten.

Un **cinturón de traslado** es un aparato de seguridad que se utiliza para ayudar a los empleados a trasladar residentes que están débiles, inestables o que tienen mala coordinación. Se le llama **cinturón para la marcha** cuando el cinturón se utiliza para ayudar a los residentes a caminar.

Está hecho de lona o de algún otro material pesado; tiene una hebilla para abrocharse y a veces tiene agarraderas. Se coloca alrededor de la cintura del residente por afuera de la ropa; nunca se debe colocar directamente sobre la piel. El cinturón de traslado brinda a la NA algo firme de dónde sostenerse cuando ayude con los traslados. La NA debe agarrar el cinturón firmemente de ambos lados con las manos hacia arriba. Los cinturones de traslado no pueden usarse si el residente tiene huesos frágiles o fracturas recientes.

Un tablero para traslado, o tablero para deslizamiento, se puede utilizar para ayudar a trasladar residentes que no puedan soportar peso con sus piernas. Los tableros para deslizamiento se pueden utilizar para casi cualquier traslado que involucre mover a un residente que está sentado hacia otra posición (Fig. 6-61). Los tableros para traslado no se deben usar directamente sobre la piel.

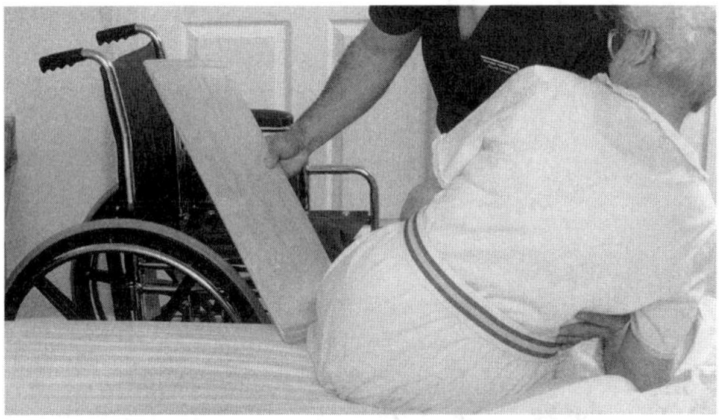

Fig. 6-61. *Un tablero para traslado o deslizamiento puede ayudar con los traslados de la cama a la silla.*

Guía de Procedimientos: Sillas de Ruedas

G Aprenda la manera en que funciona una silla de ruedas. Los residentes pueden usar sillas de ruedas manuales (las cuales necesitan poder humano para mover) o sillas de ruedas eléctricas. Aprenda cómo poner y quitar el freno de mano y cómo funcionan los apoyos para brazos y pies (descansabrazos y descansapies). Siempre ponga el freno a las llantas de una silla de ruedas antes de ayudar a que un residente se siente o se levante (Fig. 6-62). Después de realizar el traslado, quite el freno a la silla de ruedas.

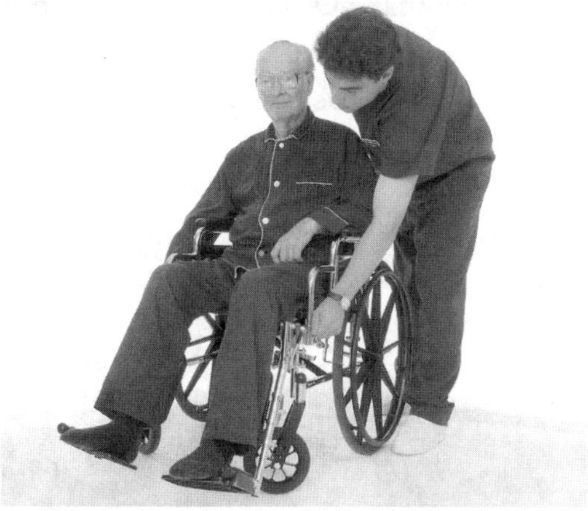

Fig. 6-62. *Siempre ponga el freno a las llantas de la silla de ruedas antes de que un residente se siente o levante.*

G Para abrir una silla de ruedas estándar, incline la silla ligeramente para levantar las llantas en el lado opuesto. Presione uno o ambos rieles del asiento hasta que la silla se abra y el asiento quede plano. Para cerrar una silla de ruedas estándar, levante por debajo del centro de la orilla del asiento.

G Para remover un descansabrazos, quite la llave que está al lado del descansabrazos y levante el brazo por el centro. Para volver a colocarlo, simplemente realice el procedimiento siguiendo los pasos en el orden contrario.

G Para mover un descansapies hacia afuera, presione o jale la palanca. Gire el descansapies hacia afuera de la silla de ruedas. Para quitarlo, levántelo cuando se encuentre hacia el lado de la silla de ruedas (Fig. 6-63). Para volver a colocarlo, simplemente colóquelo de nuevo en el lado de la silla y después gire de nuevo hacia el frente. Debe quedar trabado en su lugar.

G Para levantar o bajar un descansapies, apoye la pierna o el pie. Presione la palanca y jale hacia arriba o hacia abajo.

G Para trasladar a un residente desde o hacia una silla de ruedas, el residente debe usar el lado de su cuerpo que pueda apoyar peso y levantar el lado que no puede soportar peso. Los residentes que no puedan soportar peso con sus piernas pueden usar aparatos ortopédicos para las piernas o un trapecio ortopédico elevado para sostenerse ellos mismos.

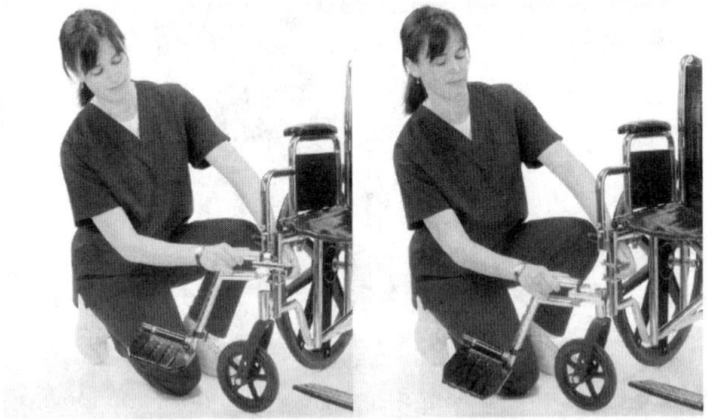

Fig. 6-63. Para quitar un descansapies, gírelo hacia un lado de la silla de ruedas y levántelo para sacarlo.

G Antes de cualquier traslado, asegúrese que el residente tenga puesto calzado antiderrapante y que lo tenga bien abrochado. Esto promueve la seguridad del residente y reduce el riesgo de caídas.

G Durante los traslados en sillas de ruedas, asegúrese que el residente se encuentre seguro y cómodo. Pregunte al residente cómo le puede ayudar. Algunos residentes sólo pedirán que usted traiga la silla y la coloque al lado de la cama, mientras que otros quizás quieran que usted les ayude más.

G Mantenga el cuerpo del residente en buena alineación mientras que se encuentra en una silla de ruedas o en una silla. Puede utilizar cojines especiales y almohadas para brindar comodidad. Las caderas también deben estar bien acomodadas en la silla.

G Cuando un residente se encuentre en una silla de ruedas, o en cualquier silla, debe ser reacomodado al menos cada hora. Las razones para hacer esto son las siguientes:

- Promueve la comodidad.
- Reduce la presión.
- Aumenta la circulación.
- Ejercita las articulaciones.
- Mejora el tono muscular.

Caídas

Si un residente empieza a caerse durante un traslado, el NA debe hacer lo siguiente:

- Extender su postura.
- Acercar el cuerpo del residente hacia su propio cuerpo para interrumpir la caída.
- Doblar sus rodillas y apoyar al residente mientras que lo baja al piso (Fig. 6-64). De ser necesario, el NA puede bajarse al piso con el residente para evitar que se lesionen cualquiera de los dos.

El NA no debe tratar de revertir o detener una caída. El residente o él pueden sufrir lesiones peores al tratar de revertir la caída en lugar de interrumpirla. Si un residente se ha caído, el NA debe pedir ayuda; no debe tratar de levantarlo.

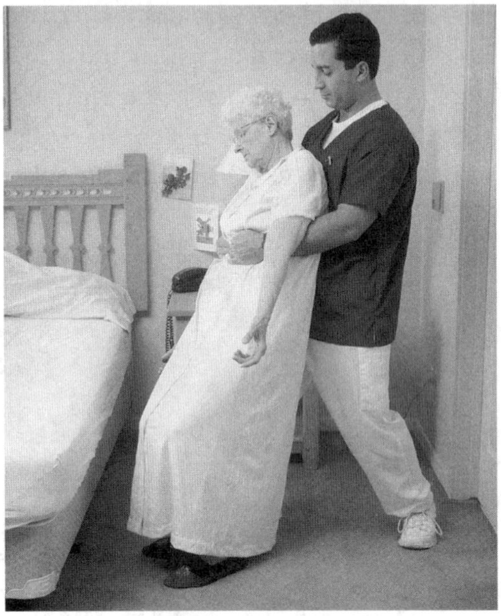

Fig. 6-64. Una asistente de enfermería no debe tratar de revertir o detener una caída. En cambio, debe doblar sus rodillas y apoyar al residente mientras que lo baja al piso.

Trasladar a un residente de la cama a la silla de ruedas

Equipo: silla de ruedas, cinturón de traslado, calzado antiderrapante, manta para el regazo o sábana doblada

1. Identifíquese por su nombre. Identifique al residente por su nombre.
   El residente tiene el derecho de conocer la identidad de su proveedor de cuidado. Dirigirse al residente por su nombre muestra respeto y establece la identificación correcta.

2. Lávese las manos.
   Provee control de infecciones.

3. Explique el procedimiento al residente. Hable de manera clara, lenta y directa. Mantenga contacto cara a cara cuando sea posible.
   Promueve el entendimiento y la independencia.

4. Brinde privacidad al residente con cortinas, biombos o puertas. Revise el área para asegurarse que no tenga desorden y esté segura.
   Mantiene los derechos del residente de privacidad y dignidad. Mantener el área libre de desorden promueve la seguridad.

5. Coloque la silla de ruedas cerca de la cabecera de la cama viendo hacia el pie de cama o colóquela cerca del pie de cama viendo hacia la cabecera de la cama. Los brazos de la silla de ruedas deben estar casi tocando la cama. Debe colocarse en el lado fuerte, o no afectado, del residente.
   El lado no afectado aguanta el peso.

6. Quite los descansapies de la silla de ruedas cerca a la cama.

7. Ponga el freno en las llantas de la silla de ruedas.
   El freno de las llantas evita que la silla se mueva.

8. Levante la cabecera de la cama. Ajuste el nivel de la cama a la posición más baja. Ponga el freno en las llantas de la cama.
   Previene que usted y el residente se lesionen.

9. Ayude al residente a sentarse con los pies planos en el piso. Permita que el residente permanezca sentado por unos minutos para que se ajuste al cambio de posición.

10. Ponga calzado anti-derrapante en el residente y abroche firmemente.
    Promueve la seguridad del residente. Reduce el riesgo de caídas.

11. Párese enfrente del residente con los pies separados a la altura de los hombros y doble sus rodillas.
    Reduce el riesgo de lesiones. Promueve una buena mecánica corporal.

12. Coloque el cinturón de traslado alrededor de la cintura del residente sobre la ropa (no directamente sobre la piel). Apriete el cinturón para que quede ajustado. Deje suficiente espacio para que pueda insertar dedos o la mano plana de manera cómoda debajo del cinturón. Asegúrese que la piel o los pliegues de la piel (por ejemplo, los senos) no estén atorados por debajo del cinturón. Agarre firmemente el cinturón por ambos lados con las manos hacia arriba.

13. Brinde instrucciones para permitir que el residente ayude con el traslado. Las instrucciones pueden incluir: "Cuando comience a pararse, empuje con sus manos apoyándose de la cama"; "una vez que esté parado, si usted puede, dé unos pequeños pasos hacia la dirección de la silla"; "una vez que se encuentre parado, agarre la silla con su mano más fuerte".

14. Con sus piernas, sujete (apoye) la parte inferior de las piernas del residente para evitar que se resbale (Fig. 6-65). Esto lo puede hacer colocando ambas rodillas en frente de las rodillas del residente.

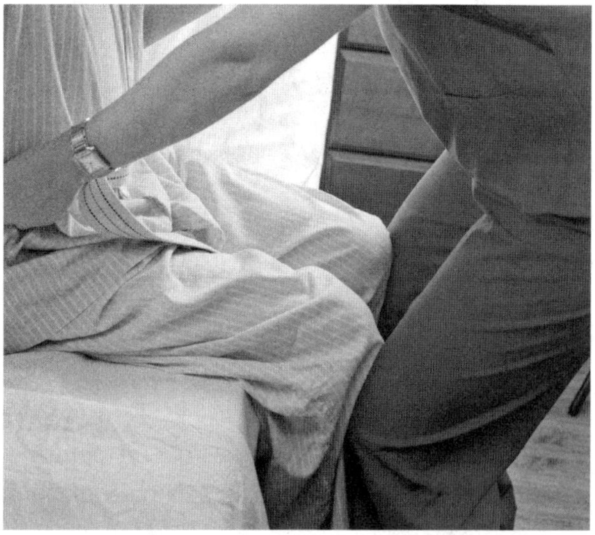

Fig. 6-65. *Sujete la parte inferior de las piernas del residente para evitar que se resbale.*

15. Cuente hasta tres para alertar al residente. A la cuenta de tres, con las manos todavía agarrando el cinturón de traslado por los dos

lados y moviéndose hacia arriba, lentamente ayude a que el residente se ponga de pie.
La comunicación ayuda a que el residente le ayude a usted.

16. Pida al residente que dé pasos pequeños en dirección hacia donde está la silla mientras que voltea su espalda hacia la silla. Si el residente necesita más ayuda, ayúdelo a que gire (darse una vuelta) para pararse enfrente de la silla de ruedas con la parte trasera de las piernas tocando la silla de ruedas (Fig. 6-66).
Girar sobre su propio eje es más seguro que voltearse.

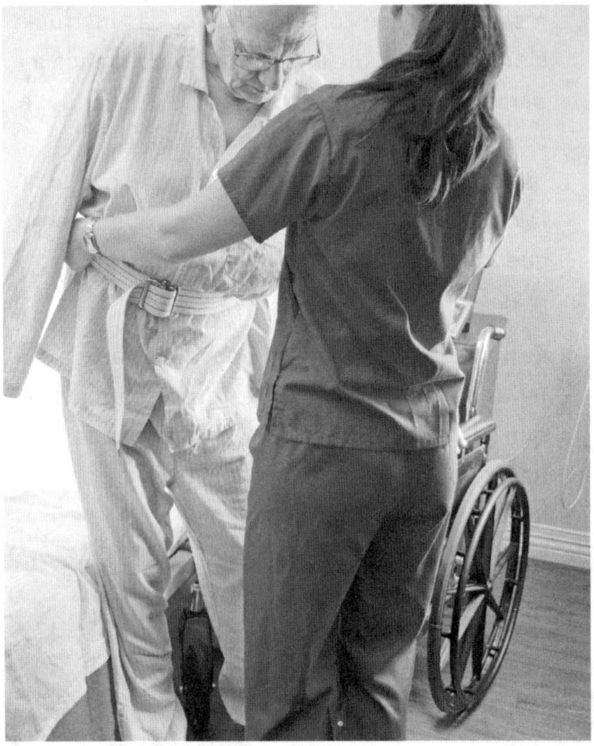

Fig. 6-66. *Ayude a que la residente gire sobre su propio eje hacia el frente de la silla de ruedas.*

17. Pida al residente que coloque las manos en los descansabrazos de la silla de ruedas, si puede hacerlo. Cuando la silla esté tocando la parte trasera de las piernas del residente, ayude a que se baje hacia la silla para sentarse.

18. Reacomode al residente de manera que las caderas toquen la parte trasera de la silla de ruedas.
Usar el asiento completo de la silla es la posición más segura.

19. Coloque los descansapies en la silla de ruedas. Coloque los pies del residente sobre los descansapies. Revise que el residente tenga alineación apropiada. Suavemente quite el cinturón de traslado. Coloque una sábana doblada sobre el regazo del residente, como sea apropiado.
Protege los pies y tobillos.

20. Remueva las medidas de privacidad.

21. Coloque el botón de llamadas al alcance del residente.
Permite que el residente se comunique con el personal cuando lo necesite.

22. Lávese las manos.
Provee control de infecciones.

23. Reporte a la enfermera cualquier cambio en el residente.
Brinda información a la enfermera para evaluar al residente.

24. Documente el procedimiento utilizando la guía de procedimientos de la institución.
Si usted no documenta el cuidado, legalmente no pasó.

Elevadores Mecánicos

Las instituciones usualmente tienen elevadores mecánicos, o hidráulicos, disponibles para trasladar a los residentes. Este equipo ayuda a prevenir lesiones a los empleados y a los residentes. Las NA pueden ayudar a los residentes con muchos tipos de traslados utilizando un elevador mecánico. Utilizar estos elevadores requiere entrenamiento especial. Las NA no deben usar el equipo si no han sido entrenadas para hacerlo, porque pueden causar lesiones. Existen muchos tipos diferentes de elevadores mecánicos (Fig. 6-67). Las NA siempre deben pedir ayuda si hay algo que no entiendan sobre el elevador mecánico.

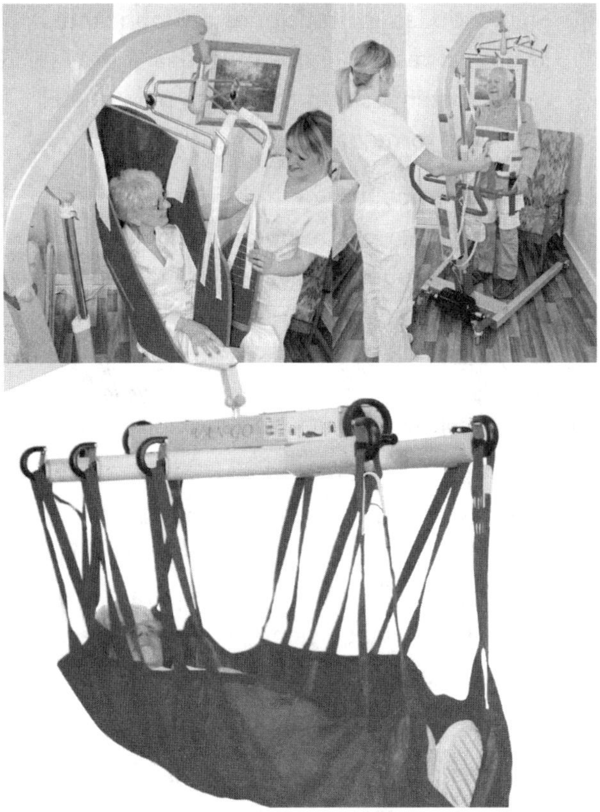

Fig. 6-67. *Existen diferentes tipos de elevadores para trasladar a los residentes que son completamente dependientes y a los residentes que pueden apoyar algo de peso.* (FOTOGRAFÍAS PRESENTADAS POR CORTESÍA DE "VANCARE INC.", 800-694-4525)

Guía de Procedimientos: Elevadores Mecánicos o Hidráulicos

G Tenga cuidado cuando mueva a un residente utilizando un elevador mecánico. Pida a otra persona que lo ayude cuando utilice estos elevadores, de ser posible. Muchas instituciones requieren que dos empleados ayuden al utilizar un elevador mecánico.

G Mantenga la silla de ruedas o la silla a donde va a mover al residente cerca de la cama, para que el residente sea movido una distancia corta en el elevador.

G Revise que las válvulas estén trabajando de manera apropiada en el elevador antes de usarlo.

G Utilice la correa (el columpio) correcta para el tipo de elevador que esté utilizando. Utilizar uno incorrecto puede tener como resultado una lesión seria o la muerte. Si usted no está seguro qué correa debe utilizar, hable con la enfermera.

G Revise que el columpio y las bandas (tirantes) no estén desgastados o tengan rasgaduras. No utilice el elevador si tiene rasgaduras o agujeros.

G Abra las piernas para colocarse en la posición más abierta, antes de ayudar al residente a colocarse en el elevador.

G Una vez que el residente se encuentra en el columpio y los tirantes están conectados, levante el elevador solamente hasta el punto donde el cuerpo del residente se levante de la cama o de la silla.

Trasladar a un residente utilizando un elevador mecánico

Equipo: silla de ruedas o silla, compañero de trabajo, elevador mecánico o hidráulico

Este es un procedimiento básico para trasladar a un residente utilizando un elevador mecánico. Pida a alguien que le ayude antes de iniciar.

1. Identifíquese por su nombre. Identifique al residente por su nombre.
   El residente tiene el derecho de conocer la identidad de su proveedor de cuidado. Dirigirse al residente por su nombre muestra respeto y establece la identificación correcta.

2. Lávese las manos.
   Provee control de infecciones.

3. Explique el procedimiento al residente. Hable de manera clara, lenta y directa. Mantenga contacto cara a cara cuando sea posible.
   Promueve el entendimiento y la independencia.

4. Brinde privacidad al residente con cortinas, biombos o puertas.
   Mantiene los derechos del residente de privacidad y dignidad.

5. Ponga el freno en las llantas de la cama.
   El freno en las llantas evita que se la cama se mueva.

6. Coloque la silla de ruedas al lado de la cama. Ponga el freno.
   El freno en las llantas evita que la silla se mueva.

7. Ayude al residente a voltearse hacia un lado de la cama. Coloque la correa (columpio) por debajo del residente, con la orilla al lado de la espalda del residente. Doble como abanico, de ser necesario. Asegúrese que la parte inferior de la correa esté alineada con las rodillas del residente. Ayude al residente a rodar hacia la mitad de la cama. Extienda la orilla doblada de la correa.

8. Mueva el elevador mecánico hacia el lado de la cama. Asegúrese que la base esté abierta en su punto más ancho. Empuje la base del elevador por debajo de la cama.

9. Coloque la barra superior directamente sobre el residente.

10. Con el residente acostado sobre su espalda, coloque un par de bandas en cada lado de la correa. Coloque un par de bandas en la barra superior. Pida al compañero de trabajo que apoye la cabeza del residente, así como los hombros y las rodillas mientras que es levantado. Los brazos del residente deben estar doblados sobre el pecho (Fig. 6-68). Si el aparato tiene ganchos tipo "S", deben estar hacia el lado contrario del residente. Asegúrese que todas las bandas estén conectadas apropiadamente y que estén lisas y derechas.

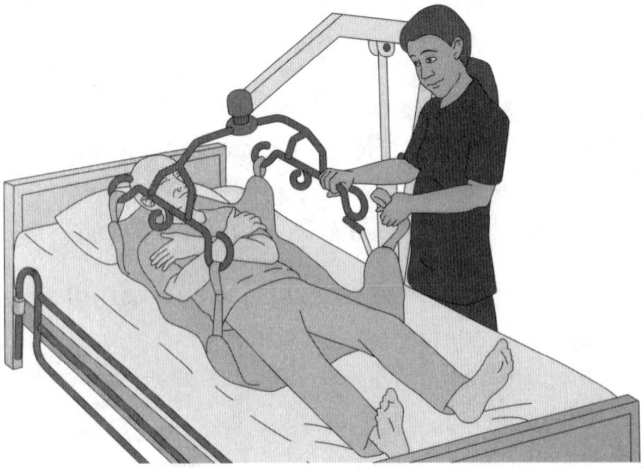

Fig. 6-68. *Con los brazos del residente doblados en el pecho, coloque las bandas al columpio.*

11. Siguiendo las instrucciones del fabricante, levante al residente dos pulgadas sobre la cama. Deténgase un momento para que el residente tome balance.

12. Pida al compañero de trabajo que ayude a apoyar y guiar el cuerpo del residente. Después usted puede mover el elevador para que el residente sea colocado sobre la silla o silla de ruedas.
    Tener la ayuda de otra persona promueve la seguridad durante el traslado y reduce la posibilidad de lesiones.

13. Lentamente baje al residente hacia la silla o a la silla de ruedas. Empuje suavemente hacia abajo las rodillas del residente para ayudar a que el residente se siente, en lugar de estar en una posición reclinada.

14. Quite las bandas de la barra superior. Quite la correa o déjelas en su lugar, de acuerdo con las políticas de la institución.

15. Asegúrese que el residente esté sentado de manera cómoda y correcta en la silla de ruedas o en la silla. Remueva las medidas de privacidad.

16. Coloque el botón de llamadas al alcance del residente.
    Permite que el residente se comunique con el personal cuando lo necesite.

17. Lávese las manos.
    Provee control de infecciones.

18. Reporte a la enfermera cualquier cambio en el residente.
    Brinda información a la enfermera para evaluar al residente.

19. Documente el procedimiento utilizando la guía de procedimientos de la institución.
    Si usted no documenta el cuidado, legalmente no pasó.

7

Técnicas Básicas de Enfermería

1. Explicar la admisión, el traslado y dar de alta a un residente

Mudarse siempre requiere un ajuste, pero con el envejecimiento, puede ser aún más difícil. Esto es especialmente cierto si hay problemas de enfermedad, incapacidad y movilidad. Los asistentes de enfermería tienen un rol muy importante al ayudar a los residentes a tener una transición exitosa hacia una institución de cuidado a largo plazo. Las NA pueden ayudar a los residentes a sentirse mejor sobre su nuevo hogar brindando apoyo emocional, siendo amables y comprensivas.

Derechos de los Residentes

Residentes LGBT Nuevos

Entrar a una institución de cuidado a largo plazo puede ser especialmente difícil para residentes que sean lesbianas, homosexuales, bisexuales o transgénero (LGBT por sus siglas en inglés). Los residentes LGBT pueden tener miedo de que no serán aceptados por el personal de la institución o por otros residentes. Pueden preocuparse de que sus parejas no recibirán la misma bienvenida que la esposa o la pareja de un residente heterosexual. Las NA no deben juzgar a los residentes, incluso si consideran que la homosexualidad está mal. Cada residente merece recibir un servicio profesional y amable de los empleados. La institución es el hogar del residente. Las NA deben esforzarse para asegurarse que todos los residentes se sientan cómodos y bienvenidos.

La admisión es, con frecuencia, la primera vez que la NA conocerá a un residente nuevo. Éste es el momento donde se toman las primeras impresiones. La NA debe tratar de asegurarse que el residente tenga una buena impresión de ella y de la institución. Debido a que el cambio es un proceso difícil, el personal de la institución debe comunicarse con los residentes nuevos. Las NA pueden explicar lo que se puede esperar durante el proceso y responder cualquier pregunta que se encuentre dentro de sus obligaciones de la práctica. Si los residentes o sus familiares tienen preguntas que las NA no puedan responder, deben hablar con la enfermera. Es buena idea que las NA le pregunten a los residentes nuevos cuáles son sus preferencias y rutinas personales. Si los residentes no pueden responder, las NA pueden platicar con los familiares sobre las preferencias personales.

Guía de Procedimientos: Admisión

G Prepare la habitación antes de que el residente llegue. Esto le ayuda a sentirse bienvenido y que lo estaban esperando. Asegúrese que la cama esté tendida y que la habitación esté ordenada. Reabastezca los artículos de los que queden pocos. Asegúrese de tener un paquete de admisión disponible, si se utiliza en la institución. Estos paquetes de admisión con frecuencia incluyen artículos de cuidado personal como vasijas para el baño, vasijas de émesis, jarra para el agua, vasos para tomar agua, pasta de dientes, jabón, peine, crema humectante y pañuelos desechables (Fig. 7-1). También puede incluir una taza para muestras de orina, etiqueta y bolsa para transportación de muestras.

G Cuando un residente nuevo llega a la institución, observe la hora y la condición en que se encuentra. ¿Está en una silla de ruedas, en una camilla o llegó caminando? ¿Quién llegó con el residente? Observe qué tan consciente está el residente o si parece estar confundido. Observe si presenta signos de nerviosismo y si trae algún tipo de tubo, como un catéter o una línea de IV.

G Preséntese y mencione el puesto que usted desempeña. Sonría y sea amigable. Siempre llame a la persona por su nombre formal hasta que le diga cómo quiere que lo llamen.

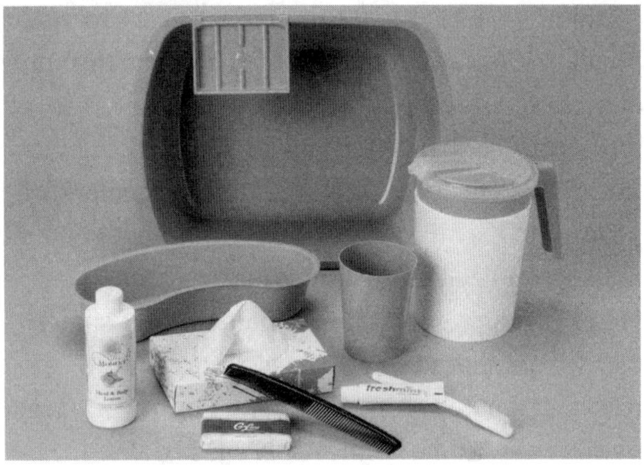

Fig. 7-1. *Un paquete de admisión usualmente se coloca en la habitación del residente antes de que sea admitido. Puede tener artículos de cuidado personal que el residente necesitará.* (REIMPRESO CON PERMISO DE "BRIGGS CORPORATION", 800-247-2343, WWW.BRIGGSCORP.COM)

G Nunca apresure el proceso ni al residente nuevo. No debe sentir que es una molestia. Asegúrese que el residente nuevo se sienta bienvenido y querido.

G Explique la vida diaria en la institución. Ofrezca llevar al residente y a la familia a un recorrido por la institución. Muestre al residente las áreas importantes. Cuando muestre dónde se encuentra el comedor, revise los horarios de comida publicados. Durante el recorrido, presente al residente con otros los residentes y con los empleados que vean. Presente al compañero de cuarto, si el residente tiene uno.

G Maneje los artículos personales con mucho cuidado y respeto. Un residente tiene el derecho legal de que sus artículos personales sean tratados con cuidado. Cuando organice la habitación, coloque los artículos personales donde el residente quiera ponerlos (Fig. 7-2).

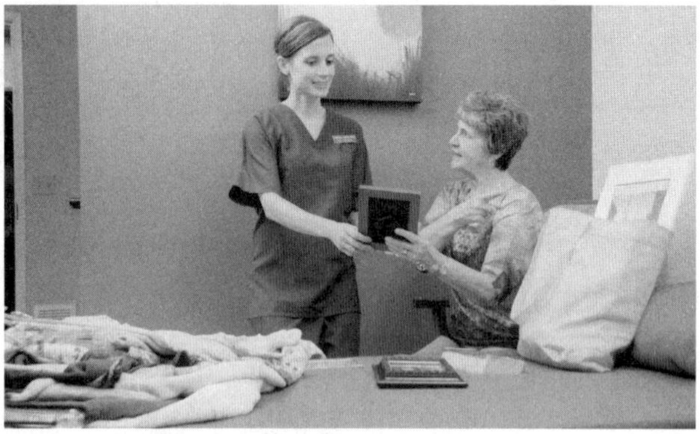

Fig. 7-2. *Maneje los artículos personales con cuidado y colóquelos en la habitación donde prefiera el residente.*

G La admisión es un proceso muy estresante. Observe al residente ya que podría haber algo importante que no se haya detectado. Reporte a la enfermera si usted observa lo siguiente:

- El residente tiene tubos desconectados.
- El residente parece estar confundido, combativo y/o que no se da cuenta de lo que le rodea.
- El residente tiene problemas para respirar, dolor o cualquier otro signo de angustia o preocupación.
- El residente tiene moretones o heridas.
- El residente se saltó una comida durante el proceso de admisión.
- El residente tiene artículos valiosos, medicamentos, aparatos de asistencia auditiva, anteojos o dentaduras postizas.

G Siga las reglas de la institución sobre cualquier otra tarea que sea requerida durante el proceso de admisión.

G Los residentes nuevos pueden tener días buenos seguidos de días que no sean tan buenos. Permita que los residentes se adapten a sus nuevos hogares a su propio ritmo; sin embargo, reporte signos de confusión o depresión a la enfermera.

Derechos de los Residentes

Admisión

OBRA requiere que durante el proceso de admisión, los residentes sean informados sobre sus derechos legales. Se les debe entregar una copia por escrito de estos derechos, incluyendo el derecho sobre sus fondos personales y el derecho de presentar una queja ante la agencia estatal. Los residentes también deben recibir información sobre sus derechos relacionados con las instrucciones anticipadas.

Admitir a un residente

Equipo: puede incluir papelería de admisión (lista de tareas y forma de inventario), guantes y equipo para tomar signos vitales.

1. Identifíquese por su nombre. Identifique al residente por su nombre.
   El residente tiene el derecho de conocer la identidad de su proveedor de cuidado. Identificar al residente por su nombre muestra respeto y establece la identificación correcta.

2. Lávese las manos.
   Provee control de infecciones.

3. Explique el procedimiento al residente. Hable de manera clara, lenta y directa. Mantenga contacto cara a cara cuando sea posible.
   Promueve el entendimiento y la independencia.

4. Brinde privacidad al residente con cortinas, biombos o puertas (Fig. 7-3). Si la familia se encuentra presente, pídales que salgan un momento hasta que el proceso de admisión haya terminado. Muéstreles dónde pueden esperar.
   Mantiene los derechos del residente de privacidad y dignidad.

5. Realice lo siguiente, si es parte de los procedimientos de la institución:
   - Tome el peso y la altura del residente.
   - Tome los signos vitales de referencia del residente. Los signos vitales de referencia son los valores iniciales que serán comparados con las medidas que se tomen en el futuro.
   - Obtenga un espécimen de orina, de ser requerido.
   - Llene la papelería. Tome un inventario de las pertenencias personales del residente.
   - Ayude al residente a guardar sus pertenencias personales. Ponga etiquetas en los artículos personales de acuerdo con las reglas de la institución.
   - Brinde agua fresca.

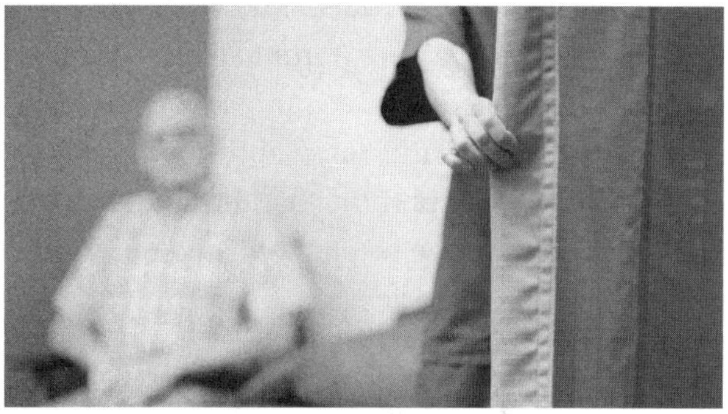

Fig. 7-3. *Todos los residentes tienen el derecho legal de privacidad y la privacidad es parte de realizar su trabajo de manera profesional. Su comportamiento profesional y respetuoso puede ayudar a tranquilizar a un residente nuevo que está inquieto.*

6. Muestre al residente la habitación y el baño. Explique la manera en que funciona la cama y el botón de llamadas. Muestre al residente el teléfono, el control de la televisión y las luces.
   Promueve la seguridad del residente.

7. Preséntele al residente a su compañero de habitación, si tiene. Preséntele a otros residentes y a los empleados de la institución.
   Esto hace que el residente se sienta más cómodo.

8. Asegúrese que el residente se sienta cómodo. Pida a la familia que regrese a la habitación, si se encontraban afuera.

9. Coloque el botón de llamadas al alcance del residente.
   Permite que el residente se comunique con el personal cuando lo necesite.

10. Lávese las manos.
    Provee control de infecciones.

11. Documente el procedimiento utilizando la guía de procedimientos de la institución.
    Si usted no documenta el cuidado, legalmente no pasó.

Los residentes pueden ser transferidos a un área diferente de la institución. En caso de una enfermedad aguda pueden ser trasladados a un hospital. El cambio es difícil. Esto es especialmente cierto cuando una persona tiene una enfermedad o una condición que empeora. El personal debe hacer que el traslado sea lo más tranquilo posible para el residente. Un residente debe ser informado sobre el traslado tan pronto como sea posible para que pueda comenzar a adaptarse a la idea. La enfermera informará al residente sobre el traslado y explicará cómo, dónde, cuándo y por qué ocurrirá. Se debe responder a cualquier pregunta que tenga el residente.

Las NA le ayudarán a los residentes a empacar sus artículos personales antes del traslado. Con frecuencia, los residentes se preocupan porque no quieren perder sus pertenencias. Las NA pueden involucrarlos en el proceso de empaque; por ejemplo, la NA puede permitir al residente que vea el armario y los cajones vacíos, etc.

Trasladar a un residente

Equipo: puede incluir una silla de ruedas, carrito para las pertenencias, el expediente médico, todos los artículos de cuidado personal del residente y los artículos personales empacados.

1. Identifíquese por su nombre. Identifique al residente por su nombre.
   El residente tiene el derecho de conocer la identidad de su proveedor de cuidado. Identificar al residente por su nombre muestra respeto y establece la identificación correcta.
2. Lávese las manos.
   Provee control de infecciones.
3. Explique el procedimiento al residente. Hable de manera clara, lenta y directa. Mantenga contacto de cara a cara cuando sea posible.
   Promueve el entendimiento y la independencia.
4. Coloque en el carrito los artículos que serán movidos y lléveselos al lugar nuevo. Si el residente será trasladado a un hospital, las pertenencias pueden ser colocadas en un almacén temporal.
5. Ayude al residente a sentarse en la silla de ruedas (o en una camilla, si se utiliza). Llévelo al área apropiada.
6. Presente a los residentes nuevos y al personal.
   Esto hace que el residente se sienta más cómodo.
7. Ayude al residente a guardar sus artículos personales.
8. Asegúrese que el residente se sienta cómodo.
9. Coloque el botón de llamadas al alcance del residente.
   Permite que el residente se comunique con el personal cuando lo necesite.
10. Lávese las manos.
    Provee control de infecciones.
11. Reporte a la enfermera cualquier cambio en el residente.
    Brinda información a la enfermera para evaluar al residente.
12. Documente el procedimiento utilizando la guía de procedimientos de la institución.
    Si usted no documenta el cuidado, legalmente no pasó.

Para dar de alta a un residente de una institución, un doctor debe dar la orden de alta. Después, la enfermera brinda las instrucciones que el residente debe seguir una vez que sea dado de alta. La enfermera revisará estas instrucciones y la información con el residente, sus familiares y amigos. Algunas de las áreas que se pueden discutir son:

- Las siguientes citas con el doctor, con el fisioterapeuta, con el terapeuta del habla y lenguaje y con el terapeuta ocupacional
- El cuidado en el hogar, el cuidado de enfermería especializado

- El medicamento
- Las instrucciones del doctor sobre la ambulación
- El equipo médico necesario
- La transportación médica
- Cualquier restricción en las actividades
- Ejercicios especiales para mantener al residente funcionando al nivel más alto
- Los requerimientos especiales sobre la dieta o la nutrición
- Recursos de la comunidad

Las NA ayudarán recogiendo las pertenencias del residente y empacándolas con cuidado. La NA debe conocer la condición del residente en el momento en que es dado de alta e informarse si el residente utilizará una silla de ruedas o una camilla.

El día que un residente es dado de alta usualmente es un día feliz para ellos porque se van a su casa; sin embargo, algunos residentes pueden sentir incertidumbre o miedo sobre dejar la institución. Pueden estar preocupados porque su salud sufrirá. Las NA pueden ayudar siendo positivas y recordar a los residentes que sus doctores consideran que están listo para irse a casa; sin embargo, si un residente tiene preguntas específicas sobre su cuidado, la NA debe informar al enfermero.

Derechos de los Residentes

Traslados o Dar de Alta

OBRA requiere que los residentes tengan el derecho de recibir notificación adelantada antes de ser trasladados o de ser dados de alta de una institución. La notificación escrita debe incluir información específica sobre dónde y porqué están siendo trasladados o dados de alta. La notificación debe estar escrita en un lenguaje que el residente pueda entender. Los empleados de la institución deben brindar la preparación apropiada para el traslado o para ser dado de alta.

Dar de alta a un residente

Equipo: puede incluir una silla de ruedas, carrito para las pertenencias, papelería de salida, incluyendo la lista del inventario realizado al momento de la admisión, todos los artículos del cuidado personal del residente

1. Identifíquese por su nombre. Identifique al residente por su nombre.
   El residente tiene el derecho de conocer la identidad de su proveedor de cuidado. Identificar al residente por su nombre muestra respeto y establece la identificación correcta.
2. Lávese las manos.
   Provee control de infecciones.
3. Explique el procedimiento al residente. Hable de manera clara, lenta y directa. Mantenga contacto cara a cara cuando sea posible.
   Promueve el entendimiento y la independencia.
4. Brinde privacidad al residente con cortinas, biombos o puertas.
   Mantiene los derechos del residente de privacidad y dignidad.
5. Mida los signos vitales del residente.
6. Compare la lista con los artículos que ahí se encuentran. Si todos los artículos están ahí, pida al residente que firme la lista.
7. Coloque los artículos que se va a llevar en el carrito y llévelos al área donde los puedan recoger.
8. Ayude al residente a vestirse y luego a sentarse en la silla de ruedas o en la camilla, si acaso se utiliza.
9. Ayude al residente a despedirse del personal y de los demás residentes.
10. Lleve al residente al área donde lo pueden recoger. Ayúdelo a subirse al vehículo. Usted es responsable del residente hasta que se encuentre seguro en el carro y con la puerta cerrada.

11. Lávese las manos.
    Provee control de infecciones.
12. Documente el procedimiento utilizando la guía de procedimientos de la institución. Incluya lo siguiente:
    - Los signos vitales al momento de ser dado de alta
    - Hora de salida
    - Método de transporte
    - El nombre de la persona que estaba con el residente
    - Los artículos que se llevó el residente (lista de inventario)

    Si usted no lo documenta, legalmente no pasó.

2. Explicar la importancia de monitorear los signos vitales

Los asistentes de enfermería monitorean, documentan y reportan los **signos vitales** de los residentes. Los signos vitales son importantes y muestran qué tan bien trabajan los órganos vitales del cuerpo, como el corazón y los pulmones. Los signos vitales consisten en lo siguiente:

- Tomar la temperatura corporal.
- Contar el pulso.
- Contar el número de las respiraciones.
- Tomar la presión sanguínea.
- Observar y reportar el nivel de dolor.

Observar cambios en los signos vitales es muy importante. Los cambios pueden indicar que la condición de un residente está empeorando. Una NA siempre debe notificar a la enfermera si

- El residente tiene fiebre (temperatura que está por encima del promedio del residente o fuera del rango normal).
- El residente tiene respiración o pulso demasiado rápido o demasiado lento.
- La presión sanguínea del residente cambia.
- El dolor del residente empeora o no se alivia al manejar el dolor.

Rangos Normales de los Signos Vitales para un Adulto

Lugar donde se toma la Temperatura	**Fahrenheit**	**Celsius**
Boca (oral)	97.6°–99.6°	36.5°–37.5°
Recto (rectal)	98.6°–100.6°	37.0°–38.1°
Axila (axilar)	96.6°–98.6°	36.0°–37.0°
Oído (timpánica)	96.6°–99.7°	35.8°–37.6°
Arteria temporal	97.2°–100.1°	36.2°–37.8°

Pulso normal: 60–100 latidos por minuto
Respiración normal: 12–20 respiraciones por minuto

Presión sanguínea	
Normal	Sistólica 100–119 Diastólica 60–79
Baja	Menor de 100/60
Pre-hipertensión	Sistólica 120–139 Diastólica 80–89
Alta	140/90 o mayor

Temperatura

La temperatura corporal normalmente está cerca de los 98.6° F (Fahrenheit) o 37° C (Celsius). La temperatura corporal es un balance entre el calor creado por el cuerpo y el calor perdido al medio ambiente. Muchos factores afectan la temperatura, como la edad, las enfermedades, el estrés, el medio ambiente, el ejercicio y el ritmo circadiano. El ritmo circadiano es el ciclo de 24 horas de día y noche. El promedio de las lecturas de la temperatura cambia durante el día. Las personas tienden a tener temperaturas más bajas en la mañana. El aumento en la temperatura corporal puede indicar una infección o una enfermedad.

Existen diferentes lugares donde se puede tomar la temperatura corporal: la boca (oral), el recto (rectal), la axila (axilar), el oído (timpánico) y la arteria temporal (la arteria debajo de la piel de la frente). Los diferentes lugares requieren del uso de diferentes termómetros. Los tipos de termómetros son los siguientes:

- Libre de mercurio (Fig. 7-4)
- Digital (Fig. 7-5)
- Electrónico (Fig. 7-6)
- Desechable (Fig. 7-7)
- Timpánico (Fig. 7-8)
- Arteria temporal (Fig. 7-9)

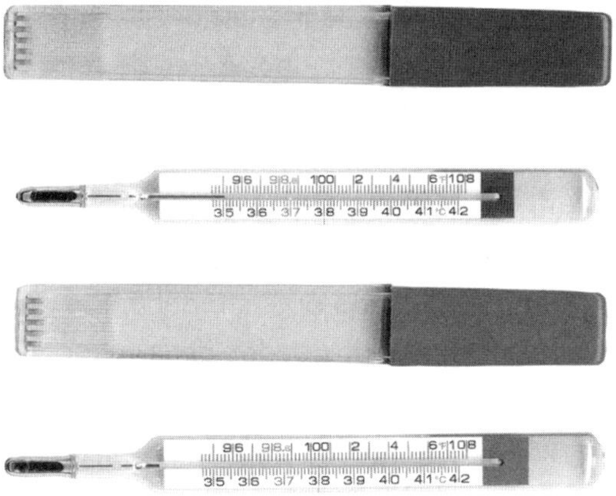

Fig. 7-4. *Un termómetro oral libre de mercurio y un termómetro rectal libre de mercurio. Los termómetros orales usualmente son de color verde o azul; los termómetros rectales usualmente son de color rojo.* (FOTOGRAFÍAS PRESENTADA POR CORTESÍA DE "RG MEDICAL DIAGNOSTICS OF WIXOM", MI, RGMD.COM)

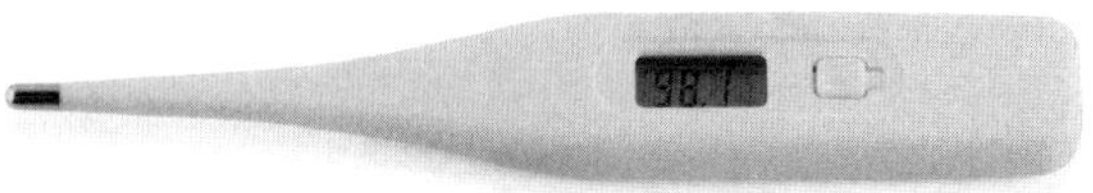

Fig. 7-5. *Un termómetro digital.*

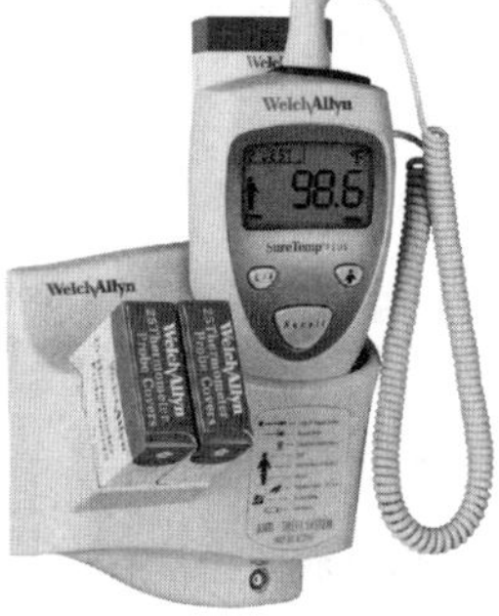

Fig. 7-6. *Un termómetro electrónico.* (FOTOGRAFÍA PRESENTADA POR CORTESÍA DE "WELCH ALLYN", WWW.WELCHALLYN.COM, 800-535-6663)

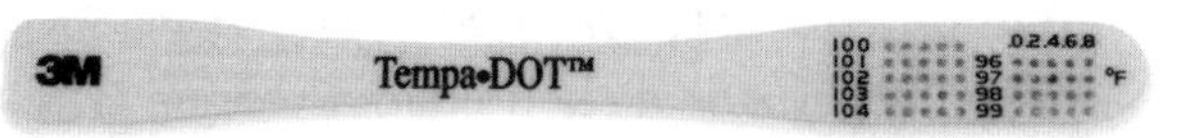

Fig. 7-7. *Un termómetro desechable.*

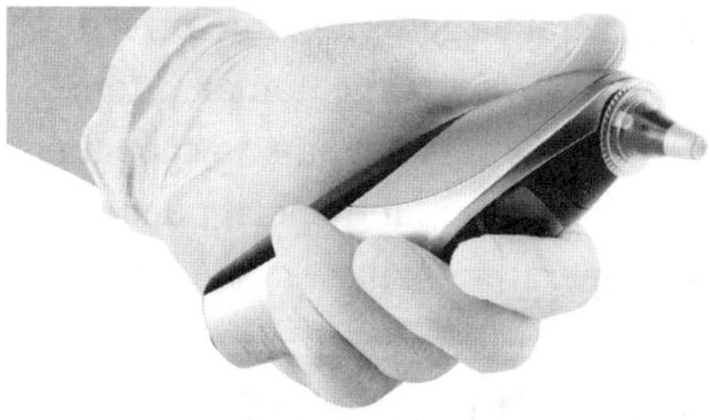

Fig. 7-8. *Un termómetro timpánico.*

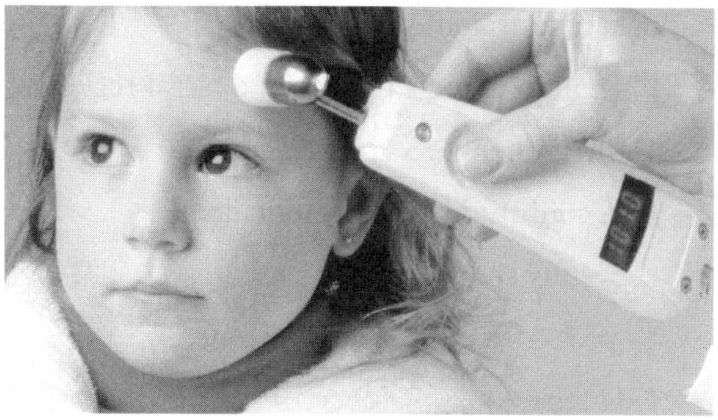

Fig. 7-9. *Un termómetro para la arterial temporal.* (FOTOGRAFÍA PRESENTADA POR CORTESÍA DE "EXERGEN CORPORATION", 800-422-3006, WWW.EXERGEN.COM)

Los números del termómetro permiten leer la temperatura después de que se registra. La mayoría de los termómetros muestran la temperatura en grados Fahrenheit (F). Cada línea larga representa un grado. Cada línea corta representa dos décimos de un grado. Algunos termómetros muestran la temperatura en grados Celsius (C). Las líneas largas representan un grado. Las líneas cortas representan un décimo de un grado. Las flechas pequeñas señalan la temperatura normal: 98.6° F y 37° C (Fig. 7-10).

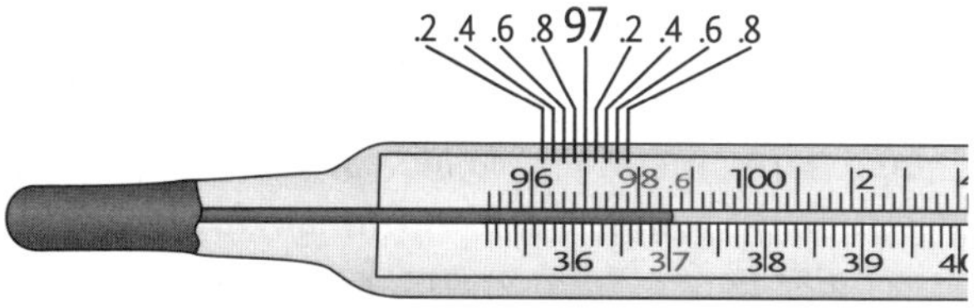

Fig. 7-10. *Esta imagen muestra una lectura normal de la temperatura: 98.6°F y 37°C.*

Existe un rango de temperaturas normales. La temperatura de algunas personas normalmente es baja. Otras personas en buen estado de salud la tendrán un poco más alta. Las lecturas de la temperatura normal también varían de acuerdo al método utilizado para tomar la temperatura.

La temperatura rectal es generalmente considerada la más exacta; sin embargo, tomar la temperatura rectal en una persona que no coopera, como con un residente con demencia, puede ser peligroso. La temperatura axilar es considerada la menos exacta.

Una NA no debe tomar la temperatura oral en una persona que:

- Está inconsciente.
- Ha tenido una cirugía facial o bucal reciente.
- Tiene menos de 5 años de edad.
- Está confundida o desorientada.
- Está muy sedada.
- Es propensa a tener convulsiones.
- Está tosiendo.
- Está usando oxígeno.
- Tiene parálisis facial.
- Tiene un tubo nasogástrico (un tubo de alimentación que ha sido insertado por la nariz y llega hasta el estómago).
- Tiene úlceras, enrojecimiento, hinchazón o dolor en la boca.
- Tiene alguna lesión en la cara o cuello.

Tomar y registrar la temperatura oral

No tome la temperatura oral en un residente que ha fumado, comido, tomado líquidos, masticado chicle o hecho ejercicio en los últimos 10 ó 20 minutos.

Equipo: termómetro limpio libre de mercurio, digital o electrónico, guantes, cubierta/funda de plástico desechable para el termómetro, pañuelos desechables, papel y pluma

1. Identifíquese por su nombre. Identifique al residente por su nombre.
   El residente tiene el derecho de conocer la identidad de su proveedor de cuidado. Identificar al residente por su nombre muestra respeto y establece la identificación correcta.
2. Lávese las manos.
   Provee control de infecciones.
3. Explique el procedimiento al residente. Hable de manera clara, lenta y directa. Mantenga contacto cara a cara cuando sea posible.
   Promueve el entendimiento y la independencia.
4. Brinde privacidad al residente con cortinas, biombos o puertas.
   Mantiene los derechos del residente de privacidad y dignidad.
5. Póngase los guantes.
6. **Termómetro libre de mercurio**: Sostenga el termómetro por el bulbo. Antes de introducir el termómetro en la boca del residente, agítelo para que baje la marcación hasta el número más bajo (por lo menos debajo de 96°F ó 35°C). Para agitar el termómetro, sosténgalo del lado opuesto del bulbo con el dedo pulgar y dos dedos de la mano. Con movimientos bruscos de su muñeca agite el termómetro (Fig. 7-11). Párese lejos de los muebles y de las paredes mientras lo agita.
   Sostener el termómetro por el lado opuesto al bulbo previene que se contamine el bulbo. La lectura del termómetro debe estar por debajo de la temperatura real del residente.

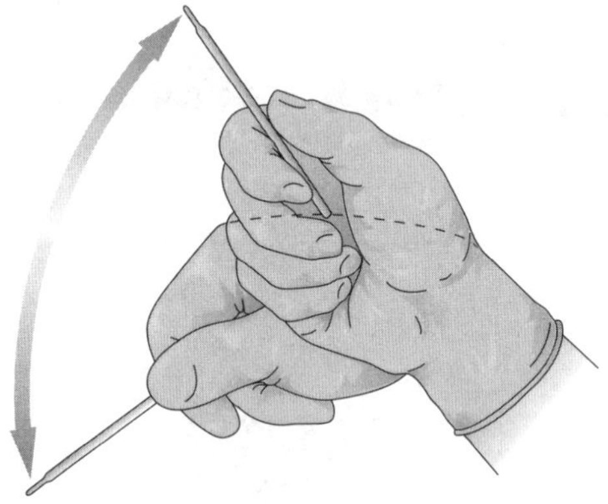

Fig. 7-11. *Agite el termómetro para que baje la marcación hasta el número más bajo antes de introducirlo en la boca del residente.*

Termómetro digital: Coloque la cubierta desechable. Encienda el termómetro y espere hasta que aparezcan las letras "*ready*" (lo que significa *listo* en inglés).

Termómetro electrónico: Saque el termómetro de la base de la unidad. Coloque la cubierta.

7. **Termómetro libre de mercurio**: Coloque una cubierta, de estar disponible. Introduzca la orilla del termómetro que tiene bulbo en la boca del residente por debajo de la lengua y hacia un lado (Fig. 7-12).
El termómetro mide el calor de los vasos sanguíneos que se encuentran debajo de la lengua.

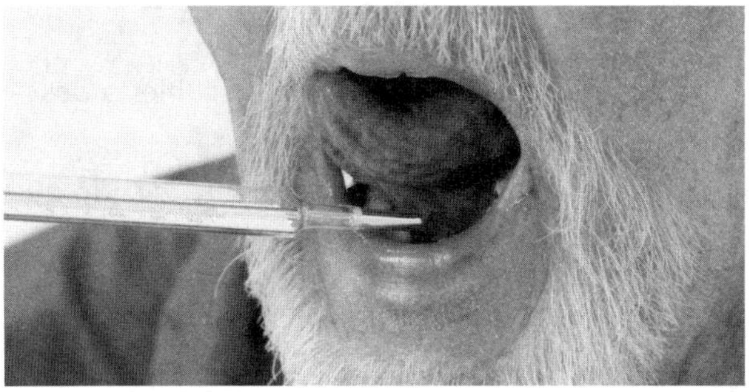

Fig. 7-12. *Inserte el termómetro por debajo de la lengua y hacia un lado.*

Termómetro digital: Introduzca la orilla del termómetro digital en la boca del residente por debajo de la lengua y hacia un lado.

Termómetro electrónico: Introduzca la orilla del termómetro electrónico en la boca del residente por debajo de la lengua y hacia un lado.

8. **Para todos los termómetros**: Pida al residente que sostenga el termómetro en la boca con los labios cerrados. Ayude como sea necesario. El residente debe respirar por la nariz. Pida al residente que no lo muerda y que no hable.
Los labios sostienen el termómetro en posición. Si está roto, pueden presentarse lesiones en la boca. Puede necesitar más tiempo si el residente abre la boca para hablar.

Termómetro libre de mercurio: Deje ahí el termómetro por lo menos tres minutos.

Termómetro digital: Deje el termómetro ahí hasta que parpadee una luz o emita un sonido.

Termómetro electrónico: Deje el termómetro ahí hasta que usted escuche un sonido o vea una luz que parpadea o que está fija.

9. **Termómetro libre de mercurio**: Quite el termómetro. Límpielo con un pañuelo desechable desde la orilla que no tiene el bulbo hasta el bulbo o quite la cubierta. Tire el pañuelo desechable o la cubierta. Sostenga el termómetro a la altura de los ojos. Gire hasta que la línea aparezca, deslizando el termómetro entre su dedo pulgar y el dedo índice. Lea la temperatura y recuérdela.

Termómetro digital: Quite el termómetro. Lea la temperatura en la pantalla y recuérdela.

Termómetro electrónico: Lea la temperatura en la pantalla y recuérdela. Quite el termómetro.

10. **Termómetro libre de mercurio**: Limpie el termómetro con jabón y agua. Enjuáguelo con agua limpia y séquelo. Guárdelo en el estuche.

Termómetro digital: Usando un pañuelo desechable, quite y tire la cubierta. Guarde el termómetro en el estuche.

Termómetro electrónico: Presione el botón de expulsar para tirar la cubierta. Regrese el termómetro a la base.

11. Quítese los guantes y tírelos.

12. Lávese las manos.
Provee control de infecciones.

13. Anote inmediatamente la temperatura, la fecha, la hora y el método utilizado (oral).
Escriba la temperatura de inmediato para que no se le olvide. Los planes de cuidado se realizan en base a su reporte.

14. Coloque el botón de llamadas al alcance del residente.
Permite que el residente se comunique con el personal cuando lo necesite.

15. Reporte a la enfermera cualquier cambio en el residente.
Brinda información a la enfermera para evaluar al residente.

Las NA siempre deben explicar lo que van a hacer antes de empezar a medir la temperatura rectal. La NA necesita la cooperación del residente; debe pedirle que no se mueva y asegurarle que la tarea tomará sólo unos cuantos minutos. La NA debe sostener el termómetro en todo momento mientras que esté tomando la temperatura rectal.

Tomar y registrar la temperatura rectal

Equipo: termómetro limpio digital o rectal libre de mercurio, lubricante, guantes, pañuelo desechable, cubierta/funda de plástico desechable, papel y pluma.

1. Identifíquese por su nombre. Identifique al residente por su nombre.
   El residente tiene el derecho de conocer la identidad de su proveedor de cuidado. Identificar al residente por su nombre muestra respeto y establece la identificación correcta.

2. Lávese las manos.
   Provee control de infecciones.

3. Explique el procedimiento al residente. Hable de manera clara, lenta y directa. Mantenga contacto cara a cara cuando sea posible.
   Prŏmueve el entendimiento y la independencia.

4. Brinde privacidad al residente con cortinas, biombos o puertas.
   Mantiene los derechos del residente de privacidad y dignidad.

5. Ajuste la cama a un nivel seguro para trabajar, usualmente a la altura de la cintura. Ponga el freno en las llantas de la cama.
   Promueve la seguridad.

6. Ayude al residente a acostarse sobre su costado izquierdo (posición de Sims) (Fig. 7-13).

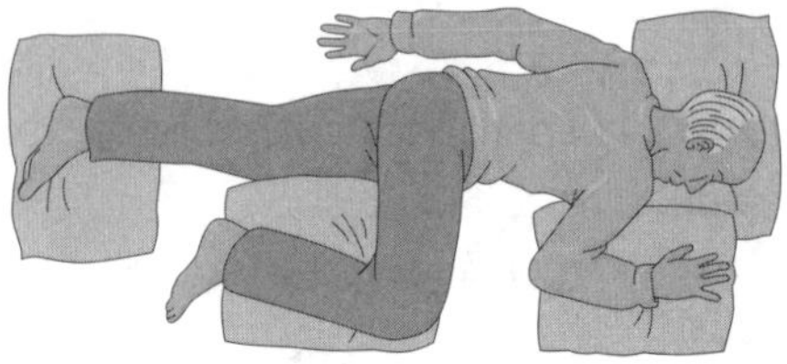

Fig. 7-13. *El residente debe estar acostado sobre su costado izquierdo (posición de Sims).*

7. Doble la ropa de cama para destapar únicamente el área rectal.

8. Póngase los guantes.

9. **Termómetro libre de mercurio**: Sostenga el termómetro por el lado que no tiene el bulbo. Agite el termómetro para que baje la marcación hasta el número más bajo.

   Termómetro digital: Coloque la cubierta desechable. Encienda el termómetro y espere hasta que aparezcan las letras "*ready*" (lo que significa *listo* en inglés).

   Termómetro electrónico: Remueva la cubierta de la base. Coloque una cubierta.

10. Aplique un poco de lubricante en la punta del bulbo o cubierta del termómetro (o coloque una cubierta que esté previamente lubricada).

11. Separe los glúteos. Suavemente introduzca de ½ a 1 pulgada del termómetro en el recto. Deténgase si el residente se resiste. No introduzca el termómetro a la fuerza (Fig. 7-14).

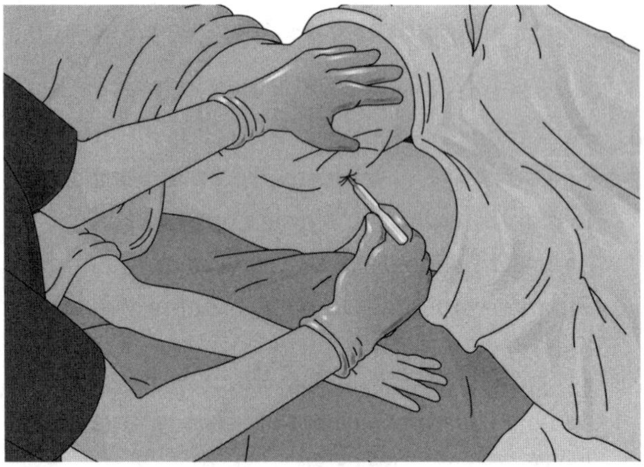

Fig. 7-14. *Suavemente introduzca una pulgada del termómetro en el recto.*

12. Vuelva a colocar las sábanas sobre los glúteos. Sostenga el termómetro en todo momento.

13. **Termómetro libre de mercurio**: Sostenga ahí el termómetro por lo menos tres minutos.

    Termómetro digital: Sostenga ahí el termómetro hasta que parpadee una luz o emita un sonido.

Termómetro electrónico: Sostenga ahí el termómetro hasta que escuche un sonido u observe una luz que parpadea o que permanece prendida.

14. Suavemente quite el termómetro. Límpielo con un pañuelo desechable desde la orilla que no tiene el bulbo hasta el bulbo o quite la cubierta. Tire el pañuelo desechable o la cubierta.

15. Lea el termómetro sosteniéndolo a la altura de los ojos como lo haría para la temperatura oral. Recuerde la temperatura.

16. **Termómetro libre de mercurio**: Limpie el termómetro con jabón y agua. Enjuáguelo con agua limpia y séquelo. Guárdelo en el estuche.

    Termómetro digital: Limpie el termómetro siguiendo la política de la institución y guárdelo en el estuche.

    Termómetro electrónico: Presione el botón de expulsar para tirar la cubierta. Regrese el termómetro a la base.

17. Quítese los guantes y tírelos.

18. Lávese las manos.
    Provee control de infecciones.

19. Ayude al residente a acomodarse en una posición cómoda y segura.

20. Anote inmediatamente la temperatura, la fecha, la hora y el método utilizado (rectal).
    Escriba la temperatura de inmediato para que no se le olvide. Los planes de cuidado se realizan en base a su reporte.

21. Coloque el botón de llamadas al alcance del residente.
    Permite que el residente se comunique con el personal cuando lo necesite.

22. Reporte a la enfermera cualquier cambio en el residente.
    Brinda información a la enfermera para evaluar al residente.

Los termómetros timpánicos pueden tomar la lectura de la temperatura de manera rápida y exacta. La NA debe informar al residente que va colocar un termómetro en el canal del oído. Debe asegurarle al residente que esto no causa dolor. La punta corta del termómetro entrará solamente de ¼ a ½ pulgada en el oído.

Tomar y registrar la temperatura timpánica

Equipo: termómetro timpánico, guantes, cubierta/funda desechable para el termómetro, papel y pluma

1. Identifíquese por su nombre. Identifique al residente por su nombre.
   El residente tiene el derecho de conocer la identidad de su proveedor de cuidado. Identificar al residente por su nombre muestra respeto y establece la identificación correcta.

2. Lávese las manos.
   Provee control de infecciones.

3. Explique el procedimiento al residente. Hable de manera clara, lenta y directa. Mantenga contacto cara a cara cuando sea posible.
   Promueve el entendimiento y la independencia.

4. Brinde privacidad al residente con cortinas, biombos o puertas.
   Mantiene los derechos del residente de privacidad y dignidad.

5. Póngase los guantes.

6. Coloque una cubierta desechable sobre la parte auricular del termómetro (la parte que se coloca en el oído).
   Protege el equipo y reduce el riesgo de contaminación.

7. Coloque la cabeza del residente de manera que el oído se encuentre frente a usted. Enderece el canal del oído jalando suavemente la orilla externa del oído hacia arriba y hacia atrás (Fig. 7-15). Introduzca el termómetro cubierto en el canal del oído y presione el botón.

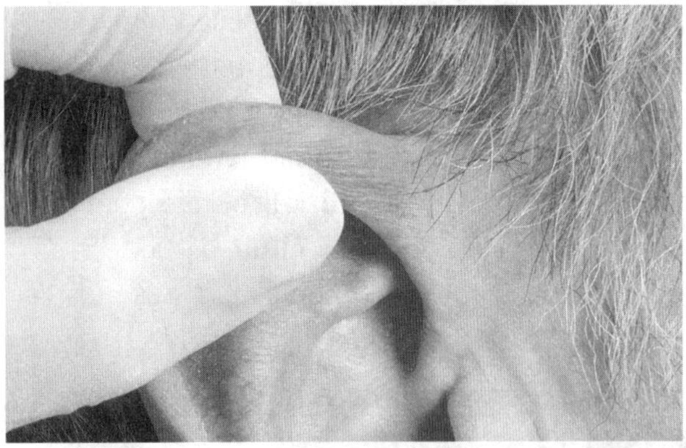

Fig. 7-15. *Enderece el canal del oído jalando suavemente la orilla externa del oído hacia arriba y hacia atrás.*

8. Sostenga ahí el termómetro por un segundo o hasta que parpadee una luz o emita un sonido.

9. Lea la temperatura y recuérdela.

10. Tire la cubierta y guarde el termómetro en su lugar o en el cargador de batería si el termómetro es recargable.

11. Quítese los guantes y tírelos.

12. Lávese las manos.
    Provee control de infecciones.

13. Anote inmediatamente la temperatura, la fecha, la hora y el método utilizado (timpánico).
    Escriba la temperatura de inmediato para que no se le olvide. Los planes de cuidado se realizan en base a su reporte.

14. Coloque el botón de llamadas al alcance del residente.
    Permite que el residente se comunique con el personal cuando lo necesite.

15. Reporte a la enfermera cualquier cambio en el residente.
    Brinda información a la enfermera para evaluar al residente.

La temperatura axilar es mucho menos confiable que la temperatura que se toma en otros lugares; sin embargo puede ser la más segura si los residentes están confundidos, desorientados, no cooperan o tienen demencia.

Tomar y registrar la temperatura axilar

Equipo: termómetro limpio libre de mercurio, digital o electrónico, guantes, pañuelos desechables, cubierta/funda de plástico desechable, papel y pluma

1. Identifíquese por su nombre. Identifique al residente por su nombre.
   El residente tiene el derecho de conocer la identidad de su proveedor de cuidado. Identificar al residente por su nombre muestra respeto y establece la identificación correcta.

2. Lávese las manos.
   Provee control de infecciones.

3. Explique el procedimiento al residente. Hable de manera clara, lenta y directa. Mantenga contacto cara a cara cuando sea posible.
   Promueve el entendimiento y la independencia.

4. Brinde privacidad al residente con cortinas, biombos o puertas.
   Mantiene los derechos del residente de privacidad y dignidad.

5. Póngase los guantes.

6. Remueva el brazo del residente de la manga de la bata o de la camisa para permitir que la piel tenga contacto con la orilla del termómetro. Limpie el área de las axilas con pañuelos desechables antes de colocar el termómetro.

7. **Termómetro libre de mercurio**: Sostenga el termómetro por la orilla que no tiene el bulbo y agítelo para que baje la marcación hasta el número más bajo.

   Termómetro digital: Coloque la cubierta desechable. Encienda el termómetro y espere hasta que aparezcan las letras "*ready*" (lo que significa *listo* en inglés).

   Termómetro electrónico: Remueva el termómetro de la base de la unidad. Coloque una cubierta.

8. Coloque el termómetro (con el lado del bulbo en un termómetro libre de mercurio) en el centro de la axila. Doble el brazo del residente sobre el pecho.

9. **Termómetro libre de mercurio**: Sostenga ahí el termómetro, con el brazo cerrado hacia el lado, de 8 a 10 minutos (Fig. 7-16).

   Termómetro digital: Sostenga ahí el termómetro hasta que parpadee una luz o emita un sonido.

   Termómetro electrónico: Déjelo ahí hasta que escuche un sonido o vea una luz que parpadea o que se queda fija.

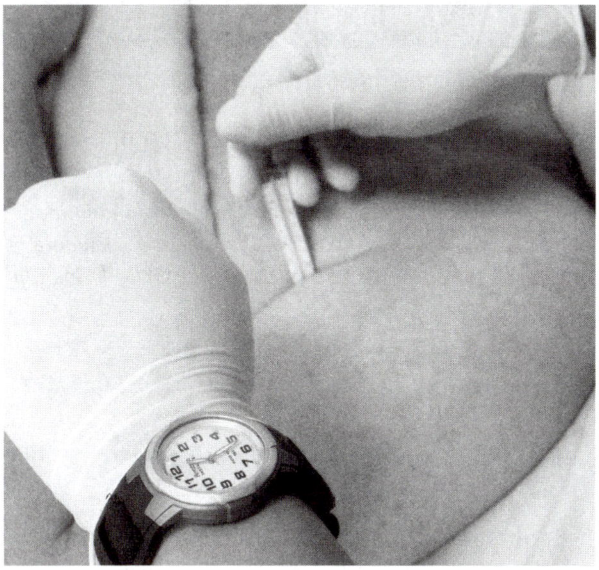

Fig. 7-16. *Después de colocar el termómetro en la axila, doble el brazo del residente sobre el pecho y déjelo ahí de 8 a 10 minutos.*

10. **Termómetro libre de mercurio**: Quite el termómetro. Límpielo con un pañuelo desechable desde la orilla que no tiene el bulbo hasta el bulbo o quite la cubierta. Tire el pañuelo desechable o la cubierta. Lea la temperatura a la altura de los ojos como lo haría con la temperatura oral. Recuerde la temperatura.

    Termómetro digital: Quite el termómetro. Lea la temperatura en la pantalla y recuérdela.

    Termómetro electrónico: Lea la temperatura en la pantalla y recuérdela. Quite el termómetro.

11. **Termómetro libre de mercurio**: Limpie el termómetro con jabón y agua. Enjuáguelo con agua limpia y séquelo. Guárdelo en el estuche.

    Termómetro digital: Usando un pañuelo desechable, remueva y tire la cubierta. Guarde el termómetro en el estuche.

    Termómetro electrónico: Presione el botón de expulsar para tirar la cubierta. Regrese el termómetro a la base.

12. Quítese los guantes y tírelos.

13. Lávese las manos.
    Provee control de infecciones.

14. Coloque de nuevo el brazo del residente en la manga de la bata.

15. Anote inmediatamente la temperatura, la fecha, la hora y el método utilizado (axilar).
    Escriba la temperatura de inmediato para que no se le olvide. Los planes de cuidado se realizan en base a su reporte.

16. Coloque el botón de llamadas al alcance del residente.
    Permite que el residente se comunique con el personal cuando lo necesite.

17. Reporte a la enfermera cualquier cambio en el residente.
    Brinda información a la enfermera para evaluar al residente.

Pulso

El pulso es el número de latidos del corazón por minuto. El latido que se siente en ciertos puntos del cuerpo representa la onda de sangre que se mueve por la arteria. Éste es el resultado del bombeo del corazón. El lugar más común para revisar el pulso es la parte interna de la muñeca, donde la arteria radial corre tan sólo por debajo de la piel. A esto se le llama **pulso radial**. El **pulso braquial** es el pulso que se siente dentro del codo. Se encuentra entre una y una y media pulgada arriba del codo. El pulso radial y el pulso braquial participan al tomar la presión sanguínea, la cual se explica más adelante en este capítulo. Otros lugares comunes para tomar el pulso se muestran en la figura 7-17.

Para los adultos, el pulso normal es de 60 a 100 latidos por minuto. Los niños pequeños tienen el pulso más rápido, entre 100 y 120 latidos por minuto. El pulso de un bebé recién nacido puede ser tan alto como de 120 a 140 latidos por minuto. Muchas cosas pueden afectar el pulso, como el ejercicio, el miedo, el enojo, la ansiedad, el calor, la infección, los medicamentos y el dolor. Un pulso inusualmente alto o bajo tal vez no indique que la persona tiene una enfermedad, pero en ocasiones puede ser una señal de que existe alguna enfermedad. Por ejemplo, un pulso rápido puede ser el resultado de fiebre, deshidratación o insuficiencia cardiaca. Un pulso lento o débil puede indicar que la persona tiene alguna infección.

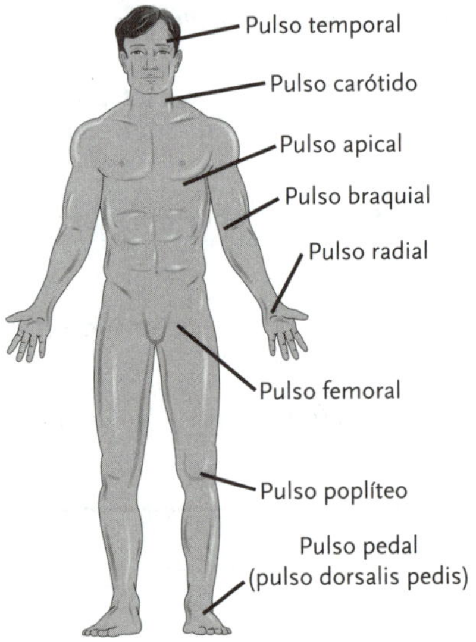

Fig. 7-17. *Lugares comunes para tomar el pulso.*

Respiraciones

La **respiración** es el proceso de respirar aire hacia adentro de los pulmones, llamado **inspiración**, y de exhalar aire hacia afuera de los pulmones, llamado **expiración**. Cada respiración consiste en una inspiración y una expiración. El pecho se levanta durante la inspiración y se baja durante la expiración.

El ritmo normal de la respiración para los adultos tiene un rango de 12 a 20 respiraciones por minuto. Los bebés y los niños tienen un ritmo de respiración más rápido. Los bebés pueden respirar normalmente a un ritmo de 30 a 40 respiraciones por minuto. Las personas pueden respirar más rápidamente si saben que están siendo observados; por lo cual, las respiraciones se deben contar inmediatamente después de haber tomado el pulso. El NA debe dejar los dedos en la muñeca del residente o el estetoscopio sobre el corazón. No debe ser obvio que está observando la respiración del residente.

Tomar y registrar el pulso radial; contar y registrar las respiraciones

Equipo: reloj con segundero, papel y pluma

1. Identifíquese por su nombre. Identifique al residente por su nombre.
   El residente tiene el derecho de conocer la identidad de su proveedor de cuidado. Identificar al residente por su nombre muestra respeto y establece la identificación correcta.

2. Lávese las manos.
   Provee control de infecciones.

3. Explique el procedimiento al residente. Hable de manera clara, lenta y directa. Mantenga contacto cara a cara cuando sea posible.
   Promueve el entendimiento y la independencia.

4. Brinde privacidad al residente con cortinas, biombos o puertas.
   Mantiene los derechos del residente de privacidad y dignidad.

5. Coloque las yemas de los dedos sobre la muñeca del residente en el lado del dedo pulgar. Localice el pulso radial (Fig. 7-18).

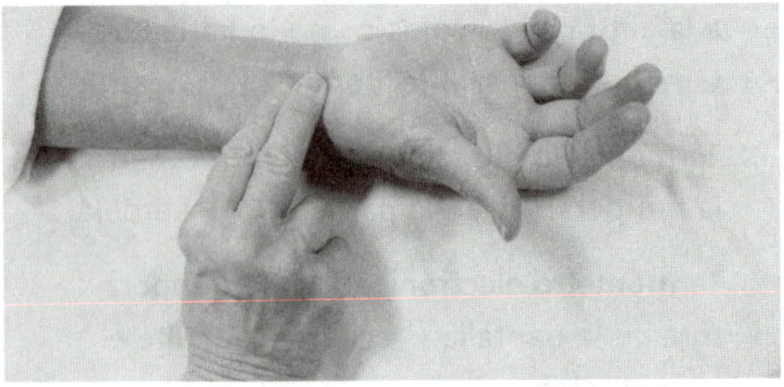

Fig. 7-18. *Mida el pulso radial colocando las yemas de los dedos sobre la muñeca del residente en el lado del dedo pulgar.*

6. Cuente los latidos durante un minuto completo.

7. Mantenga las yemas de los dedos sobre la muñeca del residente. Cuente las respiraciones durante un minuto completo. Observe el patrón y el carácter de la respiración del residente. La respiración normal es suave y silenciosa. Si usted observa signos de problemas con la respiración, respiraciones poco profundas o con algún ruido como un pillido, repórtelo.
   El conteo será más exacto si el residente no sabe que usted está contando sus respiraciones.
8. Lávese las manos.
   Provee control de infecciones.
9. Escriba el pulso, la fecha, la hora y el método utilizado (radial). Escriba el número de respiraciones, así como el patrón o el carácter de la respiración.
   Escriba el pulso y el número de la respiración de inmediato para que no se le olvide. Los planes de cuidado se realizan en base a su reporte.
10. Coloque el botón de llamadas al alcance del residente.
   Permite que el residente se comunique con el personal cuando lo necesite.
12. Reporte a la enfermera cualquier cambio en el residente. Reporte si el pulso es menor de 60 latidos por minuto, mayor de 100 latidos por minuto, si el ritmo es irregular o si la respiración es irregular.
   Brinda información a la enfermera para evaluar al residente.

Presión Sanguínea

La presión sanguínea es una medida de la salud importante. La presión sanguínea se mide en milímetros de mercurio (mmHg). La medición muestra qué tan bien está trabajando el corazón. Existen dos partes de la presión sanguínea: la medición sistólica y la medición diastólica.

En la fase **sistólica**, el corazón está funcionando. Éste se contrae y empuja la sangre del ventrículo izquierdo del corazón. La lectura muestra la presión en las paredes de las arterias mientras que la sangre es bombeada por todo el cuerpo. El rango normal de la presión sanguínea sistólica es de 100-119 mmHg.

La segunda medición refleja la fase **diastólica**. Esto es cuando el corazón se relaja. La medición diastólica siempre es menor que la medición sistólica. Muestra la presión en las arterias cuando el corazón se encuentra descansando. El rango normal para los adultos es de 60-79 mmHg.

Si la presión sanguínea se encuentra entre 120/80 mmHg y 139/89 mmHg, se le llama pre-hipertensión. Esto significa que la persona no tiene presión sanguínea alta por ahora, pero es muy probable que la tenga en el futuro.

Las personas con presión sanguínea alta, o hipertensión, tienen presión sanguínea sistólica y/o diastólica elevada. Una presión sanguínea de 140/90 mmHg o mayor es considerada alta; sin embargo, estudios recientes indican que la presión sanguínea puede medir hasta 150/90 en las personas mayores de 60 años sin que sea necesario tratarlo con medicamento. Existen muchos desacuerdos entre los doctores sobre este punto. Una medida de 140/90 o más alta aún continua siendo considerada como hipertensión.

Muchos factores pueden incrementar la presión sanguínea. Estos incluyen el envejecimiento, el ejercicio, el estrés emocional o físico, el dolor, el medicamento y el volumen de la sangre en circulación.

La presión sanguínea se toma con un estetoscopio y un brazalete para medir la presión sanguínea, o esfigmomanómetro (Fig. 7-19). Puede haber un esfigmomanómetro electrónico disponible. Las lecturas de la presión sistólica, de la presión diastólica y del pulso se presentan de manera digital. El uso de un estetoscopio con un esfigmomanómetro electrónico no es requerido.

Cuando se toma la presión sanguínea, el primer sonido claro que escuchará es para identificar la presión sistólica (el número de arriba). Cuando el sonido desaparece o cambia como a un golpecito suave, indica la presión diastólica (número de abajo). La presión sanguínea se registra como una fracción. La lectura sistólica se encuentra en la parte superior y la lectura diastólica se encuentra en la parte inferior (por ejemplo: 120/80).

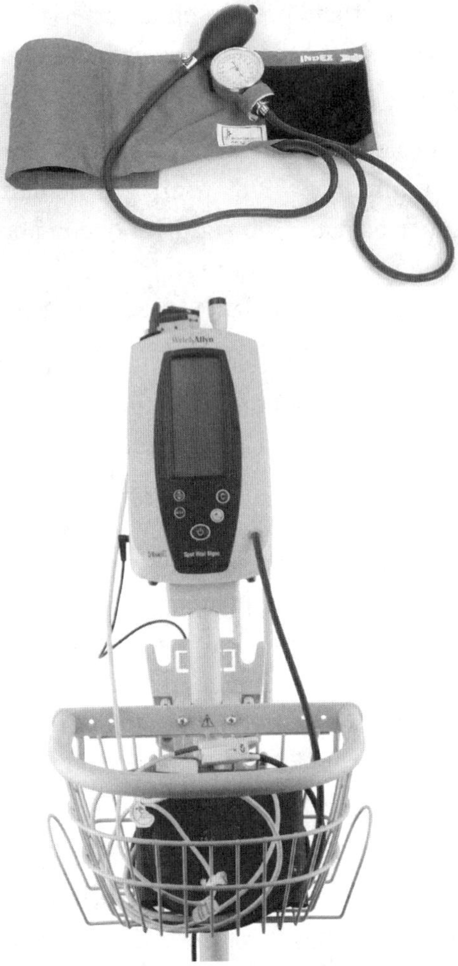

Fig. 7-19. *La fotografía superior muestra un esfigmomanómetro aneroide. La fotografía inferior muestra un tipo de esfigmomanómetro digital que también mide otros signos vitales.*

La presión sanguínea nunca se debe medir en un brazo que tiene insertado una línea de IV, un catéter de diálisis o cualquier equipo médico. Se debe evitar tomar la presión en un lado que esté enyesado, que tenga traumatismo reciente, parálisis por una embolia, quemadura(s) o cirugía de los senos (mastectomía).

Al medir la presión sanguínea, es importante usar un brazalete que tenga el tamaño correcto. Existen diferentes tamaños disponibles, incluyendo el tamaño estándar, el pediátrico y el grande.

Tomar y registrar la presión sanguínea (método de un paso)

Equipo: esfigmomanómetro (brazalete para la presión sanguínea), estetoscopio, toallitas húmedas con alcohol, papel y pluma

1. Identifíquese por su nombre. Identifique al residente por su nombre.
   El residente tiene el derecho de conocer la identidad de su proveedor de cuidado. Identificar al residente por su nombre muestra respeto y establece la identificación correcta.

2. Lávese las manos.
   Provee control de infecciones.

3. Explique el procedimiento al residente. Hable de manera clara, lenta y directa. Mantenga contacto cara a cara cuando sea posible.
   Promueve el entendimiento y la independencia.

4. Brinde privacidad al residente con cortinas, biombos o puertas.
   Mantiene los derechos del residente de privacidad y dignidad.

5. Antes de utilizar el estetoscopio, limpie el diafragma y las olivas (las partes que se colocan en el oído) con toallitas húmedas con alcohol.
   Reduce los patógenos, previene las infecciones de los oídos y evita la propagación de infecciones.

6. Pida al residente que se suba la manga para que la parte superior del brazo quede al descubierto. No tome la presión sanguínea sobre la ropa.

7. Coloque el brazo del residente con la palma hacia arriba. El brazo debe estar al nivel del corazón.
   Se puede obtener una lectura incorrectamente baja si el brazo se encuentra arriba del nivel del corazón.

8. Con la válvula abierta, apriete el brazalete inflable. Asegúrese que se encuentre completamente desinflado.

9. Coloque el brazalete inflable bien ajustado en la parte superior del brazo del residente. El centro del brazalete con la flecha o el sensor es colocado sobre la arteria braquial (1-1½ pulgadas arriba del codo hacia la parte interna del codo) (Fig. 7-20).
   El brazalete debe tener el tamaño apropiado y debe colocarse correctamente en el brazo para que la cantidad de presión en la arteria sea correcta; de lo contrario, la lectura será incorrectamente alta o baja.

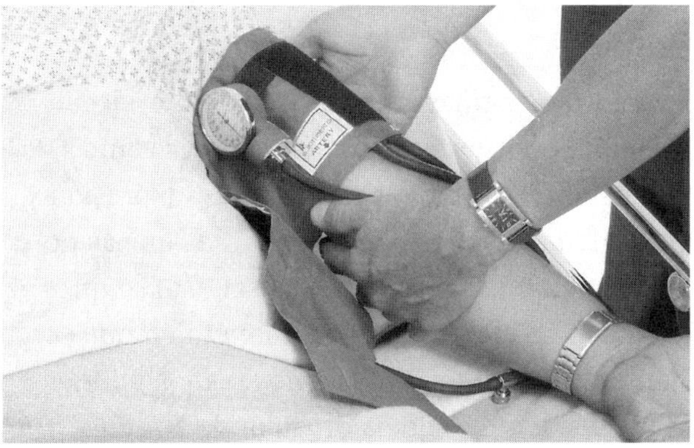

Fig. 7-20. *Coloque el centro del brazalete sobre la arteria braquial.*

10. Localice el pulso braquial con las yemas de los dedos.
11. Coloque los auriculares del estetoscopio en los oídos.
12. Coloque el diafragma del estetoscopio sobre la arteria braquial.
13. Cierre la válvula (hacia el lado que giran las manecillas del reloj) hasta que se detenga. No la apriete demasiado (Fig. 7-21).
    Las válvulas apretadas son muy difíciles de liberar.

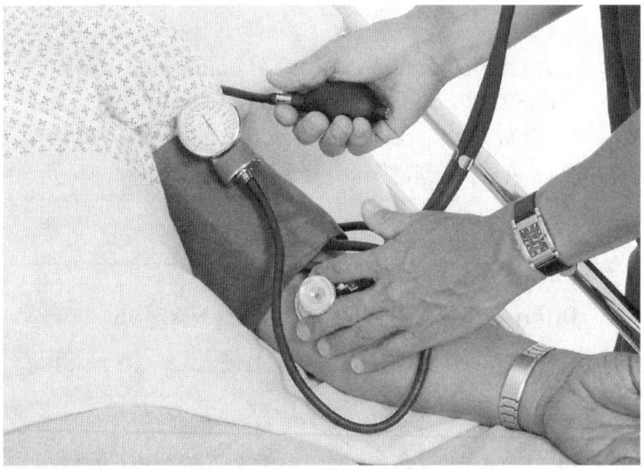

Fig. 7-21. *Cierre la válvula pero no la apriete demasiado.*

14. Infle el brazalete entre 160 mmHg y 180 mmHg. Si se escucha un latido inmediatamente después de desinflar el brazalete, desínflelo por completo. Vuelva a inflar el brazalete a una presión no mayor de 200 mmHg.
15. Abra la válvula ligeramente con el dedo pulgar y el dedo índice. Desinfle el brazalete lentamente.
    Liberar la válvula lentamente permite que usted escuche los latidos del corazón de manera precisa.
16. Observe el manómetro. Escuche el sonido del pulso.
17. Recuerde la lectura que se muestre cuando se escuche el primer sonido claro del pulso. Ésta es la presión sistólica.
18. Continúe escuchando hasta que se presente un cambio en el sonido del pulso o un sonido que se atenúa. El punto del cambio o el punto en el que el sonido desaparece es la presión diastólica. Recuerde esta lectura.
19. Abra la válvula. Desinfle el brazalete por completo y remuévalo.
    Si se deja el brazalete inflado en el brazo del residente puede ocasionar entumecimiento y hormigueo. Si usted debe tomar la presión sanguínea otra vez, desinfle completamente el brazalete y espere 30 segundos. Nunca desinfle parcialmente el brazalete y luego lo infle de nuevo. Los vasos sanguíneos serán dañados y la lectura será incorrectamente alta o baja.
20. Lávese las manos.
    Provee control de infecciones.
21. Escriba la presión sistólica y la presión diastólica. Escriba los números como una fracción, con la lectura sistólica arriba y la diastólica abajo (por ejemplo 120/80). Anote qué brazo utilizó. Escriba RA para el brazo derecho y LA para el brazo izquierdo (por sus siglas en inglés).
    Escriba las lecturas de inmediato para que no se le olvide. Los planes de cuidado se realizan en base a su reporte.

22. Limpie el diafragma y las olivas del estetoscopio con toallitas húmedas con alcohol. Guarde el equipo.

23. Coloque el botón de llamadas al alcance del residente.
Permite que el residente se comunique con el personal cuando lo necesite.

24. Lávese las manos.
Provee control de infecciones.

25. Reporte a la enfermera cualquier cambio en el residente.
Brinda información a la enfermera para evaluar al residente.

Además de tomar las medidas de otros signos vitales, se les puede pedir a algunas NA que obtengan la lectura del oxímetro de pulso; el cual es un aparto que utiliza una luz para determinar la cantidad de oxígeno en la sangre. Un oxímetro de pulso también mide el pulso de una persona (Fig. 7-22).

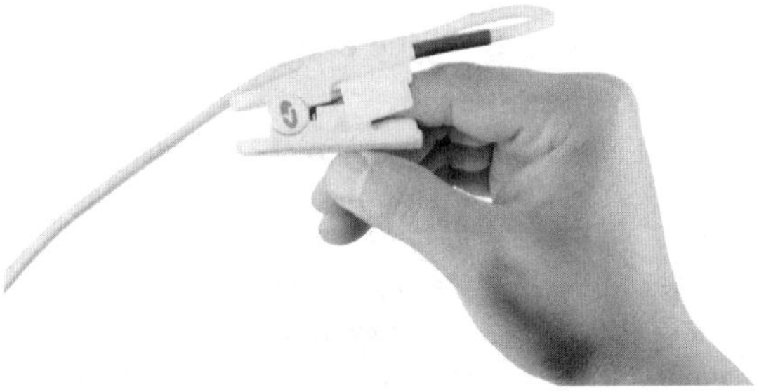

Fig. 7-22. *El sensor de un oxímetro de pulso usualmente se coloca en el dedo de una persona para medir la cantidad de oxígeno en la sangre, así como el pulso.*

Un oxímetro de pulso se puede utilizar cuando los residentes han tenido cirugía, reciben oxígeno, están en cuidado intensivo o tienen problemas cardiacos o respiratorios. Cuando se le pide a un NA que obtenga esta lectura, debe reportar el porcentaje del oxígeno a la enfermera, quien determinará si el nivel es el adecuado para el residente.

Manejo del dolor

El dolor se conoce como el quinto signo vital, porque es igual de importante monitorearlo como a los otros signos vitales. Las NA deben observar y reportar el dolor de los residentes con cuidado. El dolor es incómodo y puede drenar rápidamente la energía y la esperanza. También es una experiencia personal, lo que significa que es diferente para cada persona. La NA pasa la mayor parte del tiempo con los residentes, por lo que tiene un rol muy importante en el monitoreo y en la prevención del dolor. Los planes de cuidado se realizan en base a los reportes de las NA.

El dolor **no** es una parte normal del envejecimiento. Soportar el dolor puede tener como resultado alejamiento de los demás, depresión y aislamiento. Las NA deben tratar las quejas de dolor de manera seria; deben escuchar lo que dicen los residentes sobre la manera en que se sienten y deben tomar acciones para ayudarlos. Si un residente se queja de dolor, la NA debe hacer las siguientes preguntas y reportar de inmediato la información a la enfermera:

- ¿Dónde tiene el dolor?
- ¿Cuándo empezó el dolor?
- ¿Es el dolor suave, moderado o severo? Para ayudar a definirlo, la NA puede pedir al residente que califique el dolor en una escala del 0 al 5 ó del 0 al 10, siendo el 5 ó 10 el peor dolor (Fig. 7-23).

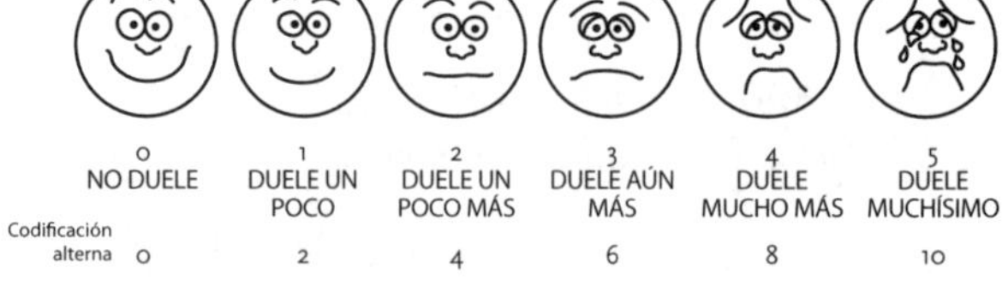

Fig. 7-23. *La escala para calificar el dolor de las CARAS WongBaker es un tipo de escala del dolor. La NA puede apuntar cada cara y pedir al residente que escoja la cara que mejor describa su dolor.* (POR HOCKENBERRY MJ, WILSON D, WINKELSTEIN ML: "BASES ESENCIALES DE LA ENFERMERÍA PEDIÁTRICA DE WONG" ["WONG'S ESSENTIALS OF PEDIATRIC NURSING" EN INGLÉS], ED. 7, ST. LOUIS, 2005, P. 1259. UTILIZADO CON PERMISO, DERECHOS RESERVADOS MOSBY.)

- ¿Puede describir el dolor? La NA debe escribir las palabras del residente cuando realice el reporte a la enfermera.
- ¿Qué estaba haciendo antes de que iniciara el dolor?

- ¿Qué tanto dura el dolor y qué tan frecuente se presenta?
- ¿Qué mejora el dolor? ¿Qué lo empeora?

Los residentes pueden tener preocupaciones sobre el dolor que sienten; las cuales pueden hacer que duden reportar el dolor. Las barreras para manejar el dolor incluyen:

- Tener miedo a la adicción al medicamento para el dolor.
- Creer que el dolor es una parte normal del envejecimiento.
- Preocuparse por estreñimiento y fatiga causados por el medicamento para el dolor.
- Sentir que los proveedores del cuidado están demasiado ocupados para resolver sus problemas de dolor.
- Sentir que si toman demasiado medicamento les causará la muerte.

Las NA deben tener paciencia y ser comprensivas cuando ayuden a los residentes que tengan dolor. Si los residentes están preocupados sobre los efectos del medicamento para el dolor o si tienen preguntas, la NA debe informar al enfermero. Algunas personas no se sienten cómodas diciendo que tienen dolor. La cultura de una persona afecta la manera en la que responde ante el dolor. Algunas culturas consideran que es mejor no reaccionar ante el dolor, mientras que otras consideran expresar el dolor libremente. La NA debe observar el lenguaje corporal y otros mensajes que indiquen que el residente puede tener dolor.

Observaciones y Reportes: Dolor

Reporte cualquiera de las siguientes observaciones a la enfermera:

O/R Aumento en el pulso, respiraciones, presión sanguínea
O/R Sudoración
O/R Náusea
O/R Vómito
O/R Apretar la quijada
O/R Apretar los ojos cerrados
O/R Sostener o proteger una parte del cuerpo
O/R Frente fruncida
O/R Apretar los dientes
O/R Aumento de inquietud
O/R Agitación o tensión
O/R Cambio en el comportamiento
O/R Llanto
O/R Suspiros
O/R Quejidos
O/R Respiraciones profundas
O/R Mecerse
O/R Vagar sin rumbo fijo
O/R Movimientos repetitivos
O/R Dificultad para moverse o caminar

Para ayudar a reducir el dolor, la NA debe

- Reportar oportunamente a la enfermera las quejas de dolor o el dolor no aliviado.
- Colocar suavemente el cuerpo en buena alineación. Usar almohadas para brindar apoyo. Ayudar en los cambios de posición si el residente así lo desea.
- Brindar masajes en la espalda.
- Preguntar al residente si quiere tomar una ducha o un baño caliente.
- Ayudar al residente a ir al baño o a usar el inodoro portátil u ofrecer el cómodo de baño o urinal.
- Promover respiraciones lentas y profundas.
- Brindar un ambiente callado y tranquilo. Usar música suave para distraer al residente.
- Ser paciente, compasivo, amable y sensible.

3. Explicar cómo medir el peso y la altura

Las NA miden el peso y la altura de los residentes como parte del cuidado regular. La altura se revisa con menos frecuencia que el peso. Los cambios en el peso pueden ser signos de enfermedad. Las NA deben reportar **cualquier** pérdida o aumento de peso, sin importar qué tan poco sea. El peso se puede medir usando libras o kilogramos. Una libra es una unidad de medida de peso equivalente a 16 onzas. Un kilogramo es una unidad de masa equivalente a 1000 gramos; un kilogramo equivale a 2.2 libras.

Medir y registrar el peso de un residente ambulatorio (que camina)

Equipo: báscula de pie/vertical, papel y pluma

1. Identifíquese por su nombre. Identifique al residente por su nombre.
   El residente tiene el derecho de conocer la identidad de su proveedor de cuidado. Identificar al residente por su nombre muestra respeto y establece la identificación correcta.

2. Lávese las manos.
   Provee control de infecciones.

3. Explique el procedimiento al residente. Hable de manera clara, lenta y directa. Mantenga contacto cara a cara cuando sea posible.
   Promueve el entendimiento y la independencia.

4. Brinde privacidad al residente con cortinas, biombos o puertas.
   Mantiene los derechos del residente de privacidad y dignidad.

5. Asegúrese que el residente tenga puesto calzado anti-derrapante antes de caminar hacia la báscula.

6. Inicie con la báscula balanceada en cero antes de pesar al residente.
   La báscula debe estar balanceada en cero para que la medición del peso sea exacta.

7. Ayude al residente a pararse en el centro de la báscula. Asegúrese que no se esté sosteniendo de algo, tocando algo o apoyándose en algo.
   Esto interfiere con la medición del peso.

8. Determine el peso del residente. Esto se realiza nivelando la barra de la báscula. Mueva los indicadores pequeños y grandes del peso hasta que la barra esté balanceada. Lea los dos números que se muestran (en los indicadores pequeños y grandes del peso) cuando la barra está balanceada y súmelos. Este es el peso del residente (Fig. 7-24).

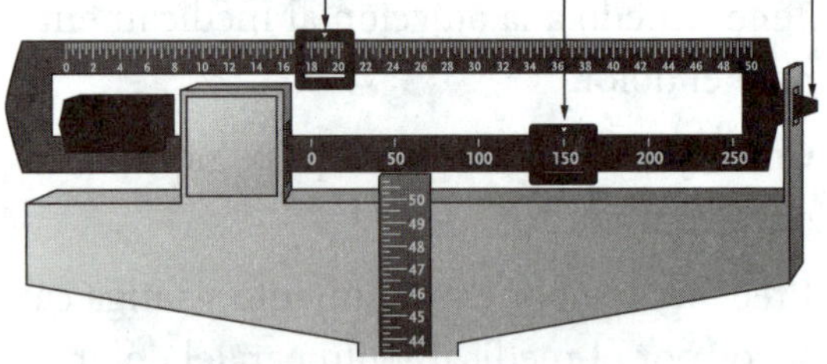

Fig. 7-24. *Mueva los indicadores pequeños y grandes hasta que la barra esté balanceada. El peso que se muestra en la ilustración es de 169 libras.*

9. Ayude al residente a que se baje de la báscula con cuidado antes de escribir el peso.
   Protege contra caídas.

10. Lávese las manos.
    Provee control de infecciones.

11. Escriba el peso del residente.
    Escriba el peso de inmediato para que no se le olvide. Los planes de cuidado se realizan en base a su reporte.

12. Coloque el botón de llamadas al alcance del residente.
    Permite que el residente se comunique con el personal cuando lo necesite.

13. Reporte a la enfermera cualquier cambio en el residente.
    Brinda información a la enfermera para evaluar al residente.

Algunos residentes no podrán pararse de la silla de ruedas fácilmente. El peso de estos residentes se puede tomar en una báscula para sillas de ruedas. Con este tipo de básculas, la silla de ruedas se sube en la báscula (Fig. 7-25). En algunas básculas para sillas de ruedas, el NA necesitará restar el peso de la silla de ruedas del peso del residente. Si el peso de la silla de ruedas no está anotado en la silla, el NA debe pesar primero la silla de ruedas vacía. Los descansapies deben incluirse si se utilizarán cuando el residente se encuentre sentado en la silla. Después debe restar el peso de la silla de ruedas del peso total.

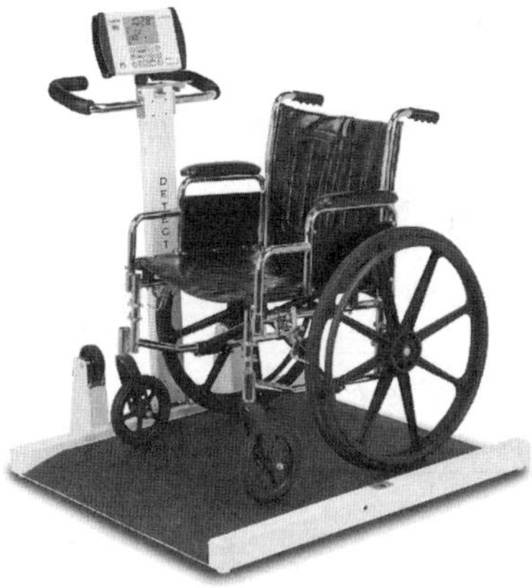

Fig. 7-25. *Las sillas de ruedas pueden ser colocadas directamente sobre la báscula para la silla de ruedas para determinar el peso.* (FOTOGRAFÍA PRESENTADA POR CORTESÍA DE "DETECTO", WWW.DETECTO.COM, 800-641-2008)

Cuando los residentes no se puedan levantar de la cama, se deben pesar utilizando básculas especiales para camas (Fig. 7-26). Antes de usar una báscula de cama, la NA debe aprender cómo utilizarla de manera segura y apropiada.

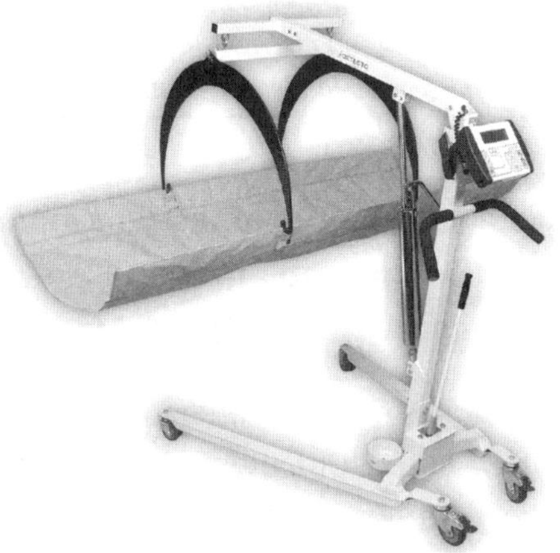

Fig. 7-26. *Un tipo de báscula de cama.* (FOTOGRAFÍA PRESENTADA POR CORTESÍA DE "DETECTO", WWW.DETECTO.COM, 800-641-2008)

Para medir la altura, la barra de medición incluye pulgadas y fracciones de pulgadas. La NA debe registrar el número total de pulgadas. Si la NA tiene que convertir las pulgadas a pies, un pie tiene 12 pulgadas.

Medir y registrar la altura de un residente

Para los residentes que sí se pueden levantar de la cama, usted medirá la altura utilizando una báscula de pie.

Equipo: cinta de medir, báscula de pie, papel y pluma

1. Identifíquese por su nombre. Identifique al residente por su nombre.
   El residente tiene el derecho de conocer la identidad de su proveedor de cuidado. Identificar al residente por su nombre muestra respeto y establece la identificación correcta.
2. Lávese las manos.
   Provee control de infecciones.
3. Explique el procedimiento al residente. Hable de manera clara, lenta y directa. Mantenga contacto cara a cara cuando sea posible.
   Promueve el entendimiento y la independencia.
4. Brinde privacidad al residente con cortinas, biombos o puertas.
   Mantiene los derechos del residente de privacidad y dignidad.
5. Asegúrese que el residente tenga puesto calzado anti-derrapante y que estén bien abrochados antes de caminar hacia la báscula.
6. Ayude al residente a subirse en la báscula de espaldas.
7. Pida al residente que se pare derecho, de ser posible. Ayude como sea necesario.
   Esto asegura una lectura exacta.
8. Suba la barra de medición que se encuentra en la parte posterior de la báscula. Suavemente baje la barra de medición hasta que se acomode de manera plana sobre la cabeza del residente (Fig. 7-27).
9. Determine la altura del residente.
10. Ayude al residente a bajarse de la báscula antes de anotar la altura. Asegúrese que la barra de medición no le pegue al residente en la cabeza.

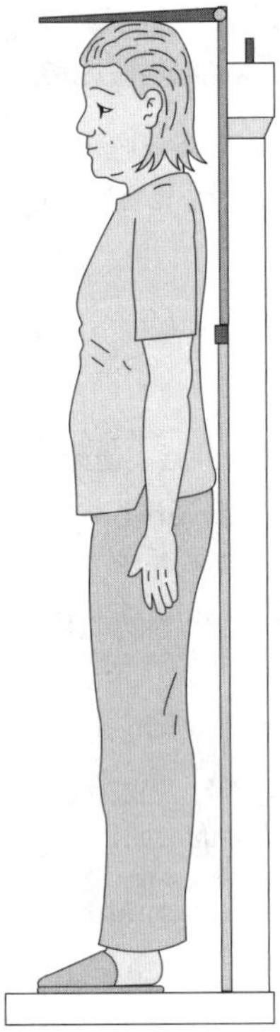

Fig. 7-27. Para determinar la altura de un residente en una báscula de pie, suavemente baje la barra de medición hasta que se acomode de manera plana en la cabeza del residente.

11. Lávese las manos.
    Provee control de infecciones.
12. Escriba la altura del residente.
    Escriba la altura de inmediato para que no se le olvide. Los planes de cuidado se realizan en base a su reporte.
13. Coloque el botón de llamadas al alcance del residente.
    Permite que el residente se comunique con el personal cuando lo necesite.
14. Reporte a la enfermera cualquier cambio en el residente.
    Brinda información a la enfermera para evaluar al residente.

Algunos residentes no se podrán levantar de la cama. La altura en ocasiones se mide utilizando una cinta de medir y realizando dos marcas con un lápiz en la sábana que está por debajo del residente. La NA debe realizar una marca a la altura de la cabeza y luego otra marca a la altura de los talones del residente y medir la distancia entre las dos marcas (Fig. 7-28 y Fig. 7-29). La altura de un residente que no se puede levantar de la cama también se puede medir utilizando otros métodos. Las NA deben seguir los procedimientos que se utilizan en la institución.

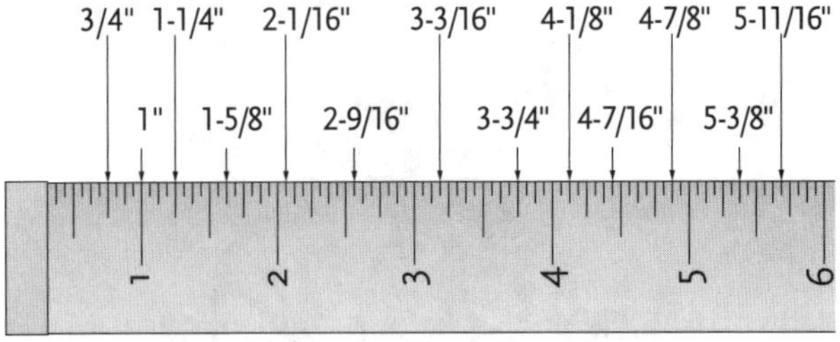

Fig. 7-28. La altura se puede medir en la cama utilizando una cinta de medir.

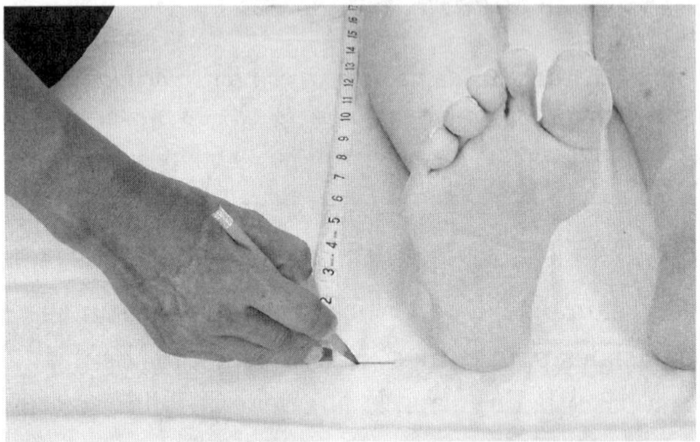

Fig. 7-29. Una manera de medir la altura de un residente que no se puede levantar de la cama es marcando la sábana a la altura de la cabeza y de los talones del residente. Después se mide la distancia entre las dos marcas.

4. Explicar las restricciones y la manera de promover un ambiente libre de restricciones

Una **restricción** es una manera física o química de restringir el movimiento o el comportamiento voluntario. Algunos ejemplos de restricciones físicas son las restricciones con chaleco y chaqueta, las restricciones con cinto, las restricciones con muñequeras/tobilleras y las restricciones con guantes. Los barandales de cama y las sillas geriátricas con bandeja para comer, también son restricciones físicas (Fig. 7-30 y Fig. 7-31). Las restricciones químicas son medicamentos que se administran para controlar el comportamiento de una persona.

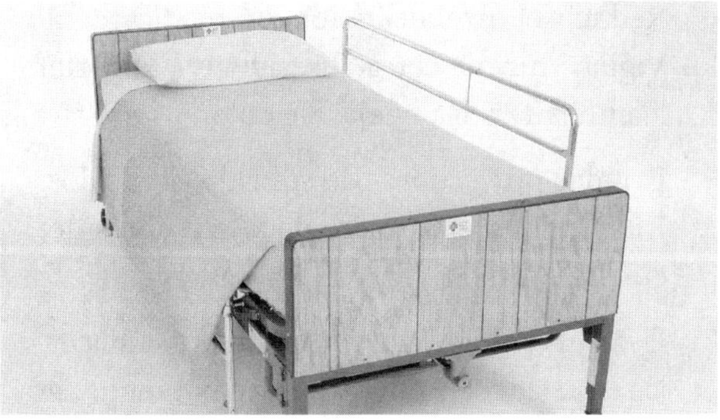

Fig. 7-30. Los barandales laterales levantados son considerados restricciones porque restringen el movimiento.

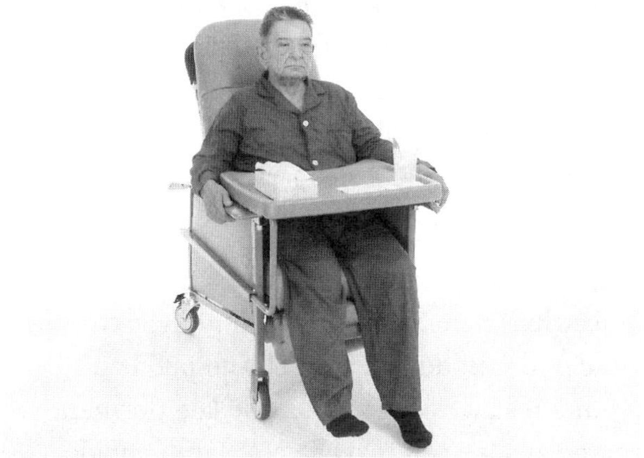

Fig. 7-31. Cuando la bandeja para la comida está colocada o puesta con llave en una silla geriátrica, o geri-silla, se considera una restricción.

En el pasado, las restricciones comúnmente se utilizaban por las siguientes razones:

- Para evitar que una persona confundida estuviera vagando de un lado a otro
- Para evitar caídas
- Para evitar que una persona se lesionara a sí misma o a los demás
- Para evitar que una persona se quitara un tubo que necesitaba para el tratamiento

En ocasiones, los proveedores de cuidado abusaban del uso de las restricciones y los residentes se lesionaban. Esto tuvo como resultado nuevas leyes restringiendo su uso. Hoy en día, las instituciones de cuidado a largo plazo tienen prohibido el uso de restricciones a menos de que sean medicamente necesarias. Sólo se utilizan como último recurso y después de que se ha intentado usar otras medidas. Si se necesita una restricción, un doctor debe ordenarlo. Existen lineamientos muy específicos que se deben seguir para implementar una orden de restricción, incluyendo el monitoreo frecuente del residente. Las NA no pueden utilizar restricciones físicas a menos de que un doctor lo haya indicado en el plan de cuidado y hayan sido entrenadas para usar las restricciones. Si los empleados utilizan las restricciones por conveniencia o para disciplinar a un residente, es considerado en contra la ley. Las NA pueden revisar con el supervisor cuáles son las reglas sobre las restricciones.

Existen muchos problemas serios que ocurren con el uso de restricciones. Algunos de estos problemas incluyen:

- Úlceras por presión
- Neumonía
- Riesgo de sofocación (sofocación es dejar de respirar por falta de oxígeno o exceso de dióxido de carbono en el cuerpo; puede tener como resultado quedar inconsciente o la muerte)
- Reducción de la circulación de la sangre
- Estrés en el corazón
- Incontinencia
- Estreñimiento
- Músculos y huesos débiles
- Atrofia muscular (debilitación o pérdida de músculos)
- Pérdida de masa ósea
- Pérdida del apetito y mala nutrición
- Depresión y/o alejamiento de los demás
- Desordenes del sueño
- Pérdida de dignidad
- Pérdida de independencia
- Estrés y ansiedad
- Aumento de agitación (ansiedad, inquietud)
- Pérdida del autoestima

- Lesiones severas
- Muerte

El uso de restricciones ha disminuido significativamente en las instituciones. Las agencias estatales y federales promueven que las instituciones tomen pasos para tener un ambiente libre de restricciones. El **cuidado libre de restricciones** significa que las restricciones no se utilizan o se dejan puestas por ninguna razón. En lugar de eso, se utilizan ideas creativas que ayuden a evitar la necesidad de usar estricciones. Las **restricciones alternas** son cualquier intervención que se utilice en lugar de una restricción o que reduce la necesidad de una restricción. Ejemplos de restricciones alternas incluyen:

- Mejorar las medidas de seguridad para prevenir accidentes y caídas. Mejorar la iluminación.
- Asegurarse que el botón de llamadas se encuentre al alcance del residente. Responder a las llamadas oportunamente.
- Caminar con el residente cuando esté inquieto. El doctor o la enfermera pueden agregar ejercicio al plan de cuidado.
- Brindar actividades para las personas que deambulan en la noche.
- Promover actividades y la independencia. Acompañar al residente a las actividades sociales. Aumentar las visitas y la interacción social.
- Brindar ayuda frecuente para ir al baño. Ayudar con la limpieza inmediatamente después de un episodio de incontinencia.
- Ofrecer comida o bebidas. Ofrecer material de lectura.
- Distraer o redirigir el interés. Brindar al residente una tarea repetitiva.
- Disminuir el nivel del ruido. Escuchar música tranquilizante. Brindar masajes o usar técnicas de relajación.
- Reducir el nivel del dolor con medicamento. Vigilar muy de cerca al residente y reportar a la enfermera las quejas de dolor.
- Brindar proveedores de cuidado conocidos. Incrementar el número de proveedores de cuidado con familiares y voluntarios.
- Usar un enfoque de equipo para satisfacer las necesidades. Ofrecer entrenamiento para enseñar enfoques amables que se puedan utilizar con las personas difíciles.

También existen varios tipos de almohadillas, cinturones, sillas especiales y alarmas que se pueden utilizar en lugar de restricciones. Si un residente tiene ordenado el uso de una alarma en su cama o silla, la NA debe asegurarse que esté puesta y encendida.

OBRA establece reglas específicas para el uso de restricciones. Sólo se pueden utilizar con la orden de un doctor. Una NA no puede utilizar una restricción a menos que la enfermera a cargo apruebe su uso y la NA haya recibido entrenamiento sobre el uso apropiado de la restricción. Si se ordena el uso de una restricción, la NA debe colocar el botón de llamadas donde el residente pueda tomarlo fácilmente y debe responder las llamadas de inmediato. Un residente restringido debe ser vigilado constantemente. El residente debe ser revisado con frecuencia de acuerdo con las políticas de la institución. Lo siguiente se debe realizar durante intervalos regulares y como se ordene:

- Desamarrar la restricción (o descontinuar su uso).
- Tranquilizar al residente.
- Ofrecer ayuda para ir al baño. Revisar si se presentan episodios de incontinencia. Brindar cuidado para la incontinencia.
- Ofrecer líquidos y comida.
- Revisar si la piel presenta signos de irritación. Reportar de inmediato al enfermero cualquier área roja, morada, azulada, gris, pálida o cualquier área descolorida.

- Revisar si alguna parte del cuerpo presenta inflamación y reportarlo de inmediato con la enfermera.
- Reacomodar al residente.
- Caminar con el residente, si puede.

Si se presentan problemas con la restricción, especialmente si el residente se lesiona, la NA debe notificar a la enfermera y realizar un reporte de incidentes tan pronto como sea posible.

5. Definir el *balance de fluidos* y explicar los ingresos y egresos (I&O)

Para mantener la salud, el cuerpo debe tomar cierta cantidad de fluidos todos los días. Los fluidos se presentan en forma de los líquidos que una persona toma; también se encuentran en alimentos semilíquidos como gelatina, sopa, nieve, pudín y yogurt. Generalmente, una persona saludable necesita tomar alrededor de 64 onzas (oz.) de líquidos al día. Los líquidos que una persona consume se llaman **ingresos**, o **entradas**. Todos los líquidos que son tomados diariamente, no pueden quedarse en el cuerpo; deben ser eliminados como **egresos**. Los egresos incluyen orina, heces fecales (incluyendo diarrea) y vómito, así como transpiración, la humedad en el aire que exhalamos y el drenaje de heridas.

El **balance de los líquidos** significa mantener un nivel equivalente de los ingresos y egresos o tomar y eliminar las mismas cantidades de fluidos. La mayoría de las personas hacen esto de manera natural; pero para algunos residentes se debe vigilar y registrar los ingresos y egresos, o los I&O (por sus siglas en inglés). Para hacer esto, la NA necesitará medir y documentar todos los fluidos que el residente ingiera, así como toda la orina y el vómito producido. Esto se escribe en una hoja para el registro de ingresos/egresos (I&O) (Fig. 7-32).

INTAKE-OUTPUT RECORD

Resident/Patient Name			Room No.
	FLUID INTAKE	URINE	EMESIS or DRAINAGE
7:00 A.M. to 3:00 P.M.			
	8-Hour Total		
3:00 P.M. to 11:00 P.M.			
	8-Hour Total		
11:00 P.M. to 7 A.M.			
	8-Hour Total		

Form 3039 © Briggs, Des Moines, IA 50306 PRINTED IN U.S.A. R404
DON'T BREAK THE LAW MAKE THE CALL Save 13%* 1-800-247-2343 www.BriggsCorp.com
*savings on buying vs. copying

Fig. 7-32. *Esta es una muestra de un tipo de hoja para el registro de ingresos/egresos.* (REIMPRESO CON PERMISO DE "BRIGGS CORPORATION", 800-247-2343, WWW.BRIGGSCORP.COM)

Conversiones

Un milímetro (mL) es una unidad de medición equivalente a un centímetro cúbico (cc). Siga las reglas de su institución sobre si debe documentar utilizando cc o ml.

1 oz = 30 mL o 30 cc

2 oz = 60 mL

3 oz = 90 mL

4 oz = 120 mL

5 oz = 150 mL

6 oz = 180 mL

7 oz = 210 mL

8 oz = 240 mL

¼ taza = 2 oz = 60 mL

½ taza = 4 oz = 120 mL

1 taza = 8 oz = 240 mL

Medir y registrar los egresos de orina

Equipo: hoja de registro I&O, tazón graduado (contenedor de medición), guantes.

1. Lávese las manos.
   Provee control de infecciones.
2. Póngase los guantes antes de manejar el cómodo de baño/urinal.
3. Vacíe el contenido del cómodo de baño o urinal en el tazón graduado. No salpique ni derrame nada de orina.
4. Coloque el tazón graduado en una superficie plana. Observe la medición de la cantidad de orina leyendo a la altura de los ojos. Mantenga el contenedor nivelado (Fig. 7-33). Recuerde la cantidad.
   Una superficie plana ayuda a obtener una lectura exacta.
5. Después de medir la orina, vacíe el contenido del tazón graduado en el inodoro. No salpique la orina.
   Reduce el riesgo de contaminación.

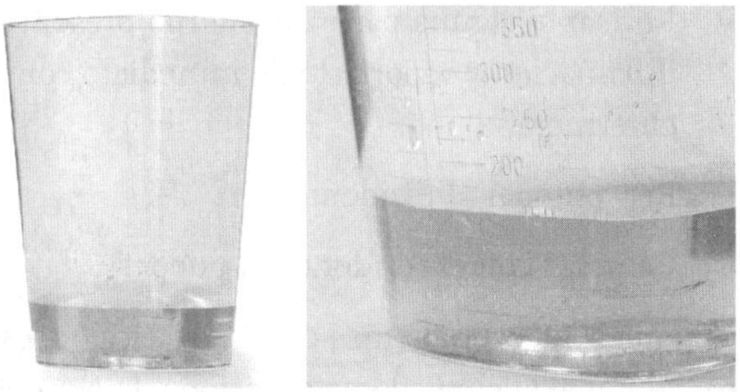

Fig. 7-33. *Mantenga el contenedor de medición en una superficie plana mientras que mide los egresos.*

6. Enjuague el tazón graduado. Vacíe en el inodoro el agua que se utilizó para enjuagar el tazón.
7. Enjuague el cómodo de baño/urinal. Vacíe en el inodoro el agua que se utilizó para enjuagar el cómodo de baño. Baje la palanca del inodoro.
8. Guarde el tazón graduado y el cómodo de baño/urinal en el área apropiada para limpieza o limpie y almacene de acuerdo con las reglas de la institución.
9. Quítese los guantes y tírelos.
10. Lávese las manos antes de anotar el egreso.
    Provee control de infecciones.
11. Documente la hora y la cantidad de orina en la columna de egresos de la hoja de registros. Por ejemplo: 1545 horas, 200 mL de orina.
    Escriba la cantidad de inmediato para que no se le olvide. Los planes de cuidado se realizan en base a su reporte. Si no documenta el cuidado, legalmente no pasó.
12. Reporte a la enfermera cualquier cambio en el residente.
    Brinda información a la enfermera para evaluar al residente.

Recolección de Especímenes

Las NA pueden necesitar recolectar un espécimen de un residente. Un **espécimen** es una muestra que se usa en un análisis para intentar realizar un diagnóstico. Se utilizan diferentes tipos de especímenes para diferentes exámenes. Es posible que le pidan a las NA recolectar diferentes tipos de especímenes, incluyendo los siguientes:

- Orina (rutinario, toma limpia/mitad de la micción o de 24 horas)
- Excremento (heces fecales)
- Esputo (mucosa expulsada de los pulmones al toser)

Un **espécimen de orina rutinario** se recolecta en cualquier momento en que el residente tenga que **evacuar**, u orinar. El residente evacuará en un cómodo de baño, urinal o sombrero. Un **sombrero** es un contenedor de plástico para recolección que en ocasiones se coloca en el inodoro para recolectar y medir la orina o el excremento (Fig. 7-34). Algunos residentes podrán recolectar sus propios especímenes, mientras que otros necesitarán ayuda de la NA. El sello debe estar intacto en los contenedores para especímenes antes de que se utilicen. Esto ayuda a evitar contaminación de los especímenes. Todos los especímenes deben estar etiquetados con el nombre y apellido del residente, la fecha de nacimiento, el número de habitación y la fecha y hora en que el espécimen fue recolectado.

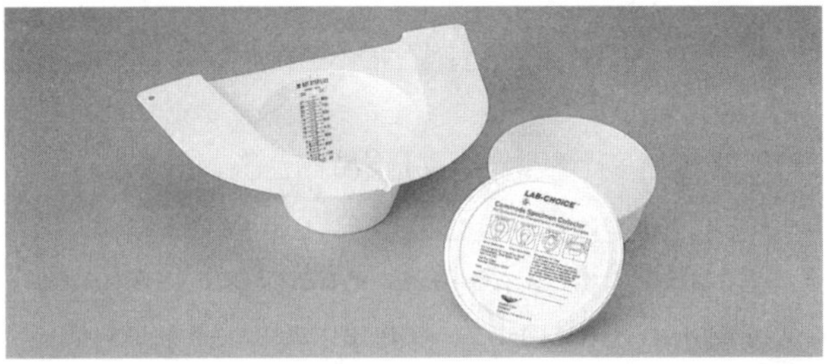

Fig. 7-34. *Un sombrero es un contenedor que se coloca debajo del asiento del inodoro para recolectar y medir la orina o el excremento. Los sombreros deben estar etiquetados y deben limpiarse después de cada uso.*

Derechos de los Residentes

Especímenes

Los desechos del cuerpo y las necesidades de eliminación son asuntos muy privados para la mayoría de las personas. Los residentes pueden sentirse avergonzados porque alguien más tiene que manejar los desechos de su cuerpo. Las NA deben ser sensibles ante esta situación y deben ser empatéticas con los residentes. Una NA debe ser profesional al recolectar especímenes; si siente que ésta es una tarea desagradable, no debe expresarlo. Las NA no deben hacer caras ni gestos; no deben usar palabras que el residente pueda interpretar que se sienten incómodas de realizar dicha tarea. Ser profesional al recolectar especímenes puede ayudar a que los residentes se tranquilicen.

Recolectar un espécimen de orina rutinario

Equipo: contenedor y tapa para el espécimen de orina con etiqueta con información (etiquetado con el nombre del residente, fecha de nacimiento, número de habitación, fecha y hora), bolsa para espécimen, 2 pares de guantes, cómodo de baño o urinal (si el residente no puede ir al baño o usar el inodoro portátil), sombrero para el inodoro (si el residente puede ir al baño o usar un cómodo o inodoro portátil), bolsa de plástico, papel de baño, toallitas húmedas desechables, toallitas de papel, artículos para el cuidado del área del perineo, forma para el laboratorio.

1. Identifíquese por su nombre. Identifique al residente por su nombre.
   El residente tiene el derecho de conocer la identidad de su proveedor de cuidado. Identificar al residente por su nombre muestra respeto y establece la identificación correcta.
2. Lávese las manos.
   Provee control de infecciones.
3. Explique el procedimiento al residente. Hable de manera clara, lenta y directa. Mantenga contacto cara a cara cuando sea posible.
   Promueve el entendimiento y la independencia.
4. Brinde privacidad al residente con cortinas, biombos o puertas.
   Mantiene los derechos del residente de privacidad y dignidad.
5. Póngase los guantes.
   Evita que usted tenga contacto con los fluidos corporales.
6. Acomode el sombrero en el cómodo o inodoro o brinde al residente un cómodo de baño o urinal.

7. Pida al residente que evacue en el sombrero, urinal o cómodo de baño. Pídale que no ponga papel del baño cenon la muestra. Brinde una bolsa de plástico para desechar el papel de baño de manera separada.
El papel arruina la muestra.

8. Coloque el papel de baño y las toallitas húmedas desechables al alcance del residente. Pida al residente que se lave las manos con una toallita húmeda cuando termine, si puede hacerlo.

9. Quítese los guantes y tírelos. Lavase las manos.

10. Coloque el botón de llamadas al alcance del residente. Pídale que lo llame cuando haya terminado, salga de la habitación y cierre la puerta.
Promueve la privacidad y dignidad del residente.

11. Cuando el residente lo llame, regrese y póngase guantes limpios. Brinde cuidado perineal, de ser necesario.

12. Lleve al baño el cómodo de baño, urinal o el sombrero.

13. Vacíe la orina en el contenedor del espécimen, el cual debe llenarse por lo menos hasta la mitad.

14. Cubra el contenedor de la orina con su tapa. No toque la parte interna del contenedor. Limpie la parte externa con una toallita de papel. Coloque la etiqueta.
Previene la contaminación.

15. Coloque el contenedor en una bolsa de plástico limpia para especímenes (Fig. 7-35).
Brinda una transportación segura.

16. Deseche la orina sobrante en el inodoro. Abra la llave del lavabo usando una toallita de papel. Enjuague el cómodo de baño, urinal o sombrero con agua fría y vacíe el agua en el inodoro. Baje la palanca del inodoro. Coloque el equipo en el área apropiada para limpieza o límpielo de acuerdo con las reglas de la institución.

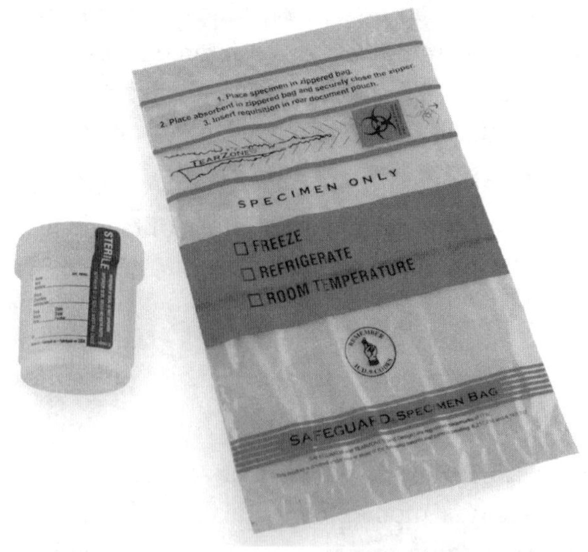

Fig. 7-35. *Los especímenes siempre deben ser etiquetados con el nombre del residente, la fecha de nacimiento, el número de la habitación, la fecha y la hora, antes de llevarlo al laboratorio. Puede ser necesario colocar un espécimen en una bolsa limpia antes de ser transportado.*

17. Quítese los guantes y tírelos.

18. Lávese las manos.
Provee control de infecciones.

19. Coloque el botón de llamadas al alcance del residente.
Permite que el residente se comunique con el personal cuando lo necesite.

20. Reporte a la enfermera cualquier cambio en el residente.
Brinda información a la enfermera para evaluar al residente.

21. Lleve el espécimen y la forma del laboratorio al área apropiada. Documente el procedimiento utilizando la guía de procedimientos de la institución. Anote la cantidad y las características de la orina.
Si usted no documenta el cuidado, legalmente no pasó.

El **espécimen de toma limpia**, o **espécimen de mitad de la micción** (CCMS por sus siglas en inglés), no incluye en la muestra la primera parte ni la última parte de la orina. El propósito es determinar la presencia de bacteria en la orina.

Recolectar un espécimen de orina de toma limpia (mitad de la micción)

Equipo: paquete para espécimen con contenedor, tapa y etiqueta con información (etiquetado con el nombre del residente, fecha de nacimiento, número de habitación, fecha y hora), bolsa para el espécimen, solución limpiadora, guantes, cómodo de baño o urinal (si el residente no puede usar el baño o el inodoro portátil), bolsa de plástico, papel de baño, toallitas húmedas desechables, toallitas de papel, toalla, artículos para el cuidado del área del perineo, forma para el laboratorio

1. Identifíquese por su nombre. Identifique al residente por su nombre.
   El residente tiene el derecho de conocer la identidad de su proveedor de cuidado. Identificar al residente por su nombre muestra respeto y establece la identificación correcta.
2. Lávese las manos.
   Provee control de infecciones.
3. Explique el procedimiento al residente. Hable de manera clara, lenta y directa. Mantenga contacto cara a cara cuando sea posible.
   Promueve el entendimiento y la independencia.
4. Brinde privacidad al residente con cortinas, biombos o puertas.
   Mantiene los derechos del residente de privacidad y dignidad.
5. Póngase los guantes.
   Evita que usted tenga contacto con los fluidos corporales.
6. Abra el paquete para el espécimen. No toque la parte interna del contenedor o de la tapa.
   Previene la contaminación.
7. Si el residente no puede limpiar su área del perineo, usted lo hará. Utilice toallitas húmedas o la solución limpiadora para hacer esto. Utilice un área limpia de la toallita para cada movimiento. Revise el procedimiento para el baño de cama en el capítulo 6 para recordar cómo realizar el cuidado del perineo.
   La limpieza inapropiada puede infectar las vías urinarias y contaminar la muestra.
8. Pida al residente que orine una pequeña cantidad en el cómodo de baño, urinal o inodoro y que se detenga antes de que termine de orinar.
9. Coloque el contenedor debajo del chorro de la orina. Pida al residente que empiece a orinar de nuevo. Llene el contenedor por lo menos hasta la mitad. Pida al residente que deje de orinar y remueva el contenedor. Pida al residente que termine de orinar en el cómodo de baño, urinal o inodoro.
10. Al terminar de orinar, brinde una bolsa de plástico al residente para que tire el papel de baño. Brinde cuidado perineal, si el residente necesita ayuda. Pida al residente que se lave las manos con una toallita húmeda, si puede hacerlo.
11. Cubra el contenedor de la orina con la tapa. No toque la parte interna del contenedor. Limpie la parte externa con una toallita de papel. Coloque la etiqueta.
12. Coloque el contenedor en una bolsa limpia para espécimen.
    Brinda una transportación segura.
13. Deseche la orina sobrante en el inodoro. Abra la llave del lavabo usando una toallita de papel. Enjuague el cómodo de baño, urinal o sombrero con agua fría y vacíe el agua en el inodoro. Baje la palanca del inodoro. Coloque el equipo en el área apropiada para limpieza o límpielo siguiendo las reglas de la institución.
14. Quítese los guantes y tírelos.
15. Lávese las manos.
    Provee control de infecciones.
16. Coloque el botón de llamadas al alcance del residente.
    Permite que el residente se comunique con el personal cuando lo necesite.
17. Reporte a la enfermera cualquier cambio en el residente.
    Brinda información a la enfermera para evaluar al residente.

18. Lleve el espécimen y la forma del laboratorio al área apropiada. Documente el procedimiento utilizando la guía de procedimientos de la institución. Anote la cantidad y las características de la orina.
Si usted no documenta el cuidado, legalmente no pasó.

La NA debe pedirle al residente que le informe cuando vaya a defecar. Debe estar lista para recolectar el espécimen.

Recolectar un espécimen de excremento

Equipo: contenedor y tapa para el espécimen con etiqueta con información (etiquetado con el nombre del residente, fecha de nacimiento, número de habitación, fecha y hora), bolsa para espécimen, 2 pares de guantes, 2 abatelenguas, cómodo de baño (si el residente no puede usar el baño o el inodoro portátil), sombrero para el inodoro (si el residente puede usar el baño o el inodoro portátil), bolsa de plástico, papel de baño, toallitas húmedas desechables, toallitas de papel, artículos para el cuidado perineal, forma de laboratorio

1. Identifíquese por su nombre. Identifique al residente por su nombre.
El residente tiene el derecho de conocer la identidad de su proveedor de cuidado. Identificar al residente por su nombre muestra respeto y establece la identificación correcta.

2. Lávese las manos.
Provee control de infecciones.

3. Explique el procedimiento al residente. Hable de manera clara, lenta y directa. Mantenga contacto cara a cara cuando sea posible.
Promueve el entendimiento y la independencia.

4. Brinde privacidad al residente con cortinas, biombos o puertas.
Mantiene los derechos del residente de privacidad y dignidad.

5. Póngase los guantes.
Evita que usted tenga contacto con los fluidos corporales.

6. Acomode el sombrero en el cómodo o inodoro o brinde al residente un cómodo de baño o urinal.

7. Cuando el residente esté listo para evacuar, pídale que no orine al mismo tiempo. Pídale que no coloque papel de baño en la muestra. Brinde una bolsa de plástico para tirar el papel de baño.
La orina y el papel arruina la muestra.

8. Coloque el papel de baño y las toallitas húmedas desechables al alcance del residente. Pida al residente que se lave las manos con una toallita húmeda cuando termine, si puede hacerlo.

9. Quítese los guantes y tírelos. Lávese las manos.
Provee control de infecciones.

10. Coloque el botón de llamadas al alcance del residente. Pídale que lo llame cuando haya terminado, salga de la habitación y cierre la puerta.
Promueve la privacidad y dignidad del residente.

11. Cuando el residente lo llame, regrese y póngase guantes limpios. Brinde cuidado perineal, de ser necesario.

12. Utilizando las dos abatelenguas, tome alrededor de dos cucharadas del excremento y póngalo dentro del contenedor. Sin tocar la parte interna del contenedor, ciérrelo con la tapa bien apretada. Coloque la etiqueta y coloque el contenedor en una bolsa limpia para espécimen.
Previene la contaminación.

13. Envuelva las abatelenguas en papel de baño. Póngalas en una bolsa de plástico junto con el papel de baño utilizado. Deseche la bolsa en el contenedor apropiado.

14. Vacíe el cómodo del baño o el contenedor en el inodoro. Abra la llave del lavabo usando una toallita de papel. Enjuague el cómodo de baño con agua fría y vacíe el agua en el inodoro. Baje la palanca del inodoro. Coloque el equipo en el área apropiada para limpieza o límpielo de acuerdo con las reglas de la institución.

15. Quítese los guantes y tírelos.
16. Lávese las manos.
    Provee control de infecciones.
17. Coloque el botón de llamadas al alcance del residente.
    Permite que el residente se comunique con el personal cuando lo necesite.
18. Reporte a la enfermera cualquier cambio en el residente.
    Brinda información a la enfermera para evaluar al residente.
18. Lleve el espécimen y la forma del laboratorio al área apropiada. Documente el procedimiento utilizando la guía de procedimientos de la institución. Anote la cantidad y las características del excremento.
    Si usted no documenta el cuidado, legalmente no pasó.

Los especímenes del esputo son recolectados para revisar problemas o enfermedades respiratorias. El mejor momento para recolectar el esputo es muy temprano por la mañana. El residente debe toser el esputo y escupirlo directamente en el contenedor del espécimen. La NA debe usar guantes al recolectar el esputo (o cualquier otro espécimen). También puede ser necesario que utilice una máscara especial.

6. Explicar la guía de procedimientos para los catéteres urinarios, la terapia de oxígeno y la terapia IV

Un **catéter** es un tubo delgado que se introduce en el cuerpo para drenar fluidos o inyectar fluidos. Un **catéter urinario** se utilizar para drenar la orina de la vejiga. Un **catéter directo** no se queda dentro de la persona, se remueve inmediatamente después de que la orina ha sido drenada. Un **catéter interno** (también conocido como *catéter de Foley*) permanece dentro de la vejiga por cierto tiempo (Fig. 7-36). La orina se drena hacia una bolsa. Las asistentes de enfermería no introducen, remueven ni irrigan catéteres. Es posible que a las NA le pidan brindar cuidado diario al catéter, limpiando el área alrededor de la abertura del uréter y vaciando la bolsa de drenaje.

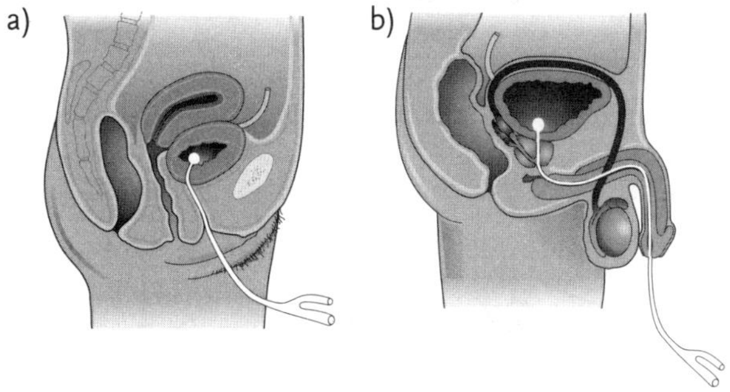

Fig. 7-36. *Una ilustración de un catéter interno (femenino) y b) un catéter interno (masculino).*

Un catéter externo, o **catéter tipo condón** (también conocido como *catéter de Texas*) tiene una adherencia en la orilla que se acomoda en el pene. La adherencia se coloca con una cinta especial. La orina se drena por medio del catéter hacia los tubos, después hacia la bolsa de drenaje. El catéter externo se cambia todos los días o como sea necesario.

Texas Condón

Guía de Procedimientos: Catéteres Urinarios

- **G** Asegúrese que la bolsa de drenaje siempre se encuentre más abajo de las caderas o de la vejiga. La orina nunca debe fluir de la bolsa o del tubo de regreso a la vejiga. Esto puede causar infección.
- **G** Mantenga la bolsa del drenaje sin tocar el piso.
- **G** Mantenga los tubos tan rectos como sea posible; no deben tener dobleces.
- **G** Mantenga el área de los genitales limpia para prevenir infecciones. Debido a que el catéter llega directamente hasta la vejiga, la bacteria puede entrar a la vejiga más fácilmente. El cuidado diario del área genital (cuidado perineal) es especialmente importante.

Observaciones y Reportes: Catéteres Urinarios

Reporte cualquiera de las siguientes observaciones a la enfermera:

- O/R Sangre en la orina o cualquier otra apariencia inusual de la orina
- O/R La bolsa de catéter no se llena después de varias horas
- O/R La bolsa de catéter se llena repentinamente
- O/R Un catéter que no se encuentra en su lugar
- O/R Orina que gotea del catéter
- O/R El residente reporta dolor o presión
- O/R Olor

Brindar cuidado del catéter

Equipo: sábana de baño, protector de cama, vasija de baño con agua tibia, jabón, termómetro de baño, de 2 a 4 toallitas de tela o toallitas húmedas, toalla, guantes

1. Identifíquese por su nombre. Identifique al residente por su nombre.
   El residente tiene el derecho de conocer la identidad de su proveedor de cuidado. Identificar al residente por su nombre muestra respeto y establece la identificación correcta.
2. Lávese las manos.
   Provee control de infecciones.
3. Explique el procedimiento al residente. Hable de manera clara, lenta y directa. Mantenga contacto cara a cara cuando sea posible.
   Promueve el entendimiento y la independencia.
4. Brinde privacidad al residente con cortinas, biombos o puertas.
   Mantiene los derechos del residente de privacidad y dignidad.
5. Ajuste la cama a un nivel seguro para trabajar, usualmente a la altura de la cintura. Ponga el freno en las llantas de la cama.
   Previene que usted y el residente se lesionen.
6. Baje la cabecera de la cama. Acomode al residente acostado de manera plana sobre la espalda.
7. Remueva o doble hacia abajo la parte superior de la ropa de cama. Mantenga al residente cubierto con una sábana de baño.
   Promueve la privacidad del residente.
8. Revise la temperatura del agua con el termómetro o con la parte interna de su muñeca y asegúrese que sea la correcta. La temperatura del agua no debe ser mayor de 105° F. Pida al residente que revise la temperatura del agua y ajústela de ser necesario.
   El sentido del tacto del residente puede ser diferente al suyo; por lo tanto, el residente puede identificar mejor si la temperatura del agua está cómoda.
9. Póngase los guantes.
   Evita que usted tenga contacto con los fluidos corporales.
10. Pida al residente que doble sus rodillas y levante sus glúteos de la cama empujándose contra el colchón con sus pies. Coloque un protector de cama debajo de sus glúteos.
    Evita que la ropa de cama se moje.
11. Destape sólo el área necesaria para limpiar el catéter. Evite poner al descubierto al residente de manera innecesaria.
    Promueve la privacidad del residente.
12. Coloque la toalla o el protector de cama debajo del tubo del catéter antes de asear.
    Evita que la ropa de cama se moje.
13. Moje la toallita de tela en la vasija. Aplique jabón a la toallita de tela mojada. Limpie el área alrededor del meato. Utilice un área limpia de la toallita de tela para cada movimiento.
14. Sostenga el catéter cerca del meato. Evite jalar el catéter.
15. Limpie al menos cuatro pulgadas del catéter por la zona más cercana al meato, moviéndose hacia una sola dirección y alejándose del meato. Utilice un área limpia de la toallita de tela para cada movimiento.
    Previene infecciones.
16. Sumerja una toallita de tela limpia en el agua. Enjuague el área alrededor del meato,

utilizando un área limpia de la toallita de tela para cada movimiento.

17. Sumerja una toallita de tela limpia en el agua. Enjuague al menos cuatro pulgadas del catéter por la zona más cercana al meato. Muévase hacia una sola dirección, alejándose del meato (Fig. 7-37). Utilice un área limpia de la toallita de tela para cada movimiento.

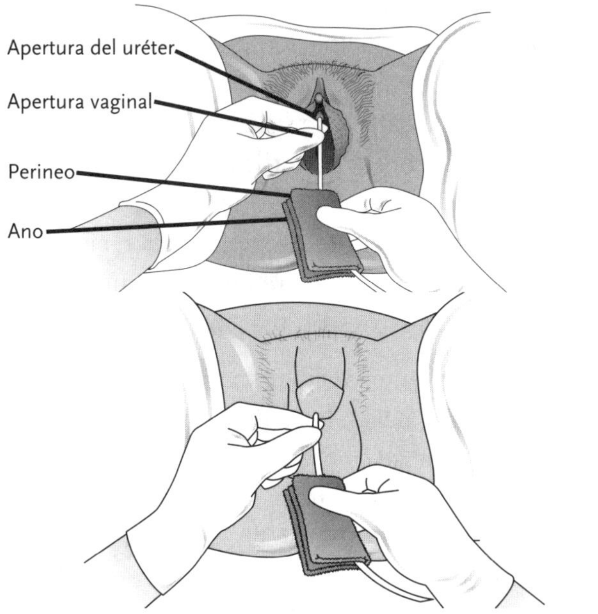

Fig. 7-37. *Sostenga el catéter cerca del meato, para evitar que lo jale. Moverse hacia una sola dirección alejándose del meato, ayuda a prevenir infecciones. Utilice un área limpia de la toallita de tela para cada movimiento.*

18. Con una toallita, seque al menos cuatro pulgadas del catéter cerca del meato, moviéndose en una sola dirección y alejándose del meato.

19. Remueva la toalla o el protector de cama que colocó debajo del residente. Después remueva la toalla o el protector de cama que se colocó debajo del tubo del catéter. Vuelva a colocar la ropa de cama y quite la sábana de baño.

20. Coloque la ropa de cama en los contenedores apropiados.

21. Vacíe la vasija en el inodoro y baje la palanca del inodoro. Coloque la vasija en el área apropiada para limpieza o límpiela de acuerdo con las reglas de la institución.

22. Quítese los guantes y tírelos.

23. Lávese las manos.
Provee control de infecciones.

24. Regrese la cama al nivel más bajo.
Bajar la cama brinda seguridad.

25. Coloque el botón de llamadas al alcance del residente.
Permite que el residente se comunique con el personal cuando lo necesite.

26. Reporte a la enfermera cualquier cambio en el residente.
Brinda información a la enfermera para evaluar al residente.

27. Documente el procedimiento utilizando la guía de procedimientos de la institución.
Si usted no documenta el cuidado, legalmente no pasó.

Vaciar la bolsa de drenaje del catéter

Equipo: contenedor de medición (tazón graduado), toallitas húmedas con alcohol, toallitas de papel, guantes

1. Identifíquese por su nombre. Identifique al residente por su nombre.
El residente tiene el derecho de conocer la identidad de su proveedor de cuidado. Identificar al residente por su nombre muestra respeto y establece la identificación correcta.

2. Lávese las manos.
Provee control de infecciones.

3. Explique el procedimiento al residente. Hable de manera clara, lenta y directa. Mantenga contacto cara a cara cuando sea posible.
Promueve el entendimiento y la independencia.

4. Brinde privacidad al residente con cortinas, biombos o puertas.
Mantiene los derechos del residente de privacidad y dignidad.

5. Póngase los guantes.

6. Coloque la toallita de papel en el piso por debajo de la bolsa de drenaje. Coloque el tazón graduado sobre la toallita de papel.

7. Abra la válvula de drenaje de la bolsa para que la orina fluya y salga de la bolsa hacia el tazón graduado (Fig. 7-38). No deje que la llave o la válvula de drenaje toquen el tazón.

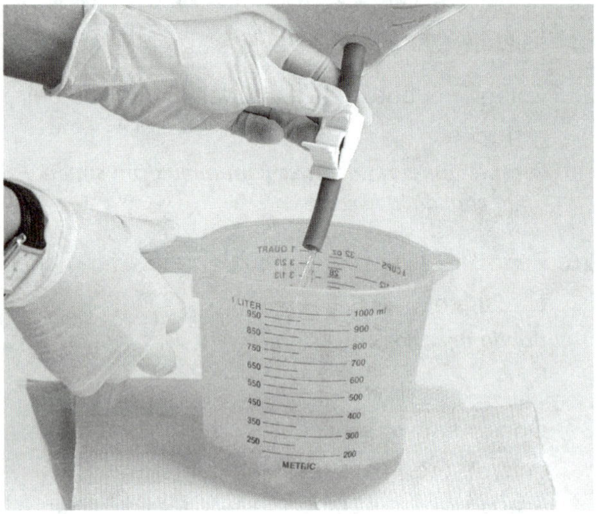

Fig. 7-38. No permita que la llave o válvula de drenaje toquen el tazón graduado mientras drena la orina.

8. Cuando la orina haya drenado, cierre la válvula de drenaje. Limpie la válvula de drenaje utilizando toallitas húmedas con alcohol. Vuelva a colocar el drenaje en el sostenedor de la bolsa.
9. Vaya al baño. Coloque el tazón graduado en una superficie plana y observe la medición al nivel del ojo. Observe la cantidad y la apariencia de la orina. Vacíe el contenido del tazón graduado en el inodoro y baje la palanca del inodoro.
10. Limpie y guarde el tazón graduado. Deseche las toallitas de papel.
11. Quítese los guantes y tírelos.
12. Lávese las manos.
    Provee control de infecciones.
13. Documente el procedimiento utilizando la guía de procedimientos de la institución. Anote la cantidad y las características de la orina.
    Si usted no documenta el cuidado, legalmente no pasó.

La **terapia de oxígeno** es la administración de oxígeno para incrementar el abastecimiento del oxígeno a los pulmones. Esto incrementa el oxígeno que llega a los tejidos del cuerpo. La terapia de oxígeno se utiliza para tratar problemas de respiración. Este tratamiento es recetado por una doctora. Las asistentes de enfermería nunca detienen, ajustan o administran oxígeno.

El oxígeno se puede entregar de varias maneras. Puede llegar a la habitación del residente por medio de una tubería conectada a un sistema central; puede estar en tanques grandes o en tanques pequeños y portátiles o puede ser producido por un concentrador de oxígeno. El concentrador de oxígeno es un aparato parecido a una caja que cambia el aire que se encuentra en la habitación en aire con más oxígeno.

Algunos residentes reciben oxígeno por medio de una cánula nasal, la cual es una pieza de tubo de plástico que se coloca alrededor de la cara y se amarra con una tira que pasa por los oídos y por detrás de la cabeza (Fig. 7-39). La pieza de la cara tiene dos puntas que entran a la nariz y apuntan hacia abajo, por donde pasa el oxígeno. Una enfermera o un terapeuta respiratorio colocan la cánula nasal.

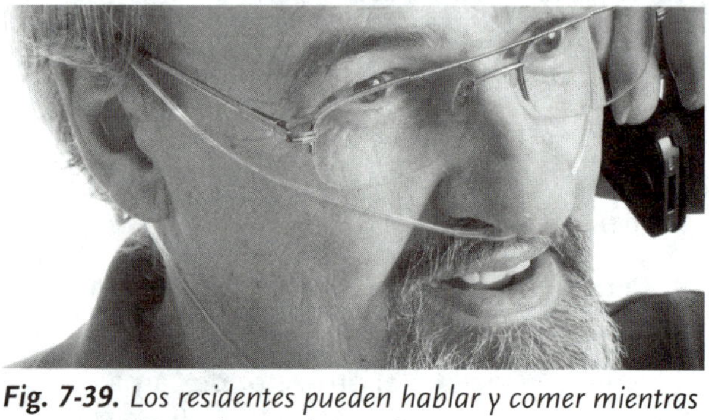

Fig. 7-39. *Los residentes pueden hablar y comer mientras que traen puesta la cánula nasal.*

Los residentes que no necesitan oxígeno concentrado todo el tiempo, pueden usar una mascarilla facial cuando lo necesiten (Fig. 7-40). La mascarilla facial se coloca sobre la nariz y la boca. Se amarra con una correa que se coloca sobre los oídos y por detrás de la cabeza.

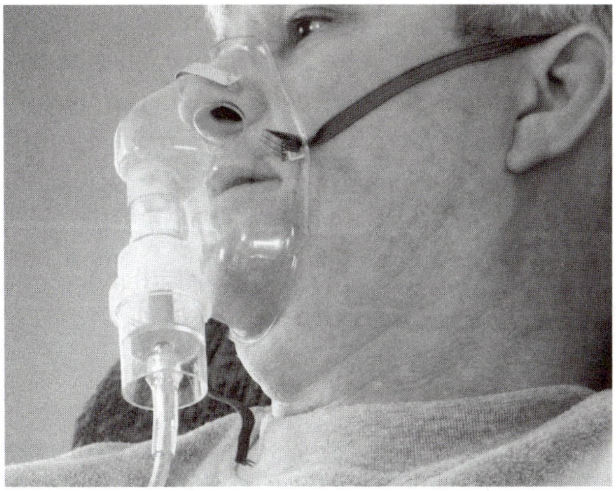

Fig. 7-40. Los residentes que necesitan oxígeno, en ocasiones pueden usar una mascarilla facial. La mascarilla se debe quitar para que el residente pueda comer o tomar cualquier cosa.

Combustión significa el proceso de incendiar. El oxígeno es un riesgo de incendio muy peligroso porque ayuda en la combustión (hace que otras cosas se quemen). Trabajar alrededor del oxígeno requiere seguir precauciones especiales de seguridad.

Guía de Procedimientos: Trabajar de Manera Segura Alrededor del Oxígeno

- G Coloque señalamientos de *No Fumar y de Oxígeno en Uso* ("*No Smoking*" y "*Oxygen in Use*" en inglés). Nunca permita fumar donde se use o se almacene oxígeno.
- G Remueva todos los peligros de incendio de la habitación o del área. Los peligros de incendio incluyen equipo electrónico como rasuradoras eléctricas o secadoras de pelo. Otros peligros de incendio son los cigarros, cerillos y líquidos inflamables. **Inflamable** significa que se puede encender fácilmente y que es capaz de incendiarse rápidamente. Algunos ejemplos de líquidos inflamables son el alcohol y la gasolina. Informe a la enfermera si un residente no quiere que se quite un peligro de incendio.
- G No encienda velas, ni cerillos, ni use encendedores cerca del oxígeno. Cualquier tipo de flama abierta que esté presente alrededor del oxígeno es un peligro de incendio.
- G No utilice un cordón de extensión con un concentrador de oxígeno.
- G No coloque cordones eléctricos o tubos de oxígeno por debajo de los tapetes o muebles.
- G Evite usar telas como el nylon o la lana que puedan causar descargas de electricidad estática.
- G Reporte si la cánula nasal o la mascarilla facial causan irritación en la piel. Revise si la nariz y el área por detrás de los oídos presentan signos de irritación.
- G No utilice productos con base de petróleo, como vaselina o lubricantes para labios, en el residente o en cualquier parte de la cánula nasal o mascarilla.
- G Aprenda la manera de apagar el oxígeno en caso de incendio. Nunca ajuste las selecciones de la configuración del aparato de oxígeno ni la dosis.

La **terapia intravenosa**, conocida como **terapia de IV**, es la entrega de medicamento, nutrición o fluidos por la vena de una persona. Cuando un doctor receta terapia de IV, una enfermera introduce una aguja o un tubo en la vena. Esto brinda acceso directo al flujo sanguíneo. El medicamento, la nutrición o los fluidos se filtran por gotas de una bolsa que está suspendida en un poste o son bombeados por una bomba portátil por medio de un tubo conectado hacia la vena. Algunos residentes con condiciones crónicas tendrán una abertura permanente para líneas IV, llamado *portal*. Este portal ha sido quirúrgicamente creado para permitir el acceso fácil de los fluidos del IV. Los asistentes de enfermería nunca introducen o remueven líneas de IV; no son responsables de brindar cuidado en el lugar donde está conectado el IV. Su única responsabilidad en el cuidado de IV es reportar y documentar cualquier observación de cambios o problemas con la línea del IV.

Observaciones y Reportes: Terapia de IV

Reporte cualquiera de las siguientes observaciones a la enfermera:

- O/R La sonda/aguja se cae o fue removida.
- O/R La sonda se desconecta.
- O/R Las gasas alrededor del lugar del IV están flojas o no están intactas.
- O/R Hay sangre en la sonda o alrededor del lugar del IV.
- O/R El lugar del IV está inflamado o descolorido.
- O/R El residente se queja de dolor.
- O/R La bolsa está rota, o el nivel del fluido no parece disminuir.
- O/R El fluido del IV no está goteando.
- O/R El fluido del IV está por terminarse.
- O/R La bomba emite un sonido indicando algún problema.
- O/R La bomba se cayó.

Las NA deben documentar sus observaciones y el cuidado que brindan. No deben mojar el lugar donde se encuentra el IV ni bajar la bolsa a un nivel más bajo del lugar donde se encuentra el IV. No deben desconectar la línea del IV de la bomba ni apagar la alarma. Las NA no deben tomar la presión sanguínea en un brazo que tiene una línea de IV. Tener una línea de IV hace que algunos procedimientos de cuidado sean más difíciles de realizar. Nunca debe jalar un tubo del IV o ni dejar que se atore con cualquier cosa, como con la ropa. Hay batas especiales que tienen mangas que se amarran y se desamarran para reducir el riesgo de jalar las líneas de IV.

7. Explicar la habitación del residente y el cuidado de ésta

La habitación de un residente es el cuarto o el área donde vive el residente. Tiene muebles y artículos personales. La habitación es el hogar del residente. Debe ser tratada con respeto. Las NA siempre deben tocar la puerta y esperar a que les den permiso para entrar. Las habitaciones de los residentes siempre se deben mantener limpias y ordenadas. Brindar un ambiente limpio, seguro y ordenado es una parte esencial del trabajo de la NA.

El equipo estándar que usualmente se encuentra en la habitación del residente incluye:

- Cama eléctrica o manual
- Mesa de noche
- Cómodo de baño/urinal y cobijas
- Vasija de baño
- Riñonera/vasija de émesis
- Jabón y contenedor para el jabón
- Sábana de baño
- Papel de baño
- Artículos de higiene personal
- Mesa de cama
- Silla
- Botón de llamadas
- Cortina de privacidad

Los artículos pequeños usualmente se guardan en la mesa de noche. La jarra y el vaso para agua se colocan con frecuencia sobre la mesa de noche. Un teléfono, un radio y otros artículos, como fotografías, también se pueden colocar ahí.

La mesa de cama se puede utilizar para comer o para brindar cuidado personal. Ésta es un área limpia. Se debe mantener limpia y libre de desorden. Los cómodos de baño, urinales, la ropa de cama sucia y otros artículos contaminados no se deben de colocar sobre la mesa de cama.

El sistema de intercomunicación es el sistema de llamadas más común. Cuando un residente presiona el botón, se encenderá una luz y/o se escuchará un timbre en la estación de enfermería. El botón de llamadas permite que el residente contacte al personal cuando sea necesario. Las NA siempre deben colocar el botón de llamadas al alcance del residente y responder de inmediato a todas las llamadas.

Derechos de los Residentes

Cortinas de Privacidad

Todos los residentes en una institución tienen el derecho legal de privacidad personal. Esto significa que siempre deben ser protegidos de la vista pública al recibir el cuidado. Cada cama, usualmente, tiene una cortina de privacidad que se extiende alrededor de toda la cama. Las cortinas evitan que otras personas vean a un residente desvestido o mientras que se le brinda algún procedimiento de cuidado. Para proteger la privacidad del residente, las NA deben mantener esta cortina cerrada mientras brindan el cuidado (Fig. 7-41). Aunque las cortinas bloquean la visión, no bloquean el sonido. Las NA deben mantener la voz baja; no deben discutir sobre el cuidado de un residente cerca de otras personas. Cerrar la puerta, siempre que sea posible, brinda privacidad más completa.

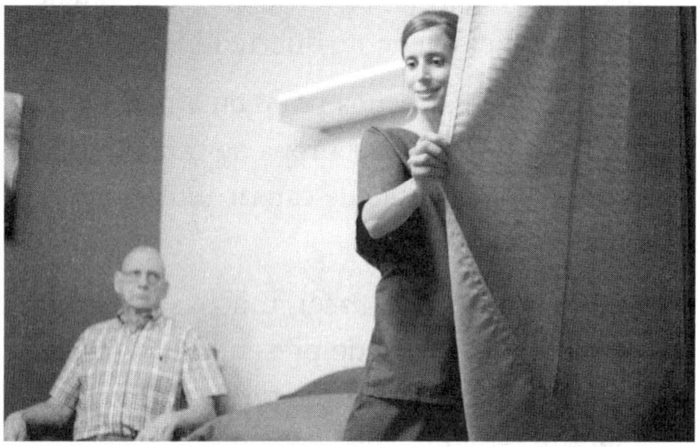

Fig. 7-41. *Las asistentes de enfermería deben jalar las cortinas de privacidad alrededor de la cama antes de brindar el cuidado.*

Una institución de cuidado tiene muchos tipos de equipo. Las NA deben saber la manera de usar y cuidar el equipo apropiadamente. Esto ayuda a prevenir infecciones y lesiones. Las NA deben pedir ayuda cuando la necesiten. No deben tratar de usar equipo que no sepan cómo usar.

Guía de Procedimientos: La Habitación del Residente

- **G** Limpie la mesa de cama después de cada uso. Colóquela al alcance del residente antes de salir de la habitación.
- **G** Mantenga el botón de llamadas al alcance del residente. Revise si el residente puede tomar el botón de llamadas cada vez que usted salga de la habitación.
- **G** Mantenga el equipo limpio y en buena condición. Si cualquier equipo parece estar dañado, repórtelo con la enfermera y/o llene la papelería apropiada para que lo reparen. No use equipo roto o dañado.
- **G** OBRA requiere que las instituciones de cuidado a largo plazo tengan ambientes seguros y cómodos manteniendo la temperatura en un rango de 71 a 81°F. Las personas mayores pueden sentir frío con frecuencia. Ponga varias capas de ropa y de cobijas para quitar el frío. Mantenga a los residentes lejos de zonas con corrientes de aire. Si los residentes controlan el calor y el aire acondicionado en sus habitaciones, no lo cambie para su comodidad.
- **G** Remueva las bandejas de comida después de cada comida. Asegúrese que la cama no tenga migajas de comida. Acomode la ropa de cama, como sea necesario. Cambie la ropa de cama si se moja, ensucia o arruga.
- **G** Reabastezca los artículos de la habitación. Asegúrese que el residente tenga al alcance agua fresca para tomar y una taza limpia. Revise que el residente pueda levantar la jarra y la taza. Asegúrese de que los pañuelos desechables, las toallitas de papel, el papel de baño, el jabón y cualquier otro artículo que se necesite sean reabastecidos diariamente antes de que usted se vaya.
- **G** Si se necesita vaciar los contenedores de la basura o si el baño necesita ser limpiado, notifique al departamento de limpieza. Los contenedores de basura se deben vaciar todos los días. Saque la basura cuando salga de la habitación si el personal del departamento de limpieza no está disponible.
- **G** Reporte de inmediato los signos de insectos o plagas.

G No remueva las pertenencias de los residentes, ni tire artículos de los residentes. Respete las cosas de los residentes.

G Limpie el equipo y guárdelo en el lugar de almacenaje o llévelo al área apropiada para limpieza. Ordene la habitación.

8. Explicar la importancia de dormir bien y de tender la cama apropiadamente

Dormir es un periodo natural para descansar la mente y el cuerpo. Mientras que una persona duerme, la energía de la mente y del cuerpo es restaurada. Durante el sueño, las funciones vitales se siguen realizando, incluyendo reparar y renovar las células, procesar información y organizar la memoria. El sueño es una parte esencial de la salud y del bienestar de una persona.

La falta de sueño causa muchos problemas, incluyendo disminución de las funciones mentales, disminución del tiempo de reacción e irritabilidad. La privación del sueño también disminuye la función del sistema inmune.

La mayoría de las personas ancianas, especialmente aquéllas que viven lejos de casa, tienen problemas para dormir. Muchas cosas pueden afectar el sueño, como el miedo, la ansiedad, el estrés, el ruido, la alimentación, los medicamentos y las enfermedades. Compartir una habitación con otra persona puede perturbar el sueño.

Observaciones y Reportes: Problemas para Dormir

Cuando un residente se queja de que no está durmiendo bien, observe y reporte lo siguiente:

O/R Duerme demasiado durante el día.

O/R Come alimentos o toma bebidas muy tarde en el día que contienen cafeína.

O/R Usa ropa para dormir durante el día.

O/R Come alimentos pesados muy tarde en la noche.

O/R Se rehúsa a tomar el medicamento ordenado para el sueño.

O/R Toma medicamento nuevo.

O/R Ve televisión, escucha radio o tiene una luz prendida muy tarde en la noche.

O/R Tiene dolor.

Algunos residentes pasan mucho o todo el tiempo en cama. El tender la cama con cuidado es esencial para la comodidad, limpieza y salud. La ropa de cama siempre debe ser cambiada después de que se brinda cuidado personal, como baños de cama. Cámbielas cada vez que se encuentren húmedas, sucias o que necesiten ser acomodadas. La ropa de cama se debe cambiar con frecuencia por las siguientes razones:

- Las sábanas que están húmedas, arrugadas o amontonadas son incómodas. Esto puede evitar que el residente duerma bien.
- Los microorganismos viven en ambientes húmedos y cálidos. La ropa de cama que está húmeda o sucia puede causar infecciones y enfermedades.
- Los residentes que pasan muchas horas en cama tienen riesgo de presentar úlceras de presión. Las sábanas que no se acomodan bien incrementan este riesgo al cortar la circulación.

Guía de Procedimientos: Tender la Cama

G Mantenga la ropa de cama libre de arrugas y bien acomodada. Cambie la ropa de cama cada vez que esté húmeda, arrugada o sucia.

G Lávese las manos antes de manejar ropa de cama limpia (Fig. 7-42).

G Coloque la ropa limpia de cama en una superficie limpia, como una silla o en la mesa al lado de la cama. No ponga la ropa limpia de cama en el piso en un área contaminada.

G Use (póngase) guantes antes de quitar la ropa de cama sucia.

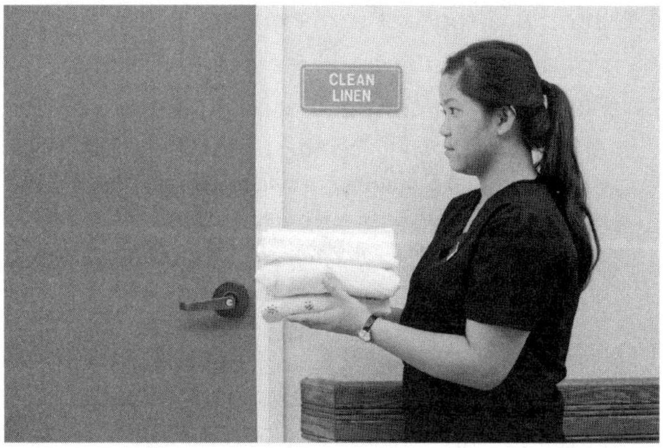

Fig. 7-42. *Asegúrese de haberse lavado las manos antes de tomar la ropa de cama limpia.*

- G Revise si hay artículos personales como dentaduras postizas, aparatos para asistencia auditiva, joyería y anteojos, antes de remover la ropa de cama.
- G Cuando quite la ropa de cama sucia, enróllela de manera que el área más sucia se encuentre por dentro. Enrollar pone la superficie más sucia de la ropa de cama hacia adentro. Esto reduce la contaminación.
- G No sacuda la ropa del residente ni la ropa de cama ya que pueden propagar contaminantes que se transmiten por aire.
- G Coloque la ropa de cama sucia en una bolsa en el punto de origen. No se la lleve a la habitación de otros residentes.
- G Clasifique la ropa de cama sucia lejos de las áreas de cuidado de los residentes.
- G Coloque la ropa de cama mojada en bolsas anti-escurrimiento.
- G Use guantes cuando maneje ropa de cama sucia. Cargue la ropa de cama sucia lejos de usted. Colóquela de inmediato en el contenedor o en el área apropiada. Si la ropa de cama sucia toca su uniforme, éste se contaminará.
- G Cambie los protectores de cama desechables siempre que se ensucien o se mojen. Deséchelos apropiadamente. Coloque protectores limpios en la cama cuando cambie la ropa de cama.

Si un residente no se puede levantar de la cama, una NA debe cambiar la ropa de cama con el residente acostado en la cama. Una **cama ocupada** es una cama que se tiende mientras que el residente se encuentra acostado. Cuando tienda la cama, la NA debe usar una postura amplia y doblar sus rodillas. Debe evitar doblarse por la cintura, especialmente cuando meta las sábanas o cobijas por debajo de los colchones. Debe levantar la altura de la cama para que el trabajo sea más fácil y más seguro hacer.

Los colchones pueden ser pesados. Es más fácil tender una cama vacía que una cama con el residente acostado. Una **cama desocupada** es una cama que se tiende cuando el residente no está en la cama. Si el residente puede ser movido, el trabajo de la NA será más sencillo.

Tender una cama ocupada

Equipo: ropa de cama limpia: protector de colchón, sábana de cajón (inferior) plana o ajustable, protector de cama impermeable (de ser necesario), sábana de arrastre de algodón, sábana superior plana, cobija(s), sábana de baño, funda(s) de almohada, guantes

1. Identifíquese por su nombre. Identifique al residente por su nombre.
   El residente tiene el derecho de conocer la identidad de su proveedor de cuidado. Identificar al residente por su nombre muestra respeto y establece la identificación correcta.
2. Lávese las manos.
   Provee control de infecciones.
3. Explique el procedimiento al residente. Hable de manera clara, lenta y directa. Mantenga contacto cara a cara cuando sea posible.
   Promueve el entendimiento y la independencia.
4. Brinde privacidad al residente con cortinas, biombos o puertas.
   Mantiene los derechos del residente de privacidad y dignidad.
5. Coloque la ropa limpia de cama al alcance en una superficie limpia (por ejemplo, mesa de noche, mesa de cama o silla).
   Previene la contaminación de la ropa de cama.

6. Ajuste la cama a un nivel seguro para trabajar, usualmente a la altura de la cintura. Baje la cabecera de la cama y ponga el freno en las llantas.
Cuando la cama está plana, se puede mover al residente sin ir contra la gravedad. El ajustar la cama a un nivel seguro para trabajar previene que usted y el residente se lesionen.

7. Póngase los guantes.
Evita que usted tenga contacto con los fluidos corporales.

8. Afloje la ropa de cama superior de la orilla de la cama en el lado donde está trabajando.

9. Desdoble la sábana de baño sobre la sábana superior para cubrir al residente. Quite la sábana superior. Mantenga al residente cubierto en todo momento con la sábana de baño.

10. Usted arreglará un lado de la cama a la vez. Levante al barandal (si la cama tiene) del lado más lejano a usted. Después de levantar el barandal, vaya al otro lado. Ayude al residente a voltearse sobre su costado, moviéndolo hacia el lado contrario a usted y hacia el lado que tiene el barandal levantado (Fig. 7-43).

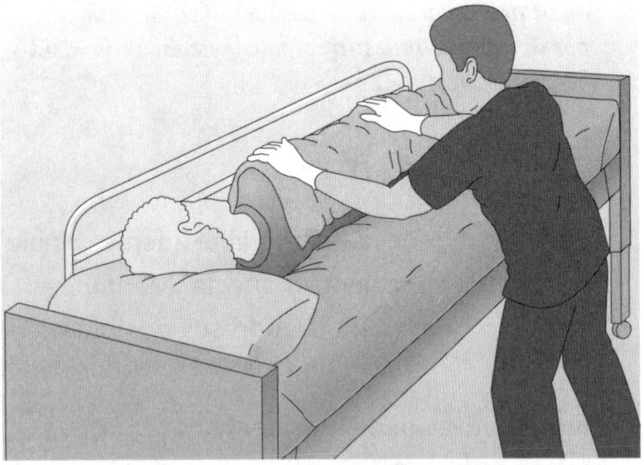

Fig. 7-43. *Voltee al residente sobre su costado, hacia el lado que tiene el barandal levantado.*

11. Afloje la sábana inferior sucia, el protector de colchones y el protector de cama, si la cama los tiene puestos, del lado donde usted está trabajando.

12. Enrolle la ropa de cama inferior sucia hacia donde se encuentra el residente. Acomódela bien ajustada contra la espalda del residente.
Al enrollar la ropa de cama, se coloca la superficie más sucia hacia adentro, reduciendo la contaminación. Mientras más cerca del residente se enrolle la ropa de cama, será más fácil de removerla por el otro lado.

13. Coloque el protector de colchón (si se utilizó) en la cama, colocando esquinas elásticas en el lado donde usted está trabajando.

14. Coloque y meta en el colchón la ropa de cama inferior limpia. Termine con una sábana inferior libre de arrugas y forme esquinas de hospital para mantener las sábanas inferiores libres de arrugas (Fig. 7-44).
Las esquinas de hospital evitan que los pies del residente estén restringidos o enredados en la ropa de cama cuando se acueste o levante de la cama.

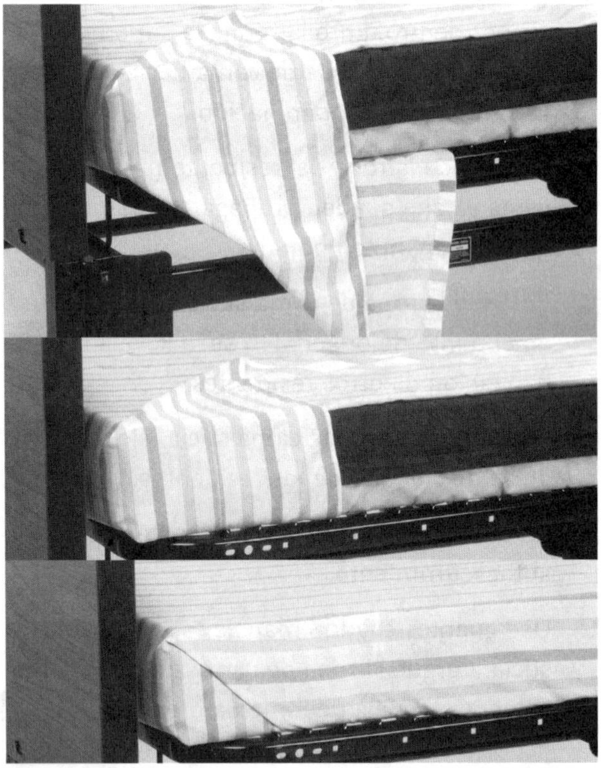

Fig. 7-44. *Las esquinas de hospital ayudan a mantener lisas las sábanas debajo del residente. Ayudan a evitar que los pies del residente estén restringidos o que se queden enredados con la ropa de cama cuando se acueste o se levante de la cama.*

15. Alise la sábana inferior hacia el residente. Asegúrese que el protector de colchón no

tenga arrugas. Enrolle el material sobrante hacia el residente y métalo debajo del cuerpo del residente (Fig. 7-45).

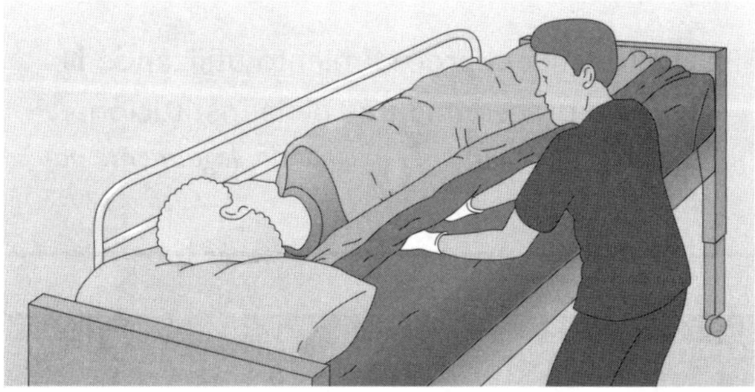

Fig. 7-45. *Meta el material restante debajo el cuerpo del residente.*

16. Si utiliza un protector impermeable, desdóblelo y acomódelo en el centro de la cama. Meta la parte del protector del lado donde se encuentra usted por debajo del colchón. Alise hacia el residente y métalo por debajo como le hizo con la sábana.
17. Si utiliza una sábana de arrastre, colóquela en la cama. Métala por el lado donde se encuentra usted, alise y métala debajo como le hizo con la otra ropa de cama.
18. Levante el barandal del lado donde se encuentra usted. Vaya hacia el otro lado de la cama. Baje el barandal y ayude al residente a voltearse hacia el lado de la cama que tiene la ropa de cama limpia (Fig. 7-46). Proteja al residente de cualquier materia sucia en la ropa de cama anterior.

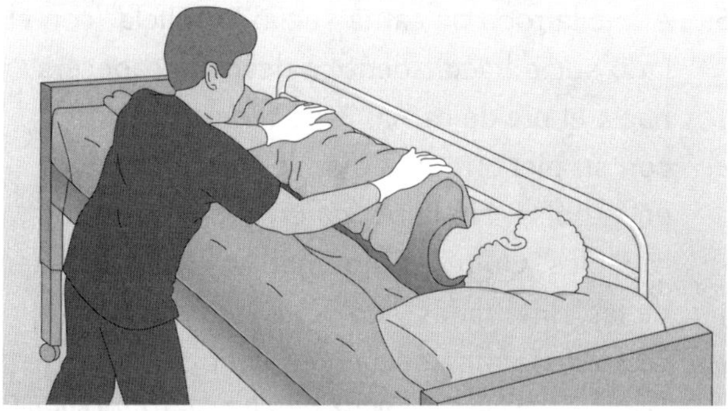

Fig. 7-46. *Mientras que ayuda al residente a voltearse hacia el lado de la cama que tiene ropa limpia, trate de evitar contacto con materia contaminada de la ropa de cama sucia.*

19. Afloje la ropa de cama sucia. Busque artículos personales. Enrolle la ropa de cama desde la cabecera hacia el pie de cama. Evite el contacto con su piel o ropa. Colóquela en el cesto o en la bolsa. Nunca la ponga en el piso o en los muebles ni la sacuda. La ropa de cama sucia tiene muchos microorganismos que no se deben propagar hacia otras partes del cuerpo.
    Siempre trabaje de la parte más limpia (cabecera de la cama) hacia la parte más sucia (pie de cama) para evitar la propagación de infecciones. Al enrollar se coloca la superficie más sucia hacia adentro, reduciendo la contaminación.
20. Jale la ropa de cama limpia tan pronto como sea posible. Inicie con el protector de colchón y envuelva alrededor de las esquinas. Jale y acomode la ropa de cama inferior limpia como lo hizo del otro lado. Jale y acomode el protector de cama impermeable y la sábana de arrastre, si se utiliza. Termine con una sábana inferior libre de arrugas.
21. Pida al residente que se voltee sobre su espalda. Ayude como sea necesario. Mantenga al residente cubierto y cómodo, con una almohada debajo de la cabeza. Levante el barandal de cama.
22. Desdoble la sábana superior. Colóquela sobre el residente y acomódela en el centro. Pida al residente que la sostenga. Saque la sábana de baño o la otra sábana deslizándola por abajo. Colóquela en el cesto o en la bolsa.
23. Coloque una cobija sobre la sábana superior a la misma altura que las orillas superiores. Coloque las orillas inferiores de la sábana superior y de la cobija por debajo del colchón. Forme esquinas de hospital en cada lado. Afloje la ropa de cama superior sobre los pies del residente. En la cabecera de la cama, doble unas seis pulgadas de la sábana superior sobre la cobija.
    Aflojar la ropa de cama superior sobre los pies del residente evita presión sobre los pies, lo cual puede tener como resultado úlceras por presión.

24. Remueva la almohada. No la sostenga cerca de su cara. Remueva la funda sucia volteándola de adentro hacia afuera. Colóquela en el cesto o en la bolsa.

25. Quítese los guantes y tírelos. Lávese las manos.
Provee control de infecciones.

26. Con una mano, agarre la funda de la almohada limpia de la parte cerrada. Voltee la funda de adentro hacia fuera sobre su brazo. Después, utilizando la misma mano que tiene la funda, agarre una orilla angosta de la almohada. Jale la funda sobre la almohada con su mano libre (Fig. 7-47). Haga lo mismo con cualquier otra almohada. Colóquelas debajo de la cabeza del residente con la orilla abierta del lado contrario a la puerta.

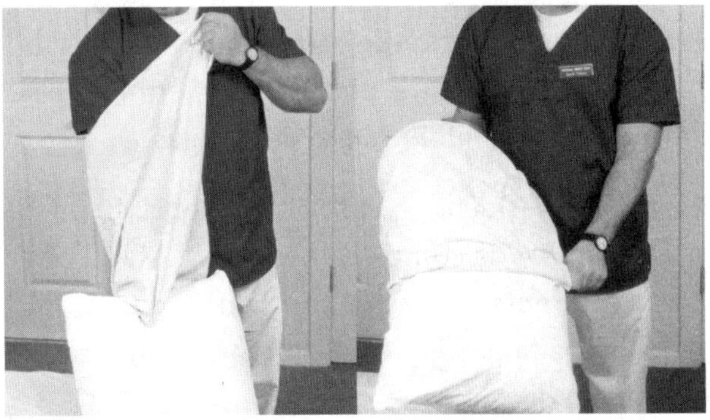

Fig. 7-47. *Después de que la funda de la almohada se voltea de adentro hacia afuera sobre su brazo, tome una orilla de la almohada. Jale la funda sobre la almohada.*

27. Asegúrese que el residente se sienta cómodo.

28. Regrese la cama a la posición más baja. Deje los barandales laterales de la cama en la posición ordenada.
Bajar la cama brinda seguridad.

29. Coloque el botón de llamadas al alcance del residente.
Permite que el residente se comunique con el personal cuando lo necesite.

30. Lleve el cesto o la bolsa con ropa sucia al área apropiada.

31. Lávese las manos.
Provee control de infecciones.

32. Reporte a la enfermera cualquier cambio en el residente.
Brinda información a la enfermera para evaluar al residente.

33. Documente el procedimiento utilizando la guía de procedimientos de la institución.
Si usted no documenta el cuidado, legalmente no pasó.

Tender una cama desocupada

Equipo: ropa de cama limpia: protector de colchón, sábana de cajón (inferior) plana o ajustable, protector de cama impermeable (de ser necesario), cobija(s), sábana de arrastre de algodón, sábana superior plana, funda(s) de almohada, guantes

1. Lávese las manos.
Provee control de infecciones.

2. Coloque la ropa limpia de cama en una superficie limpia al alcance (ej. mesa de noche, mesa de cama o silla).
Previene la contaminación de la ropa de cama.

3. Ajuste la cama a un nivel seguro para trabajar, usualmente a la altura de la cintura. Coloque la cama en la posición más plana. Ponga el freno en las llantas de la cama.
Permite que usted tienda la cama de manera ordenada y libre de arrugas.

4. Póngase los guantes.
Evita que usted tenga contacto con los fluidos corporales.

5. Afloje la ropa de cama sucia. Enróllela (con el lado sucio hacia adentro) desde la cabecera hacia el pie de cama. Evite tener contacto con su piel o ropa. Colóquela en un cesto o en la bolsa. No la ponga en el piso o en los muebles. Quite las almohadas y las fundas de las almohadas y coloque las fundas en el cesto de la ropa sucia o en la bolsa.
Siempre trabaje de la parte más limpia (cabecera de la cama) hacia la parte más sucia (pie de cama) para evitar la propagación de infecciones. Al enrollar se coloca la superficie más sucia hacia adentro, reduciendo el riesgo de contaminación.

6. Quítese los guantes y tírelos. Lávese las manos.
   Provee control de infecciones.

7. Vuelva a tender la cama. Inicie con el protector de colchón y envuélvalo en las esquinas. Coloque la sábana inferior metiéndola por debajo del colchón. Forme esquinas de hospital para mantener la sábana inferior libre de arrugas. Coloque el protector del colchón y la sábana de arrastre si se utiliza, alise y métalos por debajo de los lados de la cama.

8. Coloque la sábana superior y la cobija sobre la cama. Colóquelas en el centro y métalas por debajo de la orilla de la cama y forme esquinas de hospital. Doble unas seis pulgadas de la sábana superior sobre la cobija. Doble la sábana superior y la cobija hacia abajo para que el residente pueda acostarse fácilmente en la cama. Si el residente no va a regresar a la cama inmediatamente, deje la ropa de cama hacia arriba.

9. Ponga fundas limpias en las almohadas y vuelva a colocar las almohadas.

10. Regrese la cama a la posición más baja.

11. Lleve el cesto o la bolsa con la ropa sucia al área apropiada.

12. Lávese las manos.
    Provee control de infecciones.

13. Documente el procedimiento utilizando la guía de procedimientos de la institución.
    Si usted no documenta el cuidado, legalmente no pasó.

Una **cama cerrada** es una cama que está completamente tendida con las sábanas y cobijas en su lugar. Esta cama se tiende así para residentes que estarán fuera de la cama la mayor parte del día. También se tiende así cuando un residente es dado de alta. Una cama cerrada se convierte en una **cama abierta** cuando se dobla la ropa de cama hacia el pie de cama. Una cama abierta es una cama que está lista para recibir a un residente que ha estado fuera de la cama todo el día o que ha sido admitido en la institución.

9. Explicar la limpieza de heridas y los vendajes

El vendaje estéril cubre heridas abiertas o que drenan. Un enfermero cambia estos vendajes. Los vendajes no estériles se aplican en heridas secas y cerradas que tienen menos posibilidad de infección. Los asistentes de enfermería pueden ayudar a cambiar vendajes no estériles. Los reglamentos estatales varían, por lo que las NA deben seguir las políticas de la institución y los reglamentos estatales.

Cambiar un vendaje seco usando la técnica no estéril

Equipo: paquete de gasas cuadradas, cinta adhesiva, tijeras, 2 pares de guantes

1. Identifíquese por su nombre. Identifique al residente por su nombre.
   El residente tiene el derecho de conocer la identidad de su proveedor de cuidado. Identificar al residente por su nombre muestra respeto y establece la identificación correcta.

2. Lávese las manos.
   Provee control de infecciones.

3. Explique el procedimiento al residente. Hable de manera clara, lenta y directa. Mantenga contacto cara a cara cuando sea posible.
   Promueve el entendimiento y la independencia.

4. Brinde privacidad al residente con cortinas, biombos o puertas.
   Mantiene los derechos del residente de privacidad y dignidad.

5. Corte pedazos de la cinta lo suficientemente largos para sujetar el vendaje. Cuelgue la cinta en la orilla de la mesa al alcance. Abra un paquete de gasas cuadradas de cuatro pulgadas sin tocar la gasa. Coloque el paquete abierto en una superficie plana.

6. Póngase los guantes.
   Evita que usted tenga contacto con los fluidos corporales.

7. Remueva el vendaje sucio desprendiendo suavemente la cinta hacia la herida. Levante el vendaje de la herida. No lo arrastre sobre la herida. Observe si el vendaje presenta olor o drenaje. Observe el color y el tamaño de la herida. Deseche el vendaje usado en el contenedor apropiado.
   Evita alterar la curación de la herida. Reduce el riesgo de contaminación.

8. Quítese los guantes y tírelos. Lávese las manos.
   Provee control de infecciones.

9. Póngase guantes nuevos. Tocando sólo las orillas exteriores de la gasa nueva de cuatro pulgadas, remuévala del paquete. Colóquela sobre la herida. Sujete firmemente la gasa con cinta (Fig. 7-48).
   Mantiene la gasa tan limpia como sea posible.

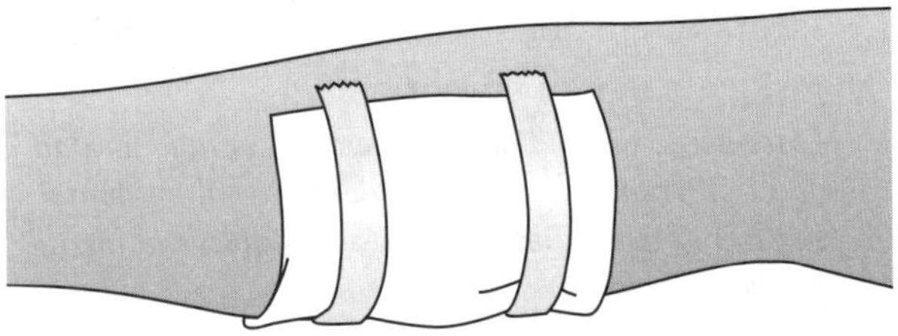

Fig. 7-48. *Coloque la gasa con cinta para sujetar el vendaje. No cubra por completo todas las áreas de la gasa con cinta adhesiva.*

10. Tire los artículos que utilizó.

11. Quítese los guantes y tírelos.

12. Lávese las manos.
    Provee control de infecciones.

13. Coloque el botón de llamadas al alcance del residente.
    Permite que el residente se comunique con el personal cuando lo necesite.

14. Reporte a la enfermera cualquier cambio en el residente.
    Brinda información a la enfermera para evaluar al residente.

15. Documente el procedimiento utilizando la guía de procedimientos de la institución.
    Si usted no documenta el cuidado, legalmente no pasó.

Las vendas elásticas (en ocasiones llamadas *vendas ACE* [*"ACE bandages"* en inglés] o *envoltura ACE*, [*"ACE wraps"* en inglés]) se utilizan para sostener las gasas del vendaje, para sujetar tablillas y para apoyar y proteger partes del cuerpo. Adicionalmente, estas vendas pueden reducir la inflamación que ocurre con una lesión (fig. 7-49).

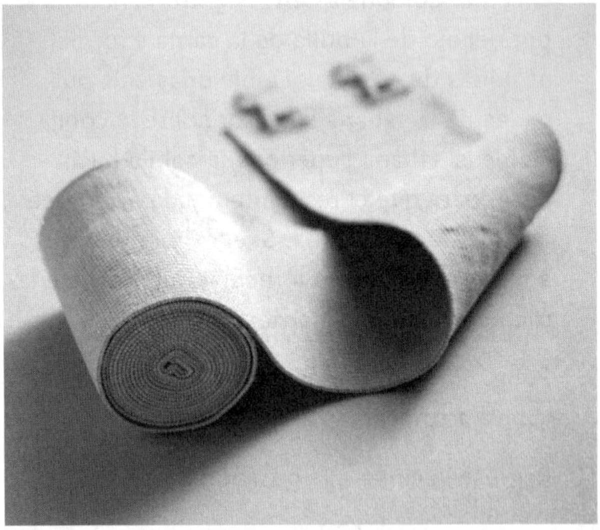

Fig. 7-49. *Este es un tipo de vendas elásticas.*

Es posible que se le pida a las NA que ayuden con las vendas elásticas. Algunas de las tareas pueden incluir lo siguiente:

- Llevar las vendas al residente.
- Acomodar al residente para colocar las vendas.
- Lavar y almacenar las vendas.
- Documentar las observaciones sobre el vendaje.

Algunos estados del país permiten que las NA coloquen y quiten vendas elásticas. Las NA deben seguir las políticas de la institución y el plan de cuidado en relación con las vendas elásticas.

Guía de Procedimientos: Vendas Elásticas

- G Mantenga limpia y seca el área que se va a vendar.
- G Aplique la venda lo suficientemente apretada para controlar el sangrado y evitar que las vendas se muevan. Asegúrese que esa parte del cuerpo no esté envuelto demasiado apretado porque puede disminuir la circulación.
- G Envuelva la venda hacia arriba y de manera uniforme, como formando un número ocho, para que ninguna parte del área envuelta sea lastimada.
- G No amarre la venda porque corta la circulación hacia esa parte del cuerpo; el final de la venda se sostiene con clips especiales, cinta o correas.
- G Remueva la venda tan frecuente como se indique en el plan de cuidado.
- G Revise la venda con frecuencia. Se puede arrugar o aflojar, lo que causa que se pierda la efectividad. También se puede amontonar en un solo lugar, causando presión y tal vez molestia.
- G Revise al residente 15 minutos después de que la venda fue aplicada para revisar si presenta signos de mala circulación. Los signos y síntomas de la mala circulación, incluyen los siguientes:
  - Inflamación
  - Piel azulada o cianótica
  - Piel brillosa y apretada
  - Piel fresca al tacto
  - Úlceras por presión
  - Entumecimiento
  - Hormigueo
  - Dolor o molestia

  Afloje las vendas si usted observa cualquier signo que indique mala circulación y notifique a la enfermera de inmediato.

8

Nutrición e Hidratación

1. Identificar los seis nutrientes básicos y explicar MiPlato

Una buena nutrición es muy importante. La **nutrición** es la manera en que el cuerpo utiliza la comida para mantenerse saludable. El cuerpo necesita una dieta bien balanceada con nutrientes y suficientes fluidos. Esto ayuda a que el cuerpo genere nuevas células, a mantener una buena función del cuerpo y a tener energía. La buena nutrición en los primeros años de vida ayuda a asegurar una buena salud más adelante en la vida. Para las personas enfermas o ancianas, una dieta bien balanceada ayuda a mantener los tejidos de la piel y de los músculos, así como a prevenir úlceras de presión. Una buena dieta promueve la curación y también ayuda a que una persona pueda sobrellevar el estrés.

Un **nutriente** es una sustancia que es necesaria para el crecimiento y la vida. Los nutrientes brindan energía, promueven el crecimiento y la salud y ayudan a regular el metabolismo. El metabolismo es el proceso por el cual los nutrientes se dividen para ser utilizados por el cuerpo para obtener energía y otras necesidades. El cuerpo necesita los siguientes seis nutrientes para su crecimiento y desarrollo:

1. **Agua**: El agua es el nutriente más esencial para la vida. Una mitad o dos terceras partes del peso de nuestro cuerpo es agua. Una persona necesita alrededor de 64 onzas, u ocho vasos de 8 onzas, de agua o de otros fluidos al día. Sin el agua, una persona sólo puede vivir unos cuantos días. El agua ayuda en la digestión y en la absorción de la comida. Ayuda con la eliminación del desperdicio. Por medio de la transpiración, el agua ayuda a mantener la temperatura normal del cuerpo. Mantener suficientes fluidos en nuestro cuerpo es necesario para tener una buena salud.

Los líquidos que una persona toma –agua, jugo, soda, café, té y leche– brindan la mayoría del agua que el cuerpo usa. Algunos alimentos también son fuentes de agua, incluyendo sopa, apio, lechuga y manzanas.

2. **Carbohidratos**: Los carbohidratos proporcionan al cuerpo energía y proteína adicionales. Ayudan al cuerpo a usar la grasa de manera eficiente. Los carbohidratos también brindan fibra, la cual es necesaria para la defecación. Los carbohidratos pueden ser divididos en dos tipos básicos: carbohidratos complejos y simples. Los carbohidratos complejos se encuentran en el pan, cereal, papa, arroz, pasta, verduras y frutas (Fig. 8-1). Los carbohidratos simples se encuentran en la comida como azúcares, dulces, jarabe y jaleas. Los carbohidratos simples no tienen el mismo valor nutricional que los carbohidratos complejos.

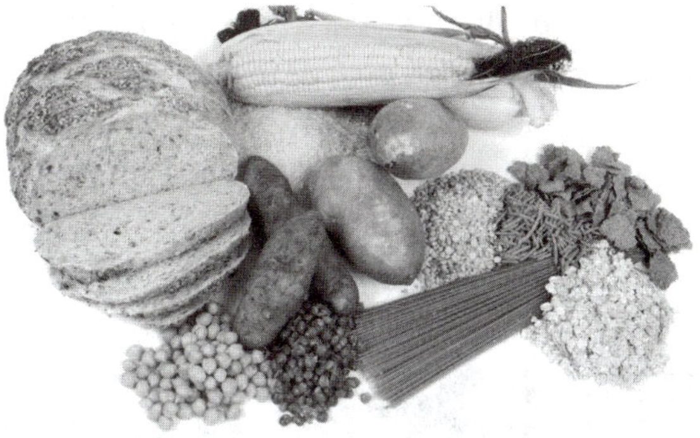

Fig. 8-1. *Algunas fuentes de carbohidratos complejos.*

3. **Proteína**: Las proteínas son parte de todas las células del cuerpo. Son esenciales para el crecimiento y la reparación de los tejidos. Las proteínas también brindan abastecimiento alterno de energía para el cuerpo. El exceso de proteínas son excretadas por los riñones o almacenadas como grasa en el cuerpo. Las fuentes de proteínas incluyen pescado, mariscos, aves, carne, huevos, leche, queso, nueces, mantequilla de nueces, chícharos, frijoles secos, legumbres y productos de soya (tofu, tempeh, algunas hamburguesas vegetarianas) (Fig. 8-2). Los cereales de granos enteros, las pastas, el arroz y el pan también contienen algo de proteínas.

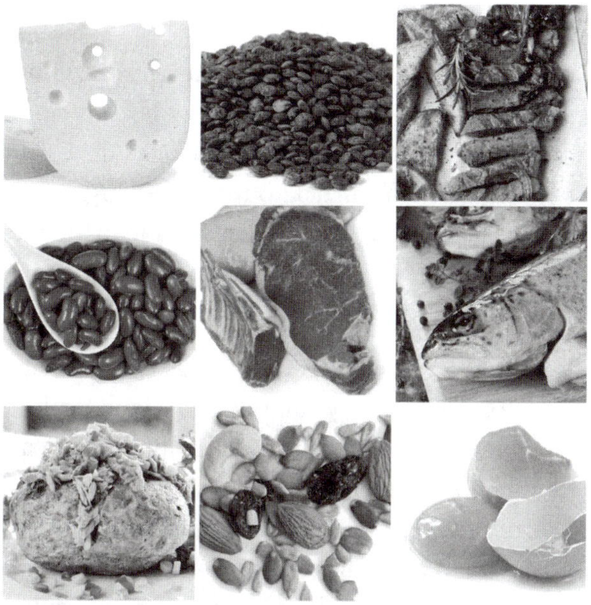

Fig. 8-2. *Algunas fuentes de proteínas.*

4. **Grasas**: La grasa ayuda al cuerpo a almacenar energía. Adicionalmente, la grasa agrega sabor a la comida. La grasa del cuerpo también ayuda a que el cuerpo absorba vitaminas. El exceso de grasa en la dieta se almacena como grasa en el cuerpo.

Algunos ejemplos de grasa son mantequilla, margarina, aderezos de ensaladas, aceites y grasas animales de carnes, productos lácteos, aves y pescado (Fig. 8-3). La grasa vegetal monoinsaturada (incluyendo el aceite de oliva y el aceite de canola) y las grasas vegetales polinsaturadas (incluyendo el aceite de girasol y de elote) son grasas más saludables. Las grasas saturadas, incluyendo las grasas animales como la mantequilla, la manteca, el tocino y otras carnes grasosas, no son tan saludables. Deben estar limitadas en la alimentación.

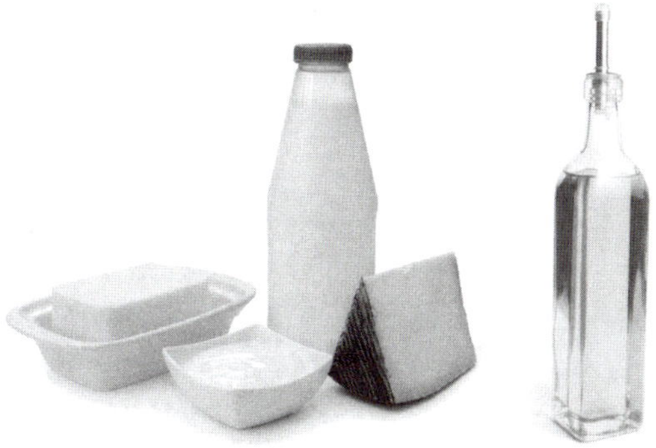

Fig. 8-3. *Algunas fuentes de grasa.*

5. **Vitaminas**: Las vitaminas son sustancias que el cuerpo necesita para funcionar. El cuerpo no puede producir la mayoría de las vitaminas; únicamente las puede obtener de ciertos alimentos. Las vitaminas A, D, E y K son vitaminas solubles en grasa; esto significa que son transportadas y almacenadas en la grasa del cuerpo. Las vitaminas B y C son solubles en el agua; esto significa que son divididas por el agua que se encuentra en nuestro cuerpo, pero que no pueden ser almacenadas. El exceso de vitaminas B y C es eliminado en la orina y en las heces fecales.

6. **Minerales**: Los minerales mantienen las funciones del cuerpo. Los minerales ayudan a construir huesos, a formar hormonas y ayudan en la formación de sangre. Brindan energía y controlan procesos. Algunos ejemplos de minerales son el zinc, hierro, calcio y magnesio. Los minerales se encuentran en muchas comidas.

La mayoría de los alimentos tienen varios nutrientes. Sin embargo, ninguna comida tiene todos los nutrientes que se necesitan para tener un cuerpo sano. Es por esto que es importante consumir una dieta diaria que esté bien balanceada. No existe ningún plan alimenticio que sea correcto para todos. Las personas tienen diferentes necesidades nutricionales dependiendo de la edad, género y nivel de actividad.

En el 2011, el Departamento de Agricultura de Estados Unidos (USDA por sus siglas en inglés) desarrolló MiPlato ("MyPlate" en inglés) para ayudar a las personas a crear un plato saludable en todas las comidas del día (Fig. 8-4). El ícono de mi plato enfatiza la importancia de los vegetales, frutas, granos, proteínas y productos lácteos bajos en grasa.

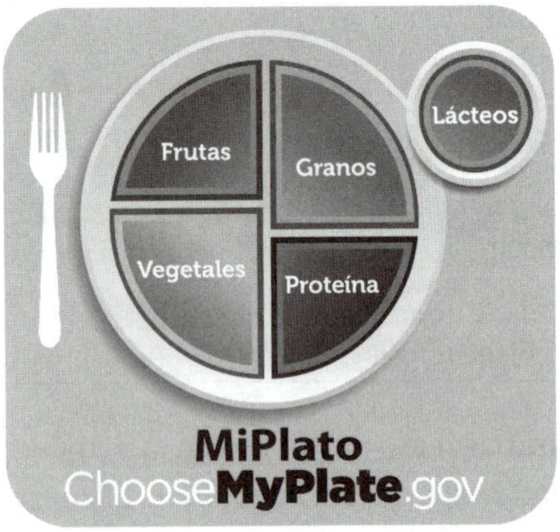

Fig. 8-4. El Departamento de Agricultura de Estados Unidos desarrolló el ícono de MiPlato y la página de internet (Choose-MyPlate.gov) para ayudar a promover prácticas alimenticias saludables.

MiPlato brinda sugerencias y herramientas para tomar decisiones saludables. No brinda mensajes específicos sobre lo que una persona debe comer. El ícono de MiPlato incluye los siguientes grupos de alimentos:

Vegetales y frutas: Una persona debe llenar la mitad de su plato con frutas y vegetales. Los vegetales incluyen todos los vegetales frescos, congelados, enlatados y secos, así como el jugo de los vegetales. Existen cinco subgrupos dentro del grupo de vegetales organizados por el contenido nutricional; los cuales son vegetales verdes oscuros, vegetales rojos y naranjas, frijoles secos y chícharos, vegetales almidonados y otros vegetales. Una variedad de vegetales de estos subgrupos debe ser consumida cada día. Los vegetales verdes oscuros, rojos y naranjas son los que contienen el mejor contenido nutricional (Fig. 8-5).

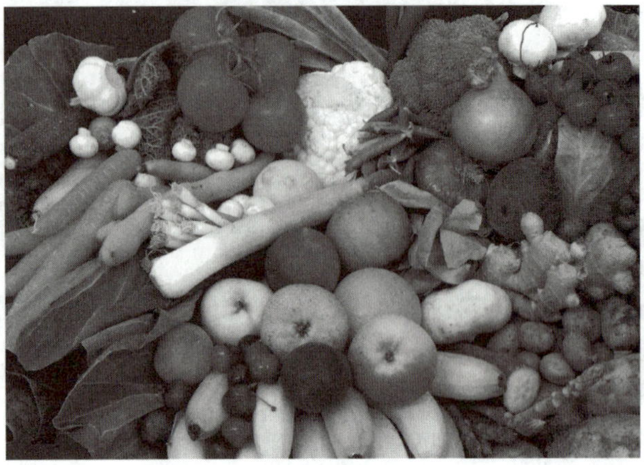

Fig. 8-5. Comer una variedad de vegetales todos los días, especialmente los vegetales verdes oscuros, rojos y naranjas, ayuda a promover una buena salud.

Los vegetales son bajos en grasas y calorías y no tienen colesterol (aunque las salsas y los sazonadores le pueden agregar grasa, calorías y colesterol). Son buenas fuentes de fibra dietética, potasio, vitamina A, vitamina E y vitamina C.

Las frutas incluyen todas las frutas frescas, congeladas, enlatadas, secas y los jugos hechos con 100% fruta. La mayoría de las opciones deben tener fruta entera, cortada o molida en lugar de jugo por la fibra dietética adicional que brindan. Las frutas se pueden agregar como un platillo principal, una guarnición o como postre.

Las frutas, como los vegetales, son naturalmente bajas en grasa, sodio y calorías y no tienen colesterol. Son fuentes importantes de fibra dietética y de muchos nutrientes, incluyendo ácido fólico y vitamina C. Las frutas que contienen fibra dietética ayudan a que la persona se sienta llena con menos calorías. El ácido fólico ayuda al cuerpo a formar células rojas de la sangre. La vitamina C es importante para el crecimiento y para reparar tejidos del cuerpo.

Granos: Al menos la mitad de los granos que consume una persona deben ser granos enteros. Existen muchos tipos diferentes de granos. Algunos granos comunes son trigo, arroz, avena, harina de maíz y cebada. Los alimentos hechos con granos incluyen el pan, la pasta, la avena, los cereales para el desayuno, las tortillas y el salvado de maíz. Los granos pueden ser divididos en dos grupos: granos enteros y granos refinados. Los granos enteros contienen salvado, germen y endosperma. Los granos refinados sólo contienen endosperma. El endosperma es el tejido dentro de las plantas que florecen; rodea y nutre el embrión de la planta. Algunos ejemplos de granos enteros incluyen: arroz café, arroz salvaje, trigo integral, elote de grano entero, avena entera, trigo entero y centeno entero. Los alimentos ricos en fibra reducen el riesgo de enfermedad del corazón y otras enfermedades y pueden reducir el estreñimiento.

Proteínas: La guía de procedimientos de MiPlato enfatiza la importancia de comer una variedad de alimentos con proteínas cada semana. Carne, aves, mariscos y huevos son fuentes de proteínas. Los frijoles, chicharos, productos de soya, nueces y semillas son plantas que también son fuentes de proteínas. Los mariscos se deben comer dos veces a la semana, en lugar de carne o aves. La comida del mar que es alta en aceites y baja en mercurio como el salmón o la trucha, son mejores opciones (Fig. 8-6). Las carnes y las aves bajas en grasa, así como los huevos y las claras de los huevos, se pueden comer de manera regular. Una persona debe comer alimentos con proteínas de plantas con mayor frecuencia. Los frijoles y los chicharos, los productos de soya (tofu, tempeh, algunas hamburguesas vegetarianas), las nueces y las semillas son bajas en grasa saturada y altas en contenido de fibra. Algunas nueces y semillas (linaza y nuez) son excelentes fuentes de ácidos grasos esenciales. Estos ácidos pueden reducir el riesgo de enfermedad del corazón. Las semillas de girasol y las almendras son buenas fuentes de vitamina E.

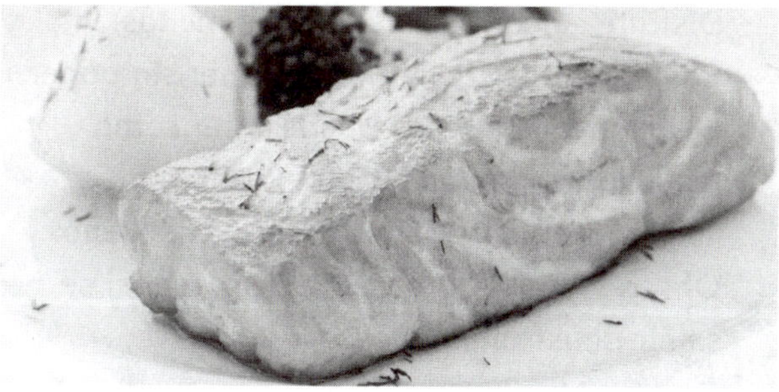

Fig. 8-6. *El pescado, como este salmón, contiene aceites saludables y es una buena fuente de proteína.*

Productos Lácteos: Todos los productos lácteos y los alimentos derivados de la leche que retienen su contenido de calcio, como el queso y el yogurt, son parte de la categoría de productos lácteos. La mayoría de las opciones de los productos lácteos deben ser libres de grasa o bajos en grasa (1%). Se debe escoger consumir leche o yogurt baja en grasa o libre de grasa con mayor frecuencia que el queso. La leche y el yogurt contienen menos sodio que la mayoría de los quesos.

La leche brinda nutrientes que son vitales para la salud y el mantenimiento de nuestro cuerpo. Estos nutrientes incluyen calcio, potasio, vitamina D y proteínas. La leche libre de grasa o baja en grasa brinda todos estos nutrientes sin las calorías adicionales y la grasa saturada. Los productos de soya enriquecidos con calcio son una opción alterna a los productos lácteos.

La siguiente guía de procedimientos presenta consejos adicionales para tomar opciones de alimentos saludables.

Guía de Procedimientos: Opciones de Alimentos Saludables

G Balance de calorías. El balance de calorías es la relación entre las calorías obtenidas de la comida y de los fluidos consumidos, así como las calorías utilizadas durante las funciones normales del cuerpo y la actividad física. El consumo apropiado de calorías varía de una persona a otra. Para encontrar el consumo apropiado de calorías, la USDA sugiere visitar la página de Internet ChooseMyPlate.gov.

G Disfrute su comida, pero coma menos. Comer demasiado rápido o comer sin poner atención a su comida puede tener como resultado comer en exceso. Reconozca cuando siente hambre y cuando está lleno. Observe lo que come. Deje de comer si se siente satisfecho.

G Evite las porciones demasiado grandes. Escoja porciones más pequeñas al comer. Revise las porciones antes de consumirlas. Utilice platos y tazones más pequeños para comer. Cuando coma fuera de casa, divida la comida con otras personas o llévese una parte a su casa.

G Consuma estos alimentos con mayor frecuencia: vegetales, frutas, granos enteros, productos lácteos bajos en grasa y leche sin grasa o con 1% de grasa. Estos alimentos tienen mejores nutrientes para la salud.

G Consuma estos alimentos con menor frecuencia: alimentos altos en grasas sólidas, azucares agregados y sal, incluyendo las carnes grasosas, como tocino y salchichas, queso, comidas fritas, nieve y galletas.

G Compare el contenido de sodio en los alimentos. Lea las etiquetas de los productos para determinar si contiene sal o sodio. Los alimentos altos en sodio incluyen los siguientes:

- Alimentos curados, incluyendo jamón, tocino, carnes frías y salchichas
- Pescado salado o ahumado, incluyendo arenque, sardinas, anchoas y salmón ahumado
- Quesos procesados y otros quesos
- Comidas saladas incluyendo nueces, pretzels, frituras de papa y salsas (dips)
- Vegetales conservados en salmuera, como pepinillos, repollo fermentado ("sauerkraut" en inglés) y aceitunas
- Salsas con alta concentración de sal, incluyendo salsa para carnes, salsa de soya, cátsup y mayonesa
- Alimentos preparados de manera comercial como el pan, las sopas y los vegetales enlatados, así como ciertos cereales de desayuno

Seleccione alimentos enlatados que están etiquetados como *libres de sodio, bajo en sodio o con sodio reducido*.

G Tome agua en lugar de bebidas azucaradas. Tomar agua o bebidas sin azúcar reduce el consumo de azúcar y de calorías en la dieta. Las bebidas endulzadas, como las sodas, los jugos de frutas y las bebidas deportivas, son una fuente importante de azúcar y calorías en la dieta.

2. Describir factores que tienen influencia sobre las preferencias de la comida

La cultura, el origen étnico, los ingresos económicos, la educación, la religión y la geografía afectan las ideas de las personas sobre la nutrición. Las preferencias de la comida pueden estar formadas por lo que una persona comió de niño, por lo que le sabe bien o por las creencias personales sobre lo que se debe comer (Fig. 8-7). Algunas personas escogen no comer nada de animales o de productos animales, como carne, pollo, mantequilla o huevos. Estas personas son vegetarianas o veganos, dependiendo de lo que comen.

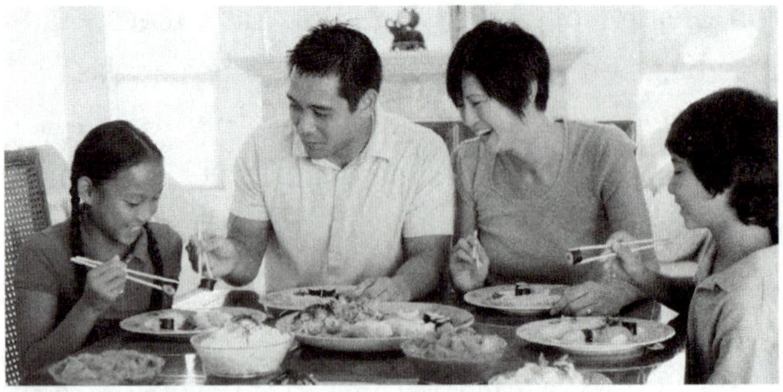

Fig. 8-7. *Los gustos y disgustos de la comida son influenciados por lo que una persona comió de niño.*

La región o la cultura en la que una persona creció usualmente afectan sus preferencias sobre la comida. A las personas del suroeste de Estados Unidos les puede gustar la comida condimentada o picante. La cocina sureña puede incluir comida frita, como el pollo frito o la okra frita. Los grupos étnicos con frecuencia comparten alimentos comunes, los cuales se pueden comer en ciertos periodos del año o todo el tiempo. Las creencias religiosas también afectan la alimentación. Algunas personas musulmanas y judías no comen puerco. Es posible que algunos mormones no tomen alcohol, café o té.

Las preferencias de los alimentos pueden cambiar mientras que el residente está viviendo en una institución. Así como cualquier persona puede decidir por un tiempo que le gustan más algunos alimentos y luego cambiar de parecer, también le pasa a los residentes. Sin importar cuáles sean las preferencias del residente, las NA deben respetarlas. Nunca es apropiado burlarse de las preferencias personales. Si una NA observa que ciertos alimentos no se los come el residente -sin importar qué tan pequeña sea la cantidad- debe reportarlo al enfermero.

Derechos de los Residentes

Selección de Alimentos

Los residentes tienen el derecho legal de tomar decisiones sobre su comida. Ellos pueden elegir qué tipo de comida quieren comer; se pueden rehusar a comer los alimentos y a tomar las bebidas que le están ofreciendo. Las NA deben aceptar las preferencias y creencias personales de un residente sobre seleccionar y evitar alimentos específicos. Aunque los residentes tienen el derecho de rehusarse, la NA debe hacer preguntas cuando esto pase; por ejemplo, si un residente se rehúsa a cenar, la NA puede preguntar si algo está mal con la comida. Quizás el residente le responda que es judío y no se come la chuleta de puerco porque no tiene certificación kosher. Las NA deben responder ante las solicitudes de diferentes alimentos de manera agradable. La NA puede explicar que lo va a reportar con la enfermera y que le traerán otra comida tan pronto como sea posible. Ella puede llevar la bandeja de alimentos al nutriólogo o al departamento de alimentos para que puedan ofrecer alguna otra alternativa.

3. Explicar las dietas especiales

En algunas ocasiones, un doctor asigna una dieta especial para los residentes que están enfermos. Estas dietas se conocen como **dietas terapéuticas**, **dietas modificadas** o **dietas especiales**. Ciertos nutrientes o fluidos pueden necesitar ser restringidos o removidos. Algunos medicamentos pueden interactuar con ciertos alimentos, los cuales necesitan ser eliminados. Los doctores pueden ordenar dietas especiales para los residentes que no comen lo suficiente. Las dietas también se utilizan para controlar el peso y las alergias a la comida.

Existen varios tipos de dietas modificadas disponibles. Algunos residentes pueden estar en una combinación de dietas especiales. El plan de cuidado debe especificar cualquier dieta especial en la que se encuentre el residente (Fig. 8-8). Algunos ejemplos de dietas especiales se mencionan a continuación:

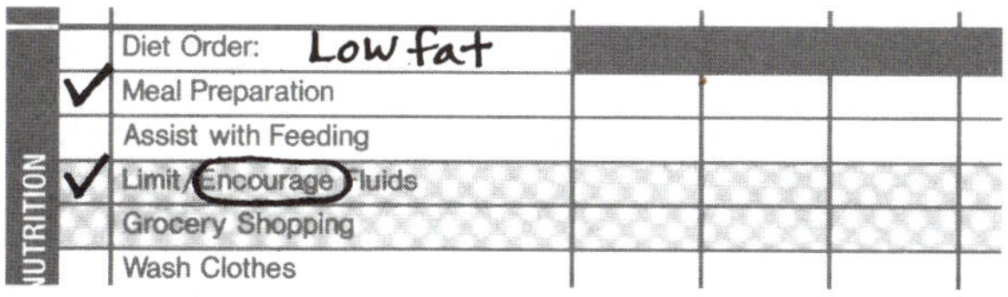

Fig. 8-8. El plan de cuidado especifica las dietas especiales o las restricciones de comida.

Dieta baja en sodio: Los residentes con presión sanguínea alta, con enfermedad del corazón, con enfermedad del hígado o con retención de líquidos pueden ser colocados en una dieta baja en sodio. Muchos alimentos tienen sodio, pero las personas están más familiarizadas como el ingrediente en la sal de mesa. La sal es lo primero que se restringe en una dieta baja en sodio porque tiene alto contenido de sodio. La sal no se debe de usar para los residentes con una dieta baja en sodio. Los saleros o los paquetes de sal no se incluirán en la bandeja de comida. Las abreviaturas comunes para esta dieta son *Low Na*, que significa bajo en sodio en inglés, o *NAS* que significa *sin sal agregada*, por sus siglas en inglés.

Dietas con restricción de líquidos: El fluido que entra al cuerpo por medio de los alimentos y de los líquidos debe ser equivalente al fluido que elimina el cuerpo por medio de la transpiración, el excremento, la orina y la expiración. A esto se le llama balance de fluidos. Cuando la ingestión de fluidos es mayor que la eliminación, los tejidos del cuerpo se inflaman con líquido. Las personas con enfermedad severa de los riñones o del corazón pueden tener dificultad para procesar los líquidos. Para evitar daños adicionales, los doctores pueden restringir la ingestión de líquidos. Para los residentes con restricción de líquidos, la NA necesitará medir y documentar las cantidades exactas de la ingestión de líquidos y reportar los excesos a la enfermera. No se debe ofrecer líquidos o alimentos adicionales que cuenten como fluidos, como nieve, pudines, gelatina, etc. Si el residente se queja de sed o pide líquidos, la NA debe informar al enfermero. La abreviatura común para esta dieta es *RF* que significa *restricción de fluidos*, por sus siglas en inglés.

Dieta baja en proteínas: Las personas que tienen enfermedad del riñón pueden estar en dietas bajas en proteínas. La proteína es restringida porque se divide en compuestos que pueden dañar a los riñones aún más. La magnitud de la restricción depende de la etapa de la enfermedad y si el residente está en diálisis. Se recomienda consumir vegetales y almidones como panes y pastas.

Dieta baja en grasa/colesterol: Las personas que tienen niveles altos de colesterol en la sangre se encuentran en riesgo de un ataque al corazón y de enfermedad del corazón. Las personas con enfermedad de la vesícula biliar, enfermedad que interfiere con la digestión de las grasas, y con enfermedad del hígado también son colocadas en dietas bajas en colesterol/grasa. Estas dietas permiten tomar leche descremada, comer requesón (queso "*cottage*") bajo en grasa, pescado, carnes blancas de pavo y pollo, frutas, vegetales y grasas vegetales (especialmente grasas monoinsaturadas como el aceite de oliva, maíz y cacahuate) (Fig. 8-9). Las personas con enfermedad de la vesícula biliar u otros problemas digestivos pueden ser colocadas en una dieta que restrinja todas las grasas. Una abreviatura común para esta dieta es *LowFat/LowChol*, que significa baja grasa/baja colesterol en inglés.

Dieta de calorías modificadas: Algunos residentes pueden necesitar reducir calorías para perder peso o evitar aumentar de peso. Otros residentes pueden necesitar incrementar calorías debido a desnutrición, cirugías, enfermedades o fiebre. Las abreviaturas comunes para esta dieta son *LowCal*, que en inglés significa baja en calorías, o *High-Cal*, que significa alta en calorías.

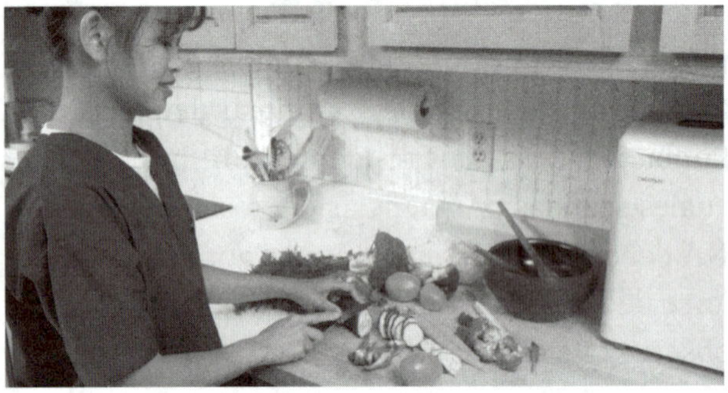

Fig. 8-9. *Los vegetales son una parte importante de una dieta baja en grasa/colesterol.*

Dieta para diabéticos: Las calorías y los carbohidratos son cuidadosamente controlados en las dietas de los residentes con diabetes. Las proteínas y las grasas también son reguladas. La comida y las cantidades son determinadas por las necesidades nutricionales y energéticas. El nutriólogo y el residente realizarán un plan alimenticio. Esto incluirá todos los tipos y las cantidades correctas de comida para cada día. El plan de comida puede utilizar un acercamiento de conteo de carbohidratos (conocido como *conteo de carbs*). Después de que la cantidad de carbohidratos apropiada es determinada por un nutriólogo, es necesario contar los carbohidratos en cada comida o refrigerio. La planeación de la comida también se puede hacer utilizando el sistema de intercambio. En este sistema, los alimentos similares se pueden sustituir entre ellos para hacer el menú. Revise la lista de intercambio, el residente toma sus decisiones alimenticias mientras que controla su dieta.

Para mantener los niveles de glucosa en la sangre cerca de lo normal, los residentes diabéticos deben comer las cantidades correctas de los alimentos correctos en el momento correcto. Deben comer todo lo que se les sirve. Las NA deben animarlos a que lo hagan. Las NA no deben ofrecer otros alimentos sin la autorización de la enfermera. Si un residente no se come lo que se indica o si la persona no está siguiendo la dieta, la NA debe informar a la enfermera.

Los diabéticos deben evitar consumir alimentos que estén altos en azúcar. Las comidas azucaradas pueden causar problemas con el balance de la insulina. La bandeja de comida de una persona diabética puede incluir endulzantes artificiales, gelatina baja en calorías y/o miel de maple baja en calorías. Se puede utilizar endulzantes artificiales con el café o té en lugar de azúcar. La página de Internet de la Asociación Americana para la Diabetes (ADA por sus siglas en inglés), diabetes.org, tiene más información.

Dieta Vegetariana: Los problemas con la salud pueden ocasionar que una persona requiera seguir una dieta vegetariana. Una persona puede escoger seguir una dieta vegetariana por razones religiosas, porque no le gusta la carne, por compasión a los animales, por una creencia de no violencia o por asuntos financieros. Los diferentes tipos de dietas vegetarianas son

- Una dieta lacto-ovo vegetariana excluye todas las carnes, pescados y aves, pero permite consumir huevos y productos lácteos.
- Una dieta lacto vegetariana elimina las aves, la carne, el pescado y los huevos, pero permite consumir productos lácteos.
- Una dieta ovo-vegetariana omite todas las carnes, pescado, aves y productos lácteos, pero permite consumir huevos.
- Una dieta vegan elimina aves, carnes, pescado, huevos y productos lácteos junto con todos los productos derivados de animales.

Las dietas también se pueden modificar en base a la consistencia:

Dieta líquida: Una dieta líquida normalmente se ordena por un período corto de tiempo debido a una condición médica, así como antes o después de un examen o cirugía. Se ordena cuando un residente necesita mantener las vías digestivas libres de comida. Una dieta líquida consiste en alimentos que se encuentran en estado líquido a la temperatura ambiental. Las dietas líquidas usualmente son ordenadas como *claras* o *completas*. Una dieta líquida clara incluye jugos líquidos, caldos, gelatina y paletas de hielo. Una dieta de líquidos completa incluye todos los líquidos servidos en una dieta líquida clara agregando sopas cremosas, leche y nieve.

Dieta blanda y dieta mecánica suave: La dieta blanda tiene textura suave y consiste en alimentos suaves o cortados que son fáciles de masticar y deglutir. Las comidas que son difíciles de masticar y deglutir como frutas y verduras crudas y algunas carnes, serán restringidas. Los alimentos altos en fibra, la comida frita y los alimentos condimentados también pueden ser limitados. Los doctores ordenan esta dieta para los residentes que tienen problemas para masticar o deglutir debido a problemas dentales u otras condiciones médicas. También se ordena para las personas que van de una dieta líquida a una dieta regular.

La dieta mecánica suave consiste en alimentos cortados o licuados que son más fáciles de masticar y deglutir. Los alimentos son preparados con licuadoras, procesadores de comida, picadores de carne o utensilios para cortar. A diferencia de la dieta blanda, la dieta mecánica suave no limita los condimentos, la grasa y la fibra. Solamente cambia la textura de los alimentos. Esta dieta se usa para las personas que se recuperan de una cirugía o que tienen problemas para masticar y deglutir.

Dietas de purés: **Hacer puré** a un alimento significa cortar, mezclar o moler en una pasta espesa con consistencia como comida de bebé. La comida debe ser lo suficientemente espesa para sostener su forma en la boca. Esta dieta no requiere que una persona mastique la comida. Una dieta de purés normalmente se utiliza en personas que tienen problemas para masticar y/o deglutir comidas con más textura.

Suplementos Nutricionales

Con frecuencia, las enfermedades ocasionan que los residentes necesiten nutrientes adicionales, así como calorías adicionales. En algunas ocasiones, un doctor o un nutriólogo le informarán al residente que agregue un suplemento con alto contenido nutricional a la dieta regular o modificada. Usualmente esto se realiza para promover el aumento de peso, así como la ingestión de proteínas, vitaminas o minerales. Los suplementos nutricionales pueden presentarse en forma de polvo o de líquido. Algunos suplementos pueden estar previamente mezclados y listos para tomar, mientras que otros necesitan ser mezclados con algún líquido antes de tomarse. Es posible que las NA no tengan permiso de preparar suplementos y/o entregárselos a los residentes; deben seguir las políticas de la institución.

Las NA pueden ayudar animando a los residentes a que se tomen los suplementos. Un residente que está enfermo, cansado o tiene algún dolor quizás no tenga mucho apetito. El residente se puede tardar mucho tiempo para tomarse un vaso grande de un líquido espeso. La NA debe tener paciencia. Si un residente no quiere tomarse el suplemento, la NA no debe insistir en que lo haga; sin embargo, debe reportarlo a la enfermera.

4. Describir la manera de ayudar a los residentes a mantener un balance de fluidos

La mayoría de los residentes deben ser alentados a tomar al menos 64 onzas de agua o de otros líquidos al día. El agua es un nutriente esencial para la vida. Ingerir la cantidad apropiada de líquidos es importante. Ayuda a prevenir el estreñimiento y la incontinencia urinaria. Sin los líquidos suficientes, la orina es más concentrada, lo cual crea un mayor riesgo de infección. Ingerir la cantidad apropiada de fluidos también ayuda a diluir los desechos, a limpiar el sistema urinario e incluso hasta para prevenir la confusión.

La sensación de sed puede reducirse con el envejecimiento. La infección, la fiebre, la diarrea y algunos medicamentos también incrementan la necesidad de ingerir fluidos. Las NA deben recodarles a los residentes ancianos que tomen fluidos con frecuencia (Fig. 8-10). Algunos residentes tomarán más fluidos si se les ofrecen en cantidades pequeñas, en lugar de un vaso grande lleno. Algunos residentes pueden tener orden de forzar fluidos o restringir fluidos debido a sus condiciones médicas. **Forzar fluidos (FF por sus siglas en inglés)** significa animar a los residentes a tomar más líquidos. **Restringir fluidos (RF por sus siglas en inglés)** significa que el residente tiene permitido tomar líquidos, pero debe limitar la cantidad diaria al nivel establecido por la doctora. Cuando un residente tiene una orden de restricción de fluidos, la NA no debe darle al residente ningún líquido extra ni una jarra de agua, a menos que la enfermera lo apruebe.

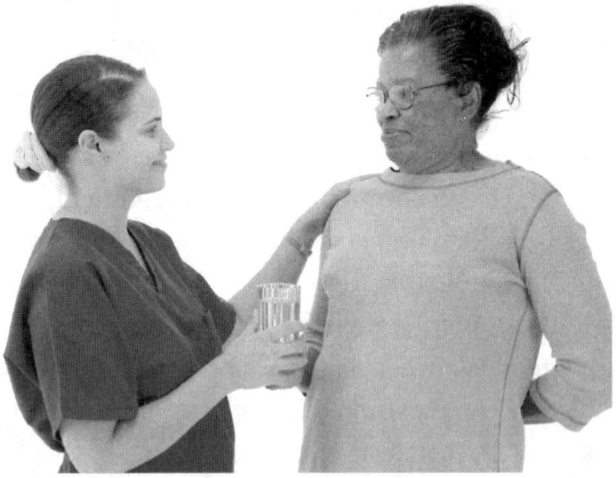

***Fig. 8-10.** Tomar suficiente agua y otros líquidos promueve una buena salud. Las NA deben promover que los residentes tomen líquidos con frecuencia.*

La abreviatura **NPO** significa *Nada por la Boca*, por sus siglas en inglés. Esto significa que a un residente no tiene permitido ingerir nada de comer o beber. Algunos residentes tienen un problema tan severo para deglutir que no es seguro darles nada por la boca. Estos tipos de residentes recibirán nutrición por medio de un tubo de alimentación o de manera intravenosa. Algunos residentes tal vez no puedan comer o beber durante cierto tiempo antes de algún examen o cirugía. Las NA necesitan aprenderse esta abreviatura y nunca deben ofrecer ningún alimento ni bebida, ni siquiera agua, a un residente con esta indicación.

La **deshidratación** ocurre cuando una persona no tiene suficiente fluidos en el cuerpo. La deshidratación es una condición seria y un gran problema entre los ancianos. Las personas pueden deshidratarse si no toman suficientes líquidos o si tienen diarrea o vómito. Prevenir la deshidratación es muy importante.

Guía de Procedimientos: Prevenir la Deshidratación

- **G** Reporte de inmediato a la enfermera las observaciones y los signos de advertencia.
- **G** Anime a los residentes a tomar líquidos cada vez que usted los vea.
- **G** Ofrezca agua fresca u otros fluidos con frecuencia. Ofrezca bebidas que el residente disfrute. Tal vez a algunos residentes no les guste el agua y prefieran otros tipos de bebidas, como jugos, sodas, té o leche; mientras que otros residentes no querrán hielo en sus bebidas. Respete las preferencias personales. Reporte a la enfermera si el residente le dice que no le gustan los líquidos que le están sirviendo.
- **G** El hielo raspado, las paletas de hielo congelado con sabor y la gelatina también son líquidos. Ofrézcalos con frecuencia. No ofrezca hielo raspado o paletas de hielo si un residente tiene problemas para deglutir.
- **G** De ser apropiado, ofrezca sorbos de líquidos entre los bocados durante la hora de comida y los refrigerios.
- **G** Asegúrese que la jarra y el vaso para el agua se encuentren lo suficientemente cerca y que estén ligeros para que el residente los levante.
- **G** Ofrezca ayuda si el residente no puede tomar líquidos sin ayuda. Utilice tazas adaptables de ser necesario.
- **G** Registre el ingreso y egreso de fluidos.

Observaciones y Reportes: Deshidratación

Reporte cualquiera de las siguientes observaciones a la enfermera:

- O/R El residente toma menos de seis vasos de 8 onzas de líquido al día.
- O/R El residente toma muy poco o casi nada de fluidos al comer.
- O/R El residente necesita ayuda para tomar de una taza o de un vaso.
- O/R El residente tiene problemas para deglutir líquidos.
- O/R El residente tiene vómito, diarrea o fiebre frecuente.
- O/R El residente se confunde o se cansa fácilmente.

Reporte cualquiera de los siguientes signos y síntomas:

- O/R Boca seca
- O/R Labios partidos
- O/R Ojos sumidos
- O/R Orina oscura
- O/R Orina con olor fuerte
- O/R Pérdida de peso
- O/R Quejas de dolor abdominal

Servir agua fresca

Equipo: jarra para el agua, cuchara para el hielo, vaso, popote, guantes

1. Identifíquese por su nombre. Identifique al residente por su nombre.
   El residente tiene el derecho de conocer la identidad de su proveedor de cuidado. Identificar al residente por su nombre muestra respeto y establece la identificación correcta.
2. Lávese las manos.
   Provee control de infecciones.
3. Póngase los guantes.
   Promueve control de infecciones.

4. Coloque el hielo en la jarra de agua. Agregue agua fresca.
5. Utilice y guarde la cuchara para el hielo apropiadamente. No permita que el hielo toque sus manos y vuelva a caer dentro del contenedor. Coloque la cuchara en el contenedor apropiado después de cada uso.
   Evita la contaminación del hielo.
6. Lleve la jarra al residente.
7. Sirva agua en un vaso para el residente. Deje la jarra y el vaso al lado de la cama.
   Promueve que el residente se mantenga hidratado.
8. Asegúrese que la jarra y el vaso estén lo suficientemente ligeros para que el residente los pueda levantar. Deje un popote si el residente quiere uno y no tiene problemas para deglutir.
   Demuestra entendimiento de las habilidades del residente y/o sus limitantes. Evita la deshidratación.
9. Coloque el botón de llamadas al alcance del residente.
   Permite que el residente se comunique con el personal cuando lo necesite.
10. Quítese los guantes y tírelos.
11. Lávese las manos.
    Provee control de infecciones.

El **exceso de fluidos** ocurre cuando el cuerpo no puede manejar el fluido consumido. Esto afecta frecuentemente a las personas con enfermedad del corazón o del riñón.

Observaciones y Reportes: Exceso de Fluidos

Reporte cualquiera de las siguientes observaciones a la enfermera:

- O/R Inflamación/edema de las extremidades (tobillos, pies, dedos, manos); **edema** es la inflamación ocasionada por exceso de fluidos en los tejidos del cuerpo
- O/R Aumento de peso (aumento de peso diario de una a dos libras)
- O/R Menos eliminación de orina
- O/R Falta de aliento
- O/R Incremento en el ritmo del corazón
- O/R Ansiedad
- O/R Piel que parece apretada, lisa o brillante

5. Mencionar las formas para identificar y prevenir la pérdida de peso involuntaria

La pérdida de peso involuntaria es un serio problema para los ancianos. La pérdida de peso puede significar que el residente tiene una condición médica seria; puede tener como resultado problemas con la piel y causar úlceras de presión. Es muy importante que las NA reporten cualquier pérdida de peso que noten, sin importar qué tan poco sea. Si un residente tiene diabetes, COPD, cáncer, HIV u otras enfermedades, tiene mayor riesgo de desnutrición (revise el capítulo 4 para mayor información).

Guía de Procedimientos: Prevenir la Pérdida de Peso Involuntaria

- G Reporte a la enfermera las observaciones y los signos de advertencia.
- G La comida debe tener un buen aspecto, sabor y olor. El residente puede tener un sentido del gusto y del olfato pobre.
- G Anime a los residentes a comer. Platique sobre la comida que se está sirviendo en un tono de voz positivo y con palabras positivas (Fig. 8-11).
- G Respete los gustos y disgustos de la comida que tengan los residentes.
- G Ofrezca diferentes tipos de alimentos y bebidas.
- G Ayude a los residentes que tienen problemas para comer por sí solos.
- G Sazone la comida de acuerdo con las preferencias del residente.
- G Brinde tiempo suficiente para que los residentes terminen de comer.

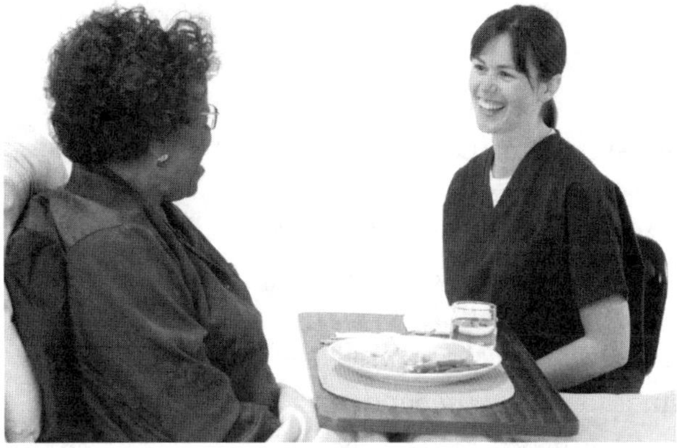

Fig. 8-11. Sea social, amigable y positivo mientras que ayuda a los residentes a comer. Esto ayuda a promover el apetito y a prevenir la pérdida de peso.

- G Informe a la enfermera si el residente tiene problemas para utilizar los utensilios.
- G Registre los ingresos de comida/refrigerios.
- G Brinde cuidado bucal antes y después de comer, si el residente se lo pide.
- G Siente al residente en posición recta para comer.
- G Si el residente ha sufrido pérdida del apetito y/o parece estar triste, pregúntele qué está pasando.

Observaciones y Reportes: Pérdida de Peso Involuntaria

Reporte cualquiera de las siguientes observaciones a la enfermera:

- O/R El residente necesita ayuda para comer o beber.
- O/R El residente come menos del 70% de la comida servida.
- O/R El residente tiene dolor en la boca.
- O/R El residente tiene dentaduras postizas que no le quedan bien.
- O/R El residente tiene dificultad para masticar o deglutir.
- O/R El residente tose o se asfixia mientras come.
- O/R El residente se siente triste, tiene crisis de llanto o alejamiento de los demás.
- O/R El residente está confundido, vaga o pasea sin sentido.

6. Identificar maneras de promover el apetito en la hora de la comida

Con frecuencia, la hora de la comida es uno de los momentos del día que el residente espera con más gusto. La comida es importante para que obtengan la nutrición apropiada. También es un buen momento para socializar, lo cual tiene un efecto positivo al comer. Socializar puede ayudar a prevenir la pérdida de peso, la deshidratación y la desnutrición. También pueden prevenir la soledad y el aburrimiento.

Promover una alimentación saludable es una parte importante del trabajo de una asistente de enfermería. La hora de la comida debe ser agradable y un momento para disfrutar.

Guía de Procedimientos: Promover el Apetito

- G Ayude a los residentes con las tareas de aseo personal e higiene antes de comer, como sea necesario.
- G Brinde cuidado bucal antes de comer, si se lo solicitan.
- G Ofrezca una visita al baño o ayude con el baño antes de comer.
- G Ayude a los residentes a lavarse las manos antes de comer.
- G Promueva el uso de las dentaduras postizas, anteojos y aparatos de asistencia auditiva. Si están dañados, notifique a la enfermera.
- G Revise el ambiente. La temperatura debe estar cómoda. Revise cualquier olor. Mantenga el nivel del ruido bajo. No grite o levante su voz. No golpee platos o tazas.
- G Siente a los residentes al lado de sus amigos o de personas con intereses parecidos. Promueva la conversación.
- G Acomode a los residentes de manera apropiada para comer. Usualmente la posición

apropiada es estar sentado en posición recta en un ángulo de 90 grados. Esto ayuda a prevenir problemas de deglutación. Si los residentes usan una silla de ruedas, asegúrese que se encuentren sentados en una mesa que tenga la altura correcta. La mayoría de las instituciones tienen mesas ajustables para sillas de ruedas. Los residentes que usan una silla geriátrica —sillas reclinables con ruedas— deben estar sentados en posición recta, no reclinados, mientras comen.

G Sirva la comida rápidamente para mantener la temperatura correcta. Mantenga la comida cubierta hasta que esté lista para servir.

G Los platos y las bandejas deben verse apetitosos. De lo contrario, informe a su supervisor.

G Brinde al residente las herramientas apropiadas para comer. Utilice utensilios de adaptación, de ser necesario (Fig. 8-12).

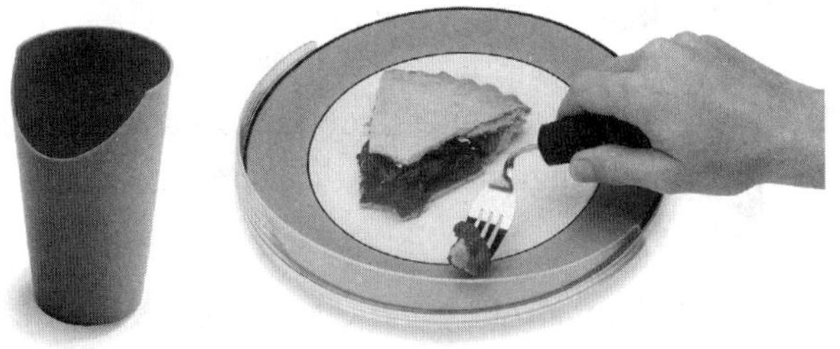

Fig. 8-12. *Estos son ejemplos de aparatos de asistencia, o aparatos de adaptación, que pueden ayudar a comer.* *(FOTOGRAFÍA PRESENTADA POR CORTESÍA DE "NORTH COAST MEDICAL, INC.", 800-821-9319, WWW.NCMEDICAL.COM)*

G Sea alegre, positivo y servicial. Entable una conversación si el residente así lo desea.

G Respete las solicitudes de comida. Los residentes tienen el derecho legal de pedir y recibir comida diferente. También pueden solicitar más comida.

7. Demostrar la manera de ayudar con la alimentación

Los residentes necesitarán diferentes niveles de ayuda durante la alimentación. Algunos residentes no necesitarán ayuda; mientras que otros solamente necesitarán ayuda para preparar todo o quizás sólo necesiten ayuda para abrir los botes, cortar y sazonar su comida. Una vez esté todo listo, ellos pueden comer por sí solos. La NA debe revisar a los residentes ocasionalmente para ver si necesitan algo más.

Otros residentes no podrán comer por sí mismos. El trabajo de la NA será darles de comer. Los residentes que tienen que ser alimentados con frecuencia se sienten avergonzados y deprimidos sobre su dependencia hacia otra persona. Las NA deben ser sensibles al respeto y brindar privacidad mientras comen. No deben apresurar a los residentes mientras comen.

Las NA solamente brindan ayuda como se especifique, cuando sea necesario o cuando el residente así lo pida. Debe animar a los residentes a que hagan lo que puedan por sí mismos; por ejemplo, si una residente puede sostener y usar una servilleta, debe hacerlo. Si ella puede sostener comida que se puede comer con las manos, se le deben ofrecer este tipo de comida. Existen aparatos de asistencia que ayudan a los residentes a comer de manera más independiente (ver Fig. 8-12). El capítulo 9 presenta más aparatos de asistencia.

Guía de Procedimientos: Ayudar a un Residente a Comer

G Antes de empezar a servir o de ayudar a un residente a comer, lávese las manos.

G Es muy importante que identifique a los residentes antes de entregar la bandeja de comida. Dar a un residente la comida equivocada puede causar problemas serios, incluso la muerte. Verifique que se encuentre con el residente correcto. Compare la tarjeta de la dieta con el nombre que se encuentra afuera de la puerta (de estar disponible). Pida al residente que diga su nombre. Revise que la tarjeta de la dieta de la bandeja sea la correcta y sea igual que la tarjeta de la dieta.

G Siéntese al nivel de los ojos del residente. El residente debe estar sentado en posición recta, a un ángulo de 90 grados. Tenga contacto visual con el residente.

- **G** Si el residente así lo desea, brinde tiempo para orar.
- **G** Nunca trate al residente como un niño. Esto es vergonzoso e irrespetuoso. Es difícil para muchas personas aceptar ayuda para comer. Sea comprensivo y alentador.
- **G** Revise la temperatura de la comida colocando su mano sobre el plato para sentir el calor de la comida. No toque la comida para revisar la temperatura. Si usted piensa que la comida está demasiado caliente, no sople para enfriarla. Ofrezca otra comida para dar tiempo a que se enfríe.
- **G** Corte los alimentos y sirva los líquidos como sea necesario. Sazone la comida de acuerdo con la preferencia del residente.
- **G** Identifique los alimentos y fluidos que se encuentren frente al residente. Llame a los alimentos hechos puré por el nombre correcto; por ejemplo, pregunte: "¿Le gustaría comer ejotes?", en lugar de referirse a la comida como "algo de la cosa verde".
- **G** Pregunte al residente qué desea comer primero. Permita que él escoja, incluso si quiere comer el postre primero.
- **G** No mezcle la comida, a menos que el residente así lo pida.
- **G** No apresure la comida. Brinde tiempo para que el residente mastique y degluta cada bocado. Esté relajado.
- **G** Sea social y amigable. Entable una conversación si el residente quiere platicar. Hable de temas apropiados como las noticias, el clima, la vida del residente, cosas que disfrute el residente y las preferencias de comida. Mencione cosas positivas sobre la comida que se sirve, como: "Esto huele muy bien", y "esto se ve muy fresco".
- **G** Brinde al residente toda su atención. No hable con otros empleados mientras que ayuda a los residentes a comer.
- **G** Alterne la comida y la bebida. Alternar las comidas frías y calientes o las comidas insípidas y las dulces puede ayudar a incrementar el apetito.
- **G** Si el residente quiere una comida diferente de lo que se está sirviendo, informe al nutriólogo para que pueda ofrecer una alternativa.

Derechos de los Residentes

Protectores para la Ropa

Los residentes tienen el derecho de rehusarse a usar un protector para la ropa. La NA puede ofrecer el protector, pero no insistir en que el residente lo use; debe respetar los deseos del residente. Un protector para la ropa no se debe llamar babero. Esto promueve la dignidad del residente y evita que los traten como niños.

Dar de comer a un residente

Equipo: comida, utensilios de comida, protector para ropa, toallitas de tela o toallitas húmedas

1. Identifíquese por su nombre. Identifique al residente por su nombre.
   El residente tiene el derecho de conocer la identidad de su proveedor de cuidado. Identificar al residente por su nombre muestra respeto y establece la identificación correcta.
2. Lávese las manos.
   Provee control de infecciones.
3. Explique el procedimiento al residente. Hable de manera clara, lenta y directa. Mantenga contacto cara a cara cuando sea posible.
   Promueve el entendimiento y la independencia.
4. Revise la tarjeta de la dieta o el menú. Pida al residente que diga su nombre. Verifique si el residente ha recibido la bandeja correcta.
   La bandeja debe contener únicamente la comida, los líquidos y los condimentos permitidos en la dieta.

5. Levante la cabecera de la cama. Asegúrese de que el residente se encuentre sentado en posición recta (a un ángulo de 90 grados).
Promueve la facilidad para deglutir. Previene la aspiración de bebidas y comida.

6. Ajuste la cama a una altura donde usted pueda sentarse al nivel de los ojos del residente. Ponga el freno a las llantas.

7. Coloque la bandeja de la comida donde el residente la pueda ver fácilmente, como en la mesa de cama.

8. Ayude al residente a lavarse las manos con toallitas húmedas si el residente no puede hacerlo por sí solo.
Promueve buena higiene y control de infecciones.

9. Ayude al residente a ponerse un protector de ropa, si así lo desea.
Protege la ropa del residente de derrames de comida y bebidas.

10. Siéntese enfrente del residente y a la altura de los ojos (Fig. 8-13). Siéntese en el lado más fuerte si el residente tiene debilidad en un lado.
Promueve una buena comunicación. Le avisa al residente que no será apresurado mientras come.

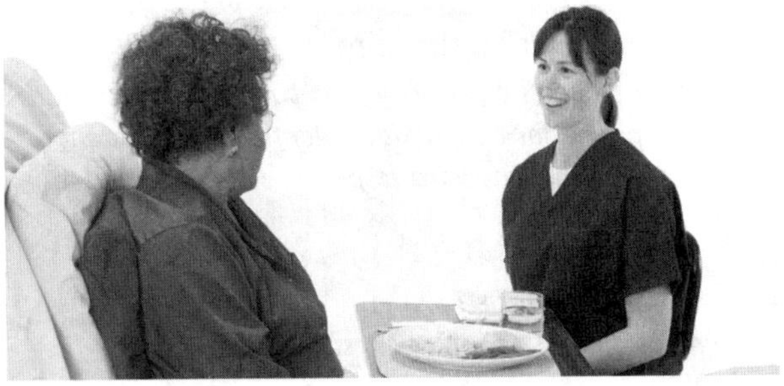

Fig. 8-13. *El residente debe estar sentado de manera recta y la NA debe estar sentada al nivel de los ojos del residente.*

11. Informe al residente qué alimentos están en la bandeja. Pregunte qué le gustaría comer primero.
El residente tiene el derecho legal de tomar decisiones.

12. Revise la temperatura de la comida. Utilizando utensilios, ofrezca la comida en bocados pequeños. Informe al residente cuál es el contenido de cada bocado ofrecido (Fig. 8-14). Alterne los tipos de comida, permitiendo las preferencias del residente. No brinde toda la comida de un mismo tipo antes de ofrecer otro tipo. Asegúrese de que la boca del residente esté vacía antes del siguiente bocado o sorbo de bebida. Reporte de inmediato a la enfermera cualquier problema para deglutir.
Las piezas pequeñas son más fáciles de masticar y reducen el riesgo de asfixia. Si la boca está vacía antes de ofrecer más comida, se reduce el riesgo de asfixia.

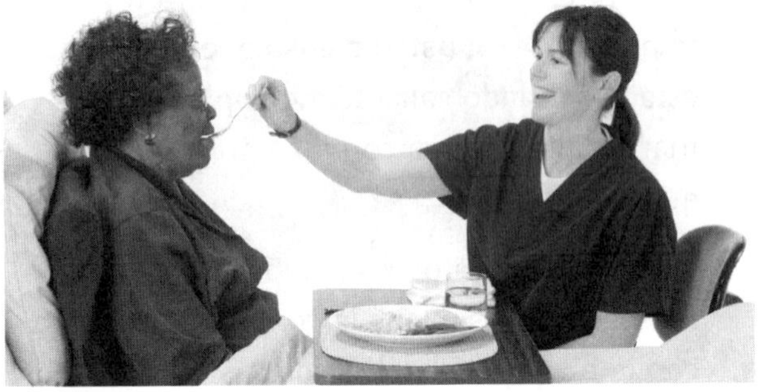

Fig. 8-14. *Ofrezca la comida en bocados pequeños. Informe al residente el contenido de cada bocado.*

13. Ofrezca al residente sorbos de las bebidas durante la comida. Si usted está sosteniendo la taza, toque los labios del residente con la taza antes de inclinarla. Brinde sorbos pequeños y frecuentes.
Promueve la facilidad de deglutir.

14. Platique con el residente durante la comida (Fig. 8-15). No apresure al residente.
Hace que la hora de la comida sea más agradable.

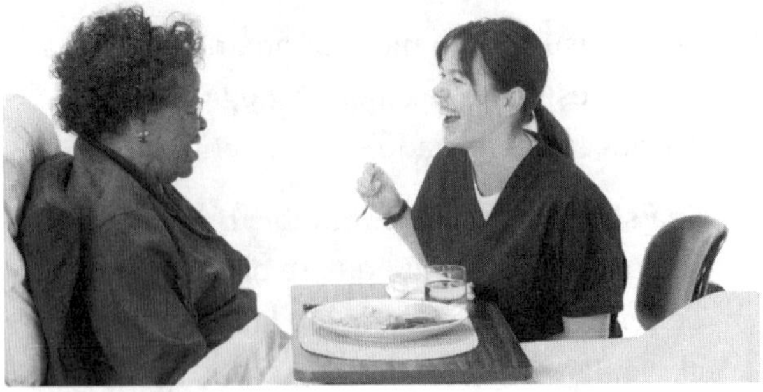

Fig. 8-15. *Socializar durante la comida hace que este momento sea más placentero. Puede ayudar a promover un apetito saludable.*

15. Utilice toallitas de tela o toallitas húmedas para limpiar la comida de la boca y de las

manos del residente como sea necesario durante la comida. (Fig. 8-16). Limpie otra vez la boca y las manos al terminar de comer.
Mantiene la dignidad del residente.

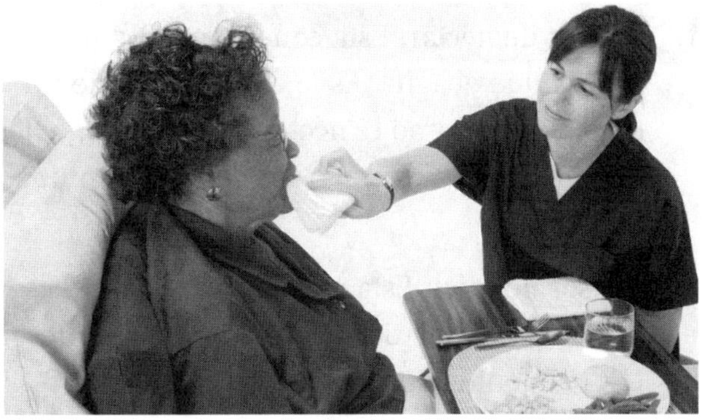

Fig. 8-16. *Limpiar la comida de la boca durante la comida ayuda a mantener la dignidad del residente.*

16. Remueva el protector de la ropa de ser utilizado. Deséchelo en el contenedor apropiado.
17. Remueva la bandeja de comida. Revise si se encuentran anteojos, dentaduras postizas o cualquier otro artículo personal del residente antes de llevársela. Coloque la bandeja en el área apropiada.
18. Asegúrese que el residente se sienta cómodo. Deje al residente sentado en posición recta por lo menos 30 minutos, si así se indica. Asegúrese que las sábanas estén libres de migajas.
Las migajas en las sábanas pueden causar problemas en la piel.
19. Regrese la cama a la posición más baja. Remueva las medidas de privacidad.
Brinda seguridad.
20. Coloque el botón de llamadas al alcance del residente.
Permite que el residente se comunique con el personal cuando lo necesite.
21. Lávese las manos.
Provee control de infecciones.
22. Reporte a la enfermera cualquier cambio en el residente.
Brinda información a la enfermera para evaluar al residente.
23. Documente el procedimiento utilizando la guía de procedimientos de la institución.
Si usted no documenta el cuidado, legalmente no pasó.

Las bandejas y los platos de comida también deben ser observados después de la comida. Esto ayuda a identificar residentes con poco apetito. También pueden indicar signos de enfermedad o de algún problema, como que las dentaduras postizas no le quedan bien o un cambio en las preferencias de la comida.

Todas las instituciones mantienen registros de la cantidad de alimentos y líquidos que un residente consume. Usualmente se utilizan porcentajes para documentar el consumo de alimentos, pero el método puede variar. El nutriólogo calcula los porcentajes para las comidas. Se le puede pedir a la NA que documente qué tanto se comió el residente; por ejemplo, si el residente se comió toda la comida que se sirvió, la NA lo documentaría que el residente se comió el 100% de los alimentos. Si el residente se comió como la mitad de la comida, la NA lo documentaría como que se comió el 50% de la comida y así sucesivamente. Las NA deben documentar el consumo de alimentos de manera exacta y deben de seguir las políticas de la institución.

8. Identificar los signos y síntomas de problemas para deglutir

Los residentes pueden tener ciertas condiciones que dificultan comer o deglutir. **Disfagia** significa dificultad para deglutir. Una embolia, o una CVA, pueden causar debilidad en un lado del cuerpo y parálisis. El daño a los músculos y nervios por cáncer en la cabeza y cuello, por esclerosis múltiple, por enfermedad de Parkinson y por enfermedad de Alzheimer también puede estar presente. Si un residente tiene problemas para deglutir, se le servirá comida suave y líquidos espesos. Una taza especial le ayudará a facilitar la deglutación.

Las NA necesitan reconocer y reportar los signos que presenta un residente con problemas para deglutir. Los signos y síntomas de problemas para deglutir incluyen los siguientes:

- Toser durante o después de la comida
- Asfixiarse durante la comida
- Escurrir saliva, comida o fluidos por la boca
- Tener residuos de comida dentro de la boca o de los cachetes durante y después de la comida
- Sonido de gorgoreo en la voz durante o después de la comida o pérdida de la voz
- Comer lentamente
- Evitar comer
- Escupir piezas de comida
- Deglutir varias veces con cada bocado
- Limpiar frecuente la garganta durante y después de la comida
- Ojos llorosos cuando come o toma líquidos
- Comida o fluidos que salen por la nariz
- Esfuerzo visible para deglutir
- Respiraciones más rápidas o más cortas mientras que come o bebe
- Dificultad para masticar la comida
- Dificultad para deglutir los medicamentos

Los residentes con problemas para deglutir pueden tener restricciones de consumir solamente líquidos espesos. Los líquidos espesos se les agregan un polvo o un agente para espesar. Esto mejora la habilidad de controlar los fluidos en la boca y garganta. Un doctor ordena el espesor o la densidad necesaria después de que el residente ha sido evaluado por un terapeuta del habla y lenguaje.

Algunas bebidas se reciben previamente espesadas y listas para tomar, mientras que otras bebidas se les tiene que agregar un agente para espesar antes de servirlas. Si se ordena espesar los líquidos, este producto se debe utilizar con todos los líquidos. Esto significa que la NA no debe ofrecer líquidos regulares, como agua o cualquier otra bebida, a un residente que debe consumir líquidos espesos. Existen tres consistencias básicas de los líquidos espesos:

1. **Grosor de néctar**: Esta consistencia es más gruesa que el agua. Es la consistencia de un jugo grueso como el néctar de pera o jugo de tomate. Un residente lo puede tomar en una taza.
2. **Grosor de miel**: Esta consistencia tiene el espesor de la miel. Se vierte muy lentamente. Un residente usualmente utiliza una cuchara para consumirlo.
3. **Grosor de pudín**: Con esta consistencia, los líquidos están parcialmente sólidos, como un pudín. Una cuchara debe pararse verticalmente en el vaso cuando se pone en medio de la bebida. Un residente debe consumir estos líquidos con una cuchara.

Los problemas para deglutir ponen a los residentes en alto riesgo de asfixia por comer o beber. Inhalar alimento, fluido o material extraño en los pulmones se le llama **aspiración**. La aspiración puede causar neumonía o la muerte. Alerte al enfermero de inmediato si ocurre cualquier problema durante la alimentación.

Guía de Procedimientos: Prevenir la Aspiración

G Coloque al residente en una posición recta y vertical para comer o beber algo. No trate de dar de comer a un residente que se encuentre en posición inclinada.

G Ofrezca piezas pequeñas o cucharadas pequeñas de comida.

G Alimente al residente lentamente. No los apresure.

G Coloque la comida en el lado de la boca que no esté afectado o en el más fuerte.

G Asegúrese que la boca esté vacía antes de ofrecer otro bocado de comida o sorbo de bebida.

G Mantenga a los residentes en posición recta durante 30 minutos después de comer y de tomar líquidos.

Cuando el sistema digestivo no funciona apropiadamente, se puede necesitar **hiperalimentación** o **nutrición total parenteral** (**TPN por sus siglas en inglés**). Con la TPN, un residente recibe los nutrientes directamente en el flujo sanguíneo y sobrepasa el sistema digestivo.

Cuando una persona no puede deglutir, la persona puede ser alimentada por medio de un tubo. Un **tubo nasogástrico** se introduce por la nariz y llega hasta el estómago a través de la pared abdominal. También se puede colocar un tubo por la piel directamente hacia el estómago. A esto se le llama un **tubo de gastrostopía endoscópica percutánea** (**PEG por sus siglas en inglés**). La abertura quirúrgicamente creada en el estómago que permite la inserción de un tubo se le llama **gastrostomía** (Fig. 8-17). La alimentación por tubo se utiliza cuando los residentes no pueden deglutir, pero pueden digerir comida. Las condiciones que pueden evitar deglutir incluyen coma, cáncer, embolia, rehusarse a comer o debilidad extrema. Es importante recordar que los residentes tienen el derecho legal de rehusarse al tratamiento, lo cual incluye la inserción de tubos.

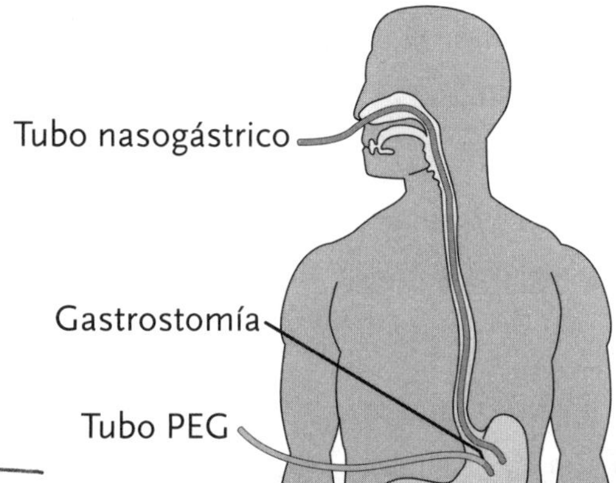

Fig. 8-17. *Los tubos nasogástricos son introducidos por la nariz. Los tubos PEG son introducidos por la pared abdominal hacia el estómago.*

Los NA nunca insertan, remueven tubos, realizan la alimentación, ni irrigan (limpian) los tubos. Ellos pueden acomodar equipo y artículos para entregárselos a la enfermera. Los NA pueden ayudar al residente a sentarse para la alimentación. También puede tirar o limpiar y almacenar el equipo y los artículos utilizados. Adicionalmente, los NA pueden observar, reportar y documentar cualquier cambio en el residente o cualquier problema con la alimentación.

Guía de Procedimientos: Alimentación por Tubo

G Lávese las manos antes de ayudar con cualquier aspecto de la alimentación por tubo.

G Asegúrese que el tubo no esté doblado, que haya sido jalado o que se encuentre debajo del residente.

G Infórmese si el residente tiene una orden de no brindar *nada por la boca* o NPO (por sus siglas en inglés).

G El tubo únicamente lo puede introducir o remover un doctor o una enfermera. Si se sale, repórtelo de inmediato.

G Un doctor recetará el tipo y la cantidad de la comida. Debe estar a temperatura ambiental y en forma líquida.

G Un residente con un tubo para alimentación siempre debe tener la cabecera de la cama elevada a un ángulo de 30 grados; sin embargo, durante la alimentación, el residente debe permanecer sentado con la cabeza levantada por lo menos 45 grados. Esto ayuda a prevenir problemas serios como aspiración. Los ancianos pueden desarrollar neumonía o incluso morir por una mala posición durante la alimentación por tubo. Después de la alimentación, mantenga al residente sentado en posición recta durante el periodo que se indique, al menos durante 30 minutos.

G Si el residente debe permanecer en cama por periodos largos durante la alimentación, brinde buen cuidado para la piel. Esto ayuda a prevenir úlceras de presión en las caderas y el área del sacro.

Observaciones y Reportes: Alimentación por Tubo

Reporte cualquiera de las siguientes observaciones a la enfermera:

- O/R Enrojecimiento o drenaje alrededor de la abertura
- O/R Úlceras en la piel o moretones
- O/R Piel cianótica
- O/R El residente se queja de dolor o náuseas
- O/R Asfixia o tos
- O/R Vómito
- O/R Diarrea
- O/R Abdomen inflamado
- O/R Fiebre
- O/R El tubo se cae
- O/R Problemas con el equipo
- O/R La alarma de la bomba de alimentación suena
- O/R La posición inclinada del residente cambia

9. Describir la manera de ayudar a los residentes con necesidades especiales

Los residentes con enfermedades o condiciones específicas, como embolia, enfermedad de Parkinson, enfermedad de Alzheimer, otras demencias, lesiones en la cabeza, ceguera o confusión, pueden necesitar ayuda especial para comer.

Guía de Procedimientos: Técnicas para Comer

G Utilice aparatos de asistencia como utensilios con agarraderas incluidas, protectores para platos y tazas especiales. Los aparatos de asistencia, o aparatos de adaptación para comer, ayudan a que las personas coman por sí solas. Estos aparatos pueden ser ordenados para ciertos residentes y se deben de incluir en la bandeja de la comida.

G Los residentes se pueden beneficiar con indicaciones verbales y físicas. Esto promueve la independencia. La técnica de mano sobre mano es un ejemplo de indicaciones físicas. El residente levanta el utensilio, si puede hacerlo; usted coloca su mano sobre la mano del residente para ayudar a comer. Con su mano colocada arriba de la mano del residente, ayude al residente a poner comida en el utensilio. Maneje el utensilio del plato a la boca y viceversa. Repita esto hasta que el residente haya terminado.

G Las indicaciones verbales deben ser cortas y claras. Deben indicar al residente a hacer algo. Brinde indicaciones verbales una a la vez. Espere hasta que el residente haya terminado una tarea antes de pedir que haga otra. Las indicaciones se repiten hasta que el residente haya terminado de comer. Algunos ejemplos de indicaciones verbales incluyen los siguientes:

- "Tome la cuchara."
- "Coloque unas zanahorias en la cuchara."
- "Levante la cuchara y acérquela a sus labios."
- "Abra la boca."
- "Coloque la cuchara en su boca."
- "Cierre su boca."
- "Saque la cuchara de su boca."
- "Mastique."
- "Trague."
- "Tome agua."

G Para residentes con impedimento visual, utilice la cara de un reloj imaginario para explicar la posición de lo que se encuentra enfrente de él (Fig. 8-18).

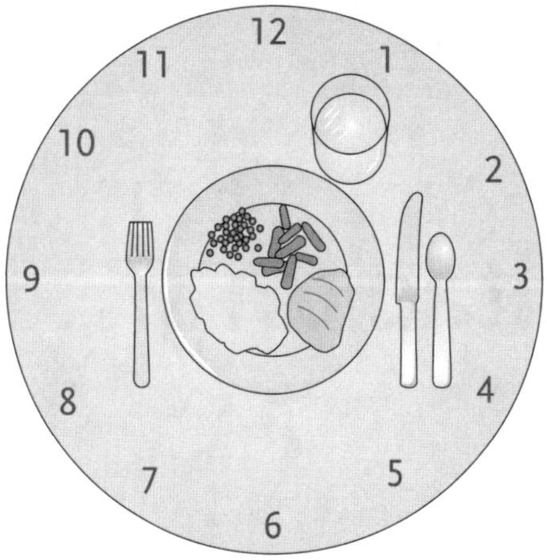

Fig. 8-18. *Utilice la cara de un reloj imaginario para explicar la posición de la comida a los residentes con impedimento visual.*

- Para los residentes que han sufrido una embolia y tienen un lado más débil o un lado paralizado, coloque la comida en el lado que no está afectado, o en el lado más fuerte, de la boca. Asegúrese que la comida sea deglutida antes de ofrecer otro bocado.
- Coloque la comida dentro del campo de visión del residente. La enfermera determinará el campo de visión del residente.
- Para los residentes que tienen enfermedad de Parkinson, los temblores o la agitación pueden hacer que una persona tenga dificultad para comer. Ayude utilizando indicaciones físicas. Coloque la comida y la bebida cerca para que el residente pueda tomarla fácilmente. Utilice aparatos de asistencia como sea necesario.
- Si un residente tiene problemas con el equilibrio al estar sentado, siéntelo en una silla regular del comedor con descansabrazos en lugar de una silla de ruedas. La posición apropiada en una silla significa tener las caderas en un ángulo de 90 grados, las rodillas flexionadas y los pies y brazos completamente apoyados. Empuje la silla debajo de la mesa y coloque los antebrazos sobre la mesa. Si un residente tiene la tendencia de inclinarse hacia un lado, pídale que mantenga los codos sobre la mesa.
- Si un residente tiene mal control del cuello, un collarín rígido puede utilizarse para estabilizar la cabeza. Utilice los aparatos de asistencia como sea necesario. Si el residente está en una silla geriátrica, puede utilizar un cojín en forma de media luna detrás de la cabeza y de los hombros.
- Si el residente muerde los utensilios, pídale que abra la boca. No jale el utensilio de la boca. Espere hasta que la mandíbula se relaje.
- Si el residente guarda comida en los cachetes, pídale que mastique y trague la comida. Toque el lado de los cachetes y pídale que use la lengua para mover la comida. Utilizando sus dedos en el cachete (cerca de la mandíbula inferior), suavemente empuje la comida hacia los dientes.
- Si el residente guarda comida en la boca, pídale que mastique y trague la comida; quizás usted tenga que iniciar la deglutación. Para hacer esto, presione suavemente la lengua cuando saque la cuchara de la boca. Usted también puede intentar presionar suavemente la parte superior de la cabeza con su mano. Asegúrese que el residente haya deglutido la comida antes de ofrecer más.

9 Cuidado de Rehabilitación y Restauración

1. Explicar el cuidado de rehabilitación y de restauración

Cuando un residente pierde parte de la habilidad de sus funciones debido a una enfermedad o una lesión, la rehabilitación puede ser ordenada. La **rehabilitación** es el cuidado manejado por profesionistas. Ayuda a que una persona restaure su funcionamiento hasta el nivel más alto posible. Involucra ayudar a los residentes para que mejoren de una enfermedad, discapacidad y dependencia a tener salud, habilidades e independencia. La rehabilitación involucra todas las partes de la discapacidad de una persona. Esto incluye las necesidades físicas (por ejemplo, comer, evacuar) y las necesidades psicosociales (por ejemplo, independencia, autoestima). Las metas del programa de rehabilitación incluyen:

- Ayudar a un residente a recobrar el funcionamiento o a recuperarse de una enfermedad.
- Desarrollar y promover la independencia de un residente.
- Ayudar a un residente a sentir control sobre su vida.
- Ayudar a un residente a aceptar o adaptarse a las limitantes de una discapacidad.

La rehabilitación se utilizará para muchos residentes, especialmente aquellos que han sufrido una embolia, un accidente o un traumatismo. El cuidado de restauración usualmente se brinda después de la rehabilitación. La meta es mantener al residente en el nivel alcanzado por los servicios de rehabilitación. Tanto los servicios de rehabilitación como los servicios de restauración siguen un enfoque de equipo (Fig. 9-1).

Debido a que los asistentes de enfermería pasan muchas horas con estos residentes, son una parte muy importante del equipo. Los NA tienen un rol muy importante en la recuperación y en recobrar la independencia.

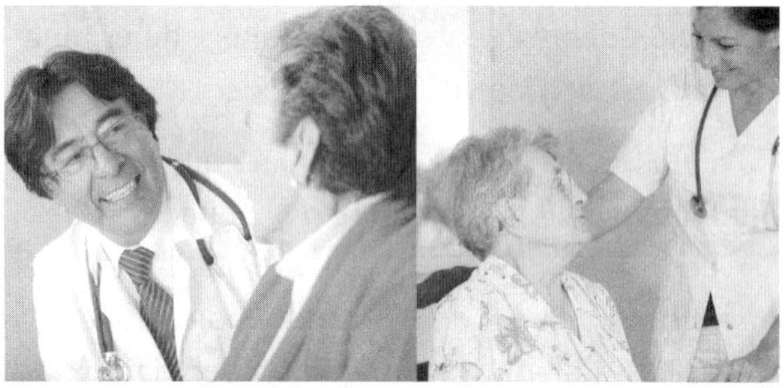

Fig. 9-1. *Un equipo de especialistas, incluyendo doctores, enfermeras, fisioterapeutas y otros tipos de terapeutas ayuda a los residentes con la rehabilitación.*

Guía de Procedimientos: Cuidado de Restauración

G Tenga paciencia. El avance puede ser lento. Mientras más paciente sea usted, será más fácil para los residentes recuperar sus habilidades y la seguridad en sí mismos.

G Sea positivo y comprensivo.

G Enfóquese sólo en tareas y logros pequeños. Divida las tareas en pasos pequeños. Realice todo un paso a la vez.

G Reconozca que las recaídas ocurren. El avance ocurre en diferentes niveles. Asegure a los residentes que las recaídas son normales.

G Sea sensible ante las necesidades del residente. Algunos residentes pueden necesitar más apoyo. Otros pueden sentirse avergonzados con el apoyo. Entienda qué es lo que motiva a sus residentes.

G Promueva la independencia. La independencia mejora la imagen propia y la actitud. También ayuda a acelerar la recuperación.

G Involucre a los residentes en su cuidado. Si se sienten involucrados pueden estar más motivados a trabajar duro en la rehabilitación.

Observaciones y Reportes: Cuidado de Restauración

O/R Cualquier aumento o disminución de las habilidades

O/R Cualquier cambio en la actitud o motivación, ya sea positivo o negativo

O/R Cualquier cambio en la salud general, como cambios en la condición de la piel, en el apetito, en el nivel de energía o en la apariencia general

O/R Signos de depresión o cambios en el estado de ánimo

2. Describir la importancia de promover la independencia y mencionar la manera en que el ejercicio mejora la salud

Mantener la independencia es vital durante y después de la rehabilitación y de los servicios de restauración. Cuando una persona activa e independiente se vuelve dependiente, se pueden presentar problemas físicos y mentales; el cuerpo se hace menos móvil y la mente está menos enfocada. Estudios realizados presentan que mientras más activa esté una persona, el cuerpo y la mente funcionan mejor.

La falta de actividad y de movilidad puede tener como resultado muchos problemas, incluyendo los siguientes:

- Pérdida de autoestima
- Depresión
- Neumonía
- Infección de las vías urinarias
- Estreñimiento
- Coágulos de sangre
- Entorpecimiento de los sentidos
- Atrofia muscular
- Contracturas
- Aumento en el riesgo de úlceras por presión
- Problemas con la independencia y el autoestima

El trabajo de los empleados es mantener a los residentes tan activos como sea posible – tanto a los residentes que no se puedan levantar de la cama como los que pueden caminar (ambular). La ambulación y el ejercicio habitual ayudan a mejorar lo siguiente:

- La calidad y salud de la piel
- La circulación
- La fortaleza
- El sueño y la relajación
- El estado de ánimo
- El autoestima
- El apetito
- La eliminación
- El flujo sanguíneo
- El nivel de oxígeno

Promover la interacción social y las habilidades del pensamiento también es importante. Muchas instituciones tienen actividades adecuadas para las habilidades y para la edad de los residentes. Se debe promover la participación social. Cuando sea posible, los NA deben participar en actividades con los residentes. Esto promueve la independencia y también le brinda a las NA una oportunidad para observar las habilidades del residente.

3. Explicar la ambulación, el equipo y los aparatos de asistencia

Ambulación significa caminar. Un residente que es **ambulatorio** puede levantarse de la cama y caminar. Muchos residentes mayores son ambulatorios, pero necesitan ayuda para caminar de manera segura. Algunas herramientas, incluyendo cinturones para la marcha, bastones, andadores y muletas, ayudan con la ambulación. Las NA deben revisar el plan de cuidado antes de ayudar a un residente a ambular. La NA debe platicar con la enfermera sobre las habilidades, las limitantes y las discapacidades del residente. Es importante que la NA comunique lo que le gustaría hacer y permita que el residente haga todo lo que pueda hacer por sí solo.

Ayudar a un residente a ambular

Equipo: cinturón para la marcha, calzado antiderrapante

1. Identifíquese por su nombre. Identifique al residente por su nombre.
   El residente tiene el derecho de conocer la identidad de su proveedor de cuidado. Identificar al residente por su nombre muestra respeto y establece la identificación correcta.

2. Lávese las manos.
   Provee control de infecciones.

3. Explique el procedimiento al residente. Hable de manera clara, lenta y directa. Mantenga contacto cara a cara cuando sea posible.
   Promueve el entendimiento y la independencia.

4. Brinde privacidad al residente con cortinas, biombos o puertas.
   Mantiene los derechos del residente de privacidad y dignidad.

5. Ajuste la cama en la posición más baja para que los pies del residente queden planos sobre el piso. Ponga el freno en las llantas de la cama.
   Evita lesiones y promueve la estabilidad.

6. Antes de ambular, coloque en el residente el calzado anti-derrapante y amarre bien las cintas.
   Promueve la seguridad del residente. Previene caídas.

7. Párese enfrente del residente. Coloque sus pies separados a la altura de los hombros.
   Promueve una buena mecánica corporal.

8. Coloque el cinturón alrededor de la cintura del residente sobre la ropa (no directamente sobre la piel). Agarre bien el cinturón por ambos lados.

9. Si el residente no se puede levantar sin ayuda, sujete (apoye) las extremidades inferiores del residente. Esto lo puede hacer colocando una de sus rodillas contra la rodilla del residente (Fig. 9-2). También lo puede hacer colocando sus dos rodillas contra las rodillas del residente (Fig. 9-3). Doble sus rodillas.

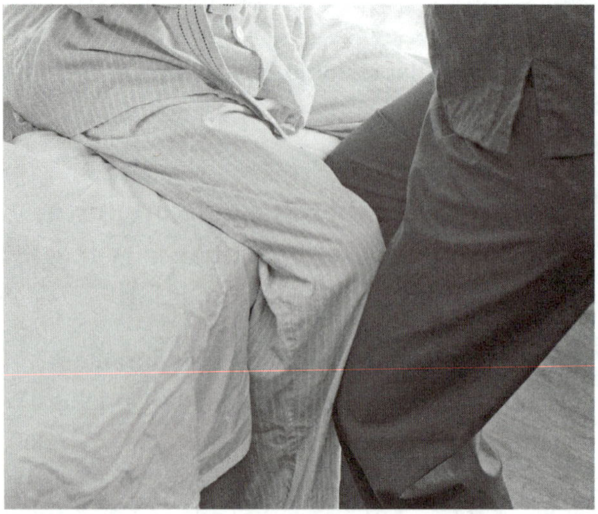

Fig. 9-2. *Si un residente tiene una rodilla débil, sosténgala contra su rodilla.*

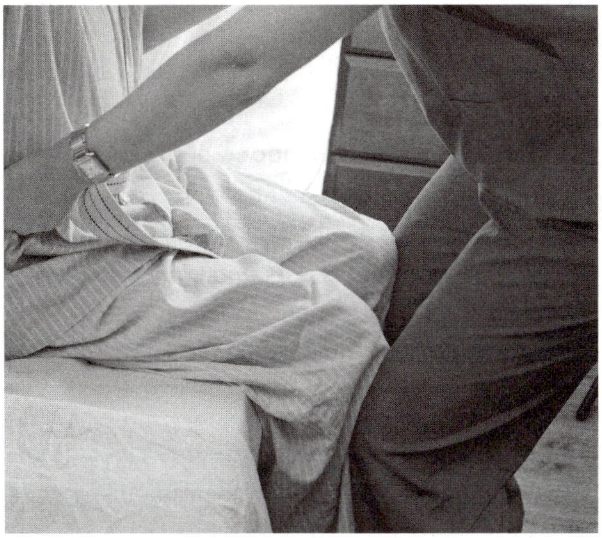

Fig. 9-3. Usted también puede utilizar ambas rodillas para sostener las rodillas del residente.

10. Sostenga al residente cerca de su centro de gravedad. Brinde instrucciones para que permita al residente que ayude a pararse. Dígale que se incline hacia adelante, que se empuje de la cama con las manos y se pare a la cuenta de tres. A la cuenta de tres, con sus manos agarrando el cinturón para la marcha en ambo lados y moviéndose hacia arriba, ayude al residente a que se ponga de pie lentamente.

11. Camine ligeramente detrás y hacia un lado del residente durante toda la distancia ordenada, mientras que sostiene el cinturón para la marcha (Fig. 9-4). Si el residente tiene un lado más débil, párese de ese lado. Pida al residente que mientras camina vea hacia al frente y no hacia el piso.

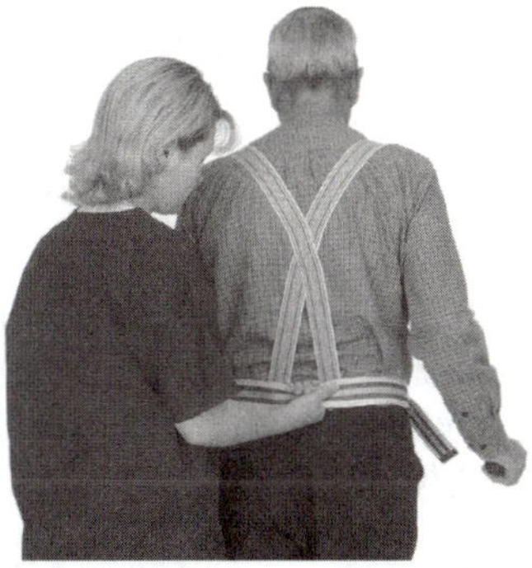

Fig. 9-4. Cuando ayude a un residente a ambular, camine detrás del residente y hacia un lado mientras que sostiene el cinturón para la marcha.

12. Después de la ambulación, ayude al residente a acomodarse en la cama o en la silla. Remueva el cinturón para la marcha y revise que el residente tenga la alineación apropiada.

13. Deje la cama en la posición más baja.
Brinda seguridad.

14. Coloque el botón de llamadas al alcance del residente.
Permite que el residente se comunique con el personal cuando lo necesite.

15. Lávese las manos.
Provee control de infecciones.

16. Reporte a la enfermera cualquier cambio en el residente.
Brinda información a la enfermera para evaluar al residente.

17. Documente el procedimiento utilizando la guía de procedimientos de la institución.
Si usted no documenta el cuidado, legalmente no pasó.

Cuando ayude a caminar a un residente con deficiencia visual, la NA debe dejar que la persona camine al lado de ella y ligeramente atrás, mientras que la persona coloca una mano en el codo de la NA. La NA debe caminar a un ritmo normal y debe informar al residente cuando vayan a dar la vuelta en una esquina o cuando se aproxime un escalón. La NA debe informar si van a subir o bajar el escalón.

Los residentes que tienen problemas para caminar pueden utilizar bastones, andadores o muletas para ayudarse. Los bastones ayudan con el balance. Los residentes que utilizan bastones deben ser capaces de soportar peso en ambas piernas. Si una pierna es más débil, el bastón debe mantenerse en la mano del lado fuerte.

Los tipos de bastones son el bastón C, el bastón de agarre funcional y el bastón cuadrangular. Un bastón C es un bastón recto con un mango arqueado en la parte superior. Tiene una punta de plástico para evitar resbalones. Un bastón C se utiliza para mejorar el balance. Un bastón de agarre funcional es similar al bastón C, excepto que tiene un mango derecho, en lugar de curvo. Esto ayuda a mejorar el control del bastón y brinda un poco más de apoyo que el bastón C. Un bastón cuadrangular tiene cuatro patas con punta de plástico y una base rectangular. Está diseñado para soportar más peso que los otros bastones (Fig. 9-5).

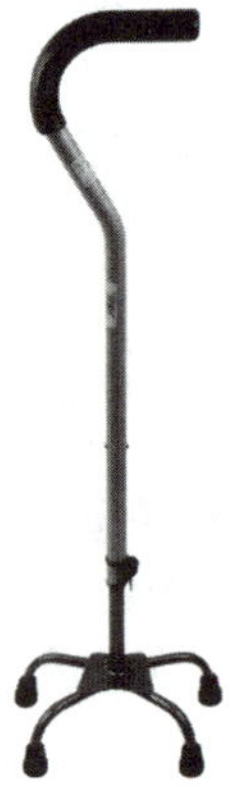

Fig. 9-5. *Un bastón cuadrangular tiene cuatro patas con punta de plástico y puede soportar más peso que los otros bastones.*

Un andador se utiliza cuando el residente puede soportar algo de peso con las piernas. El andador brinda estabilidad a los residentes que están inestables o que les falta balance. El marco metálico puede tener patas con punta de plástico y/o llantas (Fig. 9-6). Las muletas se utilizan para residentes que no pueden soportar peso o que pueden soportar un peso limitado en una pierna. Algunas personas utilizan una muleta, otras personas utilizan dos.

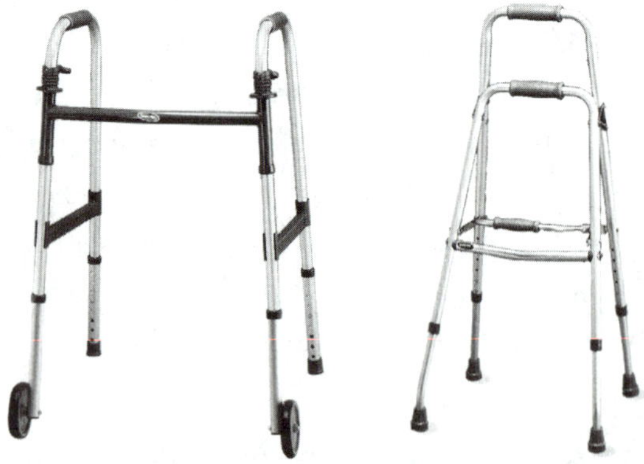

Fig. 9-6. *La fotografía de la izquierda muestra un andador estándar y la fotografía de la derecha muestra un andador Hemi, el cual está diseñado para las personas que tienen problemas para utilizar un brazo o una mano.*

Guía de Procedimientos: Uso del Bastón o Andador

G Asegúrese que el andador o el bastón se encuentren en buena condición. Debe tener puntas de plástico en la parte inferior y no deben tener grietas. Los andadores pueden tener llantas; de ser así, mueva el andador para asegurarse que las llantas se estén moviendo apropiadamente.

G Antes de ambular, asegúrese que el residente traiga puesto zapatos anti-derrapantes y que estén bien abrochados.

G Cuando use un bastón, el residente debe colocarlo en su lado más fuerte.

G Cuando use un andador, pida al residente que coloque ambas manos en el andador. El andador no debe estar demasiado extendido; debe ser colocado a una distancia no mayor de 6 pulgadas enfrente del residente.

G Manténgase cerca del residente, en el lado más débil.

G No cuelgue bolsas de mano o ropa en el andador.

G Si la altura del bastón o del andador no parece ser la correcta (demasiado bajo, demasiado alto, etc.) informe a la enfermera.

Ayudar a un residente a ambular utilizando bastón, andador o muletas

Equipo: cinturón para la marcha, zapatos antiderrapantes para el residente, bastón, andador o muletas

1. Identifíquese por su nombre. Identifique al residente por su nombre.
   El residente tiene el derecho de conocer la identidad de su proveedor de cuidado. Identificar al residente por su nombre muestra respeto y establece la identificación correcta.

2. Lávese las manos.
   Provee control de infecciones.

3. Explique el procedimiento al residente. Hable de manera clara, lenta y directa. Mantenga contacto cara a cara cuando sea posible.
Promueve el entendimiento y la independencia.

4. Brinde privacidad al residente con cortinas, biombos o puertas.
Mantiene los derechos del residente de privacidad y dignidad.

5. Ajuste la cama a la posición más baja para que los pies del residente queden planos sobre el piso. Ponga el freno en las llantas de la cama.
Evita lesiones y promueve la estabilidad.

6. Antes de ambular, coloque en el residente el calzado anti-derrapante y amarre bien las cintas.
Promueve la seguridad del residente. Previene caídas.

7. Párese enfrente del residente. Coloque sus pies separados a la altura de los hombros.
Promueve una buena mecánica corporal.

8. Coloque el cinturón alrededor de la cintura del residente sobre la ropa (no directamente sobre la piel). Agarre bien el cinturón por ambos lados.

9. Si el residente no se puede levantar sin ayuda, sujete (apoye) las extremidades inferiores del residente (revisar el procedimiento anterior). Doble sus rodillas. Ayude al residente a pararse como se describe en el procedimiento anterior.

10. Ayude como sea necesario con la ambulación.

a. **Bastón**. El residente coloca el bastón a una distancia de seis pulgadas, o a una distancia cómoda, enfrente a la pierna más fuerte. El residente acerca la pierna más débil al bastón y luego lleva la pierna más fuerte hacia el frente colocándola ligeramente más adelante del bastón. Repita este paso.

b. **Andador**. El residente levanta o empuja el andador colocándolo a unas seis pulgadas, o a una distancia cómoda, enfrente de él. Las cuatro llantas o patas del andador deben estar en el piso antes de que el residente dé su paso hacia el andador, el cual no debe moverse otra vez hasta que el residente haya movido ambos pies hacia adelante y se encuentre estable. El residente nunca debe colocar sus pies más adelante del andador.
Promueve estabilidad y evita caídas.

c. **Muletas**. El residente debe ser medido para determinar las muletas apropiadas y un fisioterapeuta o una enfermera deben enseñarle la manera correcta de usarlas. El residente puede usar las muletas de muchas maneras diferentes. Esto depende de cuál sea la debilidad que tenga el residente. Sin importar cómo las usa, el peso debe estar en los brazos y en las manos del residente, no en el área de las axilas.

11. Camine ligeramente atrás y hacia un lado del residente. Manténgase en el lado más débil, si el residente tiene uno. Sostenga el cinturón para la marcha.
Brinda seguridad.

12. Revise que el camino del residente no tenga obstáculos. Pida al residente que vea hacia el frente mientras camina y no hacia abajo.
Promueve la seguridad del residente. Previene lesiones.

13. Anime al residente a descansar si está cansado. Cuando una persona está cansada, aumenta la posibilidad de caídas. Permita que el residente establezca el ritmo. Platique sobre qué tan lejos planea llegar en base al plan de cuidado.

14. Después de la ambulación, remueva el cinturón para la marcha. Ayude al residente a acomodarse en la cama o en la silla. Revise que el residente tenga la alineación apropiada.

15. Regrese la cama a la posición más baja.
Brinda seguridad.

16. Coloque el botón de llamadas al alcance del residente.
Permite que el residente se comunique con el personal cuando lo necesite.

17. Lávese las manos.
    Provee control de infecciones.
18. Reporte a la enfermera cualquier cambio en el residente.
    Brinda información a la enfermera para evaluar al residente.
19. Documente el procedimiento utilizando la guía de procedimientos de la institución.
    Si usted no documenta el cuidado, legalmente no pasó.

Hay muchos aparatos disponibles para ayudar a las personas que se están recuperando o adaptando a una condición física. Los **aparatos de asistencia** o **aparatos de adaptación** son aparatos que ayudan a los residentes a realizar sus actividades de la vida diaria (ADL por sus siglas en inglés). Cada aparato está hecho para ayudar a una discapacidad en particular.

El equipo personal de cuidado incluye peines y cepillos con mango largo. Los protectores para platos evitan que la comida se caiga del plato y facilitan poner la comida en los utensilios. Los alcanzadores de objetos pueden ayudar a que los residentes se pongan la ropa interior o los pantalones. Un aparato de ayuda para calcetines puede jalar los calcetines para ponérselos. Un calzador de zapatos con mango largo ayuda a que los residentes se pongan los zapatos sin tener que doblarse. Las esponjas con mangos largos ayudan al bañarse.

Los aparatos de asistencia, como los bastones, los andadores y las muletas se utilizan para ayudar a los residentes con la ambulación. Los aparatos de seguridad como las sillas de baño y los cinturones para la marcha o traslado, ayudan a prevenir accidentes. Con frecuencia, se instalan barras de seguridad en las bañeras y cerca de los inodoros para brindar al residente un lugar de dónde se pueda sostener mientras cambia de posición.

Más ejemplos sobre aparatos de adaptación se muestran en la figura 9-7.

4. Explicar la guía de procedimientos para mantener una alineación apropiada del cuerpo

Los residentes que no se pueden levantar de la cama necesitan tener una buena alineación del cuerpo. Esto ayuda en la recuperación y evita lesiones en los músculos y en las articulaciones. Esta guía de procedimientos ayuda a los residentes a mantener una buena alineación y a mejorar para cuando se puedan levantar de la cama.

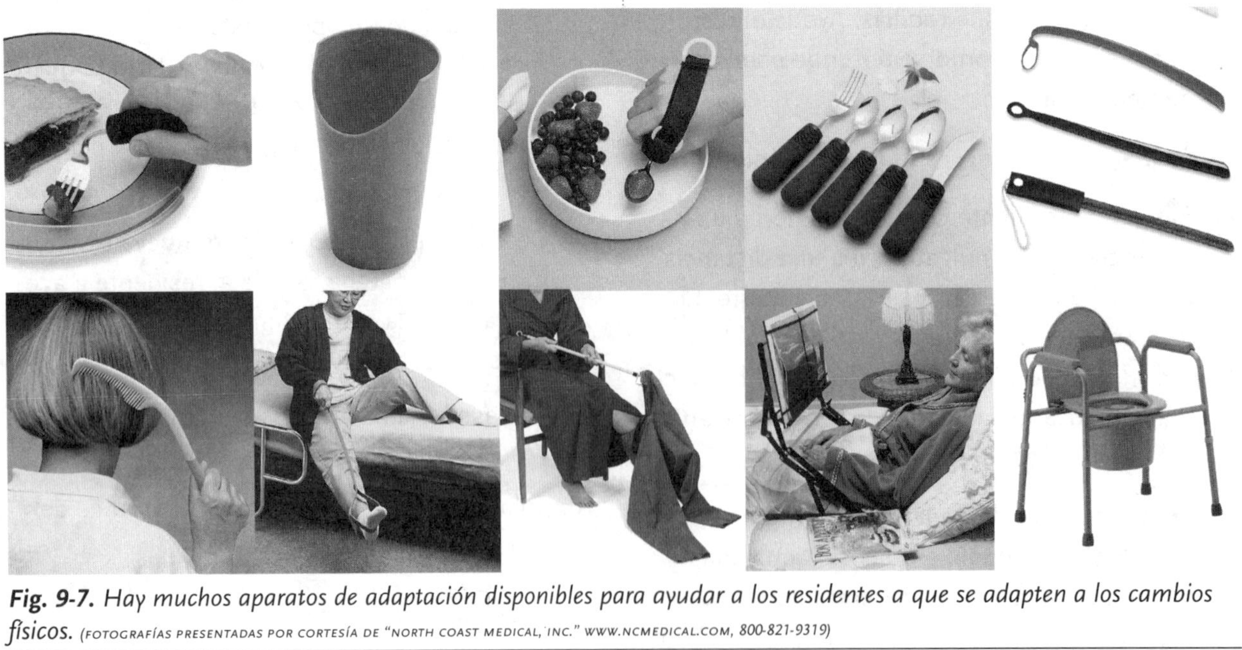

Fig. 9-7. *Hay muchos aparatos de adaptación disponibles para ayudar a los residentes a que se adapten a los cambios físicos.* (FOTOGRAFÍAS PRESENTADAS POR CORTESÍA DE "NORTH COAST MEDICAL, INC." WWW.NCMEDICAL.COM, 800-821-9319)

Guía de Procedimientos: Alineación y Posición

G Siga los principios de alineación. La alineación apropiada se basa en líneas rectas. La columna vertebral (espina dorsal) debe estar en línea recta. Las almohadas o las sábanas enrolladas o dobladas pueden brindar apoyo en la espalda baja y puedan levantar las rodillas o la cabeza en la posición supina. También pueden brindar apoyo en la cabeza y una pierna en la posición lateral (Fig. 9-8).

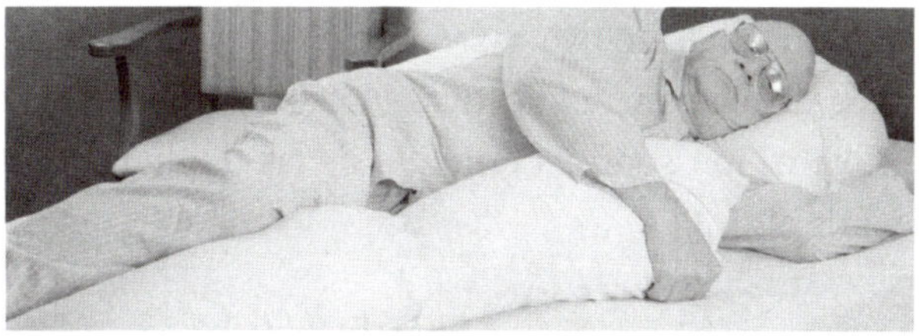

Fig. 9-8. *Las almohadas o las tollas enrolladas o dobladas pueden brindar apoyo adicional.*

G Mantenga las partes del cuerpo en posiciones naturales. En una posición natural de la mano, los dedos se encuentran un poco flexionados. Utilice una toallita de tela enrollada, un vendaje de gasa o una pelota de plástico dentro de la palma de la mano para brindar apoyo a los dedos en esta posición. Utilice armazones de cama para evitar que las cobijas se apoyen en los pies en la posición supina.

G Evite la rotación externa de la cadera. Cuando las piernas y la cadera se voltean hacia fuera mientras que la persona descansa en la cama, se pueden ocasionar contracturas en la cadera. Una sábana o toalla enrollada y colocada a lo largo de la cadera y del muslo puede evitar que la pierna se voltee hacia afuera.

G Cambie las posiciones con frecuencia para evitar rigidez muscular y úlceras por presión. Esto debe realizarse por lo menos cada dos horas. Las posiciones utilizadas dependerán de la condición y de la preferencia del residente. Revise la piel cada vez que usted acomode al residente.

G Brinde masajes en la espalda como se indique para comodidad y relajación.

5. Describir la guía de procedimientos del cuidado para los aparatos prostéticos

Amputación es la extracción parcial o total de una parte del cuerpo; usualmente es un pie, una mano, un brazo o una pierna. La amputación puede ser el resultado de una lesión o enfermedad. Después de la amputación, algunas personas sienten que la extremidad continua estando ahí. Pueden sentir dolor en la parte que ha sido amputada. **Sensación fantasma** es el término que se utiliza cuando una persona siente que la parte del cuerpo sigue ahí. El **dolor del miembro fantasma** ocurre cuando una persona siente dolor en el miembro del cuerpo (o extremidad) que fue amputado. Esto puede durar poco tiempo o varios años. El dolor o la sensación son reales y no deben ser ignorados.

Una **prótesis** es in aparato que reemplaza la parte del cuerpo que faltaba o que está deformada debido a un accidente, una lesión, una enfermedad o un defecto de nacimiento. Se utiliza para mejorar la habilidad de una persona de funcionar y/o mejorar su apariencia. Ejemplos de prótesis incluyen los siguientes:

- Las extremidades artificiales, como manos, brazos, pies y piernas, están hechas para semejar la parte del cuerpo que están reemplazando.
- Un busto artificial está hecho de material ligero, suave y de esponja.
- Un aparato de asistencia auditiva es un aparato pequeño que funciona con baterías y que amplifica el sonido para las personas con pérdida del sentido del oído.
- Un ojo artificial, o una prótesis ocular, reemplaza un ojo que se ha perdido debido a una enfermedad o lesión. Una prótesis ocular no brinda visión, sin embargo, puede mejorar la apariencia.

- Las dentaduras postizas son dientes artificiales. Pueden ser necesarias cuando dientes han sido dañados, perdidos o deben ser removidos.

Guía de Procedimientos: Amputación y Cuidado de la Prótesis

G Los residentes que han sufrido una amputación de una parte del cuerpo deben realizar muchos ajustes físicos, psicológicos, sociales y ocupacionales para su discapacidad. Brinde mucho apoyo.

G Ayude a los residentes con las ADL.

G Las prótesis son piezas caras que son hechas a la medida (algunas cuestan decenas de miles de dólares). Brinde cuidado como se indica. Manéjelas con mucho cuidado.

G Un enfermero o un terapeuta demostrarán la aplicación de la prótesis. Siga las instrucciones para colocar y remover la prótesis, así como las instrucciones de cuidado del fabricante.

G Mantenga la prótesis y la piel debajo de la prótesis secas y limpias. El conector de la prótesis debe limpiarse al menos una vez al día. Siga el plan de cuidado y las instrucciones de la enfermera.

G De ser ordenado, coloque un calcetín de muñón (para la zona de la amputación) antes de poner la prótesis.

G Observe la piel en el muñón. Revise si presenta signos de problemas con la piel causados por presión y abrasión. Reporte enrojecimiento o áreas abiertas.

G Nunca trate de arreglar una prótesis. Reporte cualquier problema a la enfermera.

G No muestre sentimientos negativos durante el cuidado del muñón.

G La sensación del miembro fantasma es un dolor real. Trátelo de esa manera y reporte las quejas de dolor a la enfermera.

G Si el residente tiene un ojo artificial, revise el plan de cuidado con el enfermero. Siempre lávese las manos y póngase guantes antes de manejar un ojo artificial. Nunca limpie o moje el ojo en alcohol, ya que romperá el plástico y lo destruirá. Si el ojo debe ser removido y no se colocará de nuevo, guárdelo en agua o solución salina. Asegúrese de que el contenedor esté etiquetado con el nombre del residente y el número de habitación. El residente usualmente podrá quitarse, limpiar y colocar el ojo por sí mismo. Conozca las instrucciones para ayudar con el cuidado.

El capítulo 2 incluye información sobre los aparatos de asistencia auditiva. El capítulo 6 incluye información sobre el cuidado de las dentaduras postizas.

6. Describir la manera de ayudar con los ejercicios del arco de movimiento

Los **ejercicios del arco de movimiento** (**ROM por sus siglas en inglés**) ejercitan una articulación en todo su arco del movimiento. La meta de estos ejercicios es reducir o prevenir contracturas o atrofia muscular, mejorar la fortaleza y aumentar la circulación. Los ejercicios activos del arco de movimiento (AROM por sus siglas en inglés) son realizados por el residente solo, sin ayuda. El rol de la NA en los ejercicios AROM es animar al residente a realizarlos. Los ejercicios activos asistidos del arco de movimiento (AAROM por sus siglas en inglés) son realizados por el residente con algo de ayuda y apoyo de la NA. Los ejercicios pasivos del arco de movimiento (PROM por sus siglas en inglés) se utilizan cuando los residentes no se pueden mover por sí solos. Un empleado realiza estos ejercicios sin la ayuda del residente.

Los ejercicios ROM son específicos para cada parte del cuerpo e incluyen los siguientes movimientos (Fig. 9-9):

- **Abducción**: Mover una parte del cuerpo alejándose de la línea media del cuerpo.
- **Aducción**: Mover una parte del cuerpo acercándose hacia la línea media del cuerpo.

- **Extensión**: Enderezar una parte del cuerpo.
- **Flexión**: Doblar una parte del cuerpo.
- **Dorsiflexión**: Doblar hacia atrás.
- **Rotación**: Voltear una articulación.
- **Pronación**: Voltear hacia abajo.
- **Supinación**: Voltear hacia arriba.
- **Oposición**: Tocar el dedo gordo con cualquier otro dedo de la mano.

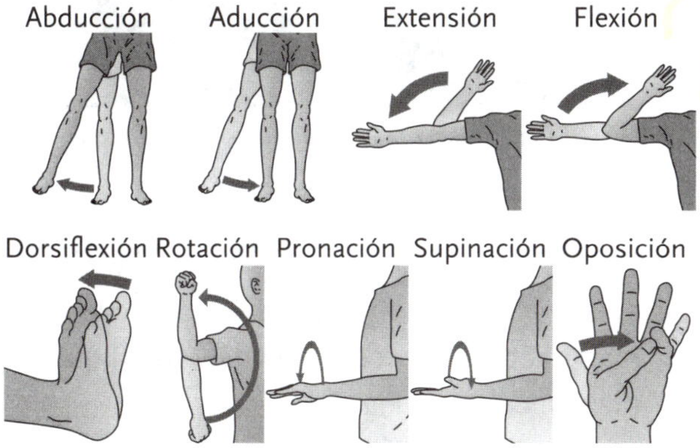

Fig. 9-9. *Los diferentes ejercicios del arco de movimiento.*

Las NA no realizarán ejercicios ROM sin una orden del doctor, de una enfermera o de un terapeuta físico. La NA repetirá cada ejercicio de tres a cinco veces, una o dos veces al día, trabajando en ambos lados del cuerpo. Cuando realice ejercicios ROM, la NA debe iniciar con los hombros del residente y bajar hacia el resto del cuerpo. Las extremidades superiores (brazos) se deben ejercitar antes de las extremidades inferiores (piernas). La NA debe brindar apoyo por arriba y por debajo de la articulación. Las articulaciones se deben mover suave, lenta y cuidadosamente. La NA debe detener los ejercicios si el residente se queja de dolor y debe reportarlo a la enfermera.

Ayudar con los ejercicios pasivos del arco de movimiento

1. Identifíquese por su nombre. Identifique al residente por su nombre.
   El residente tiene el derecho de conocer la identidad de su proveedor de cuidado. Identificar al residente por su nombre muestra respeto y establece la identificación correcta.
2. Lávese las manos.
   Provee control de infecciones.
3. Explique el procedimiento al residente. Hable de manera clara, lenta y directa. Mantenga contacto cara a cara cuando sea posible.
   Promueve el entendimiento y la independencia.
4. Brinde privacidad al residente con cortinas, biombos o puertas.
   Mantiene los derechos del residente de privacidad y dignidad.
5. Ajuste la cama a un nivel seguro para trabajar, usualmente a la altura de la cintura. Ponga el freno en las llantas de la cama.
   Previene que usted y el residente se lesionen.
6. Acomode al residente en posición supina -sobre la espalda- en la cama. Use buena alineación corporal.
   Reduce la tensión en las articulaciones.
7. Mientras que apoya las extremidades, mueva todas las articulaciones de manera suave, lenta y ligera por todo el arco del movimiento hasta el punto de resistencia. Repita cada ejercicio al menos tres veces. Detenga los ejercicios si se presenta dolor.
   Los movimientos rápidos pueden causar lesiones. El dolor es un signo de advertencia de lesiones.
8. **Hombro**. Apoye el brazo del residente a la altura del codo y de la muñeca mientras realiza los ejercicios ROM para el hombro. Coloque una mano debajo del codo y la otra mano debajo de la muñeca. Levante el brazo extendido hacia arriba por encima de la cabeza hasta el nivel del oído. Regrese el brazo al lado del cuerpo (extensión/flexión) (Fig. 9-10).

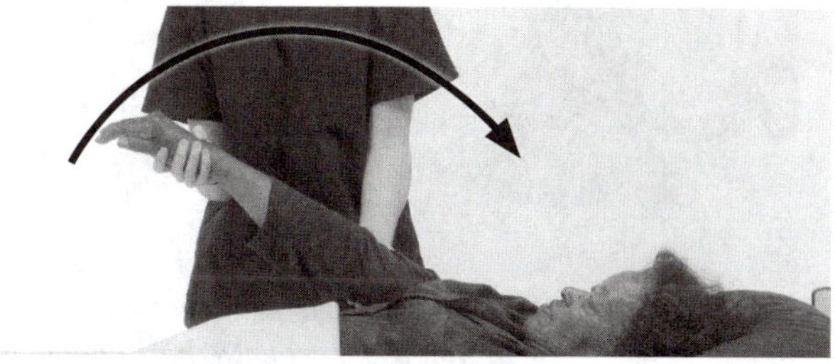

Fig. 9-10. *Levante el brazo extendido hacia arriba por encima de la cabeza hasta el nivel del oído y regrese el brazo al lado del cuerpo.*

Mueva el brazo extendido alejándolo de la parte lateral del cuerpo hasta el nivel del hombro. Regrese el brazo al lado del cuerpo (abducción/aducción) (Fig. 9-11).

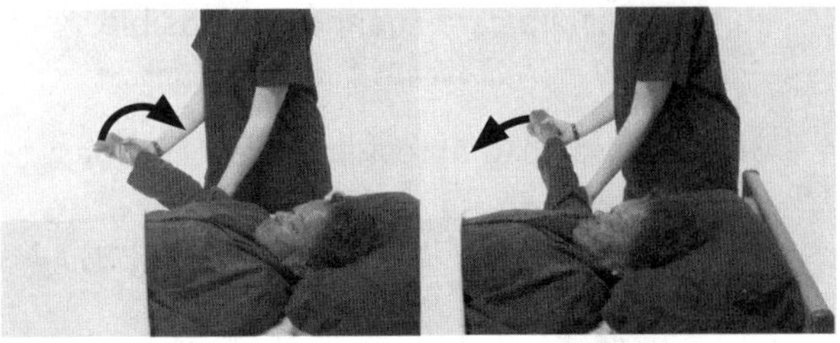

Fig. 9-11. *Mueva el brazo extendido alejándolo de la parte lateral del cuerpo hasta el nivel del hombro y regrese el brazo al lado del cuerpo.*

9. **Codo**. Sostenga la muñeca del residente con una mano y el codo con la otra mano. Doble el codo de manera que la mano toque el hombro en ese mismo lado (flexión). Enderece el brazo (extensión) (Fig. 9-12).

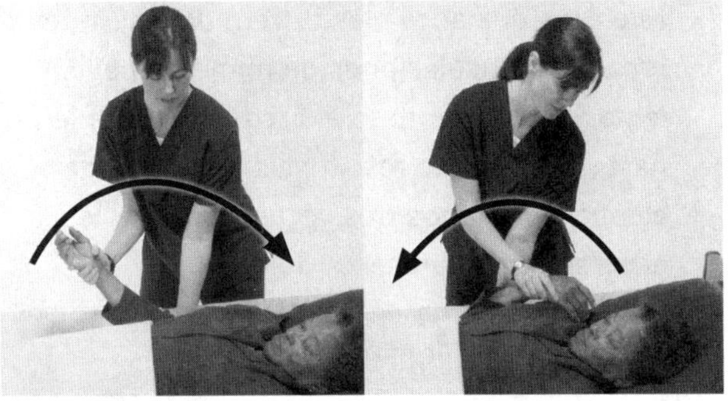

Fig. 9-12. *Doble el codo de manera que la mano toque el hombro en el mismo lado. Después enderece el brazo.*

Ejercite el antebrazo moviéndolo de manera que la palma de la mano se encuentre hacia abajo (pronación) y luego hacia arriba (supinación) (Fig. 9-13).

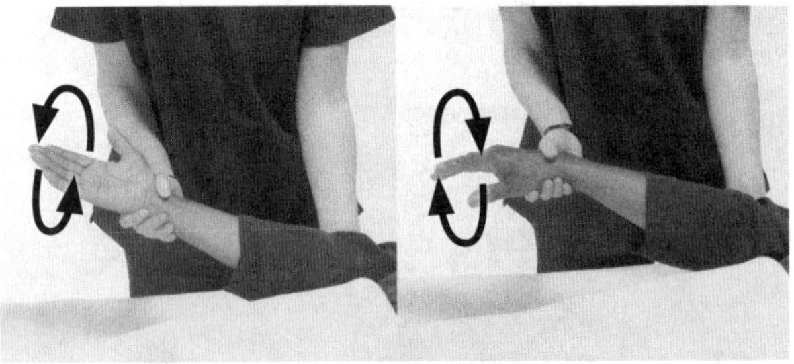

Fig. 9-13. *Ejercite el antebrazo moviéndolo de tal manera que la palma de la mano se encuentre hacia abajo y luego hacia arriba.*

10. **Muñeca**. Sostenga la muñeca con una mano. Utilice los dedos de la otra mano para ayudar a mover la articulación durante los movimientos. Doble la mano hacia abajo (flexión). Doble la mano hacia atrás (dorsiflexión) (Fig. 9-14).

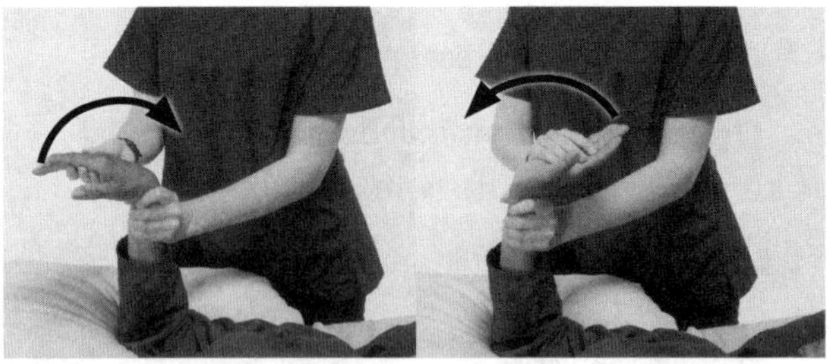

Fig. 9-14. *Mientras sostiene la muñeca, suavemente doble la mano hacia abajo y luego hacia atrás.*

Voltee la mano hacia la dirección del dedo pulgar (flexión radial). Después voltee la mano hacia la dirección del dedo meñique (flexión cubital) (Fig. 9-15).

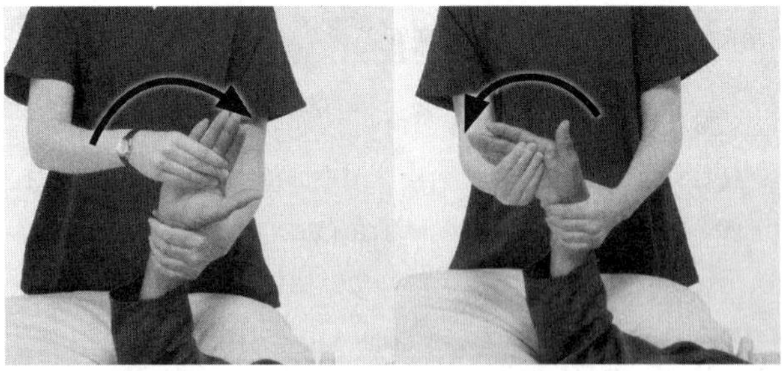

Fig. 9-15. *Voltee la mano hacia la dirección del dedo pulgar, después voltéela hacia la dirección del dedo meñique.*

11. **Dedo pulgar**. Mueva el dedo pulgar alejándose del dedo índice (abducción). Mueva el dedo pulgar de regreso al lado del dedo índice (aducción) (Fig. 9-16).

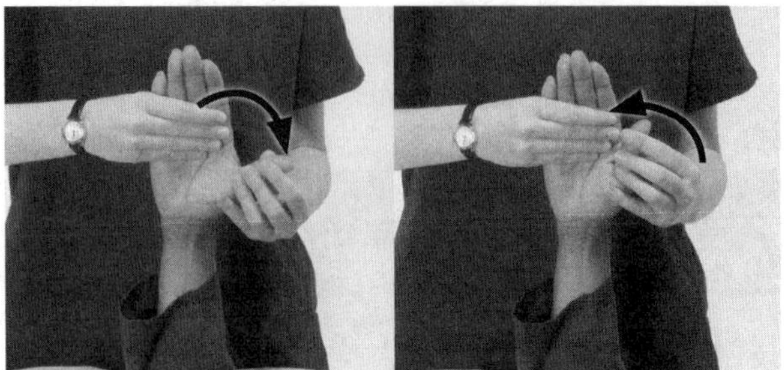

Fig. 9-16. *Mueva el dedo pulgar alejándose del dedo índice y muévalo de regreso al lado del dedo índice.*

Toque cada yema de los dedos con el dedo pulgar (oposición) (Fig. 9-17).

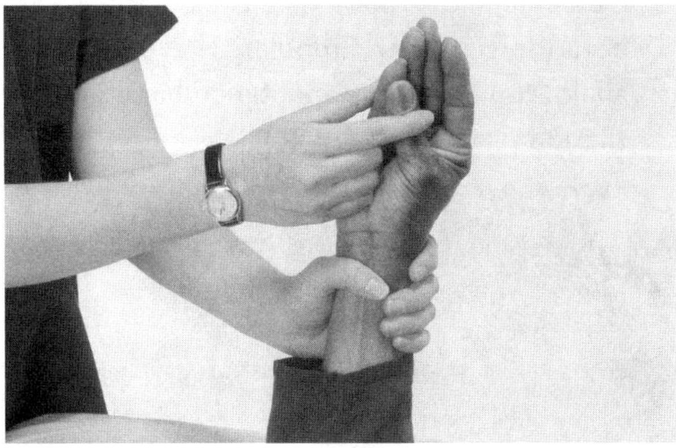

Fig. 9-17. *Toque cada yema de los dedos con el dedo pulgar.*

Doble el dedo pulgar hacia adentro de la palma de la mano (flexión) y hacia afuera (extensión) (Fig. 9-18).

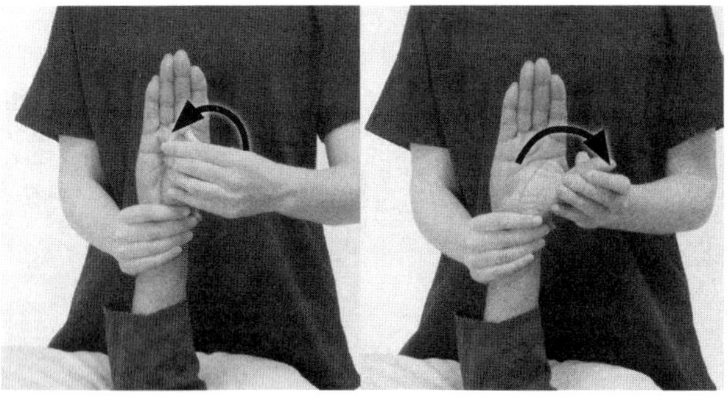

Fig. 9-18. *Doble el dedo pulgar hacia adentro de la palma de la mano y hacia afuera.*

12. **Dedos de la mano**. Doble los dedos de la mano para hacer un puño (flexión). Suavemente enderece los dedos hacia afuera, soltando el puño (extensión) (Fig. 9-19).

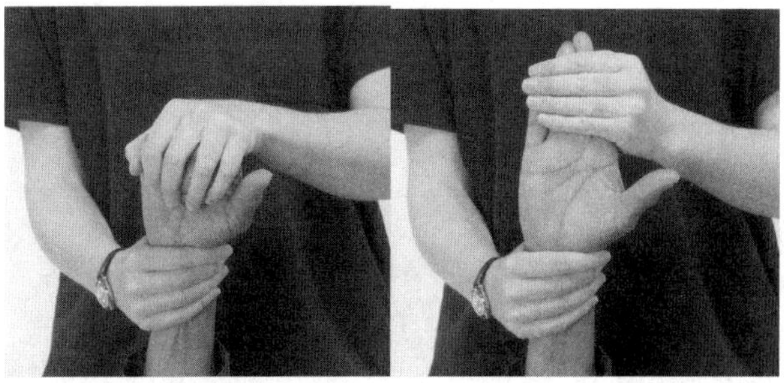

Fig. 9-19. *Doble los dedos de la mano para hacer un puño y luego enderece suavemente soltando el puño.*

Extienda los dedos de la mano y el pulgar de tal manera que queden lejos uno del otro (abducción). Junte los dedos de nuevo (abducción) (Fig. 9-20).

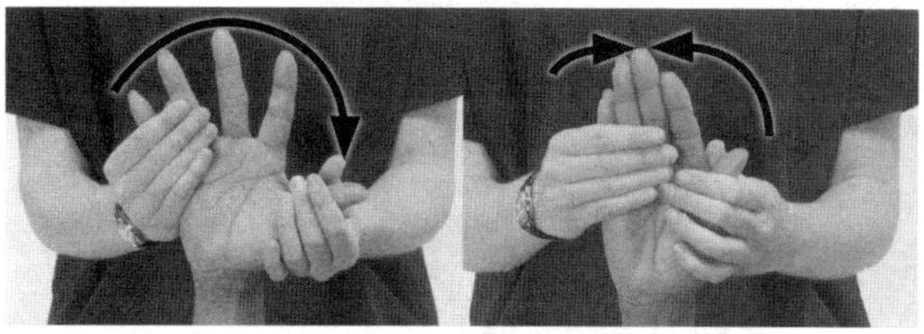

Fig. 9-20. *Extienda los dedos de la mano y el pulgar de tal manera que queden lejos uno del otro y luego júntelos de nuevo.*

13. **Cadera**: Apoye la pierna colocando una mano debajo de la rodilla y la otra debajo del tobillo. Enderece la pierna y levántela suavemente. Aleje esta pierna de la otra pierna (abducción). Mueva esta pierna acercándola hacia donde se encuentra la otra pierna (aducción) (Fig. 9-21).

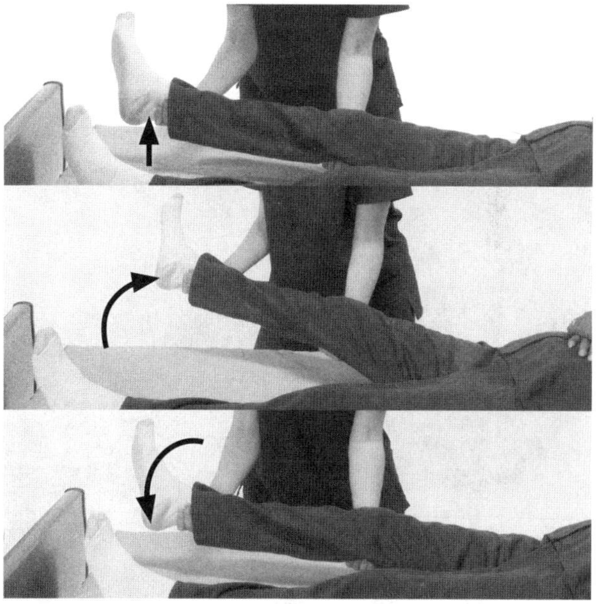

Fig. 9-21. *Enderece la pierna y levántela suavemente. Aleje esta pierna de la otra pierna y luego regrésela a donde se encuentra la otra pierna.*

Suavemente voltee la pierna hacia adentro (rotación interna), después voltee la pierna hacia fuera (rotación externa) (Fig. 9-22).

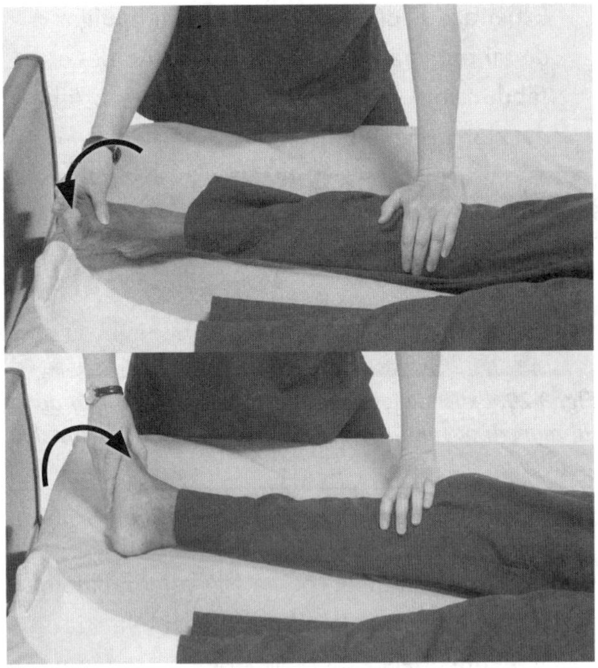

Fig. 9-22. Suavemente voltee la pierna hacia adentro y luego hacia afuera.

14. **Rodillas**: Apoye la pierna del residente por debajo de la rodilla y tobillo mientras realiza los ejercicios ROM para la rodilla. Doble la rodilla hasta el punto de resistencia (flexión). Regrese la pierna a la posición normal (extensión) (Fig. 9-23).

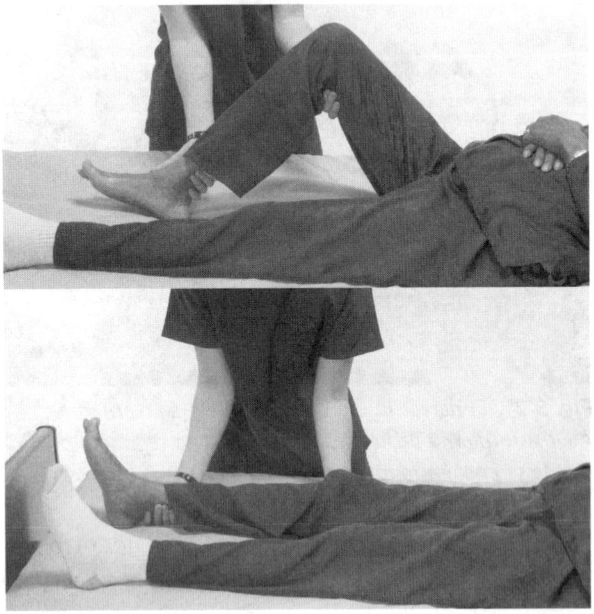

Fig. 9-23. Doble la rodilla suavemente hasta el punto de resistencia y regrese la pierna a la posición normal.

15. **Tobillos**. Sostenga el pie y el tobillo cerca de la cama mientras realiza los ejercicios ROM para el tobillo. Empuje/jale el pie hacia la cabeza (dorsiflexión). Empuje/jale el pie hacia abajo, con los dedos apuntando hacia abajo (flexión plantar) (Fig. 9-24).

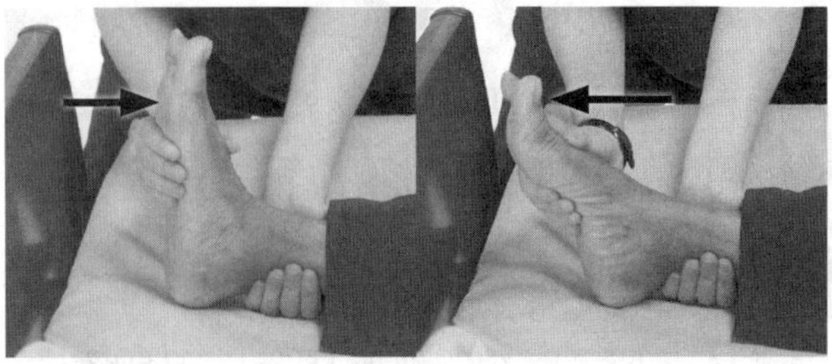

Fig. 9-24. Empuje el pie hacia la cabeza y luego empuje el pie hacia abajo.

Voltee la parte interna del pie hacia adentro del cuerpo (supinación). Doble la planta del pie alejándose del cuerpo (pronación) (Fig. 9-25).

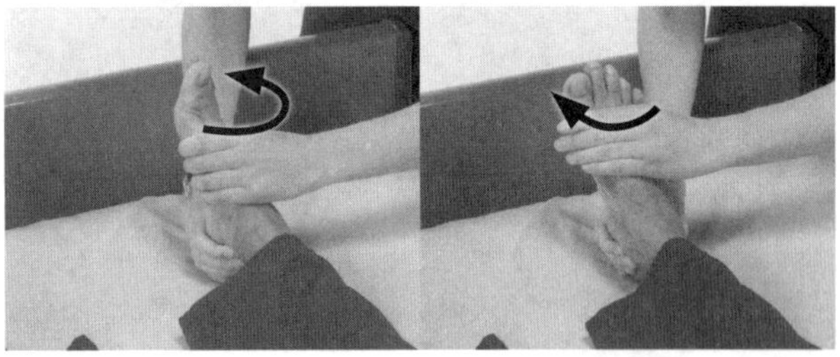

Fig. 9-25. Voltee la parte interna del pie hacia adentro del cuerpo y luego dóblela alejándose del cuerpo.

16. **Dedos de los pies**. Flexione y enderece los dedos de los pies (flexión y extensión) (Fig. 9-26).

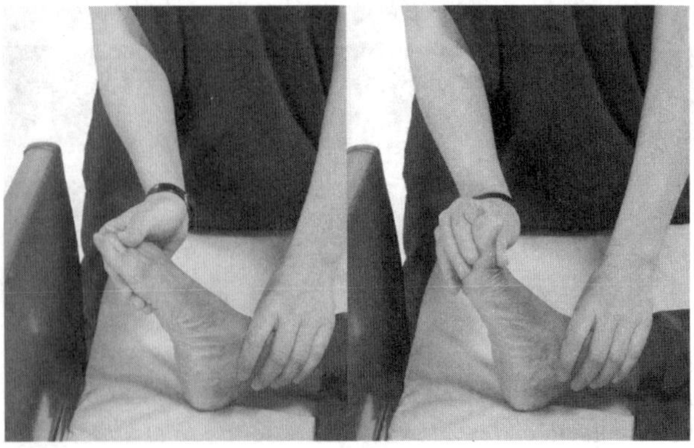

Fig. 9-26. Flexione y enderece los dedos de los pies.

Suavemente separe los dedos de los pies (abducción) (Fig. 9-27).

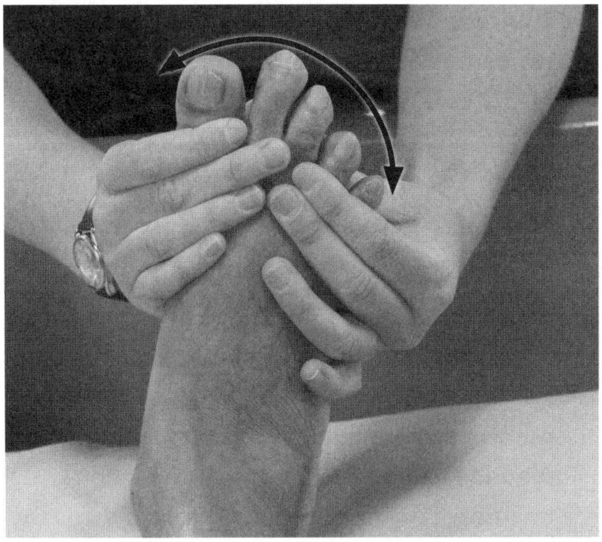

Fig. 9-27. *Suavemente separe los dedos de los pies.*

17. Acomode al residente a una posición cómoda. Regrese la cama a la posición más baja.
Promueve la seguridad del residente.

18. Coloque el botón de llamadas al alcance del residente.
Permite que el residente se comunique con el personal cuando lo necesite.

19. Lávese las manos.
Provee control de infecciones.

20. Reporte a la enfermera cualquier cambio en el residente.
Brinda información a la enfermera para evaluar al residente.

21. Documente el procedimiento utilizando la guía de procedimientos de la institución. Escriba si presenta disminución del rango de movimiento o cualquier dolor que sienta el residente. Notifique a la enfermera o al fisioterapeuta si usted nota un incremento en rigidez o resistencia física. La resistencia puede ser un signo de que una contractura se está desarrollando.
Si usted no documenta el cuidado, legalmente no pasó.

7. Mencionar la guía de procedimientos para ayudar a volver a entrenar la vejiga y el intestino

Las lesiones, las enfermedades o la inactividad pueden causar la pérdida de la función normal de la vejiga y del intestino. Los residentes pueden necesitar ayuda para volver a establecer una función y una rutina regular. Los problemas con la eliminación pueden ser vergonzosos o difíciles de platicar. Las NA deben ser comprensivas ante esta situación. Deben ser profesionales cuando manejen incontinencia o cuando ayuden a reestablecer las rutinas.

Guía de Procedimientos: Reentrenamiento de la Vejiga o del Intestino

G Siga las precauciones estándares. Utilice guantes cuando maneje desechos corporales.

G Explique el horario del entrenamiento al residente. Siga el horario con cuidado.

G Lleve un registro de los hábitos del intestino y de la vejiga del residente. Cuando vea un patrón de eliminación, usted podrá predecir cuándo el residente necesitará utilizar un cómodo o ir al baño.

G Ofrezca un cómodo o una visita al baño antes de iniciar procedimientos largos.

G Anime a los residentes a tomar suficientes líquidos, incluso si la incontinencia urinaria es un problema. Alrededor de 30 minutos después de haber ingerido los líquidos, ofrezca una visita al baño, un cómodo o un urinal.

G Anime al residente a ingerir alimentos que sean altos en fibra y a seguir las dietas especiales, como hayan sido ordenadas.

G Atienda las llamadas de ayuda rápidamente. Los residentes no pueden esperar mucho cuando tienen la necesidad de ir al baño. Deje el botón de llamadas al alcance del residente.

- Brinde privacidad para la eliminación, tanto en la cama como en el baño.
- Si el residente tiene problemas para orinar, haga la prueba abriendo la llave del agua del lavabo. Pídale que se incline ligeramente hacia el frente. Esto pone presión en la vejiga.
- No apresure al residente.
- Ayude a los residentes a realizar un buen cuidado perineal. Esto ayuda a prevenir problemas con la piel y promueve la higiene apropiada. Observe cuidadosamente los cambios en la piel.
- Deseche los desperdicios siguiendo las reglas de la institución.
- Deseche los protectores de la ropa y la ropa interior para incontinencias de manera apropiada (Fig. 9-28). Use dos bolsas con estos materiales, si así se indica. Esto detiene la acumulación de olores.

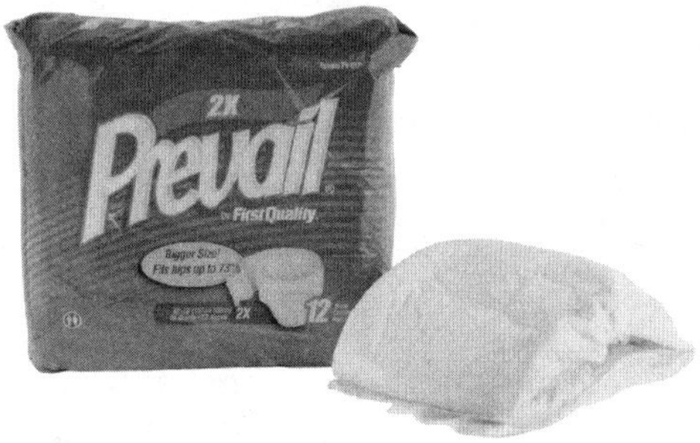

Fig. 9-28. *Un tipo de protector para incontinencia.*

- Algunas instituciones utilizan protectores de cama o ropa interior que son lavables. Siga las precauciones estándares cuando maneje estos artículos.
- Lleve un registro exacto de la orina y de la defecación, incluyendo los episodios de incontinencia.
- Felicite los éxitos y los intentos de controlar el intestino y la vejiga; sin embargo, no le hable a los residentes como si fueran niños. Mantenga la voz baja, no llame la atención hacia ningún aspecto de reentrenamiento. No discuta los accidentes o el proceso de reentrenamiento en lugares públicos.
- Nunca muestre frustración o enojo hacia residentes que sean incontinentes. El problema está fuera de su control. Las reacciones negativas solamente empeorarán las cosas. Sea amable, profesional y apoye al residente.
- Cuando el residente sea incontinente o no pueda hacer del baño cuando se le pide, sea positivo. Nunca haga sentir al residente que fracasó. Las felicitaciones y el ánimo son esenciales para tener un programa exitoso. Algunos residentes siempre serán incontinentes. Tenga paciencia. Ofrezca a estos residentes cuidados y atención adicional. Los problemas con la piel pueden tener como resultado úlceras de presión si no reciben el cuidado apropiado. Siempre reporte los cambios en la piel.

Cambiar Ropa Interior para Incontinencia

Cuando la NA cambie ropa interior para la incontinencia, debe asegurarse de reunir todos los artículos necesarios antes de iniciar, incluyendo un protector de cama, artículos para brindar cuidado perineal, toallitas húmedas desechables, guantes y ropa interior limpia. Ella debe de ponerse los guantes antes de tocar la ropa interior. Cuando quite la ropa interior sucia, la NA debe enrollarla con la parte sucia hacia adentro, sin derramar el contenido. Limpiando de enfrente hacia atrás, debe remover cuidadosamente toda la orina y/o heces fecales de la piel. Después de limpiar el área por completo, debe secar con palmaditas suaves y poner ropa interior limpia.

10 El Cuidado de Uno Mismo

Los primeros nueve capítulos de este libro brindan información a los lectores sobre las instituciones de cuidado a largo plazo. Estos capítulos cubren el conocimiento, las habilidades y las cualidades que una persona necesita para trabajar como asistente de enfermería. Este capítulo final es más personal. Le habla directamente al lector e incluye información de cómo encontrar y mantener un trabajo, así como la manera de construir buenas relaciones de trabajo. También incluye consejos para manejar el estrés y mantenerse sano.

1. Describir la manera de encontrar trabajo

Es posible que pronto usted empiece a buscar trabajo. Las asistentes de enfermería pueden trabajar en instituciones de cuidado a largo plazo, en centros de servicios de asistencia, en hospitales, en el hogar y en otros lugares. Para encontrar trabajo, usted primero debe encontrar posibles empleadores. Después, debe contactarlos para preguntar sobre las oportunidades de trabajo que tengan. Para encontrar empleadores, use el Internet, el periódico, o sus contactos personales (Fig. 10-1); también puede preguntarle a su instructor sobre posibles empleadores.

Una vez que usted tenga una lista de posibles empleadores, necesita contactarlos. Llamar por teléfono o mandar un correo electrónico primero es una buena manera de saber qué puestos se encuentran disponibles, a menos que ellos mencionen que no lo haga. Pregunte cómo puede aplicar para algún trabajo con cada posible empleador.

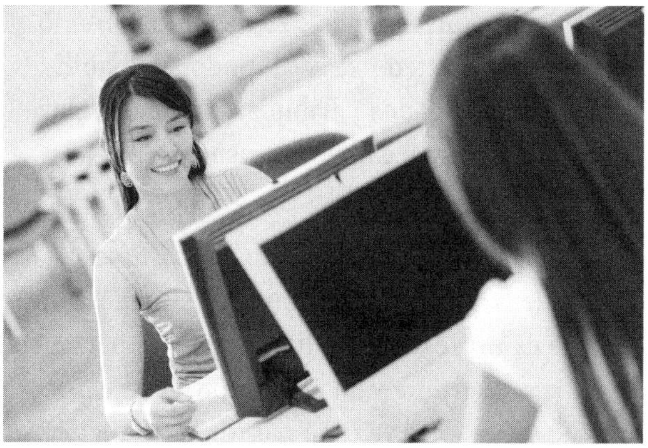

Fig. 10-1. *Utilizar el Internet es una buena manera de buscar trabajo.*

Cuando haga una cita, pregunte qué información debe llevar con usted y asegúrese de llevarla cuando vaya a la cita. Algunos documentos que puede necesitar incluyen:

- Identificación, incluyendo licencia para manejar, tarjeta de seguro social, acta de nacimiento, pasaporte u otra forma oficial de identificación.
- Prueba de su estatus legal en este país y prueba de que usted puede trabajar legalmente, incluso si usted es un ciudadano estadounidense. Todos los empleadores deben tener archivos que muestren que todos los empleados tienen permiso legal para trabajar en este país. No se moleste por este requisito.

- El diploma de la preparatoria o su equivalente, el kárdex escolar (lista de materias cursadas y calificaciones) y el diploma o el certificado de su curso de entrenamiento como asistente de enfermería. También lleve con usted el nombre de su instructor, su número telefónico y su dirección de correo electrónico.
- Las referencias son personas a las que se les pueden llamar para que lo recomienden a usted como empleado. Puede incluir empleadores anteriores o maestros anteriores. No utilice parientes o amigos como referencias. Usted puede pedir con anterioridad que le escriban cartas de recomendación dirigidas "A quien corresponda", explicando cómo lo conocen a usted y describiendo sus habilidades, cualidades y hábitos de trabajo. Lleve copias de estas cartas con usted.

Algunos posibles empleadores le pedirán su curriculum vitae u hoja de vida (a lo que este libro se le hará referencia como "résumé"). Un résumé es un resumen o lista con su experiencia de trabajo relevante y su educación. Al crear su résumé, hágalo breve (una página es lo mejor) y claro. Incluya la siguiente información:

- Su información de contacto: nombre, dirección, número telefónico, dirección de correo electrónico.
- Su experiencia académica, iniciando con la más reciente.
- Su experiencia laboral, iniciando con la más reciente.
- Cualquier habilidad especial, como conocimientos sobre programas computacionales, habilidades para teclear o si habla otros idiomas.
- Cualquier membresía que tenga en organizaciones profesionales.
- Trabajo voluntario.

Puede que sea necesario que usted llene una solicitud de trabajo. En una hoja de papel, escriba la información general que necesitará y llévela con usted junto con su résumé, si tiene uno. Esto le ayudará a ahorrar tiempo y evitar errores. Incluya la siguiente información:

- Su dirección, número de teléfono y dirección de correo electrónico
- Su fecha de nacimiento
- Su número de seguro social
- El nombre y la dirección de la escuela o el programa donde usted recibió su entrenamiento, la fecha en que terminó y su número de certificación, así como información de otras certificaciones que tenga como CPR o primeros auxilios
- Los nombres, puestos, direcciones, números telefónicos y direcciones de correo electrónico de sus empleadores anteriores y las fechas en las que usted trabajó ahí
- La información del sueldo de sus trabajos anteriores
- La razón por la que usted dejó sus trabajos anteriores
- Los nombres, direcciones y números telefónicos de sus referencias
- Los días y horas en las que usted puede trabajar
- Un escrito breve sobre la razón por la cual usted está cambiando trabajos o la razón por la que usted quiere trabajar como asistente de enfermería

Llene la solicitud con cuidado y de manera ordenada. Nunca mienta. Antes de escribir cualquier cosa, lea toda la aplicación detenidamente. Si usted no está seguro de lo que le están pidiendo, pregunte antes de llenar ese espacio. No deje ninguna sección sin contestar. Escriba las siglas N/A (no aplica) si la pregunta no aplica para usted.

Por ley, su empleador debe realizar una revisión de antecedentes criminales para todos los asistentes nuevos que contrate. Es posible que le pidan que firme una forma otorgando permiso para hacer esto, no lo tome de manera personal.

Es una ley con el propósito de proteger a los pacientes y residentes.

Para dar la mejor impresión en una entrevista de trabajo, sea profesional y siga estos consejos:

- Tome un baño o una ducha y use desodorante.
- Lávese los dientes.
- Maquíllese de manera sencilla y use poca o nada de joyería.
- Limpie y lime sus uñas. Las uñas deben tener un largo mediano o deben estar cortas. No use uñas postizas.
- Peine su cabello limpio con un estilo sencillo.
- Rasúrese o corte su vello facial antes de la entrevista.
- Vístase de manera limpia y apropiada. Asegúrese que la ropa esté limpia, planchada y que no tenga agujeros. Evite usar pantalones de mezclilla, pantalones cortos (shorts), faldas o vestidos cortos (que queden arriba de la rodilla). Los zapatos deben estar limpios y boleados. No utilice tenis o sandalias.
- No use perfume o loción. A muchas personas no le gusta o son alérgicos a las esencias.
- No fume antes de la entrevista. Usted olerá al humo del cigarro durante la entrevista.
- Llegue de 10 a 15 minutos antes de la cita.
- Preséntese, sonría y salude de mano (Fig. 10-2). Su saludo de mano debe ser firme y con seguridad.
- Responda completa y claramente a todas las preguntas.
- Haga contacto visual para demostrar su sinceridad.
- Evite utilizar expresiones coloquiales o modismos ("*slang*" en inglés).
- Nunca coma, tome líquidos, mastique chicle o fume durante una entrevista.
- Siéntese o párese derecho. Muéstrese contento de estar ahí.
- No lleve amigos o niños con usted.
- Relájese y tenga confianza, usted ha trabajado mucho para llegar hasta aquí.

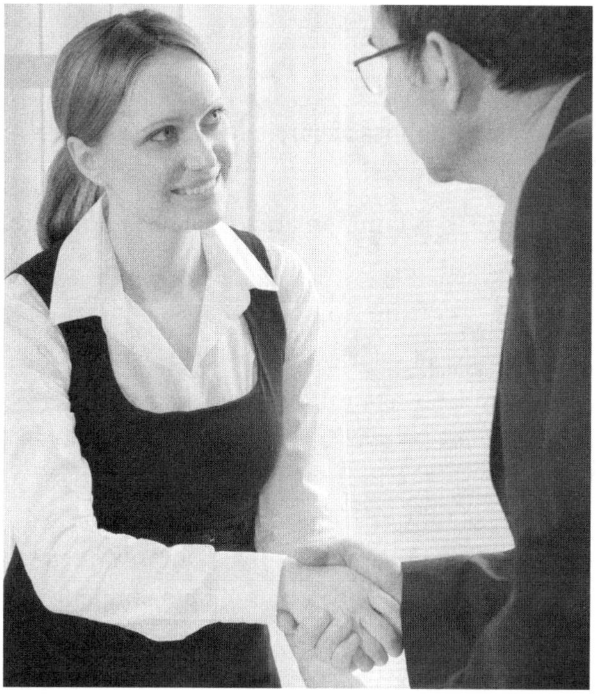

Fig. 10-2. *Sonría, brinde un saludo de manos con seguridad y haga contacto visual cuando llegue a la entrevista.*

Sea positivo cuando responda preguntas. Enfatice lo que a usted le gusta o lo que considera que disfruta sobre el trabajo. No se queje de los trabajos anteriores. Deje en claro que usted es una persona muy trabajadora y que está dispuesta a trabajar con todos los tipos de residentes.

Usualmente, los entrevistadores le preguntarán si usted tiene alguna pregunta. Lleve algunas preguntas ya preparadas y escríbalas para que no se le olvide las cosas que realmente quiera saber. Las preguntas que usted podría hacer incluyen

- ¿En qué horario trabajaría yo? ¿Tienen horas obligatorias de tiempo extra donde yo tendría que trabajar?

- ¿Qué beneficios incluye el trabajo? ¿Se cuenta con seguro médico disponible? ¿Me pagarían días de incapacidad por enfermedad o días festivos?
- ¿Cuál es la carga de trabajo promedio para los asistentes de enfermería?
- ¿Qué tipo de orientación o entrenamiento se brindará?
- ¿Cómo me comunicaré con mi supervisor cuando lo necesite?
- ¿Tienen políticas sobre educación continua o sobre ascensos?
- ¿Qué tan pronto tomarán una decisión sobre el puesto?

Más adelante en la entrevista, usted querrá preguntar sobre el salario o el sueldo, si todavía no le han dado esta información. Escuche con cuidado a las respuestas que reciba. Tome notas de ser necesario. Probablemente le dirán cuándo podría esperar que lo contacte el empleador. No espere que le ofrezcan el trabajo durante la entrevista. Cuando la entrevista haya terminado, párese y vuelva a saludar de manos. Agradezca al empleador por la entrevista que le brindó.

Envíe una carta de agradecimiento después de cada entrevista de trabajo. Exprese su interés en el puesto. Si usted no ha recibido noticias del empleador durante el tiempo que se mencionó en la entrevista que tomarían una decisión, llame y pregunte si el puesto ya fue ocupado.

2. Explicar una descripción estándar de trabajo y la manera de administrar el tiempo y las tareas

Una descripción de trabajo es un acuerdo entre un empleador y el empleado. Cuando usted empiece un trabajo nuevo, recibirá una descripción del puesto. Este documento menciona las responsabilidades y tareas del trabajo. También describe las habilidades que se requieren para el trabajo, a quién le debe reportar y el rango del sueldo.

La descripción del trabajo brinda protección para ambos, usted y su empleador. Lo protege a usted, el empleado, de las obligaciones cambiantes de la institución sin notificarlo a usted. También lo protege de ser despedido por algo que no está relacionado con su descripción de trabajo. El empleador se protege si usted alguna vez reclama que no sabía que ciertas tareas eran parte de su trabajo. La descripción de trabajo reduce malos entendidos. También se puede utilizar como un documento que detalla lo que se acordó, si ocurren asuntos legales.

Cuando brinde cuidado a los residentes, usted debe administrar bien su tiempo. Existe una variedad de tareas que se deben realizar durante su turno de trabajo. Administrar el tiempo de manera apropiada le ayuda a terminar estas tareas. Muchas de las ideas que se mencionan a continuación sirven para administrar el tiempo en el trabajo, así como para manejar el tiempo personal.

Planear con anticipación: La planeación es lo mejor que puede hacer para administrar mejor el tiempo. En algunas ocasiones es difícil encontrar tiempo para planear, pero es importante sentarse y hacer una lista de todo lo que tiene que hacer. En ocasiones, el simple hecho de hacer una lista le ayudará a sentirse mejor y más capaz de enfocarse. También ayuda a tomar tiempo para revisar si tiene todos los artículos necesarios para realizar un procedimiento antes de empezar.

La enfermera crea las tareas de trabajo de las asistentes de enfermería en base a las necesidades de los residentes y a la disponibilidad de los empleados. Las tareas asignadas permiten que los empleados trabajen como equipo. Sus responsabilidades al realizar las tareas incluyen:

- Ayudar a los demás cuando lo necesiten.

- Nunca ignorar a un residente que necesita ayuda.
- Responder a todas las llamadas de asistencia incluso cuando dicho residente no haya sido asignado.
- Notificar a la enfermera si no puede terminar una tarea.

Definir prioridades: Identifique las cosas más importantes que se tienen que realizar y hágalas primero.

Realizar un horario: Escriba las horas del día y anote lo que se tienen que hacer y a qué hora. Esto le permite tener un horario realista.

Combinar actividades: Usted puede platicar con el residente mientras que brinda el cuidado, combinando dos tareas importantes. Trabaje de manera más eficiente siempre que sea posible.

Pedir ayuda: Es una realidad sencilla el hecho de que usted no puede hacer todo. En algunas ocasiones usted necesitará ayuda para garantizar la seguridad del residente. No tenga miedo de pedir ayuda.

3. Explicar la manera de manejar y resolver conflictos

Todas las personas tienen conflictos en cierto momento de sus vidas; por ejemplo, las familias pueden discutir en la casa, los compañeros de trabajo pueden no estar de acuerdo sobre el trabajo y así sucesivamente. Si un conflicto en el trabajo no se maneja o se resuelve, puede afectar la habilidad de funcionar bien. El ambiente de trabajo puede ser afectado. Cuando se presente un conflicto, existe un momento y un lugar apropiado para atenderlo. Es posible que usted necesite hablar con su supervisor para pedir ayuda. En general, siga los lineamientos que se mencionan a continuación:

Guía de Procedimientos: Resolver Conflictos

G Planee hablar sobre el problema en el momento correcto. No inicie una conversación mientras se encuentre ayudando a los residentes. Espere hasta que el supervisor haya decidido el tiempo y el lugar adecuado. La privacidad es importante. Cierre la puerta y limite las distracciones, como la televisión y las conversaciones.

G Acuerde no interrumpir a la persona. No sea rudo o sarcástico ni use apodos. Escuche de manera activa y tome turnos para hablar.

G No se ponga emocional. Algunas situaciones pueden ser muy molestas; sin embargo, su comunicación será más efectiva si puede dejar sus emociones a un lado.

G Revise su lenguaje corporal. Asegúrese que no esté tenso, molesto o amenazante. Mantenga contacto visual. Use una postura que le diga que usted está escuchando e interesado. Inclínese un poco hacia adelante. No tenga una postura encorvada.

G Mantenga el enfoque en el asunto principal. Cuando hable sobre algún conflicto, mencione cómo se sintió cuando se presentó el comportamiento. Utilice oraciones que digan "Yo". Primero describa el comportamiento real y luego utilice palabras de "sentimientos" que describan la manera en que usted se siente. Dígale a la persona cómo le ha afectado a usted el problema; por ejemplo: "Cuando usted llega tarde al trabajo, me molesta porque termino haciendo su trabajo además del mío".

G Es posible que las personas involucradas en el conflicto necesiten definir algunas posibles soluciones. Piense algunas formas en que se puede resolver el conflicto. Su supervisor puede escoger alguna solución que no complazca a todos. Quizás usted tenga que comprometerse. Esté preparado para hacerlo.

4. Describir las evaluaciones de los empleados y explicar las respuestas apropiadas ante las críticas

Manejar las críticas es difícil para la mayoría de las personas. Ser capaz de aceptar y aprender de las críticas es importante en todas las relaciones, incluyendo las relaciones de trabajo. Periódicamente, usted recibirá evaluaciones de su empleador. Estas evaluaciones contienen ideas para ayudarle a mejorar su desempeño en el trabajo. Aquí presentamos algunos consejos para manejar las críticas y utilizarlas para su beneficio:

- Escuche el mensaje que le están dando. No se moleste tanto porque luego no podrá entender el mensaje.
- Las críticas hostiles y las críticas constructivas no son lo mismo. Las críticas hostiles son enfurecidas y negativas. Algunos ejemplos son: "¡Usted es un inútil!" o "Usted es floja y lenta". Las críticas hostiles no deben venir de parte de su empleador o de su supervisor. Usted tal vez las escuche de parte de los residentes, familiares u otras personas. La mejor respuesta ante esto es decirles algo como: "Siento mucho que usted esté tan decepcionado" y nada más. Brinde a la persona la oportunidad de tranquilizarse antes de tratar de discutir los comentarios.
- Las críticas constructivas tienen el objetivo de ayudar a mejorar. Este tipo de críticas pueden venir de su empleador, de su supervisor y de los demás. Algunos ejemplos son: "Usted realmente necesita ser más preciso al documentar en el expediente" o "Usted está llegando tarde con mucha frecuencia. Tiene que esforzarse más para llegar a tiempo". Escuchar las críticas constructivas y tomar acciones al respecto le pueden ayudar a tener más éxito en su trabajo. Ponga atención a este tipo de críticas (Fig. 10-3).
- Si usted no está seguro de cómo evitar cometer un error que ya hizo anteriormente, siempre pida sugerencias para mejorar su desempeño.

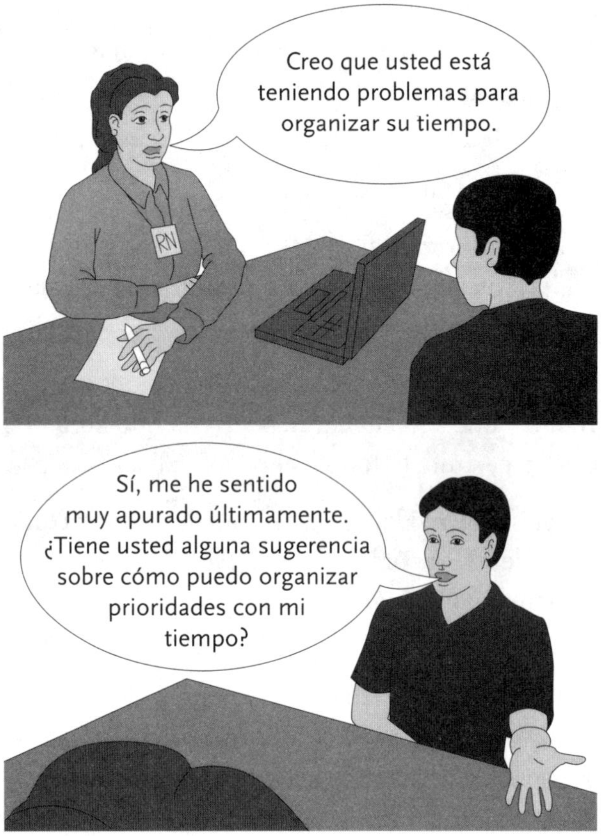

Fig. 10-3. *Pida sugerencias cuando reciba críticas constructivas.*

- Discúlpese y continúe con su trabajo. Si usted ha tenido algún error, discúlpese, como sea necesario, (Fig. 10-4) con su supervisor, con un residente o con otras personas. Aprenda del incidente y déjelo atrás. No piense en eso demasiado, ni tenga resentimientos o rencor. Responder de manera profesional a las críticas es importante para ser exitoso en cualquier trabajo.

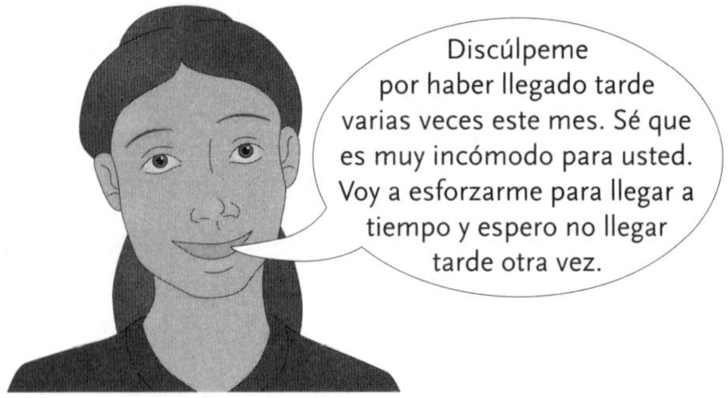

Fig. 10-4. *Tenga la disponibilidad de disculparse si usted ha cometido algún error.*

Una evaluación también incluirá conocimiento general, solución de conflictos y trabajo en equipo. La flexibilidad, la amabilidad, la confiabilidad y el excelente servicio al cliente son muy importantes. Las evaluaciones usualmente son la base para los aumentos de salario. Una buena evaluación le puede ayudar a subir de puesto dentro de la institución. Estar abierto a las críticas y sugerencias para mejorar le ayudará a ser más exitoso.

Si usted decide cambiar de trabajo, sea responsable. Siempre brinde a su empleador una notificación por escrito de que dejará su trabajo con al menos dos semanas de anticipación. De lo contrario, la institución se puede quedar sin suficiente personal. Tanto los residentes como los demás empleados sufrirán con su partida. Los empleadores futuros pueden llamar a sus supervisores anteriores. Las personas que cambian trabajos con mucha frecuencia o que no brindan notificación antes de dejar el trabajo tienen menos probabilidades de ser contratadas.

5. Explicar la certificación y el registro del estado

Para cumplir con los requerimientos establecidos en la ley de Ómnibus de Reconciliación Presupuestaria (OBRA por sus siglas en inglés), los estados del país deben regular el entrenamiento de las asistentes de enfermería, así como la evaluación y la certificación. OBRA requiere un mínimo de 75 horas de entrenamiento inicial y 12 horas de educación continua al año (llamado *entrenamiento en el servicio*). Los requisitos de muchos estados del país exceden este mínimo de horas; es buena idea conocer las reglas de su estado.

Después de terminar un programa de entrenamiento aprobado, las NA toman un examen de aptitudes (una prueba o un examen de certificación), para que puedan recibir su certificación para trabajar en cierto estado del país. Este examen usualmente incluye una sección escrita y una práctica. Usted debe pasar ambas secciones para recibir la certificación para trabajar como asistente de enfermería.

OBRA también requiere que cada estado del país mantenga un registro de los asistentes de enfermería. Este registro lo maneja un departamento estatal, usualmente es el Consejo Estatal de Enfermería o el Departamento de Salud del Estado. El registro contiene información del entrenamiento de la NA y los resultados de los exámenes de certificación. También tiene información sobre abuso, negligencia o robo por parte de las asistentes de enfermería. Los empleadores pueden tener acceso a esta lista para revisar si usted pasó el examen de certificación; pueden ver si su certificación está al día y si usted ha sido investigado o encontrado culpable de abuso o negligencia.

Cada estado del país tiene diferentes requisitos para mantener la certificación. Investigue cuáles son los requerimientos de su estado. Sígalos exactamente como se indica o no podrá continuar trabajando. Una vez que usted tenga la certificación, la puede perder si no sigue las reglas del estado. Esto puede ocurrir si usted no trabaja en una institución de cuidado a largo plazo por cierto tiempo o si no tiene el número requerido de horas de educación continua. También puede perder la certificación por actividades criminales, incluyendo abuso o negligencia.

6. Describir la educación continua

El gobierno federal requiere que las asistentes de enfermería tengan un mínimo de 12 horas de educación continua cada año. Muchos estados del país pueden requerir más. Los cursos de educación continua en el servicio ayudan a mantener sus conocimientos y habilidades frescas. Las clases también brindan más información sobre ciertas condiciones, retos al trabajar con residentes o cambios en las normas. Usted necesita estar actualizado en lo más nuevo de lo que se espera de usted en el trabajo.

Su empleador es responsable de ofrecer cursos en el servicio; sin embargo usted es responsable de asistir y realizarlos. Usted debe hacer lo siguiente:

- Inscribirse al curso e informarse dónde se ofrece.
- Asistir a todas las sesiones de la clase.
- Poner atención y cumplir con todos los requisitos de la clase.
- Obtenga lo mejor del programa de entrenamiento en el servicio. Participe (Fig. 10-5)

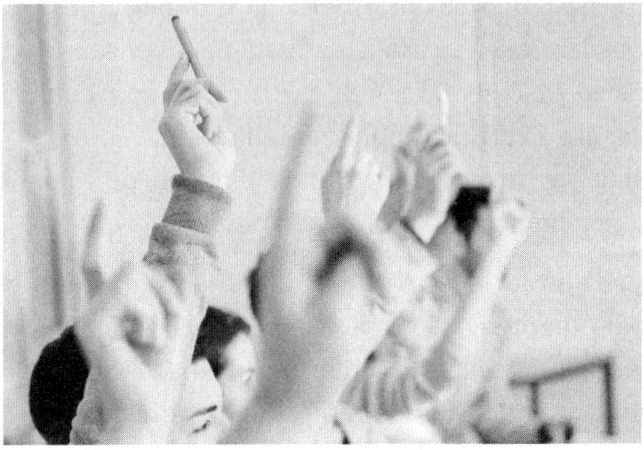

Fig. 10-5. *Los estudiantes deben poner atención y participar durante los cursos de educación continua.*

- Guardar copias originales de todos los certificados y registros de su asistencia exitosa para que pueda comprobar que tomó las clases.

7. Explicar las maneras de manejar el estrés

Estrés es el estado de estar asustado, emocionado, confundido, irritado o en peligro. Con frecuencia pensamos que sólo las cosas malas causan estrés. Sin embargo, las situaciones positivas también lo causan; por ejemplo, casarse o tener un bebé usualmente son situaciones positivas, pero ambas pueden traer un estrés enorme por los cambios que traen en la vida de una persona.

Usted puede sentirse muy emocionado al conseguir un trabajo nuevo; sin embargo empezar a trabajar también puede causar estrés. Usted puede sentir miedo de cometer errores, puede sentirse emocionado por ganar dinero, por ayudar a las personas o puede sentirse confundido sobre sus tareas nuevas. Aprender la manera de reconocer el estrés y sus causas es de mucha ayuda. Después usted puede dominar algunos métodos sencillos de relajación y aprender a manejar el estrés.

Un **factor estresante** es algo que causa estrés. Cualquier cosa puede ser un factor estresante. Algunos ejemplos son:

- Divorcio
- Matrimonio
- Un bebé nuevo
- Paternidad
- Hijos que crecen
- Hijos que dejan el hogar
- Sentirse que no está preparado para una tarea
- Iniciar un trabajo nuevo
- Problemas en el trabajo
- Nuevas responsabilidades en el trabajo
- Sentir que no tiene apoyo en el trabajo (no recibe suficiente guía y recursos)
- Perder un trabajo
- Supervisores
- Compañeros de trabajo
- Residentes
- Enfermedades
- Finanzas

El estrés no es sólo una respuesta emocional, sino también es una respuesta física. Cuando una persona tiene estrés, se presentan cambios en el cuerpo. El sistema endocrino produce más hormonas de adrenalina. Esto puede aumentar la respuesta del sistema nervioso, el ritmo del corazón, el ritmo de la respiración y la presión sanguínea. Ésta es la razón por la cual, en situaciones estresantes, su corazón late más rápido, usted respira fuerte y se siente acalorado o transpira.

Cada persona tiene un nivel diferente de tolerancia al estrés. Lo que una persona consideraría agobiante, tal vez no le moleste a otra persona. La tolerancia del estrés de una persona depende de su personalidad, experiencias de vida y salud física.

Guía de Procedimientos: Manejar el Estrés

Para manejar el estrés en su vida, desarrolle hábitos saludables de alimentación, ejercicio y estilo de vida:

G Consuma alimentos nutritivos.

G Realice ejercicio regularmente (Fig. 10-6). Usted puede hacer ejercicio solo o con un compañero.

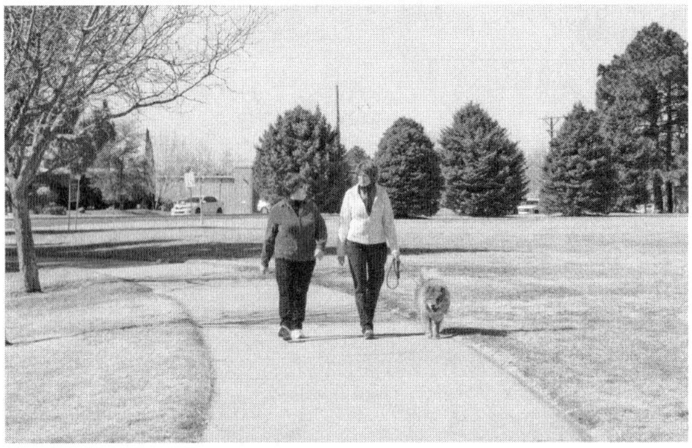

Fig. 10-6. *Realizar ejercicio con regularidad, como caminar, es una manera saludable de reducir el estrés.*

G Duerma lo suficiente.

G Consuma bebidas alcohólicas sólo con moderación.

G No fume.

G Encuentre tiempo, al menos dos veces por semana, para hacer algo relajante como leer un libro o ver una película.

El no manejar el estrés puede causar muchos problemas. Algunos de estos problemas afectarán la manera en que usted hace su trabajo.

Los signos de que no está manejando el estrés incluyen:

- Estar molesto o abusar de los residentes.
- Discutir con su supervisor sobre tareas.
- Tener malas relaciones con sus compañeros de trabajo y residentes.
- Quejarse sobre su trabajo y sus responsabilidades.
- Sentirse consumido en el trabajo (consumido es un estado de cansancio mental o físico causado por el estrés).
- Sentirse cansado cuando ha descansado.
- Problemas para enfocarse en los residentes y en los procedimientos.

El estrés puede parecer agobiante cuando trata de manejarlo usted mismo. En ocasiones, tan sólo hablar sobre el estrés puede ayudarlo a manejarlo mejor. Algunas veces otras personas pueden brindar sugerencias útiles. Usted puede pensar maneras nuevas de manejar el estrés mientras habla al respecto con alguien más. Pida ayuda para manejar el estrés de una o de varias de las siguientes personas:

- Su supervisor u otro integrante del equipo de cuidado cuando sea estrés relacionado con el trabajo
- Su familia
- Sus amigos
- Un grupo de apoyo
- Su lugar de alabanza
- Su doctor
- Una agencia local de salud mental
- Cualquier línea telefónica gratuita que brinde ayuda para problemas similares o relacionados (revise en el Internet)

No es apropiado hablar con los residentes o los familiares de estos para pedir ayuda con el estrés personal o el estrés relacionado con el trabajo.

Desarrollar un plan para manejar el estrés puede ser de mucha ayuda. El plan puede incluir cosas agradables que realizará para usted mismo todos los días y cosas que deba hacer en situaciones estresantes. Antes de hacer un plan, primero necesita responder las siguientes preguntas:

- ¿Cuáles son las razones del estrés en mi vida?
- ¿Cuándo me siento estresado con más frecuencia?
- ¿Qué efectos del estrés veo en mi vida?
- ¿Qué puedo cambiar para reducir el estrés que siento?
- ¿Qué cosas tengo que aprender a sobrellevar porque no lo puedo cambiar?

Cuando usted haya respondido estas preguntas, tendrá una idea más clara de los retos que enfrenta. Entonces podrá definir estrategias para manejar el estrés.

Recorrer el cuerpo

En algunas ocasiones, realizar un ejercicio de relajación puede ayudarle a sentirse renovado y relajado en poco tiempo. A continuación se presenta un ejercicio sencillo de relajación. Haga la prueba y vea si le ayuda a sentirse más relajado.

Cierre sus ojos. Enfóquese en su respiración y en su postura. Asegúrese que se sienta cómodo. Inicie en las plantas de sus pies y concéntrese en los pies. Encuentre cualquier tensión escondida en los pies. Trate de relajarse y de liberar la tensión. Continúe muy lentamente. Respire profundamente antes de cambiar a otra parte del cuerpo. Avance de los pies hacia arriba, enfocándose en relajar las piernas, las rodillas, los muslos, la cadera, el estómago, la espalda, los hombros, el cuello, la mandíbula, los ojos, la frente y el cuero cabelludo. Tome varias respiraciones profundas. Abra sus ojos.

Revise todo lo que ha aprendido en este programa. Su trabajo como asistente de enfermería es muy importante. Cada día puede ser diferente y retador. En cientos de maneras diferentes, cada semana, usted ofrecerá la ayuda que solamente una persona compasiva como usted puede dar.

No olvide el valor del trabajo que usted ha escogido realizar (Fig. 10-7). Es un trabajo muy importante. Su trabajo puede ser la diferencia entre vivir con independencia y dignidad y vivir sin eso. En ocasiones, la diferencia que usted hace es de vida o muerte. Observe la cara de cada uno de sus residentes y entienda que usted realiza un trabajo importante. Véase en un espejo cuando llegue a su casa y siéntase orgulloso de la manera en que usted se gana la vida.

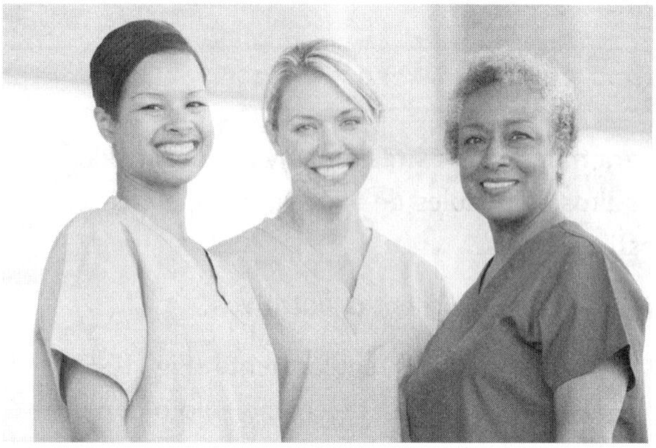

Fig. 10-7. *Valore su trabajo. Es muy importante. Siéntase orgulloso del trabajo que usted ha escogido realizar.*

Abreviaturas

ā	before *antes*
ad lib	as desired *al gusto*
ADLs	activities of daily living *actividades de la vida diaria*
amb	ambulate, ambulatory *ambular, ambulatorio*
amt	amount *cantidad*
ap	apical *perteneciente al ápex*
as tol	as tolerated *como sea tolerado*
ax.	axillary (armpit) *axilar (axila)*
BID, b.i.d.	two times a day *dos veces al día*
BM	bowel movement *movimiento intestinal, defecación*
BP, B/P	blood pressure *presión sanguínea*
BPM	beats per minute *latidos por minuto*
BRP	bathroom privileges *permitido usar el baño*
BSC	bedside commode *cómodo portátil*
c̄	with *con*
C	Centigrade *grados centígrado*
cath.	catheter *catéter*
C. diff	*clostridium difficile* *bacteria clostridium difficile*
CHF	congestive heart failure *insuficiencia cardiaca congestiva*
c/o	complains of *se queja de*
COPD	chronic obstructive pulmonary disease *enfermedad pulmonar obstructiva crónica*
CPR	cardiopulmonary resuscitation *resucitación cardiopulmonar*
CVA	cerebrovascular accident, stroke *accidente cerebro vascular, embolia*
DAT	diet as tolerated *dieta como sea tolerada*
DNR	do not resuscitate *no resucitar*
DOB	date of birth *fecha de nacimiento*
DON	director of nursing *director de enfermería*
Dx, dx	diagnosis *diagnóstico*
F	Fahrenheit *grados Fahrenheit*
FF	force fluids *forzar fluidos*
ft	foot *pie*
H_2O	water *agua*
h, hr, hr.	hour *hora*
HBV	hepatitis B virus *virus de la hepatitis B*
HOB	head of bed *cabecera de la cama*
HS, hs	hours of sleep *horas de sueño (dormir)*
ht	height *altura*
HTN	hypertension *hipertensión*
hyper	above normal, too fast, rapid *arriba de lo normal, demasiado rápido, acelerado*
hypo	low, less than normal *bajo, menos de lo normal*
I&O	intake and output *ingresos y egresos*
inc	incontinent *incontinente*
isol	isolation *aislamiento*
IV, I.V.	intravenous (within a vein) *intravenoso (dentro de la vena)*

lab	laboratory *laboratorio*
lb.	pound *libra*
LTC	long-term care *cuidado a largo plazo*
meds	medications *medicamentos*
mL	milliliter *mililitro*
mmHg	millimeters of mercury *milímetros de mercurio*
MRSA	methicillin-resistant *Staphylococcus aureus* *estafilococo dorado resistente a la meticilina*
N/A	not applicable *no aplica*
NKA	no known allergies *no se conocen alergias*
NPO	nothing by mouth *nada por la boca*
O_2	oxygen *oxígeno*
OBRA	Omnibus Budget Reconciliation Act *Ley de Ómnibus de Reconciliación Presupuestaria*
OOB	out of bed *fuera de cama*
oz	ounce *onza*
$\bar{p}$	after *después*
peri care	perineal care *cuidado perineal*
per os, PO	by mouth *por la boca*
PPE	personal protective equipment *equipo de protección personal*
p.r.n., prn	when necessary *cuando sea necesario*
$\bar{q}$	every *cada*
q2h	every two hours *cada dos horas*
q3h	every three hours *cada tres horas*
q4h	every four hours *cada cuatro horas*
R	respirations, rectal *respiraciones, rectal*
rehab	rehabilitation *rehabilitación*
RF	restrict fluids *restringir fluidos*
ROM	range of motion *arco de movimiento*
$\bar{s}$	without *sin*
S&S, S/S	signs and symptoms *signos y síntomas*
SOB	shortness of breath *falta de aliento*
spec.	specimen *espécimen*
stat	immediately *inmediatamente*
T., temp	temperature *temperatura*
TB	tuberculosis *tuberculosis*
TID, t.i.d.	three times a day *tres veces al día*
TPR	temperature, pulse, and respiration *temperatura, pulso y respiración*
UTI	urinary tract infection *infección del tracto urinario*
VS, vs	vital signs *signos vitales*
w/c, W/C	wheelchair *silla de ruedas*
wt.	weight *peso*

Glosario

abducción: mover una parte del cuerpo alejándose de la línea media del cuerpo.

abrasión: una lesión que quita la superficie de la piel.

abuso de sustancias: el uso repetido de drogas, medicamentos legales o ilegales, de cigarros o de alcohol de manera que se daña el abusador o a los demás.

abuso financiero: el uso inapropiado o ilegal de dinero, pertenencias, propiedades u otros recursos de una persona.

abuso físico: cualquier trato, ya sea intencional o no, que dañe el cuerpo de una persona.

abuso psicológico: cualquier daño emocional causado por amenazas, sustos, humillaciones, intimidación, aislamiento o insultos hacia una persona o por tratar a la persona como si fuera un niño; también incluye el *abuso verbal.*

abuso sexual: forzar a una persona a realizar o participar en actos sexuales en contra de su voluntad; esto incluye tocamientos no deseados, exponer las partes privadas de uno mismo y compartir material pornográfico.

abuso verbal: el uso de palabras escritas o habladas, fotos o gestos que amenace, avergüence o insulte a una persona.

abuso: maltrato intencional que causa lesiones o dolor físico, mental o emocional a alguna persona.

accidente cerebrovascular (CVA por sus siglas en inglés - "*cerebrovascular accident*"): una condición que ocurre cuando se bloquea el abastecimiento de sangre a una parte del cerebro o cuando un vaso sanguíneo gotea o se rompe dentro del cerebro; también se le conoce como *embolia.*

acoso sexual: cualquier comportamiento o acercamiento sexual no deseado que crea un ambiente de trabajo ofensivo, hostil o intimidante.

actividades de la vida diaria (ADL por sus siglas en inglés – "*Activities of Daily Living*"): actividades diarias que se realizan para el cuidado personal como bañarse, cuidado de la piel, cuidado de las uñas, cuidado del cabello y dientes, vestirse, ir al baño, comer, tomar líquidos, caminar y trasladarse.

Administración de la Salud y Seguridad Ocupacional (OSHA por sus siglas en inglés – "*Occupational Safety and Health Administration*"): agencia del gobierno federal que define reglas para proteger a los trabajadores de los peligros en el trabajo.

aducción: mover una parte del cuerpo acercándose hacia la línea media del cuerpo.

afasia expresiva: problemas para comunicar pensamientos por medio del habla o la escritura.

afasia receptiva: dificultad para entender las palabras escritas o habladas.

agente causal: microorganismo patogénico que causa una enfermedad.

agresión física: tocar intencionalmente a una persona sin su permiso.

agresión: una amenaza de dañar a una persona, que tiene como resultado que la persona se sienta con miedo de que será lastimada.

aislamiento involuntario: la separación de una persona de los demás en contra de su voluntad.

almacenamiento de objetos: juntar cosas y guardarlas en un lugar seguro.

alucinaciones: ver, escuchar, oler, saborear o sentir cosas que no están ahí.

ambulación: caminar

ambulatorio: que puede caminar.

amputación: la extracción quirúrgica total o parcial de una parte del cuerpo, usualmente una mano, un brazo, una pierna o un pie.

andar: manera de caminar.

angina de pecho: dolor, presión o molestia en el pecho.

ansiedad: intranquilidad o miedo que con frecuencia se siente sobre una situación o condición.

antimicrobiano: un agente que destruye, resiste o previene el desarrollo de patógenos.

aparato ortopédico: un aparato que ayuda a apoyar y alinear una extremidad, y a mejorar su funcionamiento; también llamado como *ortosis.*

aparatos de adaptación: equipo especial que ayuda a una persona que está enferma o discapacitada a realizar las actividades de la vida diaria; también llamados *aparatos de asistencia.*

aparatos de asistencia: equipo especial que ayuda a una persona que está enferma o discapacitada a realizar las actividades de la vida diaria; también llamados *aparatos de adaptación.*

apatía: una falta de interés.

artritis reumatoide: un tipo de artritis donde las articulaciones se inflaman, se ponen rojas, se hinchan y son muy dolorosas, teniendo como resultado movimiento restringido y posibles deformidades.

aseo personal: prácticas para el cuidado de uno mismo como el cuidado de las uñas y del cabello.

asepsia médica: se refiere a las prácticas como el lavado de manos que reducen, remueven y controlan la propagación de microorganismos.

asepsia quirúrgica: el estado de estar libre de todos los microorganismos; también se le conoce como *técnica estéril.*

aspiración: inhalación de comida, líquidos o material extraño en los pulmones.

ataque de isquemia transitorio (TIA por sus siglas en inglés - "*transcient ischemic attach*"): es un signo de advertencia de un CVA/embolia como resultado de una falta temporal de oxígeno en el cerebro; los síntomas pueden durar hasta 24 horas.

atrofia: músculos que se desperdician, reducen su tamaño y se debilitan por la falta de uso.

balance de los líquidos: tomar y eliminar las mismas cantidades de fluidos.

baño parcial: un baño que se realiza los días en que no se brinda un baño o una ducha completa; incluye lavado de cara, manos, axilas y área del perineo.

cadena de infección: manera de describir cómo se transmiten las enfermedades de un ser viviente a otro.

cadena de mando: la línea de autoridad en una institución.

cama abierta: una cama tendida con la ropa de cama doblada hacia el pie de cama.

cama cerrada: una cama que está completamente tendida con las sábanas y cobijas en su lugar.

cama desocupada: una cama que se tiende cuando nadie está en cama.

cama ocupada: una cama que se tiende mientras que una persona se encuentra acostado en la cama.

cambio cultural: término que se le brinda al proceso de transformar los servicios para los ancianos de manera que estén basados en los valores y las costumbres de la persona que recibe el cuidado; los valores principales incluyen elección, dignidad, respeto, auto-determinación y vivir con un propósito.

carta de poder legal para atención médica: documento firmado, con fecha y testigos que asigna a una persona para tomar decisiones médicas en el caso en que la persona no sea capaz de tomar decisiones.

catéter directo: un catéter que no se queda adentro de la persona; es removido inmediatamente después de que la orina ha sido drenada o recolectada.

catéter interno: un tipo de catéter que permanece dentro de la vejiga por cierto tiempo; la orina se drena hacia una bolsa.

catéter tipo condón: catéter que tiene una adherencia en la orilla que le queda al pene; también llamado *catéter externo* o *catéter de Texas.*

catéter urinario: un tubo delgado insertado en la vejiga para drenar o recolectar la orina.

catéter: un tubo delgado que se introduce en el cuerpo para drenar fluidos o inyectar fluidos.

Centros para la Prevención y el Control de Enfermedades (CDC por sus siglas en inglés – "*Centers for Disease Control and Prevention*"): una agencia del gobierno a cargo del Departamento de Salud y de Servicios Humanos ("*Department of Health and Human Services*") que emite información para proteger la salud de las personas y de la comunidad.

cetoacidosis diabética (DKA por sus siglas en inglés – "*diabetic ketoacidosis*"): una complicación de la diabetes que es causada por tener muy poca insulina; también llamada *hiperglucemia.*

cianótica: piel que está azulada o gris.

cinturón de traslado: un cinturón hecho de lona o de algún otro material pesado que se utiliza para ayudar a las personas que están débiles, inestables o con mala coordinación a que se paren, sienten o caminen; también llamado *cinturón para la marcha.*

cinturón para la marcha: un cinturón hecho de lona o de algún otro material pesado utilizado para ayudar a las personas que están débiles, inestables o con mala coordinación a pararse, sentarse o caminar; también llamado *cinturón de traslado.*

citar: en una institución de cuidado a largo plazo, significa encontrar un problema durante una encuesta.

claustrofobia: el miedo de estar en un espacio cerrado.

clichés: frases que se utilizan de manera repetitiva y que en realidad no significan nada.

Clostridium difficile (que se abrevia en inglés como "*C-diff, C. difficile*"): es una enfermedad bacteriana que puede causar diarrea y colitis.

cognición: la habilidad para pensar de manera lógica y clara.

cognoscitivo: relacionado con el pensamiento y el aprendizaje.

combativo: comportamiento violento u hostil.

combustión: el proceso de incendiar.

cómodo para fracturados: un cómodo de baño que es más plano que uno regular.

comunicación no verbal: comunicarse sin utilizar palabras.

comunicación verbal: comunicarse usando palabras habladas, con palabras escritas o por medio de sonidos.

comunicación: el proceso de intercambiar información con los demás enviando y recibiendo mensajes.

confidencialidad: el derecho legal y el principio ético de mantener la información de manera privada.

confusión: la incapacidad de pensar con claridad.

consciente: (adjetivo – estar consciente) el estado de estar mentalmente alerta y tener conocimiento de su alrededor, de las sensaciones y de los pensamientos.

consciente: (verbo – ser una persona consciente) ser guiado por un sentido del bien y el mal; tener principios.

consentimiento informado: el proceso en el cual una persona, con la ayuda de su doctor, realiza decisiones informadas sobre su cuidado de la salud.

contacto directo: una manera de transmitir patógenos tocando a la persona infectada o sus secreciones.

contacto indirecto: una manera de transmitir patógenos tocando algo que ha sido contaminado por la persona infectada.

contractura: reducción permanente y, en ocasiones dolorosa, de un músculo o tendón, usualmente debido a falta de actividad.

contraer: estrechar.

control de infecciones: el grupo de métodos utilizados en las instituciones de cuidado para la salud para prevenir y controlar la propagación de enfermedades.

crónico: de largo plazo o que dura un largo tiempo.

cuadriplejía: pérdida de la función de las piernas, el tronco y los brazos.

cuidado a largo plazo (LTC por sus siglas en inglés – "*Long Term Care*"): cuidado que se brinda en las instituciones de cuidado a largo plazo para las personas que necesitan cuidado de enfermería supervisado las 24 horas del día.

cuidado agudo: el cuidado especializado durante las 24 horas del día para una lesión o enfermedad de corto plazo; generalmente se brinda en hospitales y centros de cirugía ambulatoria.

cuidado ambulatorio: cuidado que se brinda por períodos menores de 24 horas para las personas que han tenido tratamientos o cirugías y que necesitan cuidado especializado a corto plazo.

cuidado bucal: el cuidado de la boca, dientes y encías.

cuidado completo: un tipo de cuidado que involucra cuidar a la persona por completo – la mente así como el cuerpo.

cuidado de hospicio: cuidado compasivo y completo que se brinda a las personas que están por morir y a sus familias.

cuidado de la salud en el hogar: cuidado que se brinda en la casa de una persona.

cuidado del área perineal: el cuidado del área de los genitales y del ano.

cuidado dirigido a la persona: tipo de cuidado que se enfoca en la persona que necesita el cuidado, así como en su individualidad y en sus capacidades.

cuidado diurno para adultos: cuidado que se brinda a las personas que necesitan algún tipo de ayuda durante ciertas horas, pero que no viven en la institución donde se brinda el cuidado.

cuidado especializado: cuidado que es médicamente necesario y que se brinda por parte un terapeuta o una enfermera especializada.

cuidado libre de restricciones: un ambiente donde las restricciones no se utilizan ni se dejan puestas por ninguna razón.

cuidado paliativo: cuidado que se enfoca en la comodidad y dignidad de la persona en lugar de curarla.

cuidado posterior a la muerte: cuidado que se brinda al cuerpo después de la muerte.

cuidado subagudo: cuidado que se brinda en un hospital o en una institución de cuidado a largo plazo para las personas que necesitan menos cuidado que el de una enfermedad aguda, pero más cuidado que el de una enfermedad crónica.

cultura: un sistema de comportamientos aprendidos y practicados por un grupo de personas, los cuales son considerados como una tradición de esas personas y que pasan de una generación a otra.

de Fowler: una posición donde el cuerpo está medio sentado y donde la cabeza y hombros de una persona están elevados en un ángulo de 45 a 60 grados.

de Sims: posición del cuerpo donde una persona está acosada sobre su lado izquierdo con la rodilla superior flexionada y levantada hacia el pecho.

defensor del pueblo: un abogado legal para los residentes de una institución de cuidado a largo plazo; ayuda a resolver desacuerdos y arreglar conflictos.

deficiencia cognitiva: pérdida de la habilidad de pensar de manera lógica; la concentración y la memoria son afectadas.

delirio: un estado severo de confusión que ocurre de manera repentina y usualmente es temporal.

demencia: la pérdida severa de las habilidades mentales como pensar, recordar, razonar y comunicarse.

dentaduras postizas: dientes artificiales

Derechos de los Residentes: numerosos derechos identificados en la ley OBRA que se relacionan con la manera en que los residentes deben ser tratados en una institución; brindan un código ético de conducta para los trabajadores del cuidado de la salud.

desechable: que se usa una vez y luego se tira.

deshidratación: una condición seria que es el resultado de no tener suficiente fluidos en el cuerpo.

desinfección: proceso que mata patógenos, pero no todos; reduce el conteo de patógenos a un nivel que generalmente no es considerado infeccioso.

desorientación: confusión sobre la persona, el lugar o el tiempo.

diabetes gestacional: tipo de diabetes que aparece en las mujeres embarazadas que nunca han tenido diabetes antes, pero que tienen niveles altos de glucosa durante el embarazo.

diabetes: una condición en la cual el páncreas produce muy poca insulina o no la utiliza apropiadamente.

diagnóstico: la determinación de una enfermedad por parte de un doctor.

diastólica: segunda medición de la presión sanguínea; la fase cuando el corazón se relaja o descansa.

dietas especiales: dietas para personas que tienen ciertas enfermedades; también llamadas *dietas terapéuticas* o *dietas modificadas.*

dietas modificadas: dietas especiales para personas que tienen ciertas enfermedades; también llamadas *dietas especiales* o *dietas terapéuticas.*

dietas terapéuticas: dietas especiales para personas que tienen ciertas enfermedades; también llamadas *dietas especiales* o *dietas modificadas.*

digestión: el proceso de preparar la comida física y químicamente de manera que pueda ser absorbida hacia las células del cuerpo.

dilatar: agrandar

discapacidades del desarrollo: discapacidades que se presentan desde el nacimiento o emergen durante la niñez que restringen las habilidades mentales o físicas.

discriminación contra los ancianos: prejuicio, estereotipos y/o discriminación contra las personas adultas mayores o los ancianos.

disfagia: dificultad para deglutir.

disnea: dificultad para respirar.

diuréticos: medicamentos que reducen el volumen de fluidos en el cuerpo.

diversidad cultural: los diferentes grupos de personas con diferentes antecedentes y experiencias que viven juntas en el mundo.

documentar en el expediente: escribir información importante y las observaciones sobre los residentes.

dolor por extremidad fantasma: dolor en una extremidad (o miembro del cuerpo) que ha sido amputada.

dorsiflexión: doblar hacia atrás.

duelo: dolor profundo o tristeza por alguna pérdida.

duración de la estancia: el número de días que una persona se queda en una institución de cuidado para la salud.

edema: inflamación ocasionada por exceso de fluidos en los tejidos del cuerpo.

egresos: todos los fluidos que son eliminados del cuerpo; incluye fluidos en la orina, heces fecales, vómito, transpiración, humedad en el aire que exhalamos y drenaje en las heridas.

ejercicios del arco de movimiento (ROM, por sus siglas en inglés – "*range of motion*"): ejercicios que mueven a una articulación por todo su arco de movimiento.

eliminación: el proceso de expulsar desechos sólidos (formados por productos de desecho de alimentos) que no son absorbidos en las células.

embolia: una obstrucción de un vaso sanguíneo, usualmente por un coágulo de sangre.

émesis: es el hecho de vomitar o expulsar el contenido del estómago por la boca y/o nariz.

empatía: identificarse con los sentimientos de los demás.

enema: una cantidad específica de agua, con o sin aditivo, que es introducida en el colon para estimular la eliminación del excremento.

enfermedad autoinmune: una enfermedad en donde el sistema inmune ataca el tejido normal en el cuerpo.

enfermedad de Alzheimer: enfermedad progresiva e incurable que causa que las fibras nerviosas se enreden y que se formen depósitos de proteínas en el cerebro, causando demencia eventualmente.

enfermedad de estrés postraumático (PTSD por sus siglas en inglés "*Post-traumatic Stress Disorder*"): un padecimiento de ansiedad causado por una experiencia traumática.

enfermedad de obsesión compulsiva (OCD por sus siglas en inglés - "*obsessive compulsive disorder*"): padecimiento de ansiedad caracterizado por pensamientos o comportamiento obsesivos.

enfermedad de pánico: una enfermedad donde una persona tiene episodios repetidos de miedo intenso de que algo malo va a ocurrir.

enfermedad mental: un padecimiento que afecta la habilidad de una persona de funcionar a un nivel normal en la familia, en el hogar o en la comunidad.

enfermedad terminal: una enfermedad o condición que eventualmente causará la muerte.

entrada: los fluidos que una persona consume; también llamado *ingresos.*

equipo de protección personal (PPE, por sus siglas en inglés – "*personal protective equipment*"): equipo que ayuda a proteger a los empleados de enfermedades o lesiones serias que se presentan como resultado de estar en contacto con peligros en el lugar de trabajo.

ergonomía: la ciencia encargada de diseñar de equipo, áreas y tareas de trabajo para que sean más seguras y que correspondan con las habilidades del trabajador.

escaldaduras: quemaduras ocasionadas por líquidos calientes.

espécimen de mitad de la micción: un tipo de espécimen de orina donde la primera y la última parte de la orina no se incluyen en la muestra.

espécimen de orina rutinario: un espécimen de orina que se puede recolectar en cualquier momento que evacúe una persona.

espécimen de toma limpia: un tipo de espécimen de orina donde la primera y la última parte de la orina no se incluyen en la muestra; también llamado *espécimen de mitad de la micción.*

espécimen: una muestra que se usa en un análisis para intentar realizar un diagnóstico.

esputo: el moco espeso (flema) que se arroja de los pulmones al toser.

esquizofrenia: una forma de enfermedad mental que afecta la habilidad de una persona de pensar, comunicarse, tomar decisiones y entender la realidad.

esterilización: un método utilizado para reducir la propagación de patógenos y enfermedades destruyendo todos los microorganismos, incluyendo los que forman esporas.

estoma: una abertura artificial en el abdomen.

estreñimiento: la incapacidad de eliminar excremento o la eliminación poco frecuente, difícil, infrecuente y, en ocasiones, dolorosa de excremento duro y seco.

estrés: el estado de estar asustado, emocionado, confundido, irritado o en peligro.

ética: el conocimiento de lo bueno y lo malo.

evacuar: orinar.

exceso de fluidos: una condición que ocurre cuando el cuerpo no puede manejar la cantidad de fluidos consumidos.

expiración: respirar aire hacia afuera de los pulmones.

extensión: enderezar una parte del cuerpo.

extracción de objetos: tomar cosas que le pertenecen a alguien más.

factor estresante: cualquier cosa que causa estrés.

flexión: doblar una parte del cuerpo

fobia: una forma intensa de ansiedad o miedo.

forzar fluidos (FF por sus siglas en inglés - "*Force Fluids*"): una orden médica para animar a que una persona tome más líquidos.

fractura: un hueso quebrado.

fuga: en medicina, una persona que tiene enfermedad de Alzheimer se aleja del área protegida y no regresa.

gastrostomía: una abertura quirúrgicamente creada hacia el estómago que permite insertar un tubo.

girar: mover a una persona como una unidad (una sola pieza), sin alterar la alineación del cuerpo.

glándulas: órganos que producen y secretan sustancias químicas llamadas *hormonas.*

glucosa: azúcar natural.

gónadas: glándulas sexuales.

hacer puré: cortar, mezclar o moler comida en una pasta espesa con consistencia como comida de bebé.

hemiparesia: debilidad en un lado del cuerpo.

hemiplejía: parálisis en un lado del cuerpo.

hepatitis: inflamación en el hígado causada por ciertos virus y otros factores como abuso de alcohol, algunos medicamentos y traumatismos.

higiene de las manos: lavarse las manos con jabón simple o jabón antiséptico y agua, así como con desinfectantes para las manos a base de alcohol.

higiene: prácticas para mantener el cuerpo limpio y saludable.

Hipertensión (HTN por sus siglas en inglés - "*hipertension*"): presión sanguínea alta de 140/90 o más.

homeostasis: la condición en la cual todos los sistemas del cuerpo se encuentran trabajando a su mejor nivel.

hormonas: sustancias químicas creadas por el cuerpo que controlan muchos de los procesos del cuerpo.

huésped susceptible: una persona que no está infectada que podría enfermarse.

ilusiones falsas: creencias falsas.

impedimento: pérdida de la función o de la habilidad.

incidente: un accidente, problema o evento inesperado durante el cuidado que no es parte normal de la rutina en una institución de cuidado para la salud.

incontinencia fecal: la incapacidad de controlar los intestinos ocasionando el paso involuntario del excremento.

incontinencia urinaria: la incapacidad de controlar la vejiga, lo que lleva a una pérdida involuntaria de orina.

incontinencia: incapacidad de controlar la vejiga o los intestinos.

infección localizada: una infección que está limitada a una parte específica del cuerpo y tiene síntomas locales.

infección sistemática: una infección que se encuentra en el flujo sanguíneo y se propaga por todo el cuerpo, causando síntomas generales.

infecciones adquiridas en un hospital (HAI por sus siglas en inglés – "*healthcare- associated infections*"): una infección adquirida dentro de un lugar donde se brinda cuidado para la salud mientras se recibe cuidado médico.

infección: el estado que resulta cuando patógenos invaden al cuerpo y se multiplican.

infeccioso: contagioso.

inflamable: que se puede encender fácilmente y que es capaz de incendiarse rápidamente.

inflamación: hinchazón.

información de salud protegida (PHI por sus siglas en inglés – "*protected health information*"): la información privada de una persona sobre su salud, incluyendo el nombre, la dirección, el número telefónico, el número de seguro social, dirección de correo electrónico y número de expediente médico.

información objetiva: información basada en lo que una persona ve, escucha, toca o huele; también llamada *signos.*

información subjetiva: información que una persona no puede observar o no observó, pero que se basa en algo que le reportaron a la persona que puede ser cierto o no; también llamada *síntomas.*

ingresos: los fluidos que una persona consume; también llamados *entradas.*

inodoro portátil: una silla con un asiento de inodoro y un contenedor removible por debajo que se utiliza para la evacuación; también llamado *inodoro de cama.*

inspiración: respirar aire hacia adentro de los pulmones.

instituciones con servicios de asistencia: instituciones para las personas que no necesitan cuidado especializado durante las 24 horas del día, pero que requieren algo de ayuda con el cuidado diario.

instrucciones anticipadas: documentos legales que permiten que las personas escojan qué tipo de cuidado médico desean tener si no pueden tomar dichas decisiones por ellos mismos.

insulina: una hormona que convierte la glucosa en energía para el cuerpo.

intravenosa (IV por sus siglas en inglés - "*intravenous*"): dentro de la vena.

labilidad emocional: reír o llorar sin ninguna razón o cuando no es apropiado.

lado afectado: un lado débil debido a una embolia o una lesión; también llamado *lado más débil* o *lado involucrado.*

lado involucrado: término utilizado para referirse al lado más débil o afectado del cuerpo, después de una embolia o lesión.

lateral: posición del cuerpo en donde una persona está acostada sobre el cualquiera de sus costados.

Ley de Ómnibus de Reconciliación Presupuestaria (OBRA, por sus siglas en inglés – "*Omnibus Budget Reconciliation Act*"): ley aprobada por el gobierno federal que incluye los estándares mínimos para el entrenamiento de las asistentes de enfermería, los requerimientos para ser contratadas, las instrucciones de evaluación para los residentes y la información sobre los derechos de los residentes.

Ley de Portabilidad y Responsabilidad de Seguro Médico (HIPAA, por sus siglas en inglés – "*Health Insurance Portability and Accountability Act*"): una ley federal que requiere que la información de la salud se mantenga de manera privada y segura y que las organizaciones tomen los pasos especiales para proteger esta información.

leyes: reglas establecidas por el gobierno para ayudar a las personas a vivir juntos en armonía y garantizar el orden y la seguridad.

limpio: en el cuidado para la salud, es una condición en la cual los objetos no están contaminados con patógenos.

masturbación: tocar o frotar los órganos sexuales para brindarse a sí mismo o a otra persona el placer sexual.

mecánica corporal: la manera en la que las partes del cuerpo trabajan en conjunto cuando una persona se mueve.

mecanismos de defensa: comportamientos inconscientes utilizados para liberar la tensión o sobrellevar el estrés.

Medicaid: programa de asistencia médica para personas con ingresos bajos y para presonas con discapacidades.

Medicare: programa federal de seguro médico para las personas que tienen 65 años o más, que están discapacitadas o enfermas y que no pueden trabajar.

membranas mucosas: membranas que recubren las cavidades del cuerpo que se abren hacia la parte externa del cuerpo, como las membranas que recubren la boca, la nariz, los ojos, el recto o los genitales.

menopausia: el término de la menstruación.

metabolismo: procesos químicos y físicos en los cuales las sustancias se producen o se dividen en energía o productos para que los use el cuerpo.

microbio: un organismo o una cosa viviente que es tan pequeño que solamente se puede ver con un microscopio; también llamado *microorganismo.*

Microorganismo (MO por sus siglas en inglés – "*microorganism*"): un organismo o una cosa viviente que es tan pequeño que solamente se puede ver con un microscopio; también llamado *microbio.*

modo de transmisión: método que describe la manera en que el patógeno viaja.

MRSA (por sus siglas en inglés - "*methicillin-resistant Staphylococcus aureus*"): es una infección causada por una bacteria específica que se ha vuelto resistente a muchos antibióticos.

necesidades psicosociales: necesidades que involucran interacción social, emociones, intelecto y espiritualidad.

negligencia activa: no brindar intencionalmente el cuidado necesario teniendo como resultado el daño a una persona.

negligencia médica: lesión a una persona debido a una conducta profesional indebida a través de negligencia, descuido o falta de habilidades para realizar el cuidado.

negligencia pasiva: no brindar, de manera no intencionada, el cuidado necesario teniendo como resultado daño físico, mental o emocional a una persona.

negligencia: tomar acciones, no hacer nada o no brindar el cuidado apropiado a un residente teniendo como resultado una lesión no intencionada hacia una persona.

no resucitación (DNR, por sus siglas en inglés – "*do-not-resuscitate*"): un tipo de instrucción anticipada que indica a los profesionales médicos de no realizar las técnicas de emergencia de CPR si el latido del corazón o la respiración de una persona se detiene.

NPO (nada por la boca por sus siglas en inglés – "*nothing by mouth*"): una orden médica para detener el consumo de toda la comida y fluidos de manera oral.

nutrición total parenteral (TPN, por sus siglas en inglés – "*total parenteral nutrition*"): una infusión intravenosa de los nutrientes administrados directamente hacia el flujo sanguíneo, sobrepasando el sistema digestivo.

nutrición: la manera en que el cuerpo utiliza la comida para mantenerse saludable.

nutriente: una substancia que es necesaria para el crecimiento y la vida; brinda energía, promueve el crecimiento y la salud y ayuda a regular el metabolismo.

objetos filosos: agujas u otros objetos puntiagudos.

obligaciones de la práctica: definen las tareas que los proveedores de cuidado de la salud tienen permitido realizar y la manera en que se deben realizar correctamente.

oposición: tocar el dedo gordo con cualquier otro dedo de la mano.

ortosis: un aparato que ayuda a apoyar y alinear una extremidad y a mejorar su funcionamiento; también llamado *aparato ortopédico.*

osteoartritis: un tipo común de artritis que usualmente afecta la cadera, las rodillas, los dedos de las manos, los dedos pulgares y la columna vertebral; también llamada *enfermedad degenerativa de las articulaciones* (DJD por sus siglas en inglés – *"degenerative joing disease"*) o *artritis degenerativa.*

osteoporosis: una enfermedad que causa que los huesos se vuelvan frágiles y porosos, ocasionando que se rompan fácilmente.

ostomía: una abertura creada quirúrgicamente de un área interna del cuerpo hacia el exterior.

padecimiento bipolar: un tipo de depresión que causa que una persona cambie de períodos de depresión profunda a períodos de actividad extrema; también llamada *enfermedad maniaco-depresiva.*

padecimiento depresivo mayor: un tipo de depresión que causa alejamiento de los demás, falta de energía y pérdida del interés para realizar actividades, así como otros síntomas; también llamada *depresión mayor.*

paraplejía: pérdida de la función de la parte baja del cuerpo y de las piernas.

patógenos transmitidos por la sangre: microorganismos que se encuentran en la sangre humana, fluidos del cuerpo, heridas que drenan y membranas mucosas que pueden causar infección y enfermedad en los humanos.

patógenos: microorganismos que son capaces de causar infecciones y enfermedades.

pediculosis: una plaga de piojos.

perineo: el área del ano y de los genitales.

perseverancia: la repetición de palabras, frases, preguntas o acciones.

personal: relacionado con la vida afuera del trabajo, como la familia, los amigos y la vida del hogar.

pie caído: una debilidad de los músculos de los pies y tobillos que causa problemas con la habilidad de flexionar los tobillos y caminar de manera normal.

piel no intacta: piel que está afectada por abrasiones, cortadas, sarpullido, acné, espinillas, lesiones, incisiones quirúrgicas o furúnculos.

plan de cuidado: un plan desarrollado para que cada residente logre ciertas metas; establece los pasos y las tareas que el equipo de cuidado debe realizar.

política: (regla) curso de acciones que se deben seguir cada vez que se presente cierta situación.

ponerse: usar.

portal de entrada: cualquier abertura del cuerpo en una persona que no está infectada que permite que entren los patógenos.

portal de salida: cualquier abertura del cuerpo en una persona infectada que permite que los patógenos salgan.

posicionar: el hecho de ayudar a las personas a acomodarse en posiciones que promuevan la comodidad y la salud.

postura: la manera en que una persona sostiene y acomoda su cuerpo.

precauciones basadas en la transmisión: método para el control de infecciones utilizado cuando se brinda cuidado a personas que se encuentran infectadas o que se sospecha que están infectadas con una enfermedad.

precauciones estándares: un método para el control de infecciones en el cual toda la sangre, todos los fluidos corporales, toda la piel no intacta y todas las membranas mucosas son tratadas como si estuvieran infectados con una enfermedad infecciosa.

prediabetes: una condición que ocurre cuando los niveles de glucosa de la sangre de la persona se encuentran por arriba de lo normal, pero no son lo suficientemente altos para diagnosticar diabetes tipo 2.

presiones abdominales: método para intentar remover un objeto de la vía respiratoria de una persona que se está asfixiando.

primeros auxilios: cuidado de emergencia que se brinda de inmediato a una persona lesionada.

privación ilegal de la libertad: la restricción ilegal de alguna persona que afecta su libertad de movimiento; incluye tanto las amenazas de ser físicamente restringido como el hecho de restringir físicamente a la persona.

procedimiento: un método o la manera de hacer algo.

profesional: relacionado con el trabajo o un empleo.

profesionalismo: la manera en que una persona se comporta cuando está en el trabajo; esto incluye la manera de vestir, las palabras que utiliza y los temas sobre los que habla.

prominencias óseas: áreas del cuerpo donde el hueso queda cerca de la piel.

prona: posición del cuerpo donde una persona está acostada sobre el estómago o sobre la parte de enfrente del cuerpo.

pronación: voltear hacia abajo.

prótesis: un aparato que reemplaza la parte del cuerpo que falta o que está deformada debido a un accidente, una lesión, una enfermedad o un defecto de nacimiento; se utiliza para mejorar la habilidad de una persona de funcionar y/o para mejorar su apariencia.

psicoterapia: un método de tratamiento para enfermedades mentales que involucra hablar de los problemas de uno con los profesionistas de la salud mental.

pulso braquial: el pulso localizado dentro del codo entre una y una y media pulgadas arriba del codo.

pulso radial: el pulso localizado en la parte interna de la muñeca, donde la arteria radial corre tan sólo por debajo de la piel.

puntos de presión: áreas del cuerpo que soportan la mayoría del peso.

quedar colgando: sentarse con los pies colgando sobre un lado de la cama para volver a tener balance y estabilizar la presión sanguínea.

quitarse: remover.

rasgaduras: rozamiento o fricción de la piel que resulta por moverse hacia un lado y del hueso que se encuentra abajo permanece fijo o se mueve hacia la dirección opuesta.

rastrillo de seguridad: un tipo de rastrillo que tiene una navaja filosa con un protector especial de seguridad para ayudar a prevenir cortadas; requiere del uso de jabón o crema para afeitar.

rastrillo desechable: tipo de rastrillo, usualmente de plástico, que se desecha después de usarlo; requiere el uso de jabón o crema para afeitar.

rasuradora eléctrica: tipo de rastrillo que funciona con electricidad; no requiere el uso de jabón o crema para afeitar.

reacción a la insulina: complicación de la diabetes que puede ser el resultado por demasiada insulina o por muy poca comida; también llamada *hipoglucemia*.

reacción catastrófica: reaccionar ante algo de manera irrazonable o exagerada.

rehabilitación: cuidado que se brinda por parte de especialistas para ayudar a restablecer o mejorar una función después de una enfermedad o una lesión.

reproducir: crear nueva vida humana.

reservorio: un lugar donde vive y crece un patógeno.

respiración: el proceso de inhalar aire hacia los pulmones y eliminar aire de los pulmones.

respiraciones de Cheyne-Stokes: periodos alternantes de respiraciones lentas e irregulares y de respiraciones rápidas y poco profundas.

responsabilidad legal: término legal que indica que una persona puede ser responsable por lastimar a alguien más.

restricción: una manera física o química de restringir el movimiento o comportamiento voluntario.

restricciones alternas: cualquier intervención que se utiliza en lugar de una restricción o que reduce la necesidad de una restricción.

restringir fluidos (RF por sus siglas en inglés – "*restric fluids*"): una orden médica para limitar la cantidad de líquidos que toma una persona al nivel establecido por el doctor.

resucitación cardiopulmonar (CPR por sus siglas en inglés – "*cardiopulmonary resuscitation*"): procedimientos médicos utilizados cuando el corazón o los pulmones de una persona han dejado de funcionar.

rotación: voltear una articulación.

sábanas de arrastre: una sábana extra que se coloca sobre la sábana inferior; utilizada para mover a los residentes en la cama.

salud mental: el funcionamiento normal de las habilidades emocionales e intelectuales.

sensación fantasma: calor, comezón o sensibilidad en una parte del cuerpo que ha sido amputada.

ser compasivo: ser afectuoso, considerado, empático y comprensivo.

ser negligente: no brindar el cuidado necesario que tenga como resultado daño físico, mental o emocional a una persona.

Serie de Datos Mínimos (MDS, por sus siglas en inglés – "*Minimum Data Set*"): una forma detallada con lineamientos para evaluar a los residentes en una institución de cuidado a largo plazo; también incluye lo que se debe hacer si se identifican problemas con el residente.

shock: (choque o ataque) una condición que ocurre cuando los órganos y los tejidos del cuerpo no reciben el abastecimiento de sangre adecuado.

signos vitales: medidas –temperatura, pulso, respiraciones, presión sanguínea, nivel de dolor– que monitorean el funcionamiento de los órganos vitales del cuerpo.

simpatía: compartir los sentimientos y las dificultades de los demás.

sin tolerancia de peso (NWB, por sus siglas en inglés – "*non-weight bearing*"): la orden de un doctor que indica que una persona no puede tocar el piso o soportar ningún peso en una o en ambas piernas.

síndrome del atardecer: ponerse inquieto y agitado en la tarde o por la noche.

sistólica: primera medición de la presión sanguínea; la fase cuando el corazón se encuentra trabajando, se contrae y empuja la sangre del ventrículo izquierdo del corazón.

sombrero: en el cuidado para la salud, un contenedor para recolección que en ocasiones se coloca en el inodoro para recolectar y medir la orina o el excremento.

sucio: en el cuidado de la salud, es una condición en la cual los objetos están contaminados con patógenos.

supina: posición del cuerpo donde una persona está acostada boca arriba, sobre la espalda.

supinación: voltear hacia arriba.

supositorio: un medicamento que se aplica por el recto para causar la defecación.

tacto: mostrar sensibilidad y tener un sentido de lo que es apropiado cuando se trata con los demás.

terapia de oxígeno: la administración de oxígeno para incrementar el abastecimiento del oxígeno a los pulmones.

terapia intravenosa (IV por sus siglas en inglés - "*intravenous*"): la entrega de medicamento, nutrición o fluidos por medio de la vena de una persona.

testament en vida: un documento que establece el cuidado médico que una persona quiere o no quiere recibir, en el caso en que no pueda tomar esas decisiones por sí mismo.

tolerancia completa del peso (FWB, por sus siglas en inglés – "*full weight bearing*"): la orden de un doctor que indica que una persona tiene la habilidad de soportar el peso completo del cuerpo (100%) en ambas piernas.

tolerancia parcial de peso (PWB, por sus siglas en inglés – "*partial weight bearing*"): una orden de un doctor que indica que una persona puede soportar cierto peso en una o en ambas piernas.

transmisión: pasar o transferir.

tuberculosis (TB): una enfermedad de los pulmones que es altamente contagiosa causada por una bacteria que se transmite en gotas mucosas suspendidas en el aire.

tubo de gastrostopía endoscópica percutánea (PEG, por sus siglas en inglés – "*percutaneous endoscopic gastrostomy*"): un tubo de alimentación colocado por la pared abdominal hacia el estómago.

tubo nasogástrico: un tubo de alimentación que ha sido insertado por la nariz y llega hasta el estómago.

tumor: un grupo de células que crecen de manera anormal.

úlcera por presión: una herida seria que es el resultado de problemas con la piel; también llamadas *úlceras de cama* y *úlceras por decúbito.*

vagar de un lado a otro: caminar de un lado a otro en la misma área.

vagar sin dirección fija: caminar sin rumbo adentro de las instalaciones o en el patio de la institución.

validar: dar valor o aprobar.

vía respiratoria obstruida: una condición en la que el tubo por donde entra el aire a los pulmones está bloqueado.

violencia doméstica: el abuso físico, sexual o emocional realizado por cónyuges, parejas íntimas o familiares.

violencia en el lugar de trabajo: el abuso verbal, físico o sexual de los empleados por parte de otros empleados, residentes o visitantes.

VRE (enterococo resistente a la vacomicina por sus siglas en inglés "*vancomycin- resistant enterococcus*"): bacteria (enterococo) que ha desarrollado resistencia a antibióticos como resultado de estar expuesto al antibiótico de la vacomicina.

Índice